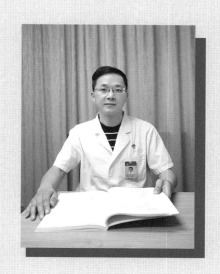

朱冰

海宁市名中医，浙江省海宁市中医院
副主任医师，毕业于上海中医药大学，
从事临床工作20余年，主攻中医内科、
肾内科。致力于继承发扬传统中医药对
现代疾病的治疗优势，潜心钻研中医学
术，发掘整理医学流派医案经验，参与
王和伯、朱炼之、岳善永等海宁名老中
医的医学资料选编辑录。

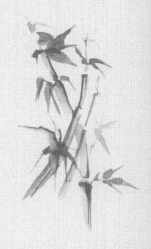

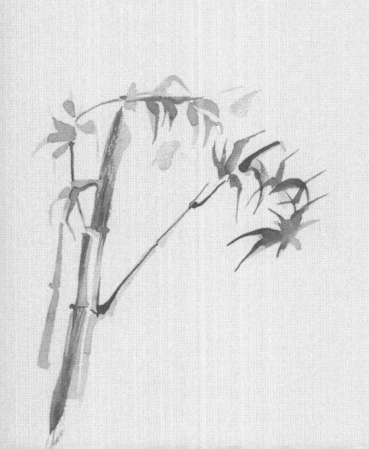

金子久
医案类编

◎◎ 主编 朱 冰

◎◎ 编委

马伟华 姜春晓 李瑞芝 王霞佩

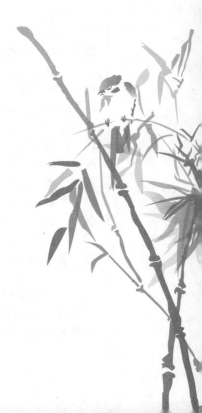

人民卫生出版社
·北京·

图书在版编目（CIP）数据

金子久医案类编 / 朱冰主编 . —北京：人民卫生
出版社，2024.5
ISBN 978-7-117-34133-2

I. ①金… II. ①朱… III. ①医案 – 汇编 – 中国 – 近
代 IV. ①R249.5

中国版本图书馆 CIP 数据核字（2022）第 229381 号

| 人卫智网 | www.ipmph.com | 医学教育、学术、考试、健康，购书智慧智能综合服务平台 |
| 人卫官网 | www.pmph.com | 人卫官方资讯发布平台 |

金子久医案类编
Jin Zijiu Yi'an Leibian

主　　编：朱　冰
出版发行：人民卫生出版社（中继线 010-59780011）
地　　址：北京市朝阳区潘家园南里 19 号
邮　　编：100021
E - mail：pmph @ pmph.com
购书热线：010-59787592　010-59787584　010-65264830
印　　刷：北京瑞禾彩色印刷有限公司
经　　销：新华书店
开　　本：710×1000　1/16　印张：26
字　　数：480 千字
版　　次：2024 年 5 月第 1 版
印　　次：2024 年 5 月第 1 次印刷
标准书号：ISBN 978-7-117-34133-2
定　　价：99.00 元

打击盗版举报电话：010-59787491　E-mail：WQ @ pmph.com
质量问题联系电话：010-59787234　E-mail：zhiliang @ pmph.com
数字融合服务电话：4001118166　E-mail：zengzhi @ pmph.com

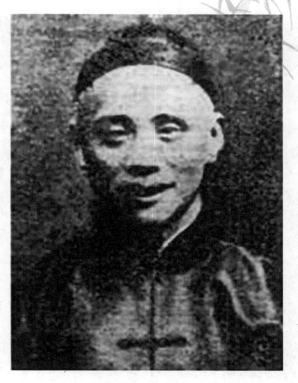

金子久（1870—1921）

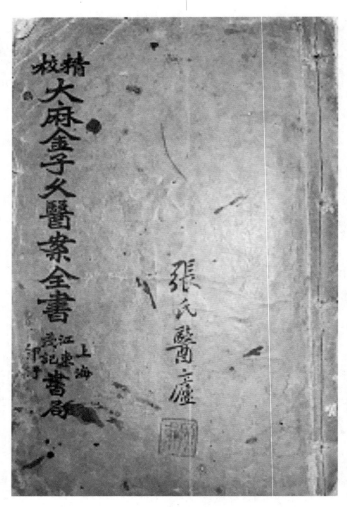

《精校大麻金子久医案全书》书影

名醫大麻金子久醫按　朱振聲錄

蘇州沈左。一年逾弱冠。腎素清瘦。本非松柏貞固之恣。益以下焦為病。久瀉久淋。中焦為病。少運少納。下之根本先受其摧也。要如根本一撥。則枝葉未有不凋者也。夫五臟之根本。脾也腎也。而五臟之枝葉。心也肺也。脾不足無以化。精微為濁殺。腎不足為以納。真義為吸短。肺不足為以嚴肅。心不足為以鎮振。神志為飄渺。腎為肝母。腎病則肝木失養之機。脾病則肺金失相生之機。木能尅土。金能制木。金匪不能藏木。未氣勢必橫逆。下為塘泄。金匿不就唱。勤則自汗。靜則盜汗。土受木侮。上為乾嘔。夫人之拒安。陰陽氣血者也。而人之至賢。舌賢滑白尚未。陰從下洩。陽從汗洩。脈象左右沉弦而微。精神不守。蘇中蝎焦而動。陽從文離。氣不生血。形色夭然不澤。精神魂魄不安。則奄奄而困阨。豈不發发危歲。

二八七

期刊选辑

中風

古稀之年貌若童子可卜松柏貞固之姿喜嗜酒
醴善啖肥甘實是風勝痰多之質前月因積勞而
動風偏中之狀寤寐艱難語言錯乱中偏於左明
係風陽或有痰楚或有麻痹舌中賦黃苔尖淡絳
左脈滑而兼弦右脈動而中止梗葉未凋根本先
攝治法緩肝之急以熄風滋腎之液以潛火年如
許之高陽如許之卅變幻花樣粹不及防慎之慎

中風

一

医案抄本

上海中医药博物馆藏金子久医案真迹

凡　例

1.《金子久医案类编》以多种抄稿本、公开出版物为原稿，而作整理（资料来源见后）。所列医案年代未详，案中原有具体年月日者仍予保留，以便参考。姓氏、性别、老幼、地址等一依原本，未作删改。原稿有批注文字者，足资借鉴，亦予保留。整理本以病种分类，先外感后内伤，以内、外、妇、儿科为序。

2. 整理本统一体例为横排、简体，通用标点。依惯例，竖排本中"右"字一律改为"上"字，并以现代文规范进行句读。医案作者擅长骈俪体，今权以分号隔开，以助醒目。

3. 原稿繁体字、异体字，改为规范简体字。凡个别字迹漫漶或缺字处，以"□"表示。

4. 原稿中，医学名词术语用字及某些药名与现今通行者不同，一般改为通行语，如"藏府"改为"脏腑"，"毕拔"改为"荜茇"。

5. 整理本内容忠实于原貌。原稿中提及之医著及医家多为简称；个别药物如犀角、虎骨、虎肚等国家已禁止使用；原稿中药物剂量除少数外大多缺如，计量方法仍沿用旧制钱两，一钱折合今 3.125g。以上均未改动。

资料来源

一、书籍

1.《问松堂医案》，上海中医药大学图书馆藏抄本。共 70 余面，年代不详。据文内《古时药剂量》一篇抄录自民国廿九年九月六日《新闻报》，推断约在1940 年。文内有"韩按"之按语，抄录者当为韩姓。

2.《德清金子久医案》，铅印本，共 92 页，书边印"金氏医案"。民国十三年(1924)十二月出版，吴兴陈祝三编，公民印刷局印刷。

3.《清代名医医案精华：金子久医案精华》，编者为上海秦伯未，成书于1928 年，现存上海中医书局铅印本。

《清代名医医案大全(四)：金子久医案》，正文书局 1972 年 12 月出版，陆渊雷校阅；即同《宋元明清名医类案续编》，编者武进徐衡之、嘉定姚若琴。2006 年湖南科学技术出版社出版点校本《宋元明清名医类案》，吴子明、李肇夷整理。

参考上海中医药大学图书馆藏民国己巳(1929 年)仲春真州陈一华抄本(署"后学弼臣陈辅氏抄")。

4.《和缓遗风》，江苏刘哲明录存、浙江裘吉生刊行，民国十三年(1924)《三三医书》第二集第二十四种。

参考《历代中医珍本集成》影印本，上海中医学院中医文献研究所主编，上海三联书店 1990 年出版，第 16 册所载《和缓遗风》。

5.《金氏门诊方案》(又名《金氏门诊案》)，裘吉生刊行，1924 年《三三医书》第二集第二十六种。

参考《历代中医珍本集成》影印本(版本同上)，第 35 册所载《金氏门诊方案》。

6.《精校大麻金子久医案全书》，金子久门人禹航(余杭)姚益华编辑。序言在乙丑年(1925)，上海江东茂记书局排印出版于民国十六年(1927)。

参考乙未年(1955)傅乃康抄录本(诸家作清光绪二十一年乙未，即 1895年，于理不合)。

7.《(大茅)金子久先生医案》，苏州大学图书馆藏抄本，抄录者不详，署1927 年。

8.《浙江中医临床经验选辑(内、儿科专辑)：嘉兴地区分册》，嘉兴地区医药卫生科技情报站编,1977年1月。

9.《医林荟萃:金子久学术经验专辑》,浙江省中医研究所编,1980年杭州西湖印刷厂印刷。

《近代名医学术经验选编:金子久专辑》,浙江省中医研究所、浙江省嘉兴地区卫生局编,1982年人民卫生出版社出版。

10.《近代中医珍本集(医案分册):金子久杂症医案精华》,陆拯主编,1994年浙江科学技术出版社出版。

11.《金子久医案》,吴福鸥抄录,年代不详。

12.《金氏医方》,吴于庭抄录,署"民国辛未念年菊月延陵郡瑞麟抄订",当在1931年。

13.《大麻金子久医案》,周伯琴抄录,署"庚寅巧望",当在1950年。

二、期刊、报纸(以发表时间为序)

1.《医案门:金子久轶事一则》,1922年《医学杂志》第10期,作者费泽尧。

2.《问松堂医案》,1923年《中医杂志》第6期诸文萱录、第七期武康陈干卿录。

3.《王镜泉先生读金子久轶事一则书后》,1923年《医学杂志》第15期。

4.《中医杂志汇选》,1924年第□期,作者王一仁。

5.《金氏医案鳞爪》,1927年(丁卯)《浙省中医协会月刊》第4~6期,汤士彦校。

6.《金氏医案》,1927—1928年《医界春秋》第16~24期,张少钦录。

7.《名医轶事:金子久》,1928年《卫生报》第17期,作者张志良。

8.《(清代名医)金子久先生验案》,1930年《幸福三日刊》,杨志一、朱振声主编。

9.《简明诊脉法》载金子久脉诊,陈存仁编《国民医药须知》(一名《万病自疗全书》),1931年10月上海张氏医室印行,作者朱振声。

10.《名医大麻金子久医案》,1935年《长寿(上海1932)》第136~141期,朱振声录。

11.《金氏医案辑按》,1937年《中国医学(上海)》第1卷第2期,吴江凌树人辑。

序　一

大麻古镇,历时千年。杭州东北之翼,桐乡西南之角,北与德清一水相连,南和海宁接壤相邻。近望临平,远眺莫干。千里京杭运河,万舸竞流。杭嘉湖平原之中心,桑麻遍地,河港阡陌交错。春日,十里桑田,莺歌燕舞;夏季,荷塘微风,碧波映月;秋意,芦花胜雪,菊黄稻香;冬天,阳光温馨,庆贺年丰。四季美意,小桥流水,鱼米之乡,耕读之地,人杰地灵,文人辈出。相传麻姑炼丹,得道升天之地,故谓大麻。

百年盛传,江南名医金子久,世代业医,幼承庭训,弱冠脱颖,名震南北。学问渊博,案语多俪体,千言立就。法宗仲景,方效天士,用药轻灵,时病重症,效若桴鼓,妙手回春,沉疴再生。门墙桃李,百余弟子,遍布江浙,泽被万民。

其时,金子久与杭城名医姚梦兰、葛载初、莫尚古诸位先贤,留下诸多医林佳话,相传甚广。金子久亦曾与吾太师祖——海宁长安陈木扇叔衔公颇有渊源。家中常用湿温病医案之案语,如"霉令湿浊用事,非辛不开,非温不化,非苦不降"等案语名句,互为沿用。且两家弟子相互赠抄医案,探讨学术,颇为交融,同行之情,后学称颂。

然金子久忙于诊务,著述欠丰,故现存医案多为弟子抄录,版本繁多,不乏笔误,错简脱落。医案者,医生诊病之实录,内蕴前贤先辈丰富睿智思想火花,妙手之神方,此乃后辈临证之金针明灯也。

海宁市中医院朱冰先生,毕业于上海中医药大学,受众多名师大家之培养熏陶,学富五车,有志中医。耗时十又五年,遍访大江南北江浙沪等地,拜访了十余位前辈贤达耆宿,收集了二十余部孤本珍集,以病症分类,进行编辑。有利于大家学习,且更好地保护了宝贵资料,功德无量,可谓"少年承先兴岐黄,铁肩勇担著春秋,汇集医案留世人,振兴中医奔前程"。朱冰先生,青年才俊,勤奋耕读,精神可嘉,为之而感,乐于作序。

海宁陈木扇女科第二十五世裔孙陈学奇撰并书

庚子年桂月于杏林馆

11

序　二

《礼》云："医不三世，不服其药。"慎之至也。盖医之为道，虽曰仁术，然一字之误，亦足以杀天下后世。昔陈藏器谓人肉可以疗疾，遂开后世刲股割臂之恶端，孝子贤孙，死于斯者，更仆难数。然则医之为道，可不慎欤？

吾麻金氏，杏林名家，丕显亦世，至子久先生而益大起，仁心仁术，名满天下。自王公大臣，下逮隶僚仆台，无不知有先生。先生医案，胜国时刊本、钞本夥夥，医家视如球璧。然各就所见，坌次成编，彼此缠出，时或不免；医家更历传受，转展钞录，侧定政宗之讹，谅非一端，识者悕焉。

海昌朱君，粤出世医之家，曾祖涧清先生，游于金子久、张艺城两先生之门，转益多师，为邑名医。君克绍箕裘，精岐黄之术，诊事之余，董理金子久医案有年。会垣沪渎，往来便稣，诸刊若钞，都为一集；炱厝蕈断，靡弗搜辑。既又校雠异同，定于一是；分别部居，条分件系，不相杂厕，无虑二三十万言，颜曰《金子久医案类编》，书来属予为叙。金子久先生，于予为乡先生，谊不得辞。

顾尘事鞅掌，迁延数月，未成一名，有愧上林苑中食叶之虫多矣。今年夏五，君自硖川，惠然而来，过予麻溪山居，一见如旧相识，席间与予畅论医道，君于医史委原、诸家得失，元元本本，如示诸掌。忆余年十八，从尚墅徐树民夫子游，自是治经之暇，雅好籀医书，寓目者殆不下百十种，及闻君言，口侈而不耐龏。谈次，君复论文字、音韵、训诂之学，所见多有高出时贤上者。余与君同矜，益叹其腹笥之广，如江如海，岂予蠡管所能测哉！昔贤云"以小学入经学，其经学可信"，若朱君者，是又以小学入医学者，宜其医之所造能如是也！

予不禁重有感焉。方今天下，涣汗大号者，无过"国学"一名。中医，国学之一事也，乃有一知半解者，不读《药性》《汤头》，无论《内》《难》《金匮》，剽窃"中医"字面，以雠其欺忍，利之所在，罔顾人命；于是封狐长蛇，延易天下。呜呼，医门法律，一朝都尽；兰台轨范，几于息矣。昔者李安溪谓："法度之坏，不于无知者，恒于一知半解者。"今日之事，又其验也，悲哉！安得贤人君子，出而摧陷之，廓清之，厥于医道，岂曰小补之哉！是所深望于朱君者也。孟子云："君子反经而已矣。"斯则圣天子之事焉！

医，实学也，仁术也，余不知医，何足以序君之书？姑以有感于时者弁其端，藏拙而已，且以为异日我国家医学中兴之左券！

　　　　岁在强圉作谔则且之月，麻溪席漾里人郁震宏撰

目 录

一、外感 热病

1. 时感 感冒

稚本不足,复加瘠后,元气更虚。外感乘隙凑袭,入肺化热。肺与大肠表里,肺气热则大肠燥,故大便难。治当清气化热,润燥利窍。

前胡	杏仁	瓜蒌皮	香贝	橘红
连翘	青蒿子	通草	钩钩	山栀
益元散	梨子			

徐礼耕　外风引动内风,兼挟酒醴之热。上扰龈络,牙龈作痛。偏于左畔,牵及耳前,连及巅顶。有时咳止头热,手肢厥冷。形体畏寒,更衣燥结。左脉弦细,右脉滑大。厥阴风火,阳明络热。泄风清热,宣络止痛。

羚羊角	石膏	滁菊	天虫	天麻
钩钩	桑叶	薄荷	元参	竹叶
连翘	甘草			

李少梅　风淫湿胜,气滞络阻。咳呛痰紧,甚而胁痛。咽干喉燥,脉濡舌红。宣太阴之气,搜上焦之痰。

嫩前胡	白杏仁	橘红	川贝母	蒌皮
枇杷叶	茯苓	法半夏	家苏子	瓦楞子
丝瓜络	姜汁炒竹茹			

杨左　右脉浮,左脉滑。风寒伤肺,湿痰阻气。咳呛身热,法当清潜。

桔梗	淡甘草	前胡	白杏仁	象贝
瓜蒌皮	苏子	法半夏	竹茹	生蛤壳
广皮	枇杷叶			

陆右　风伤于肺,痰阻于气。气失宣化,咳呛欠爽。形体畏寒,遍身作痛。脉浮滑,舌黄腻。当宣一身气化,以利周身治节。

前胡	白杏仁	象贝	橘红络	桑叶
竹茹	蒌皮	丝瓜络	梨皮	元参
甘草	钩钩			

李左　风邪入肺,气急难卧。起来五日,肺实泻之。

甜葶苈子	苏子	旋覆花	前胡	蒌皮
白杏仁	漂象贝	竹茹	芦根	生米仁
橘红	甘草

又二方　咳呛夜剧,痰出稠薄。早起气急,纳食如常。

甜葶苈	丝瓜子络	橘红	旋覆花	前胡
米仁	杏仁	桑皮	苏子	蒌皮
活水芦根	甘草

徐左　气滞作胀,风胜作咳。舌质黄腻,邪已化热。

前胡	白杏仁	竹茹	冬瓜子	橘红
蒌皮	家苏子	黄柏	知母	大腹皮
川石斛	象贝

赵承宾　冷热头痛,咽喉干燥。脉象小滑,舌质腻白。咳而欲呕,发现旬余。风伤于上,湿胜于下。

前胡	白杏仁	橘红	川贝母	瓜蒌皮
姜半夏	葛花	鸡距子	苏子	元参
知母	枇杷叶

吴孩　上焦吸受风寒,中焦积滞湿痰。食由此而停,气由是而阻。肺不清肃,脾不健运。喉间似有痰声,身体并不高热。外感之风寒不多,内停之饮食亦少。所吃紧者,浊痰壅滞。痰为怪物,变幻莫测。昨日颇形危险,今日似觉安静。痰为阴邪,多从湿化,凉润非宜。兹偕沚蘋先生,酌拟疏化浊痰,使浊痰化,则气分自复。

羚羊角	杏仁	米仁	橘红	仙半夏
茯神	通草	冬瓜子	象贝	钩钩
海石	竹茹

张承德郎　燥火烁肺,咳呛喉痛。脘泛欲吐,甚而懊侬。中焦兼挟食滞,阻气渐从化痰。寸关脉滑,舌质薄腻。清上焦之燥热,涤中焦之浊痰。

羚羊角	山栀	蒌皮	竹茹	元参
连翘	前胡	橘红	银花	叭杏仁
象贝	芦根

范孩　关分青紫,舌质薄白。身体发热,风伤气痹。急用清扬法,以宣肺气。

羚羊角	前胡	杏仁	象贝	橘红
栀皮	蒌皮	连翘	芦根	钩钩
竹茹	梨皮

朱孩　三岁　发热已越三候,咽喉皆有腐烂。肺气失清肃,热郁酿浊痰。

阻填不化,咳呛不爽。面带青浮,脉象滑数。舌质白,纹露红。法当清膈上之痰,参用清肺中之火。

银花	连翘	人中黄	象贝	杏仁
橘红	生米仁	通草	元参	桑叶
枇杷叶	生竹茹			

钱　营气行于内,卫气行于外。形寒拘束,并不灼热,此卫虚甚于营虚也。肢力疲倦,亦气虚也。脉象虚缓,舌质薄白。已著外卫之阳不固,原非外感之邪相侵。治当固其营卫,益其宗气。

炙绵芪	防风	佩兰叶	法半夏	生谷芽
广陈皮	甜冬术	甘草	川桂枝	砂仁壳
大白芍	红枣			

蔡慕陶郎　身热发现一周,瘄点仅见两朝。目赤起筋,唇燥咳呛。瘄由肺发,肺邪移肠。大便溏薄,意中事也。左脉小,右脉数。舌中白,舌尖绛。治法轻清宣透,使其不致内陷。病在方张,犹防变幻。

羚羊角	桔梗	丝瓜子	白杏仁	象贝
生甘草	生苡仁	连翘	大力子	净银花
竹茹	鲜芦根			

表受风寒,里积饮食。形寒时作,头痛时剧。脘嘈知饥,得食作胀。大便通利,小溲短赤。舌糙而燥,脉濡而细。当散其表,以搜风寒;参攻其里,以消饮食。

川朴	大腹皮	广皮	薄荷	仙半夏
竹二青	黄芩	鸡内金	云曲	秦艽
小川连	莱菔子			

外感风寒,冷热头痛。脘气满闷,胃不思纳。舌质燥白,脉象滞郁。阳亢阴虚,耳窍时痹。两清表里,以治其标。

川连	葛根	黄芩	扁豆	广皮
稻穗	云曲	桑叶	大腹皮	杭菊
钩钩	车前子			

2. 风温

上受风热,下注于肠。便泻身热,当用轻泄。

连翘	杏仁	象贝	生苡仁	通草
前胡	钩钩	车前子	橘红	冬术
竹茹	冬瓜子			

风温由皮毛而入肺,秽浊从口鼻而入胃。前用辛凉透皮毛以解风温,芳香宣气窍以逐秽浊。汗泄蒸蒸肌腠,在表之风温渐从汗衰;大便频频更衣,在里之秽浊渐从下夺。而舌苔仍形黄腻,其中尚有浊邪;诊脉象依然数大,上焦犹有风热。风为阳邪,鼓荡肝阳。阳升于上,耳窍为鸣;风淫末疾,指节为酸。阳动则心烦,热炽则唇燥。胃气尚窒,纳谷未增。病邪专在气分,气郁渐从火化。大旨似宜前辙,以辛芳轻扬法。

羚羊角	连翘	山栀	钩钩	鲜石斛
滁菊	丝瓜络	橘红	佩兰叶	蒌皮
郁金	桑叶			

风温　脉象左弦右数,知其风袭上焦,热聚气机。音声为之欠爽,耳窍为之失聪。当用轻清宣上,甘凉泄热。

扁斛	益元散	桔梗	杏仁	象贝
黑山栀	丹皮	滁菊	橘红	瓜蒌皮
连翘	桑叶			

胡左　三十五岁　三月　痰阻于肺,喉声如锯。为日已将两旬,左脉细软无根。力不胜任,殊为危险。

金沸草	礞石	光杏仁	风化硝	瓜蒌皮
法半夏	冰糖煅石膏	橘红	竹沥	苏子
淡甘草	丝瓜络			

李左　左脉浮大,右脉滑大。头痛身热,形寒便闭。风伤表卫,痰阻里气。脘宇饱闷,左手麻木。若无汗泄,邪无出路。行将化为风温,治当先以清宣。

淡豆豉	黑山栀	薄荷	连翘壳	冬桑叶
甘菊花	瓜蒌仁	竹二青	纯钩钩	橘红络
酒黄芩	羚羊角片	丝瓜络		

又　风从表解,热从汗泄。大便连下,腑气有通降;瘰疬频消,邪气无留恋。脉滑较减,脉浮亦退。尚宜清泄,以尽余邪。

忍冬藤	连翘壳	黑山栀	酒黄芩	广橘红
丝瓜络	生苡仁	竹二青	白杏仁	姜半夏
白茯神	粉丹皮			

俞左　二十三岁　风温症起二旬,痰火胶阻肺胃。汗出过多,心神不宁。多语少寐,有动无静。脉虚数,舌薄白。阴分已伤,阳气偏胜。设或阳动化风,便有痉厥之虞。

滁菊花	冬桑叶	石决明	茯苓神	西琥珀
川贝母	瓦楞子	陈胆星	广郁金	广橘红
竹二青	淡甘草	濂珠粉一分、灯心汤送下		

又方　三月　日能安寐,夜难宁静。神志日渐清慧,言语亦渐清爽。脉细无力,舌白少苔。肝胆尚有风热,肺胃尤有痰火。阴分已伤,阳气偏亢。为日已多,力尚不支。

滁菊	桑叶	橘红	茯苓神	石决明
淡甘草	川贝	竹茹	胆星	瓜蒌仁
淮小麦	白金丸			

高午亭郎　十三岁　辗转反侧不定,烦躁懊㤪不宁。在表之风邪未解,在内之积滞未化。滞久化热,热灼生痰。蓄于胆胃,滞于脉络。左腹作痛,按之有形;右胁作痛,按之无形。有时四肢厥冷,有时脘嘈思食。脉变动无常,舌燥白不润。用凉膈散,以涤留蓄之垢;参鲜竹沥,以消内蕴之痰。

风化硝	陈胆星	法半夏	广郁金	连翘壳
黑山栀	怀牛膝	橘红络	酒黄芩	云茯神
丝瓜络	鲜竹沥			

又二方　无形之气火扰于胃,有形之积滞蓄于肠。积滞化痰,升降益形窒碍;脘嘈思食,腹左有形作痛。左脉弦数,右脉沉实。舌质滑白,唇焦口燥。清胃中之气火,涤肠中之积滞。消痰通络,尤宜注重。

风化硝	煅石膏	瓜蒌仁	酒黄芩	肥知母
黑山栀	连翘壳	法半夏	陈胆星	瓦楞子
橘红络	丝瓜络			

又三方　积滞在肠,气火在胃。胃肠相通联,肠病胃亦病。肠既有积,腹笥作痛;胃既有火,寤寐不宁。唇口燥而舌不燥,此熏蒸之火上炎。平素禀性躁急,肝胆之火随气上升。脉来数象,久按带疾。清泄肝胆,借通肠胃。

龙胆草	黑山栀	苦桔梗	粉丹皮	大黄
连翘壳	仙半夏	陈胆星	淡甘草	白杏仁
酒黄芩	竹沥汁			

韩按:此症由于积滞在肠,所以右胁作痛,唇口焦燥,手足厥冷。厥者亦因热积所致,积滞一去,则诸恙自瘥。前医数人莫不用羚羊、犀角、石斛,佐入宣透疹痦,无怪冰炭不相容,反增其病。先生变通治法,极有把握。如去年曾治南浔潘胜症,其年齿亦相若,见症亦相似。因其不耐服药,后请西医解剖,果得宿垢而愈。可见先生经验丰富,处方用药胜过他医多矣。

张玉峰　正月　素体阴亏,向有哮病。去冬两足发现风块,现下忽患寒热如疟。旋即太阳头痛,一身烦疼经掣。转侧不得,卧寐不宁。脘有气闷,口觉干燥,味觉苦气。前半舌绛,后半舌糙;左脉浮小,右脉弦数。外风引动内风,伏气乘机窃发。津液为火所烁,治当甘凉潜育。

西洋参	知母	滁菊	桑叶	石决明
丹皮	山栀	连翘	忍冬藤	茯神
钩钩	丝瓜络			

赵仰震　三月　喜嗜酒醴,肝胆必有伏火;恣嗜肥腻,脾胃必多湿痰。近来风湿杂受,益以饮食停滞。在表不为汗解,在里不从下夺。邪郁化火,湿郁化痰。并与素蓄浊痰,互相胶滞固塞。旬余日来,病变迭出。前曾神识昏糊,现在神识清爽。咽喉呼吸有痰,腹笥肠鸣有声。面红状如戴阳,目赤又若火焰。上焦汗出,齐颈而止;下焦腹胀,摩按而舒。舌质中间绛燥,口渴喜嗜汤饮。左脉数而无神,右脉数而少力,六部统按,皆有滑势。气津阴液,两受戕伤;风阳痰火,均甚炽旺。最关系者,力有不逮,内涸外脱,预宜防微。养正则碍邪,清邪则碍正,调治为难,已见一斑。仿喻氏清燥救肺,使正气不为清而致虚,邪气不为补而树帜。

冰糖煅石膏	姜汁冲竹沥	西洋参	瓜蒌仁	茯神
盐水炙橘红	川贝	辰砂拌麦冬	滁菊	桑叶
枇杷叶	淡甘草			

又二方　风寒已从火化,陈腐亦从痰化。面红如醉,目赤如火。舌根白腻,舌中绛燥。左脉重按数而无神,右脉重取滑而有力。上焦气津,已被邪耗。肺胃痰火胶固,肝胆风阳互煽。身体有时蒸蒸发热,肢末有时洒洒觉冷。昨夜汗泄不多,今朝仍未更衣。阳不外泄,阴已内夺。古稀外年,涸脱宜防。治法仍以清燥救肺,参入咸寒滋液清肝。

冰糖煅石膏	西洋参	川贝	鲜生地	桑叶
滁菊	元参	麦冬	枇杷叶	竹沥
炙甘草	盐水炙橘红			

又三方　火为无形之邪,痰为有质之物。火愈炎愈上,痰益聚益多。上焦肺居为火所刑,下焦肠部为痰所阻。面红目赤虽减,舌质绛燥如昨。左脉弦数,右脉软大,统按仍现流滑形状。咽喉呼吸无漉漉之痰声,腹笥转侧有汩汩之鸣响。身体时或罩热,肢末时或清冷。论脉正气已戕伤,察舌津亦见消耗。就其脉滑而论,其中浊痰尚夥。古稀以外高年,两星期之病扰。虚实舛乱,邪正混淆。治法颇难着手,用药甚多窒碍。温邪以津液为资料,故立法以津液为扼要,涤痰潜阳,尤为余事。

鲜大生地	冰糖煅石膏	鲜生地	元参	西洋参
麦冬	滁菊	桑叶	盐水炙橘红	竹沥
淡甘草	枇杷叶			

又四方　昨宵大便下而甚夥,顷刻腹笥尚觉鸣响。其间积垢,未能一扫而尽。邪气一日不下夺,津液一日不来复。脉象虽见滑大,重按颇形敛聚;津液

固属消耗,根本尚可支持。面红渐退,目赤亦减,肝胆之风阳日渐退舍;舌边糙白,舌中绛燥,肺胃之气火仍形炽盛。高年脏真已亏,亏则尤易生火。火能消烁,津液愈难恢复;火能食气,肢力愈觉疲倦。热病注重津液,仍用甘凉咸寒,使津液复得一分,则病邪退得一分。

鲜大生地	元参	麦冬	西洋参	阿胶
川贝	秋石	枇杷叶	芦根	桑叶
炙甘草				

又订下五方　两清气阴之法,今夜再进一筹。

前方去秋石、川贝、元参、枇杷叶,加丹皮、银花、连翘、犀角汁。

又六方　左脉来盛去衰,右脉如滑若代;舌质底见垢腻,舌中仍见干绛。咽喉起腐,面目尤赤。大便今未通解,小溲不甚短赤。口中似觉干燥,声音颇觉清灵。外因风湿之余波,氤氲于肺胃;内因风阳之炽盛,原出于肝胆。年齿已高,病又多日,气伤而津耗,阴损而液竭。故立方仍以存津液为主要,仿仲景复脉汤为宗旨。至于厥阴风阳内燃,参入桑菊丹皮;阳明伏火内炽,加入栀翘犀角。

鲜生地	大生地	筧麦冬	元参	西洋参
阿胶	粉丹皮	山栀	真金汁	犀角汁
竹沥	滁菊	桑叶		

又七方　脉象早暮有更,舌质旦夕不变。昨夜诊得脉象,左部洪大,右部滑大;顷刻诊得脉象,左部柔软,右脉亦和,滑势大势,依然如昨。滑者为痰,大者为火。舌质根边垢腻,舌中仍形干绛。大便二日不更衣,身热蒸蒸如日上。痰火胶固难删,津液悉受其耗。所恃风阳未动,神识尚清;治法保津救液,清肃痰火。

鲜大生地	麦冬	西洋参	丹皮	阿胶
元参	山栀	金汁	风化硝	犀角汁
竹沥	滁菊			

又八方　脉象仍见滑大,其间或亦带代。滑大总是痰火有余,代止显然气阴不足。舌质虽见厚腻,中间略形润泽。津液有来复之象,浮阳仍有升腾之势。面尚红,目又赤。大便已有三日不解,腑气因之窒塞不宣。寐醒之后,转辗反侧。肢体并不动跃,神识又见清爽。肝风蒙蔽,或可无虞;正虚邪盛,是为吃紧。法当仍用救津涤邪,目前最为第一要图。

鲜大生地	犀角汁	麦冬	元参	丹皮
瓜蒌	金汁	阿胶	西洋参	竹沥
橘红络	滁菊			

又九方　左脉仍形数大,右脉尚现滑大。数为真阴不足,滑为痰火有余。

惟大独甚于右关,显然在于阳明。燎原之热,蒸蒸于外,颈项发现累累似瘰;胶固之痰,氤氲于内,神识时常昏昏欲寐。寐则手指并不动跃,醒则身体殊多转侧。大便四日未见更衣,舌质满苔依然如昨。有限之津液,益病益虚;无穷之痰火,愈聚愈多。正值虚而挟实,何恃而无恐? 用救肺汤,清上燥而保气津;参复脉汤,滋下燥而救阴液。再加桑叶橘红,泄肝中无形之风热;复入瓜蒌竹沥,涤胃中有质之浊痰。

霍石斛	熟石膏	芦根	桑叶	鲜大生地
橘红	犀角汁	金汁	竹沥	瓜蒌
丹皮	滁菊			

又十方　湿邪自里而发,津液由此劫夺。二日来愈形竭蹶,三日间邪已外腾。身半以上,汗泄溱溱;胸次之际,发现瘰点。舌质白腻,转为灰黑。湿浊之痰,已从燥化。大便五日,仍未更衣。左脉数而柔软,右脉大而刚躁。高年正气不能胜邪,尚未越出险境。治法仍宜保存津液,是为目前扼要之图。

鲜大生地	冰糖煅石膏	麦冬	阿胶	西洋参
知母	元参	瓜蒌	金汁	犀角汁
丹皮	桑叶			

又十一方　汗泄蒸蒸于毛孔,白瘰累累于颈项。湿邪虽得以外泄,津液仍见其内耗,所以舌质尚有燥绛。脉无刚躁之势,转为柔和之象。胃纳仅进糜汤,津液愈难恢复;大便不见更衣,腑气又难通畅。病势情形虽定,危险之境未出。治法仍宜注重保存气津阴液。

鲜大生地	西洋参	麦冬	阿胶	犀角汁
元参	石膏	银花	金汁	芦根
火麻仁	桑叶	竹沥	霍山石斛煎汤代水	

又十二方　年逾七十,病越两旬。不独真阴受损,抑且真气被耗。投胶地入阴而保肺液,参参麦入气以存津。两日以来,似有转机。热势已见退舍,津液未见来复。脉象刚躁不减,舌质干燥未润。大便六日不更,腑气通降失司。余波痰热,由此留恋。治法仍从原意着想。

鲜大生地	犀角	阿胶	人中黄	冰糖煅石膏
西洋参	瓜蒌仁	丹皮	竹沥	桑叶
银花	桔梗			

又十三方　四月　邪气将退,正气愈虚。精神疲倦嗜卧,固属意中之事;津液未见来复,浊痰亦未廓清。大便八日,尚未更衣。下流既窒,上流必塞。肺气稍有膹郁,呼吸略觉痰声。舌质或干或润,苔色乍灰乍黑,黄厚形状,始终未减;左脉忽大忽小,右脉倏滑倏数,柔软景象,早暮不更。胶腻暂停,庶免树帜痰浊;参麦冬濡养似宜,借此保救气液。

西洋参	风化硝	川贝	麦冬	丹皮
秋石	茯神	橘红	蒌仁	西黄
建兰叶	芽谷			

又十四方　面红有时状如渥丹，痰涌有时状似拽锯。如此形状，大为可畏。舌质或干或润，苔色忽灰忽白，厚腻始终未减；脉象时躁时大，至数乍代乍续，滑动朝夕不更。正气津液，日形消烁；木火浊痰，日形升炽。风阳虽不动跃，神识已见昏睡。设或浮阳外泄，便有窍内欲闭。治正则邪愈锢，治邪则正愈脱。惟宜注重清肃肺气，气清则火降，火降则痰消。

羚羊角	犀角	鲜生地	海石	风化硝
陈胆星	丹皮	竹沥	杏仁	秋石
橘白	枇杷叶露			

又十五方　湿痰转化燥痰，少火胥变壮火。痰贮于肺，火乘于胃。肺主气化，胃藏津液。气结则津枯，津枯则痰滞。呼吸喉间有声，面红颧颊皆赤。舌质厚腻减少，灰黑极形；脉象左不冲和，右欠敛聚。大便不下，已有旬余。下焦腑气，必有窒塞。浊阴不降，清气何升？津液与痰火相抟，正气与邪火相结。为日已多，势不两立。津涸如此，火炎如此，非壮水不能制其火，非涤邪不能安其正。

鲜生地	秋石	风化硝	西洋参	礞石
元参	麦冬	阿胶	竹沥	蒌仁
建兰叶	炙甘草	霍山石斛煎汤代水		

徐达夫　孟冬　身热头痛，发现六日。目胞已现疙瘩，左肋又觉作痛。昨日热势颇剧，言语殊有错误；昨晚汗泄颇多，热势似少开凉。大便先燥后溏，而日得两次；口味先甜后淡，渴而喜饮。左脉浮数，右脉滑大。舌根干黄，舌尖绛燥。风袭于表，湿伤于里。风为阳邪，已从火化；湿为阴邪，亦从热化。中焦尤有积湿积食，逐渐化浊化痰。痰阻络道，浊蒙清窍。辛凉以泄表中之风，苦寒以泄在里之湿。通络道，以涤有形之痰；通腑气，以荡有形之滞。

羚羊角	川连	连翘	前胡	豆豉
莱菔子	山栀	银花	瓜蒌皮	叭杏仁
丝瓜络	白芥子			

又二方　身热不为汗衰，伏邪也；胸次发现红点，风疹也。表卫通，新感之邪已从外泄，头无疼痛，身无酸楚；里气阻，陈腐之痰不获内夺，脘有掣痛，腹有鸣动。上焦犹有湿蒸之热，肺气失司清肃；中焦素有氤氲之湿，胃气失于流通。前经潮热神昏，昨宵达旦不寐。脉左关弦数，右关滑数；舌中间燥干，尖有红刺。热邪蔓延气分，已有迫入营络。顷见鼻红，是其证也。治当清气分，借利气化；参用泄营热，以安营络。

羚羊角	鲜生地	鲜石斛	银花	连翘
黑山栀	丹皮	橘红络	丝瓜络	茯神
叭杏仁	芦根			

又三方　发热七八日，有汗不清解。前晚寤而不寐，昨夜寐而不宁。肺热不降，则血上腾，溢入清道，而为鼻红；胃热不降，则气上逆，阻遏膈间，而为脘满。肝胆之阳，为热焮旋，身体时或蠕动；肝胆之络，为痰阻塞，胁肋时或掣痛。蒸腾之热，滋蔓不解。始伤气，继伤营。舌有绛剥，口不觉渴。左脉弦数而不张，右脉滑数而不大。汗多易于伤液，痉厥易于发生。治法清气清营，借以利腑利络。

羚羊角	鲜石斛	鲜生地	丹皮	连翘
银花	瓜蒌皮	叭杏仁	郁金	丝瓜络
橘络	茯神			

又四方　热势虽减，减不足言。营分已被热灼，鼻红已见一次。昨日大便下而颇夥，今日小溲复见不行。舌质前半已有剥痕，后半并无多苔。左脉弦数正盛，右脉滑大仍剧。风温为燥热之邪，燥从气化，热归胃经。肺胃为风温必犯之地，燥热势必消烁其气。燥则伤津，热则伤液，故凉润为燥热一定之治法。肝家为热所炽动，熄风潜阳，亦当注意。四五日内不兴风波，或可转安，不生枝节。

鲜石斛	鲜生地	丹皮	连翘	银花
茯神	叭杏仁	茅根	橘红络	滁菊
桑叶	通草			

又五方　余热未曾消退，营卫尚有错乱。昨日稍有形寒，旋即不复身热。体无酸楚，头无掣痛。小溲周度，仅有一行；大便二日，未见复下。汗出在先，早伤阳明之津；鼻红在后，已伤太阴之液。胃不多食，夜不能寐。前半舌质已光，后半舌质未净。左脉小弦而数，右脉滑弦而数。肺胃未尽之余热，肝胆有余之风热，互相蒸腾，窒碍营卫。二母散涤肺中留滞之痰浊，一甲煎潜肝中掀旋之风阳。加生地、丹皮以清营，复杏仁、蒌皮以清气。

鲜石斛	知母	川贝	丹皮	连翘壳
银花	叭杏仁	生地	蒌皮	鳖甲
茅根	桑叶			

又六方　前经有汗，热不为衰；现在无汗，热必难解。倘得汗泄溱溱于肌腠，或希热度可低退。素喜睡而脾多湿，素好酒而肺有热。肝胆风阳，又见炽动。或有鼻衄，或有头眩。每餐可进糜粥，每夜尚能安寐。病势较前，似稍转机。病前之食滞已从下夺，病后之积滞未免羁留。凡热病中下不嫌迟，不过垢腻未去，余邪乘机逗留。是以养液润肠，亦为目前至要。其余仍照前法，略以加减

数味。脉大转小,舌燥转润,是符邪退正伤之证。

西洋参	鲜石斛	鲜生地	瓜蒌皮	连翘
银花	丹皮	滁菊	桑叶	叭杏仁
鲜芦根	生竹茹			

又七方　先有汗出沾衣,邪伤于表;继有血溢鼻窍,热伤于营。二日来大热速减,四日间潮热仍作。其间尚有形寒,状如瘅疟之象。起于晡后,甚于暮夜。身体为之多动,口舌为之多燥。脘腹欠适,腹笥鸣响;寐寐多语,神识清爽。舌苔愈薄,脉象愈虚。三焦决渎失司,小溲甚短;六腑输泻失职,大便尚闭。清营中之伏热,即以潜肝胆之阳;泄气分之郁火,借以涵肺中之津。

西洋参	鲜石斛	鲜生地	银花	连翘壳
知母	丹皮	蒌皮	生鳖甲	青蒿子
鲜竹叶	茅根			

又八方　大肠尚未通利,小肠亦有留热。大便尤闭,小溲甚少。鼻端似觉微冷,头角似觉微痛。寐已安,不多梦;脘隐痛,能加餐。左手脉细弦而数,右手脉软滑而数。舌布白润,口觉淡味。大热已去八九,余波未获清彻。气津阴液,不免戕伤;肝木之火,尚有炽动。大凡热病之后,务须注重津液。日清其余热,日复其津液。风不能熄,加用桑菊以潜之;腑不能通,参用瓜蒌以润之。

西洋参	石决明	滁菊	桑叶	丹皮
鲜生地	生鳖甲	瓜蒌仁	生竹茹	扁豆
通草	谷芽			

又九方　病有退无进,热有低无高。余邪未尽,垢滞尚留。胃气由此受困,腑阳因之窒滞。中脘不知饥饱,下脘仍有鸣响。大便未下,小溲尚赤。脉象小弦带数,统按微有滑势。偏头作痛,忽发忽止;鼻端畏冷,时有时无。上焦清阳尚有锢蒙,下焦风阳尤有炽动。潜阳以利窍络,泄邪以通气分。

西洋参	鲜生地	丹皮	鳖甲	石决明
滁菊	桑叶	橘红	扁石斛	枳壳
谷芽	瓜蒌仁			

预拟十方　养胃中之津液,潜肝家之风阳。一俟大便通后,以便接服数帖。

西洋参	石决明	鳖甲	滁菊	桑叶
茯神	橘红	丹皮	麦冬	扁石斛
糯稻根须	黑芝麻			

又十一方　三日前稍有烦劳,就加冷热,营卫造偏,已可想见;二日来渐有转机,又复大便,病邪退舍,一定无疑。惟二十多日之久,阳津阴液受伤。夙病之肝阳因之窃发,向患之头痛为之复萌。胃不加餐,寐已多寐。胃中之余谷未尽,胃中之伏火已潜。左脉浮小,小为病退;右脉软大,大为阳亢。治法调阴阳

之偏胜,参用滋津液之源流。

北沙参	扁石斛	生鳖甲	石决明	丹参
麦冬	滁菊	炒丹皮	茯神	桑叶
白芍	糯稻根须			

又十二方 病向痊,正已虚,形容为之瘦怯,肌肤为之少华;阴益虚,阳益亢,左脉为之沉细,右脉为之数大。阳胜之体,头痛忽有忽无;阴虚之质,身热时高时低。肺家素受酒伤,常有鼻红;胃家又多蕴热,时有口秽。先拟煎剂,育阴潜阳;接服膏滋,益气生血。

鳖甲	龟版	牡蛎	制首乌	笕麦冬
奎白芍	粉丹皮	真滁菊	冬桑叶	白茯神
广陈皮	吉林参须			

膏方 育阴潜阳,固真培元。际此冬藏调理,希冀日臻完善。

别直参	潞党参	淡鳖甲	淡龟版	牡蛎
白茯苓	女贞子	甘杞子	桑叶	炙甘草
山茶花	滁菊花	麦冬	黄芪	大熟地
生地片	紫丹参	奎白芍	粉丹皮	真阿胶

丁小波 十月 伏邪晚发,气道深远,固不能从少阳化疟,又不能出太阳化痦。则伏邪无从宣泄,流连气分;则气分渐从火化,迫入营分。病起一二日,就见风阳动;现在八九朝,尤见津液耗。热始终未退,汗动定皆泄。有时昏糊欲睡,有时言语错乱。前二日小溲频数,近一日大便窒塞。口大渴而欲饮,舌大燥而垢腻。胃不思食,气有哕声。左脉弦滑而数,右脉数滑而大。阳明燥火已炽,厥阴风阳又动。有限之津液,日形竭蹶;无穷之邪热,日形猖獗。甘凉固为第一要务,辛凉泄气,尤为目前之急需。惟下窍不通,恐上窍愈窒。稍加攻荡积滞,以冀源清流洁。

羚羊角片	丹皮	鲜生地	石决明	蒌皮
风化硝	元参	橘红	犀牛黄	茯苓
滁菊	桑叶			

又二方 潮热两日轻两日重,病邪半在气半在阴。曾经大汗,阳气从此外耗;连日大热,阴由是内伤。所伏之邪,伤气化火;所蓄之滞,伤阴化燥。火炎于上,则肺气失其清肃;燥结于下,则肠腑失其灌溉。上流不行,下行不通,中焦胃腑,独受其害。津液升降,愈难敷布。嗳气不爽,更衣不通。舌质灰腻较退,舌边燥绛尤剩。左脉小弦而数,右脉虚大而滑。寐中尚有指掣,风阳未必潜降。拟用清泄气营,借以保存津液。

| 羚羊角 | 鲜石斛 | 鲜生地 | 西洋参 | 元参心 |
| 粉丹皮 | 风化硝打全瓜蒌 | | 炒知母 | 青蒿子 |

桑叶　　　　真滁菊　　　　安宫牛黄丸

又三方　昨夜仍有潮热,今夜犹未退尽。舌边绛,舌中灰,扪之不泽;左脉小,右脉数,按之无神。正气已见不足,邪气仍形有余。上焦蒸腾之热,灼伤其津;下焦蕴蓄之滞,炽耗其液。上焦津干属气,下焦液干属血。气分膹郁,暖为欠爽;血分耗夺,便为不通。肝家风阳,为热煽动;胃家清阳,为邪蒙扰。指有掣动,语有错乱。凡热症以津液为材料,仿甘凉保津液为扼要。俾津液复得一分,则邪热退得一分。

羚羊角　　　西洋参　　　鲜生地　　　鲜石斛　　　麦冬
肥知母　　　丹皮　　　　滁菊　　　　石决明　　　风化硝打全瓜蒌
元参

又四方　十日不见,精神狼狈持续;两旬夜热,津液益形竭蹶。沉沉欲寐,默默乱语。寐中纷纷梦扰,手指跃跃抽动。津液愈耗,风阳愈动。设或气升汗泄,便是束手无策。大便复闭,已有七日;小溲频数,色见深赤。纳食如废,所进仅是糜汤;中乏砥柱,客气乘机上逆。或有呃升,或有嗳气。昨夜忽有气填胸中,呕而无物,吐而无痰。左部脉象小数弦动,右部脉象搏指而数。舌边淡绛,舌中干灰。肺胃气燥,肝肾阴亏。最紧要者,中脘窒塞。未能汲汲于滋腻,又难战战于温养。调治为难,已见一斑。舍保津存液,别此无法可图。

西洋参　　　龙骨　　　　旋覆花　　　建兰叶　　　苁蓉
代赭石　　　麦冬　　　　茯神　　　　川贝　　　　牡蛎
糯稻根须　　大熟地露

又五方　热势扰攘两旬,大便复闭七日。舌质中央灰燥,舌边淡红而绛。左脉弦细而劲,右脉弦滑而数。纳食仅进糜汤,津液何从资生?五脏之虚,穷必及肾;六腑之病,皆注于胃。小溲频数,是肾虚之现象;昏沉熟睡,是胃虚之状况。肝胆风阳,仍有动跃;寐中手指,尚有抽掣。肺胃气火,仍形蟠踞;胸中郁塞,犹未通畅。四时百病,皆以胃气为本;调治法程,必养胃气为主。胃虚木邪来侮,用旋覆、代赭以镇之转之;肝胆木气不衡,用苁蓉、熟地以填之润之。

旋覆　　　　西洋参　　　苁蓉　　　　白芍　　　　茯神
首乌　　　　牡蛎　　　　龙齿　　　　代赭石　　　川贝
熟地　　　　糯稻根须

又六方　左脉柔小,右脉弦大,小为阴虚,大为阳亢;中央舌质,仍见灰燥,热胜则灰,燥胜则干。体质素亏,病起两旬,真元何堪如许消磨?□□六日,便闭七日,余热得以蟠踞不清。昨晚稍有形寒,至夜复有潮热。所恃尚无汗泄,阴阳或可维续。风阳煽动,发现已久;阴液消耗,显露已久。如再寒热接踵,难免阴阳离脱。两夜不见气上冲逆,旋覆、代赭不妨删之;阳津阴液如许之燥,洋参、麦冬理所必需。

西洋参	霍石斛	龙骨	牡蛎	元参
知母	蒌仁	川贝	秋石	麦冬
糯稻根须	生鳖甲	熟地露		

又七方　寒热如有如无,呕恶忽作忽止。目睫微汗,寐中抽掣。舌质中央仍见干燥,左脉依然小弦滑数。一由余热之未尽,一由宿垢之未化。热蓄其中,垢滞其下。营出于中,卫出于下。中下既有邪留,营卫必有窒碍,身体必多冷热。冷热出于营卫,营卫即是阴阳。冷热若再往来,阴阳便有离决。胃中之津液,仰给于水谷。水谷所进不多,津液资生何恃? 潜育阴阳,用龙骨、牡蛎;补救津液,用洋参、麦冬。痰有滞,橘红、竹茹以涤之;腑不通,杏、蒌、知母以润之。

西洋参	霍石斛	蒌仁	知母	杏仁
熟地	鳖甲	竹茹	麦冬	龙骨
川贝	牡蛎			

又预拟八方　大便通后,正气愈虚,津液不能骤然恢复。预拟数味,补救正气,保存津液,犹为扼要。

大山人参	西洋参	麦冬	牡蛎	鳖甲
云茯神	川贝	橘红	熟地露	杏仁
霍山石斛	糯稻根须			

徐竟怀　左脉浮,浮主风,右脉滑,滑主痰。风从表虚而入,痰从湿盛而生。无形之风化火,有形之痰化热。蓄于肺,阻于气;为咳逆,为嗽痰。舌干黄,尖刺红。当用轻清气味,借以疏化湿痰。

芦根	蒌皮	白杏仁	川贝	白前
元参	桑叶	竹茹	苡仁	橘红
梨皮	枇杷叶			

鲁忻生　风温已有八日,咳呛肋部引痛。夜不多寐,寐有错语。舌尖绛燥,脉象细数。阳症阴脉,颇为棘手。拟用甘凉,借以润肺胃。

元参	生甘草	白杏仁	橘红	陈胆星
生竹茹	芦根	山栀	连翘	蒌皮
郁金	梨皮			

王守斋　阴虚体质,木火必旺;气分多郁,湿痰自聚。聚于中宫,逆乘上焦。肺气不为清肃,胃气不为通降。呼吸自觉不调,胸膺自觉欠舒。左脉细,右脉滑;唇燥红,舌干黄。宣肺气以调呼吸,通胃腑以和升降。

扁金斛	象贝	橘红	薤白头	仙半夏
山栀	竹茹	白杏仁	郁金	蒌皮
谷芽	枇杷叶			

章昇甫　外感咳呛,本无关系;旧恙吐血,似非所宜。左脉芤大,阳气已从

时序发泄;右脉滑大,痰火常有蟠踞肺胃。耳红面赤,口燥舌黄。上焦肺气窒滞,浮阳愈失潜降。先以治标病,为宜用清泄。

桑叶	滁菊	元参	丹皮	橘络
梨皮	芦根	茅根	竹茹	丝瓜络
苡仁	枇杷叶			

苏公选夫人　脉象柔软,风温虽已廓清,真阴日见消耗。脘宇似痞似痛,甚而如按如拒。胃纳索然,头晕如蒙。舌根白而带灰,舌尖绛而干燥。未病之先,情志抑郁;已病之后,气阻化热。灼津烁液,在所不免。治法宜用甘凉清泄,切勿因虚投补。

西洋参	扁金斛	山栀	连翘	滁菊
桑叶	萎皮	杏仁	郁金	川贝
谷芽	芦根			

王左　风温挟湿挟食,阻气化热化痰。肺不清肃,胃不通降。身热头痛,肢体麻木。脘宇郁塞,少腹胀满。左脉弦数,右脉滑数。治法通宣肺气,肺主一身气化,肺气通降则邪自化。

橘红络	象贝	山栀	茯苓神	苡仁
萎皮	连翘	杏仁	通草	芦根
丝瓜络	竹茹			

张幼　上焦触受风热,肺气失司清肃。肺主皮毛,皮毛附于肌肉。风伤于肺,肌肤为之发热。咳声重浊,胸膺掣痛。右脉滑数,舌质薄白。气有窒郁,必致化火。火灼生痰,痰阻气分。肺气愈失清降,更衣遂欠通利。录方清扬宣泄,务使肺气通利。

羚羊角	桑叶	滁菊	橘红	萎皮
杏仁	桔梗	象贝	梨皮	甘草
芦根	枇杷叶			

奚贵生　风温发现,十有二日。先痛在右胁,继痛在左胁。前经神迷语艰,现在又复发现。面红目赤,唇焦舌白。左脉数大,右脉滑大。温邪先伤上焦,继伤心胞。火灼生痰,痰滞生风。倘见肝风大动,便虑津液涸竭。

礞石	风化硝	郁金	菖蒲	元参
陈胆星	白杏仁	瓜萎皮	竹沥	生地
丹皮	牛黄丸			

徐应芝夫人　血分虚,肝火旺。春升肝木用事,木火乘机冲逆。加以烦劳,阳气疏泄。外感风热乘虚,而侵入于内。风束于肺,则气化失司清肃。始而声音不扬,继而咳呛欠爽。遍体经络抽掣,缺盆胁肋疼痛。误服自来血之补,益以桂枝汤之热,肝家之火愈形炽甚。津液为火所烁,唇口为之灰黑。左脉细弦

而数,右脉滑大而数。表卫之风热未消,里营之伏热未泄。治法宜用清扬,借以清泄上焦。

羚羊角	桑叶	滁菊	芦根	白杏仁
元参	白前	橘红络	竹茹	茅根
枇杷叶	丝瓜络			

屈谷生　外受惊恐,触动肝胆之风阳;内停食滞,窒塞胃腑之气机。气郁热郁,风动阳动。陡然发厥,迭见二次。醒来嗜卧,曾得更衣。音声渐见清爽,寐中仍觉昏糊。身体早热暮凉,咳呛或有或无。右关脉滑,舌质糙绛。治法熄风阳之余波,参用消食滞之有余。

羚羊角	鲜石斛	薄荷	郁金	连翘
山栀	茯神	杏仁	桑叶	瓜蒌皮
鸡肫皮	干葛	桑叶		

又二方　气分实热已去,营分余热未清。寤寐安,肝胆风阳有潜藏之势;纳食增,脾胃气机有醒运之机。前日大便垢滞已下,近日身体焦热未清。左右脉象,仍见数势。调治之法,尚宜清泄。注意饮食,多餐少膳,庶几不致变幻,引起种种反复。

鲜石斛	川贝	山栀	连翘	银花
桑叶	滁菊	银柴胡	青蒿子	鸡肫皮
橘红	谷芽			

又三方　能食少运咎在脾,今日大便有二次。色黑而青,兼有浊痰。久热必伤于阴,阴虚则阳失潜。热在于额,是其明征。溲仍频数,阴虚显然;舌质带绛,又属阴伤。右关部脉滑数,其中尚有余热,上贮于肺,时或咳呛。健脾借资运化,育阴以清余热。

西洋参	熟於术	炒白芍	川贝母	鸡内金
扁豆衣	瓦楞子	经霜桑叶	橘红	谷芽
冬瓜子	茯苓			

蔡德邻　病缠半月之久,花样变化不少。始而发热伤表,四肢厥冷,状似欲脱;继而挟热伤里,妨碍升降,状如欲喘。欲脱者,内外表里不相承接,似脱而非真脱也;欲喘者,上下升降不为自如,似喘而非真喘也。前经大便连下数十度,昨日结粪频仍三四次。矢气极秽,腹笥鸣响。肠胃屈曲之间,垢积尚有蟠踞。终日寤寐,昏而不宁;统宵寤寐,语而不清。身有瘈疭,耳无聪闻。膈膜清阳之处,秽湿又有蕴蓄。肠胃之垢浊,有形有质;膈膜之秽湿,如烟如雾。垢积既羁留,日久必伤于阴;秽湿又淹滞,日多必伤于气。上焦气郁邪郁,下焦血郁垢郁。势必化而为热,热必蒸而为痰。平日恣嗜酒醴,肝胆必有郁火;始病恣食瓜果,脾胃又有伏湿。肝胆风阳易动,脾胃湿痰易聚。风走阳明脉络,为

身痛;痰阻少阴气窍,为耳聋。口渴喜饮,舌不干燥。左脉忽大忽小,右脉乍涩乍滑。用石膏以清膈间无形之热,参桂枝以搜络中已动之风。秽湿如许之盛,必借辛芳以化之;垢滞如许之留,尤宜甘润以利之。录方即请邑士先生斧正。

生石膏　　　肥知母　　　淡甘草　　　佩兰叶　　　石菖蒲
竹二青　　　橘红络　　　川桂枝　　　瓜蒌皮　　　云茯神
仙半夏　　　霍石斛煎汤代茶

又二方　　左脉大,肝阳尚未敛抑;右脉沉,腑气尚有窒阻。结粪一日不尽行,秽湿一日不廓清。有时口渴而欲饮,有时烦躁而嫌热。身有瘛疭,唇有蠕动。垢积既留于下,根本先拨,故身轻而能起坐;湿痰既留于上,清窍失宣,故声重而目呆瞪。肠中之宿垢,宜缓而下,庶免耗夺阴液;膈间之湿痰,从速而清,庶几不蒙清阳。热自湿中而来,仍以石膏清降。务使蒸腾之热,隐然而灭;方冀湿中之浊,孤而无助。酌录数味,仍请邑士先生政服。

石膏末　　　净连翘　　　佩兰叶　　　瓜蒌皮　　　淡甘草
滁菊花　　　粉丹皮　　　黑山栀　　　酒黄芩　　　肥知母
橘红络　　　竹二青　　　霍山石斛汤煎药

苕溪　徐佩卿郎(六月十八日)　病机绵延匝月,泄泻纠缠两旬。身热似已开凉,神识尚未清爽。向有耳疾,近来更觉失聪;累日纳废,现在勉进糜汤。口涌痰涎,所吐络续不绝;舌质光绛,根底略形灰腻。纳食似废,统宵不寐。左脉数而细弦,右脉数而滑大。阴分既由汗泄而伤耗,气分尚有痰凝而不化。阴分如此之虚,浊痰如此之多。治法甚多牵制,就轻尤为不易。当养胃阴,并涤浊痰。

吉林参　　　霍山石斛　　川贝　　　　陈胆星　　　连翘
茯神　　　　银花　　　　橘红　　　　竹茹　　　　冬瓜子
苗叶　　　　扁豆衣

又二方(十九日)　顷诊脉象,左部细弦,右部软滑;视其舌质,外见淡光,里见微白。昨夜寤寐,仅有一二点钟;语言错乱,依然纷纭不宁。纳食所进糜汤,粒米难下;浊痰所出不少,稠韧异常。阴分既由迁延而日耗,气分尚有留邪而未尽。一半养胃中之津,即是存阴;一半潜胃中之热,即是涤痰。

吉林参须　　霍山石斛　　丹皮　　　　银花　　　　元参
苗叶　　　　川贝　　　　橘红　　　　胆星　　　　茯神
竹茹　　　　淡甘草

沈孩　半岁体质,吸受风温。咽喉外旁结核,咳呛发现痧点。

羚羊角　　　薄荷　　　　牛蒡　　　　杏仁　　　　橘红
象贝　　　　连翘　　　　竹茹　　　　海石　　　　昆布
银花　　　　芦根

陈郎　喉痧之后,余邪淹留。津液消耗,风阳鼓动。舌剥唇燥,目钝齿咬。脉细数,便溏薄。防热深厥深,用育阴法。

生地	麦冬	滁菊	白芍	西洋参
橘红	石决明	元参	桑叶	竹茹
银花	甘草			

徐孩　纹色青,唇口红。阳明胃热,厥阴风热。近日复挟外感,热势已于炽盛。

前胡	杏仁	桑叶	象贝	银花
丹皮	川斛	滁菊	柴胡	青蒿
竹茹	元参			

潘孩　热盛生痰,阻遏肺气。哭而无泪,防其成惊。

羚羊角	连翘	山栀	滁菊	桑叶
杏仁	礞石	菖蒲	橘红	姜皮
钩钩	竹茹			

张孩　邪之所凑,其气必虚。虚则皮毛不固,外感得以乘袭。皮毛者,肺之合。皮毛受邪,内应乎肺。肺气受邪失宣,胸膺掣痛。肺气不降,致使咳逆。脉寸口数,舌中央白。肺为娇脏,不耐邪乘。肺愈虚,感易受,变成童怯,最为容易。顷有身体发热,不便遽用补益。治宜轻清,宣泄肺气。

桔梗	淡甘草	竹茹	桑皮	地骨皮
芦根	橘红络	白杏仁	丝瓜络	枇杷叶
竹茹	梨皮			

陆孩　稚体之阴亏,久热之阳亢。厥阴风阳,循经入络;阳明浊痰,阻气填窍。肢体抽搐,目窍呆瞪。左脉弦劲,右脉弦数。热深厥深,已成慢惊。育阴潜阳,借熄内风;利窍涤痰,以通气络。

生地	阿胶	麦冬	桂枝炒白芍	淡甘草
礞石	天麻	蝎尾	吉林参	滁菊
西黄	风化硝	金器		

又二方　目窍或有歪斜,或有睛露;手足时有掣动,时有拘挛。指纹青黑,透出命关;舌质淡光,不能越齿。厥阴风动,阳明络虚。动愈延愈动,虚益延益虚。介类咸寒,借以育阴潜阳;合用辛甘,以熄络中之风。厥势如此,关纹如此,欲图援救,诚恐绝望。

生地	鸡黄炒阿胶	白芍	桂枝	甘草
石决明	麦冬	吉林参	橘红	蝎尾
茯神	姜	枣		

南浔　张芹伯　大便虽经迭下,肠中尚有宿垢。既有垢,气必阻。不独腑

中之气未获流畅，抑且络中之气皆为窒碍。经络之间，营卫所附；经络有阻，营卫亦阻。倏尔形寒，倏尔形热。胸背以上，腰脊以下，似麻非麻，似掣非掣。得热更甚，得凉则瘥。有时坐卧不安，有时寤寐不宁。胸宇似觉窒塞，腹笥又觉温痛。蒸蒸之热，焰焰不熄。口燥喜渴，渴而喜饮。左脉弦数，右脉滑大。舌质仍形糙白，中间犹有灰痕。种种皆是气分膹郁，渐渐酿成蒸腾之火。火即是气，气即是火。治法当先清气，借以消灭其火。参入宣利腑道，以驱未尽之垢。

煅石膏	白茯神	丝瓜络	桂枝炒白芍	炒陈枳壳
竹茹	黑山栀	橘红络	瓜蒌皮	姜半夏
肥知母	甘草			

二诊　左手之脉，小弦而数；右手之脉，奭大而滑。舌苔灰色已退，四边糙白亦少。察其脉，审其舌。肠中之垢，留而不多；气中之热，蓄而亦少。垢未尽去，六腑尚失传导之司；热有余波，三焦又欠流畅之机。肌肉状如收缩，形体似觉冷热。此周行之机关窒滞，而一身之气化痹阻。清阳明之表，借和气络；泄阳明之里，以利腑窍。

原方去桂枝炒白芍、山栀、瓜蒌皮、竹茹，加川连、黄芩、葛根、大腹皮。

三诊　表虽疏，而热不为汗衰；里虽通，而滞未尽下夺。汗不衰其热，营卫有阻隔之形；下不尽其滞，肠胃无流通之象。胃中水谷精微，蕴结成热；热与津液相搏，变化为痰。肌肤似麻非麻，似掣非掣；形体乍寒乍热，乍有乍无。卧不宁贴，脘嘈知饥。脉象右部弦滑带奭，舌质中央薄白带黄。气分之热，必借流行始衰；腑中之滞，须俟传导始化。

前方去葛根、甘草、大腹皮、丝瓜络，加黑山栀、连翘、通草、竹茹。

平湖　陈奏肤　受病之源，夹杂不一。挟风而化温，挟湿而化痰。风温为阳邪，其性轻清，进者锐，退者速；湿痰为阴邪，其性重浊，易于滞，难于化。前次经过病情，发热口糜呃逆，发热者，风温鼓荡也，口糜者，湿热散布也，呃逆者，浊痰阻中也；现在所剩病象，不食不饥不寐，不食者，胃气困馁也，不饥者，胃阴劫夺也，不寐者，津液两伤也。热必先伤于阴，阴伤无以化液；湿痰必先耗气，气耗无以生津。津液不获升腾，咽喉当然干燥。舌之中，俱形红燥；口之中，尚多糜腐。舌红者，阴虚化火之征；糜腐者，气虚化浊之象。津液湿痰，互相牵制。阴不复，则火不降；气不复，则浊不去。病之大要，岂非在胃？胃为津液之源，又为水谷之海。既少津液，又少水谷，胃阴愈伤，胃气愈耗。左手部脉弦细，右手部脉涣散。弦为肝旺，散为脾弱。设或木邪侮其所胜，呃忒复作，其何以堪？所有之邪，不足为虑；所伤之正，颇以为惧。用药为难，处方不易。除湿痰，则伤阴液；救阴液，则助湿痰。惟宜鼓舞胃土，借以灌溉气阴。胃气得振作，湿痰自化；胃阴得来复，津液自生。俾得如斯，寐亦安宁。《经》谓"胃不和，则寤不安"。今偕守诚及门，细心察核；苟能如桴应鼓，可邀复诊。

米炒麦冬	川贝母	广橘红	白茯神	真鲜建兰叶
炒黄秫米	上霍石斛	咸半夏	糯稻根须	竹二青
吉林大参片	炒香枇杷叶			

二诊　肺为五脏之华盖，凡病必先由于肺，而况风温之轻清者也；胃为六腑之总司，百病穷必及于胃，而况湿痰之重浊哉？风温伤肺津而退舍，湿痰劫胃液而留连。肺津之伤，已有定见；胃液之劫，尚无穷期。胃液一日不复，痰浊一日不化。胃气之不和，实由于此；九窍之不利，亦由于此。寤有寐而多安恬，后有气而不获更衣。清阳已出上窍，浊阴未出下窍。下流既窒，中流必塞。水谷进而不多，津液来而未复；舌质红而转润，口糜退而未尽。左关脉弦，弦于春令，谅无大碍；右关脉弱，弱于病后，尚有关系。今偕守诚及门，互相察脉审证。拟用养胃液，参用化痰浊。胃液日得其充，痰浊日得其化，庶几九窍自利，而后诸恙就瘳。

西洋参	瓜蒌仁	咸半夏	霍石斛	竹二青
糯稻根须	谷芽	筧麦冬	炒杏仁	川贝母
吉林参	炒秫米	云茯神	建兰	

吴知事　上焦风温，中焦食滞。气分失宣，腐化为痰。素蓄之湿，起而为祟。胃不思食，便不通利。寤寐间稍有错语，上中焦清阳窒塞。有年最虑邪未化，津先伤；脉象左柔弦，右滑数。舌质黄腻，口觉苦味。宣上焦之气机，涤下焦之宿垢。而中焦之湿痰，亦当疏化。

风化硝	广郁金	白杏仁	陈胆星	生黄芩
黑山栀	广橘红	瓜蒌仁	白茯神	生苡仁
羚羊角	竹二青			

二方　表不固，风易受，形寒形热，似疟而非疟也；气不足，痰易聚，气逆气急，似喘而非喘也。胃中痰饮易聚，致使升降失司。食不多进，便不畅下。脉象滑数而大，舌质黄腻而厚。服补药，似觉气不舒畅；拟清剂，务使气得灵转。

西洋参	川贝母	川桂枝	白芍药	炒芽谷
瓦楞子	粉沙参	旋覆花	广橘红	白茯苓
竹二青	枇杷叶			

三方　日西而阳衰，阴乘之则形寒；日东而阴衰，阳乘之则形热。胃中尚有湿痰，胃不加纳；肺中犹有湿火，肺不清降。舌黄腻而灰，脉数大而滑。寒热出于阴阳，须宜调和阴阳；痰火在于肺胃，尤宜兼清肺胃。

生黄芪	金石斛	姜半夏	橘皮	川贝母
竹二青	青防风	炒於术	旋覆花	白芍
炙鳖甲	枇杷叶			

四方　血虚固能便难，气虚亦致便难。阴虚生内热，阳虚生外寒。身体坐

多行少,气机愈不流通。加以误食,徒伤胃气。上有气逆,下有足肿。舌白带灰,脉滑而大。肺胃湿火伤津,脾肾痰饮吸液。为日已久,难任峻补。

防风炒绵芪	盐水炒牛膝	竹二青	旋覆花	川贝母
笕麦冬	桂枝炒白芍	淡鳖甲	仙半夏	金石斛
广橘红	炒芽谷			

五方　气逆似喘,固是肾亏;舌黑如墨,显然脾湿。形容憔悴,肌肤甲错。冷热之发虽去,营卫之气未复。人生营卫,即是气血。凡气血大伤者,则病不易骤愈。左脉数大,右脉滑大。气分如此之虚,病象如斯之重,非老年之所宜,而久病亦不合。并无外感现象,法从脾肾着想。

防风炒绵芪	老山别直参	清炙草	北五味	广橘红
法半夏	桂枝炒白芍	炮姜炭	笕麦冬	白茯苓
怀牛膝	炒芽谷			

孙上思　浊蒙清阳,痰阻气机,使营卫乖和,冷热频仍。大便仍形带血,甚而热迫傍流。舌烂成孔,苔腻而黄。左脉仍数,右脉尚滑。气分之热,必俟气行而散;营分之热,须借瘀尽而熄。

熟石膏	桂枝	连翘	半夏	鲜石斛
银花	芦根	茯神	米仁	车前
茅根	藕节			

范爕来夫人　上焦耳目先病,邪必先犯肝胆。适逢经汛临期,营分未始无热;鼻红迭次而见,显然营分热甚。大便傍流,下多有伤阴之虑;身体燥热,热多有阳动之虞。设或阳动化风,便有神昏痉厥。不食者已将一旬,不寐者亦有十日。精神殊觉疲惫,阴阳渐有造偏。左脉弦数,右脉滑数,统而按之,数势右胜于左。前半舌绛,后半舌白。唇燥口干,目赤耳聋。所见病情,颇属危险。治当滋肾之阴以驱热,参用潜肝之阳以熄风。而气分还有痰热,须再清肃中上。

生地	石斛	丹皮	决明	鳖甲
元参	银花	茅根	滁菊	桑叶
竹茹	茯神			

又方　温邪扰动,经有半月。气津灼伤,阴液炽耗。情怀不乐,气郁化火,援引肝阳,扰动肝风。风阳挟痰上蒙,脘宇督闷;风木挟气下注,便为傍流。多饮多汗,心肾无交济;不食不寐,肝胃有相侮。气郁果能化火,遂使胃之津液消耗殆尽。脉左弦细而数,右细软而滑。舌中光边剥,苔腐白有腻。现象危险万分,治法束手无策。

羚羊角	西洋参	霍石斛	川贝	橘红
茯神	丹皮	石决明	牛黄	郁金
竹茹	淡甘草			

风温已将半月,肺气膹郁不宣。气郁邪郁,化痰化火。前经痰升作厥,现在气逆作咳。久患崩漏,营阴亏耗。虑其力不胜任,大为重候。脉细数而滑,法当宣肺涤痰。

羚角片	陈胆星	鲜芦根	冬桑叶	甜梨皮
枇杷叶	生甘草	橘红	瓜蒌皮	杏仁
桔梗	竹沥			

仲左　二月　冬伤于寒,春必病温。由外感引动,故首先形寒。经有一旬,表邪退去而热炽;阴液被耗,则肺胃失其滋润。舌中光剥,口唇起糜。左脉弦细,右脉滑大。嗜酒之体,肝胆多热。挟痰控扰清窍,致令语言错乱。傍晚面颧红赤,显然阳失阴恋。设见阳动化风,便是束手无策。

鲜生地	霍石斛	芦根	天花粉	银花
炙草	元参	丹皮	川贝	茯神
芽谷	生竹茹	竹沥		

又　二月　脉滑有力,舌光无苔。津液有所不足,痰火淹留未化。补津液之虚耗,涤痰火之实邪。

西洋参	麦冬	橘红	元参	茯神
霍石斛	滁菊	桑叶	丹皮	竹茹
梨皮	银花			

陈左　二月　六岁童体,阴分薄弱。风温两旬,津液劫耗。肝木动而化风,旋扰经络;发现手足抽掣,酿成痉厥。目返神迷,唇焦齿燥。大便不通,小溲频数。脉象细促,危险万分。

香犀尖	鲜生地	丹皮	滁菊	桑叶
山栀	羚羊角	石决明	钩钩	天麻
连翘心	滚痰丸			

李左　正月　木火体质,湿痰用事。头痛时有时无,颏痛时作时辍。稍稍咳呛,微微口腻。脘气自觉欠适,纳食因之减少。左脉弦细,右脉滑大。弦细主阴虚木旺,滑大主阳盛痰多。表中兼挟外风,气机盘踞内湿。先治表之风,参清里之湿。

滁菊	钩钩	谷芽	橘络	茯苓
天麻	桑叶	仙夏	白杏仁	白蒺藜
冬瓜子	竹茹			

张左　九月　两目昏糊不明,由来已久;两足痿软不灵,起来伊始。一由阴精之耗夺,一由风阳之鼓动。四五日前,营卫乖和,发寒发热;两三日来,痰火蒙蔽,午昏午昧。纳食累日不进,更衣多日不畅。左脉偏见弦滑,右脉殊觉滑大,兼有动而中止,时又大而兼小。舌质薄白,并不干燥。肝肾真阴下亏,肺

胃痰火上盛。营卫窒碍,顷刻复有形寒。阴阳枢纽少交,久延防多汗泄。处方与艺城先生,拟喻氏清燥救肺汤,一泄气火焚燎,一滋阴中津液,弃用阿胶滋腻,庶免树帜痰浊。未识如何,即请明政。

西洋参	麦冬	熟石膏	甘草	桑叶
枇杷叶	火麻仁	竹沥	牛膝	丹皮
滁菊	橘红络	糯稻根须		

又　阴分内亏,阳气外亢。每日潮热,状似瘅疟。肺胃痰火,胶固难删;络道气机,壅痹不宣。咳呛欠爽,胁肋作痛。更衣艰涩,胃纳索然。左脉仍见弦滑,右脉依然滑大。统而按之,内有数势,惟右寸关,乍有歇止。舌质滋白,尚不干燥。真阴下耗,风阳鼓动。肺胃之气上逆,痰火乘机升炽。治法仍与艺城先生酌议,涤痰火之有余,滋气阴之不足。未识然否,还祈斧政。

西洋参	麦冬	元参	橘红络	川贝
竹沥	冰糖煅石膏	知母	淡草	麻仁
蒌仁	牛膝	梨汁		

李左　挟感引动伏邪,错语咳呛呕恶。脉滑数,舌白腻。轻清宣上。

羚羊	大力子	银花	连翘	白杏
蒌皮	家苏子	桔梗	淡草	桑叶
竹茹	芦根			

沈左　病缠三十余日,纳食勺谷不下。津液从何支持,正气从何振作?肝中之风胜,手指震动;肾中之水亏,口燥喜饮。苔有灰腻,脉见小滑。气分浊痰蟠踞,阴液更难上承。冬至左右,尚虑变端。甘凉柔剂,缓肝养胃。

扁石斛	麦冬	橘红	竹茹	胆星
瓦楞	杞子	苁蓉	牛膝	石决明
滁菊	糯稻根须			

朱左　脉不浮紧,外感之风寒不多;舌见光燥,内伏之气火已盛。一身发热,已有三日;二便不通,亦有三日。热在阳明气分,灼伤阳明津液。益以积滞不化,逐渐阻气酿痰。升降之机,愈欠常度;气化之职,更欠流利。气愈郁则邪愈窒,邪益结则燥益盛。通阳明之腑气,润阳明之津液。气通则邪自衰,润液则邪自下。

风化硝	全瓜蒌	通草	竹叶	山栀
连翘	鲜石斛	元参	知母	郁金
橘红	茯神			

塘栖　汪味青　十二月　寒食两伤,升降互阻。腹胀脘闷,呕吐酸甘。脉沉滞,法通降。

| 豆豉 | 黑栀 | 吴萸炒川连 | 川朴 | 枳壳 |

楂炭	芽谷	采云曲	广皮	姜夏
姜竹茹				

沈左　脊背酸痛已久,风伤咳呛伊始。

冰糖煅石膏	知母	淡草	桔梗	前胡
白杏仁	兜铃	蒌皮	扁豆衣	芦根
桑叶	枇杷叶			

杜左　眼赤口干,先有微咳,头汗大泄。舌黄燥,筋略酸,起来二日。

羚羊	前胡	白杏	象贝	元参
蒌皮	银花	连翘	山栀	生竹茹
丝瓜络	芦根			

汪女　二月　热后阴分受伤,腑阳犹未流通。腹笥作痛,更衣艰涩。脉细数,舌薄白。治法育阴分,参用通气腑。

西洋参	首乌	银胡	金铃	丹参
茯神	地骨皮	鸡肫皮	小青皮	大腹皮
冬瓜皮	芽谷			

又　热后阴亏液耗,口中常觉干燥。腑气失司通降,饮食善于停滞。兼挟木气冲激,遂使呕吐痰物。右关脉滑,暂拟通降。

西洋参	茯神	银胡	蒿子	地骨皮
竹茹	鸡肫皮	芽谷	大腹皮	神曲
仙夏	橘皮			

司马　阴虚之体,内火偏旺。留饮在肠,肠鸣濯濯;火炽于上,舌中为绛。咽喉为红,脉象虚数。顷有外感,暂以清肃。

川石斛	粉丹皮	炙橘红	冬瓜子	云茯苓
淡竹叶	淡甘草	生薏仁	东白前	仙半夏
冬桑叶	苦桔梗			

施左　十七岁　病起半月,形寒身热。有汗而热不解,咳呛而痰不爽。

焦山栀	橘红	丝瓜络	芦根	炒黄芩
瓜蒌皮	茯神	知母	米仁	川通草
杏仁泥	竹茹			

又方　寒热已退,头晕依然。气急汗多,纳食日少。

前方去竹茹、知母,加白蒺藜、滁菊花。

阴不足,则血不能灌溉于机关,肢节为之酸楚;卫不固,则感乘其空隙而辐辏,有时略作咳呛。心营有亏,心悸寐少;胃火炽盛,牙痛脘嘈。脉象弦细而数,舌质淡绛少苔。治当清养营阴以制火,兼用培益卫阳以御感。

丹参	丹皮	桂枝炒白芍	防风	绵芪

滁菊	扁斛	山栀	忍冬藤	桑叶
广皮	冬术			

3. 温热

许希龄祖母　脉虚无力,舌光无苔。虚为真阴亏耗,光为真液枯竭。口觉甜腻,胃不思食。自觉内烦,并不外热。年已七十有六,病已二十余日。有限之津液耗夺,无情之草木难济。

川石斛	白芍	麦冬	淡甘草	大生地
阿胶	元参	茯神	建兰叶	鲜莲子
苗叶	枇杷叶			

胡左　三十五岁　痰滞于肺,气失肃降。鼻煽起煤,汗多食少。脉来空大,正气已虚。正虚而不能胜邪,将有痰涌喘脱之变。

甜葶苈	川桂枝	浮海石	光杏仁	茯神
半夏	橘红	白芥子	礞石	米仁
竹茹	淡甘草			

曾天成　白痦随汗而出,身热或潮或平。绵延二旬,气阴两伤。熏蒸之热,灼于上焦;稠浊之痰,蓄于中焦。不饮食,不大便,多是肺胃为病。脉象左数右滑,舌质底腻外白。泻膈间氤氲之痰热,涤肠中留滞之垢浊。

煅石膏	风化硝	黄芩	瓜蒌仁皮	连翘
山栀	银花	橘红	绿豆衣	金汁
佩兰	竹茹			

4. 暑温　暑热　伏暑

时感秽湿,触动暑热,乘清道上为鼻衄。热不开凉,便不更衣。脉象左右,滑数而大。内有积食生痰,外因六淫化火。当用双解表里,通宣三焦。

鲜石斛	连翘	黑栀	广郁金	知母
丹皮	通草	莱菔子	麦冬	钩钩
蒌皮	早竹茹[①]			

秽湿时感,暑热伏邪。互相阻遏,渐从热化。形寒头痛,身热体酸。脉象浮大,右部滑数。当用辛芳以宣秽,辛凉以解肌。

藿梗	佩兰叶	橘红	薄荷	连翘

---

① 早竹茹:嫩竹茹。

羚羊角	通草	钩钩	蒿梗	黑山栀
丝瓜络	竹茹			

炎暑内伏,秋感外束。互郁气分,皆化为热。但暑必兼湿,湿阻必酿痰。热在气分,如烟如雾;痰留气机,如蒙如蔽。患起八日,热势乍渐乍平;一经清解,辗转邪难外达。童质阴虚,邪易入于阴;阴既受戕,阳易僭于上。目耀视火欠明,目睫盗汗颇多。大便窒滞,胃纳索然。脉象左弦右细,重按均有数势;舌质中见灰色,余布淡红而浊。邪尚在气居多,热劫阴液之候。治当清气分之伏邪,潜阳火有余;参入甘凉养胃,以滋阴液之法。

鲜石斛	青蒿子	连翘	黑山栀	丹皮
石决明	知母	天花粉	橘红	炒滁菊
竹茹	西洋参			

暴感时气,已从表汗而解;深伏暑湿,毕竟从阴化热。热既在阴,目睫为之盗汗;热阻阳明,大便为之窒滞。视其舌质,淡白微灰;诊其脉状,左细右大。患起多日,胃液日伤,遗余之热,乘虚羁留。前进清气分之热,潜阴分之火,养阳明之液,涤肠胃之滞,连投四剂,似已见效。兹当仍蹈前辙,无须更易章程。但腑中之积滞一日不去,则胃中之津液一日不复。重增通腑逐滞之品,仿仲景急下存津之义。第阴分已亏,非霸药所宜,择其甘凉之味,庶无偏胜之弊。

西洋参	知母	瓜蒌仁	麻仁	鲜石斛
梨子	青蒿子	橘红	稽豆衣	滁菊
紫丹参	桑叶			

素体不耐烦劳,真阴暗耗;夏令暑湿交争,寒燠不齐。人在气交之中,不免感受斯邪。迄因秋感触动,即《己任编》中所谓"晚发症"也。顷诊左脉烦躁而大,右部滑数而大。舌质根边腻白,中灰光绛起刺。唇齿皆燥,渴不嗜饮。一身经络抽痛,遍体骨节酸楚。热如燎原,入暮更剧。烦冤瞀乱,神昏谵语。其有形之痰浊,冲犯于包络,使神有余则笑不休;而无形之热邪,煽动于肝胆,使魂失藏则害不寐。急当咸寒入阴,介类潜阳,甘凉润燥,兰芳宣浊,俾得伏运出于毛窍,或可转凶为吉。如再迁延,则阴耗阳动,昏愦痉厥奚辞,岂不岖岖乎哉?

犀角	鲜生地	翘心	石决明	辰神
西洋参	黛冬	佩兰叶	羚羊角	鲜石斛
竹茹	活芦根			

脉虚身热,得之伤暑。暑必挟湿,湿为阴浊之邪,最能令人疲倦。而气机似欠畅,亦是浊邪阻害所致。录方分消,冀其廓清则安。

统青蒿	川朴	赤苓	生苡仁	佩兰叶
广皮	泽泻	黑山栀	川通草	酒芩
滑石	鲜荷叶			

襁褓之体,阴常不足,阳常有余,所以不耐时下暑热之气。一经感受暑热,逗留肺胃气分。清肃失其常度,逐渐邪炽酿痰。痰为有形之物,最易窒害清灵,所以哭之不扬,自由来矣。热势乍轻乍重,重则热如燎原,轻则肢末见寒。以此推论,似有瘅疟之状。有时烦扰少寐,明系心火振动。肝阳炽盛,泪者肝之液也。肝家既有热留,故令目窍少泪。头为诸阳之首,热邪随阳上乘,是以巅顶热更甚剧。囟门天庭,俱见肿势,颈项时觉作痉。顷视指纹仍形青紫,幸无透出外关,尚不致有风阳妄动之虞。仍当清暑化热,泄肝宣金,仿齐氏"轻可去实"之意。酌录数味,未识然否。

犀角	丹皮	炒滁菊	辰砂拌六一散
羚羊角	山栀	钩钩	青蒿子
鲜石斛	橘红	连翘	鲜荷叶

风暑挟湿,留着气分。形寒身热,欲疟不达。邪阻化热,胃失宣降。脘满欲呕,脉象弦数。当用辛苦通降,以治阳明气分。

藿香梗	杵豆蔻	姜汁炒川连	炒黄芩	淡豆豉
钩钩	橘红	茯苓	姜半夏	炒枳壳
生姜	竹茹			

暑必挟湿,湿滞暑蒸,渐从热化。当从三焦分消法。

姜汁炒川连	酒芩	黑山栀	通草	蒿梗
广皮	鲜佛手	炒枳壳	川朴	云曲
炒车前子	滑石			

阴虚阳气暴张,嗜酒酿热助胆。近挟暑湿之邪,扰动肝胆之阳。邪阻气分,渐从热化。营卫不通,朝夕不寐。胃气失降,汤饮难下。遍体发出似疹非疹,良由热之所化,是为邪有外泄。顷脉左右均得溷郁,系是脉证不符,固非轻候。最虑阳极化风,大有昏厥之幻。法当清气泄热,参入潜阳泄肝。

炒甘菊	煅石决明	茯神	银花	连翘
广郁金	橘红	通草	山栀	益元散
竹茹	芦根	西瓜翠衣		

暑湿为新凉引动,蕴逗少阳之间,变成寒热如疟。脘气欠畅,身酸咳呛。脉象浮弦而数。拟用和解,以小柴胡汤,佐与辛凉疏感,宣肺治之。

前胡	柴胡	姜半夏	酒芩	山栀
秦艽	薄荷叶	连翘	杏仁	象贝
丝瓜络	荷叶			

肝肾素属不足,厥阳气火易动。凤有肝木,顺乘阳明,肝厥脘痛见端。近挟暑秽,暑必兼湿。湿郁暑蒸,皆伤气分。气不宣达,渐从热化。热炽熏蒸,扰动肝胃。遂使肝上逆,则呕恶难止。懊侬莫状,时有郁冒。肝阳易动,动而即呕,

呕甚即汗。项肩胸上,俱见白㾦。口渴欲求凉饮,舌胖苔白起刺。脉象虚数,惟左关部最为弦大,而右关部独见滑实。症与脉参,系是邪伤气分,阳明受窒,通降失司。姑当甘凉清气润胃,略佐抑木潜阳,勿与辛苦香燥,恐劫伤胃液故耳。酌录数味,未卜以为然否?

鲜石斛	仙半夏	橘红	茯苓	青蒿子
黑山栀	通草	炒枳壳	广郁金	煅石决明
荸皮	竹茹	活水芦根		

暑湿之邪,熏蒸化热。热已从上焦寻隙而出,所以胸前白㾦布露。时有烦热,得汗始解。无如汗出过多,气液不免受伤。热能耗元神,力为之困疲。幸而纳谷不怠,真阴尚可支持。所谓"人之阴气,依胃为养",况《经》有云"得谷者昌"。顷诊脉象虽欠调达,按之涸数较减。以此推论,病邪似有退舍之兆。录方仍用甘凉清泄,以望热缓而已。

鲜石斛	大豆卷	连翘	黑山栀	酒芩
生苡仁	滑石	丝瓜络	通草	炒车前
银花	活水芦根			

暑湿最能伤气,令人精神困疲。一旦更感风邪,扰动内蓄暑湿。风暑无形而居外,湿浊有形而居内。风伤其卫,湿阻其气。内外表里之间,邪相搏击,渐从热化。初患头痛,肢节酸楚。继而形寒灼热,曾得汗泄。其热仍不开凉,可见邪不从外宣泄,势必内犯阳明。胃气失降,遂使胸中如拒。纳谷如废,大便艰阻。脉象左右,滑数而大;舌根燥白,尖有绛刺。当从河间分消三焦例治。

鲜石斛	连翘	黑山栀	酒芩	益元散
通草	青蒿梗	炒枳壳	丝瓜络	钩钩
左秦艽	芦根			

风暑湿热,杂受不化。复挟积食损中,陈腐化热阻气。气郁则邪亦滞,邪滞必从热化。热为无形之气,最易弥漫三焦。上蒙肺则脘满欲嗳,下注肠则腹鸣自利。起于七日,利下无度。胃纳如废,脾胃亦受其累。夫肝与胃行其津液,一经脾胃为邪所伤,则津液安能敷布。津不上承,故口渴引饮;液不下行,则里急后重。邪炽蒸焰,不独无形之气伤,抑且有形之液耗。邪在气分欠解,渐已营分被灼。所以身热灼如燎原,目眵最多。目为肝之窍,泪为肝之液。肝家营液为热所迫,故见症如上。瘛瘲中手指略见抽掣,亦是肝阳失其潜藏,内风似有暗动。顷脉左寸关部数大,尺部柔软;右寸关部滑数,尺部益盛。视舌满布灰腻,尖甚绛燥。审脉察症,一派邪势方张。无如年越古稀,犹虑正不能敌。目前先治其实,实者邪也。见症少火化成壮火,少火生气,壮火食气。气能生津,气伤津涸。姑当用清邪之中,佐重增养气之品,以滋化源,而保气液。

西洋参	青黛拌麦冬	霍石斛	连翘	寒水石
煅石膏	生扁豆	山栀	煅石决明	炒滁菊
益元散	苗叶	莲子	莲梗	

内伤咯红，外感暑热。热迫营分，致令鼻衄。肺脏为热所刑，清肃为之失司，遂使咳逆。咳则扰动络脉经络，腹中作痛。热势从暮而剧，究系营分不足。所谓"营虚生内热"。脉象左部较和，右手仍形数大。主治尚宜清肺和络，凉营潜阳为先。

鲜石斛	丹皮	银柴胡	前胡	鲜生地
橘络	青蒿子	山栀	益元散	茅根
黛蛤散	煅决明	刷毛枇杷叶		

大凡六淫之邪，多从乘隙而袭。真元之虚，不言可喻。暑邪从阳而亲上，故上先受之；湿邪从阴而亲下，故下先受之。暑邪无形而居外，湿邪有形而居内。上下内外之间，邪相搏击。内则邪郁而酿痰，外则邪泄而酝疹，疹中又现白痦。痦从气化，疹从营出，可见邪已充斥气营。营分既受邪累，肝阳安能镇静。阳炽风动，两手为之抽掣；气阻痰迷，两目为之露睛。寐欠安适，略有错语，亦是痰浊之蒙痹，风阳之升越。病起旬余，热不开凉。阴液由热而内耗，阳津由痦而外伤。如再迁延，二气恐相失纽。内闭外脱，不得不防维在先。顷诊脉象，左部弦劲，人迎独大，右手滑数，重按带促。舌中绛燥，根苔腻白。咽喉略形起腐，口渴时或引饮。亟当甘凉救肺胃之阴液，以拯上炎之危。佐与咸寒清肝胆之阳火，以制内风之动。而痰浊之炽盛，须加宣肃上焦，庶免顾此失彼之虑。症属棘手，录方请政。

西洋参	麦冬	元参	香犀尖	鲜生地
丹皮	鲜石斛	羚羊角	益元散	黛神
竹沥	牛黄清心丸	荷花瓣煎汤代水		

稚质懦弱，阴常不足，阳常有余，理势然也。阴虚则热炽，阳亢则肝旺。当此炎暑蒸迫，体虚难胜时热。热者暑邪也，暑者必挟湿。暑先入心，以助君火；湿先入脾，以伤气分。气失输运，热迫傍流。大便为之泄泻，小溲为之欠利。为日已多，阴液受伤，致令口渴索饮，神疲嗜卧；邪势炽盛，肝阳煽动，所以目窍少泪，手指时厥。顷视舌质薄白，摩之并不枯燥；诊得关纹青紫，尚未越出辰位。借此两端，犹有一线之生机耳。急当渗泄气分以和脾，佐以宣化热邪以平肝。药取甘凉轻清，庶不耗伐生气。

霍斛	益元散	茯神	连翘	钩钩
青蒿子	葛根	扁豆	於术	车前子
六曲	莲子梗			

童禀阴亏，暑湿乘袭。暑邪无形而在表，湿邪有形而在里。表里之间，邪

相搏击。但热少寒多,似疟非疟。遍体酸楚,太阳头痛。中脘泛泛欲呕,少腹温温作痛。左脉弦大,右部滞数。仿黄连香薷饮加味,以宣表里,而涤暑湿。

上川连	川朴	扁豆	香薷	青蒿梗
秦艽	黄芩	滑石	纯钩钩	连翘
广皮	荷叶			

暑温伤气,秽湿蒙清。又挟食滞阻中,阳明气郁失司。致令脘满头晕,纯热无汗,表里格拒。脉象滞数,舌白不渴。邪在表卫居多,未便遽投清凉。当用宣表,以冀汗解。

陈香薷	豆豉	川连	酒芩	黑山栀
钩钩	滑石	川朴	陈枳壳	云曲
苏梗	荷叶			

稚质薄弱,不耐暑热。舌光起屑,气液虚也;体热如燔,暑邪侵也。治当养液,兼涤暑热。

西洋参	麦冬	连翘	黑山栀	青蒿子
丹皮	钩钩	银柴胡	益元散	通草
荷叶	净骨皮			

阴虚相火上乘,目窍为之羞明;少腹略形䐜胀,夜间烦扰少寐。面纹青色,面发瘰泡。尚有暑热逗留,先当清暑潜火。

丹参	丹皮	滁菊	石决明	钩钩
连翘	银花	夏枯草	蝉衣	青皮
荷叶	益元散			

暑风入肺而化热,湿浊阻气而生痰。热为无形之气,外达毛窍,所以疹瘖磊磊密布;痰为有形之物,内阻胃腑,是以升降不能如常。第其二便鲜通,亦属胃腑传导失司。《内经》所谓"九窍欠利,都胃病也"。纳谷甚钝,脘气犹觉欠畅,乃运行之机失常度之职。产后八脉未固,邪势乘虚下陷。营血受迫,时有瘀沥。脉象左部尚数,右部仍滑。舌质外光里白,口苦不甚渴饮。种种见端,皆由气分余邪未获廓清。肺胃阴液先受戕耗,目下攻补均非所宜。攻则真元愈虚,补则余邪愈炽。仍宗先化留邪,略佐清养阴液。俟诸余邪肃清,然后专用培元。

银花	连翘	鲜石斛	黑山栀	知母
通草	益元散	广郁金	橘红	瓜蒌仁
西洋参	青荷梗			

暑伤清肃之气,湿阻升降之机。气分窒塞,邪郁化热。外达肌表,白瘔布露。咳呛多汗,胃钝少纳。脉象小滑而数,法当清宣气分。

| 羚羊角 | 橘红 | 益元散 | 苡仁 | 漂象贝 |
| 通草 | 白杏仁 | 酒芩 | 黑山栀 | 钩钩 |

丝瓜络　　　芦根

产后匝月，真阴不复。暑风湿热，乘虚而袭。暑风为无形之邪，先伤上焦；湿热为有形之邪，必阻中焦。上焦如烟如雾，清肃失行，邪从热化；中焦似格似拒，通降失司，邪郁酿痰。热邪蒸蒸肌腠，白㾦稀稀疏露。痰浊壅填气机，脘满纳废咳呕。产后下元空虚，邪乘虚流入，致令二便鲜通，下体酸楚。脉象左部弦数，右部滑数。舌中浮白带光绛，尖色起刺，又有糜点。刻下邪正互相牵制，录方当先宣通三焦之气，已达余蕴之邪。俟其邪势消退，然后扶元毓阴。

鲜石斛	连翘	黑山栀	银花	广郁金
知母	丝瓜络	橘红	漂象贝	竹茹
瓜蒌皮	芦根			

寒热往来似疟，总不离乎少阳。少阳为胆木，有相火内寄。动则阳易升，火愈炽。头痛烦恼，势所不免。一经汗泄涓涓，其无形之暑邪，谅可从汗而解；惟有形之湿邪，未必遽从汗散。蕴停气分，蒸郁化热。脉象左部数大，右部滞数。舌质滑白，时或带黄。湿为阴浊，原非凉解所宜。当与苦辛，略佐和解，较为妥当。

川连	厚朴	连翘	滑石	秦艽
广皮	钩钩	蒿子	佩兰	酒芩
姜夏	荷叶			

暑必挟湿，皆伤气分。上焦清阳为痹，中焦腑道室滞。致令脘满作闷，烦热不寐，气逆口渴，头晕便秘。左脉数大，右部数而欠畅；舌糙色白，尖燥略带绛刺。气郁不宣，邪从热化。暑必入心，故心悸欠宁；热伤无形之气，故毛窍闭塞。当用开上焦之郁，宣中焦之痹。务使中上气机得展，则邪不致留恋矣。

淡豆豉	连翘	黑山栀	黄芩	鲜石斛
滑石	广郁金	橘红	瓜蒌皮	枳实
仙半夏	荷叶			

暑风挟湿，由募原而犯少阳，致成寒热交争。脉象弦数而大，当用和解宣化。

柴胡	姜半夏	酒芩	小青皮	秦艽
青蒿梗	通草	陈枳壳	豆豉	黑山栀
吴萸炒川连	生老姜			

白㾦渐次而退，身热尚未开凉。但汗泄蒸蒸未已，而胃纳淹淹未增。脉象左关仍形弦滑，右寸关部亦见如前。舌腻黄白，口觉淡味。其无形之暑邪，已得汗解；惟有形之湿邪，难堪汗泄。毕竟尚郁气分，熏蒸灼液酿痰。痰为有形之物，最易阻气，所以中脘犹觉欠畅。清阳为痹，下焦亦有留热；腑失通降，是以大便艰难。为日已多，阴液尚未戕耗；㾦发已久，真元不免受伤。当此邪退

正伤之际,攻补最难措手。论其湿之重浊,原非一汗可解。前经热多湿少,主治不得不专用清凉;顷已湿胜于热,录方未便仍蹈前辙。兹当芳香以苏气,淡味以宣湿。然湿中尚有余热,略佐清化其热,庶免顾此失彼之虑。

连翘	扁石斛	通草	滑石	苡仁
鲜佛手	萎皮	赤苓	银花	广郁金
佩兰	姜竹茹	绿豆煎汤代水		

难产气血错乱,下焦瘀露尚阻。而胎前之暑风,乘机而发。暑为火邪,先伤气分;风为阳邪,尤伤上焦。清肃失司,邪阻酿痰。痰聚气秒,清阳为痹。胃纳顿减,大便窒滞。略有身热,稍觉头痛。脉象均得滑大,舌质满布燥白。上为邪羁,下为瘀留。当用轻清宣上,毋碍其下;佐以芎归逐瘀,毋碍其上。第其遍体癍垒,还须甘凉解毒。

当归	益母草	川芎	怀牛膝	荆芥
丝瓜络	丹皮	净银花	连翘	益元散
橘红	漂象贝			

吸暑挟食,互阻化热。脾失运动之机,腹满便溏;肺失通降之权,身热溲赤。当用两宣脾肺,以清暑消滞法。

制川朴	滑石	茯苓皮	茵陈	黑山栀
广皮	姜半夏	於术	青蒿子	钩钩
焦神曲	车前			

凉风扰动暑湿,蒸郁气分酿瘟。邪滞阻气化热,上腾肺之娇脏。致令咽喉燥痛,舌黄口渴引饮。脉象数而欠达,法当清透宣泄。

鲜石斛	银花	连翘	黑山栀	人中黄
丹皮	元参	丝瓜络	漂象贝	知母
滑石	竹叶心			

凉风外受,暑热内伏。气机郁遏,化热酿痰。脉象左浮右滑,当用轻清宣泄。

羚羊角	象贝	橘红	益元散	瓜蒌皮
通草	连翘	薄荷叶	黑山栀	杏仁
前胡	旱竹茹			

白瘔已回,热有廓清之机;大便已下,腑有流通之兆。胃纳尚钝,中枢失转运之司;舌质犹腻,湿浊无尽彻之象。但湿为黏腻之邪,固属纠缠,蒸留气分之间,最易酿痰。脉象左关仍弦,右关尤滑,余部柔软少力。病起由于暑湿化热,必先伤于阴分。然病久耗元,则气分亦未必不伤。阴分一虚,内热易生;气分一亏,内湿易聚。热从阴来,原非寒凉可解;湿从内生,亦非香燥可去。刻下虚多邪少,理宜峻补;无如胃钝懒纳,碍难滋腻。必当先醒其胃,希冀胃气得展,则真元自可充复,而阴液亦可滋长。《内经》所谓"人之阴气,依胃为养"故耳。

豆卷	绿豆衣	云苓	广皮	仙夏
广郁金	兰叶	佛手	川斛	赤小豆
砂壳	苗叶			

陆潜斋夫人　七月　受暑受湿,挟食挟气。内伤脏腑,外伤营卫。脏腑伤则为胀为痛,营卫伤则形寒形热。绵延十余日,更衣一二次。有形之食滞已从下夺,无形之暑湿亦由外解。前经腰以上多热,现下腰以下多寒,上下浑如两截;现在身左边少汗,顷见身右边多汗,左右犹如两畔。上下者阴阳也,左右者升降也。阴阳有造偏,夜为不寐;升降有逆乱,气为不宣。脘嘈若饥,胁痛如掣。舌光起糜,口淡而甜。左脉弦细,右脉濡大。阴分已为邪耗,气分又有邪阻,见症多在阳明胃腑。胃宜柔则和,腑以通为用。胃气和,则亢阳不为升腾;腑气通,则热邪不致留恋。

扁金斛	净银花	瓜蒌皮	白茯神	广郁金
白杏仁	广橘红	广郁金	竹二青	丝瓜络
青苗叶	佩兰叶	大腹皮		

服昨方后稍行大便,胸腹气机较畅。

前方去银花、苗叶,加冬瓜皮、小青皮。

按:前医以舌糜胃败,谓云不治。吾师用此方二剂而糜退胸舒,良由胃中湿浊蒸腾,是以口甜脉濡,本非败症,苦少对症之方以宣化耳。设无吾师之明,仍固守胃败之言,恣用温补,必致神机化灭而后已。此等鉴别,非精明如吾师者,其孰能之?

又　预拟育阴潜阳,参用宣腑通络。

西洋参	桑叶	佩兰叶	竹二青	橘红
石决明	滁菊花	鲜佛手	广郁金	云茯神
瓜蒌皮	瓦楞子			

陆鹤寿　风火头痛,食滞呕吐。兼挟暑湿之邪,逗留肠胃之间。阻气扰中,化热化火。外风引动肝阳,头痛甚而目赤;食滞壅遏胃气,呕吐甚而脘闷。左脉浮大,右脉滑数。舌质黄腻,口觉淡味。用桑菊合羚羊,以泄内外之风;参栀豉加枳实,以解中下之滞。

羚羊角	淡豆豉	黑山栀	蒌皮	滁菊
桑叶	枳实	酒芩	白通草	竹茹
钩钩	荷叶			

曹宗英　风湿暑邪,互阻气络。营卫不为调畅,形体乍寒乍热。有汗而热不衰,有咳而痰不出。舌黄腻,脉滑数。邪既不从表解,热已阻气化痰。当清其热,参退其湿。白痦变幻,须宜防微。

石膏	桂枝	知母	银花	蒌皮

橘红	米仁	连翘	杏仁	黄芩
竹茹	淡甘草			

张宝之夫人　三月寒热，四月复发。五月积劳，六月触怒。劳则动阳，怒则气上。暑湿之邪，乘机凑袭。阻气化热，氤氲中焦。胃不思食，脘不知饥。有时形寒，有时身热。寤寐维艰，更衣燥结。暑郁热郁，由胃及肺。清降失司，咳呛无痰。舌黄而有刺，脉数而带滑。甘凉入胃以清热，苦寒入脾以泄湿。俾得湿热廓清，肺胃自可和协。

扁石斛	川连	白杏仁	仙半夏	广皮
前胡	黑山栀	苗叶	黄芩	茯苓神
橘红	竹茹			

吕童　十四岁　因于暑，体若燔炭；因于湿，首如裹。五日以来，连朝不寐。神昏谵语，手指瘛动。邪蒸郁化热，不从表而为痦；热炽盛酿痰，已从里而蒙窍。脉数而带促，舌白而带绛。热症注重肝风，设或肝风炽动，便有痉厥之虞。气分之热甚炽，营分之热亦灼，充斥手足厥阴，遂使喜怒无常。清营中之热以安神，熄肝中之风以利络。

犀角	羚羊角	鲜石斛	鲜生地	连翘
山栀	丹皮	滁菊	桑叶	荷叶
竹沥	芦根			

王谒林　暑风上受，首先犯肺。不从表解，已从痰化。便溏不畅，咳嗽不爽。脉息数滑，舌质薄白。在肺之暑风宜清泄，在胃之浊痰宜清肃。

羚羊	象贝	连翘	山栀	桔梗
白杏仁	竹茹	甘草	丝瓜络	通草
米仁	芦根			

徐焕堂　病经一月，不寐半月。痰聚气络，咳引胁痛。舌光起腐，脉细带滑。病由积劳积郁，伤气伤营；加以受暑受热，耗津耗液。急当清热涤痰，借以保津救液。第大便下红，系热迫傍流。最虑津燥风动，设或痉厥则危。

佛兰参	煅石膏	知母	云茯神	光杏仁
川贝	橘红	竹茹	丝瓜络	淡甘草
苗叶	稆豆衣			

张左　暑湿又挟食滞，吐泻又兼身热。脉弦滞，舌白腻。升降交阻，阴阳交混。

香薷	川连	川朴	木香	云曲
大腹皮	枳壳	广皮	半夏	丝瓜络
茯苓	葛花			

又　疟后遗邪，留恋肺胃。血分有亏，牵及冲任。

扁石斛	桑叶	滁菊	丹皮	茯神
光杏仁	酒芩	茺蔚子	大腹皮	冬瓜子
佩兰	生甘草			

又 久卧伤气，久思伤脾。气分滞，脾愈钝。大便溏薄，小便频数。脉沉细，舌灰白。健脾运气，和肝清热。

党参	白芍	於术	半夏	益智仁
茯苓	广皮	砂仁	川草薢	红枣
甘草梢	谷芽			

震泽　徐眉泉母　初诊（六月初六日）　耳聋目痛，匪朝伊夕；头晕肢麻，由来亦久。七十有九之高年，五脏精衰之现象。若非偏枯，便成中风。迩来左目红肿，视物如眦；昨日身体发热，脘嘈懊憹；顷加呕吐清水，时或口燥。舌质前半红绛，后半白腻；脉象左手刚大，右手数大。肝胆之风火，掀旋于上；肺胃之暑湿，占据于中。清阳窒碍，浊痰蟠踞，气机通降，更形妨碍。羚犀鳞介，泻肝胆之风火，以利清窍；芩连沉降，泄肺胃之暑湿，以宣气机。

羚羊角	犀角尖	川雅连	炒黄芩	白茯苓
仙半夏	竹二青	滁菊	佩兰叶	广橘红
藿香梗	薄荷尖			

又二方（初九日）　内因心火、肝火，外因暑火、湿火。内外交攻，互相交炽，鼓动风阳，蒙蔽清气。左目红而流泪，视物有花；右目亦有流泪，视物无花。耳窍鸣而失聪，身躯木而不仁。七十有九之寿，五脏精液必衰。轻变为偏枯，重变为中风。脉象刚大较减，舌质红绛亦少。脘宇嘈杂，肢软力倦。外因之火渐少，内因之火尚多。现在酷暑太烈，一水不胜二火。壮水之主，以制阳光。犀角咸寒，即是壮水；黄连苦寒，即是折火。

犀角尖	羚羊角	川雅连	炒黄芩	丹皮
橘红	茯苓神	草决明	滁菊	桑叶
佩兰	荷叶			

又三方　阳动风升，阴虚火生。风胜则燥，火炎则干。风从肝胆而升，火从心肾而来。燥在于津，干在于液。烦躁懊憹，手足掣动，剧于暮夜，瘥于日昼。木火上炎，右目起红流泪；风动于络，左手发麻而木。舌质前半光绛，后半薄白；脉象左部弦滑，右部柔软。痰韧厚不多出，食糜粥尚少进。阴愈延愈耗，阳益胜益炽。耄耋患此，何堪维持？寒咸入阴，介类潜阳，即"壮水之主，以制阳亢"也。

西洋参	川贝	丹皮	茯神	真滁菊
石决明	筧麦冬	淡甘草	元参	炙鳖甲
奎白芍	生地露代水煎药			

又四方　身不发热,表无感邪;便有更衣,里无积滞。有时烦躁,有时懊憹。烦躁出于心肾,懊憹出于肝胃。寐有恍惚,络有掣动。左目红而流泪,右手木而且酸。前半舌质色带紫绛,后半舌苔白而薄腻。左部脉象弦滑,右部脉象软滑。食不多进,痰亦少出。元阴内虚,自觉发热,非真热也;元阳外泄,自觉发冷,非真冷也。阳动化风,阴虚生火,实是此症之原委。介类潜阳以熄风,咸寒入阴以驱热。

龟版	鳖甲	牡蛎	丹皮	麦冬
西洋参	元参	白芍	淡甘草	真滁菊
川贝	生地露代水煎药			

又五方(七月朔日)　燥万物者,莫熯乎火;挠万物者,莫疾乎风。真阴不足于下,亢阳有余于上。阴即水也,阳即火也。阴虚不能制火,阳动遂使化风。风动于中,火燥其气。烦冤懊憹,嘈杂善食。有火无物不消,是以愈食愈嘈;有风无物不动,以致益动益掣。嘈在于腹笥,动在于经络。舌质前半淡光无绛,脉象左部弦大有力。治法咸寒甘凉,借以壮水潜阳。

大生地	阿胶	西洋参	麦冬	怀牛膝
火麻仁	白芍药	川贝	冬桑叶	菊花
茯苓神	淡甘草			

南浔　陈楚生　十岁(六月初四日)　前月初五,发现暑湿症样;迨至望日,身凉痦退始安。不意二十五日,忽染秽暑凉风,旋即身体发热如炭。才至月杪,忽冷忽热,有汗解肌,瘰疹密布。现下热势早瘥暮剧,神气奄奄,如昏如寐,稍涉苏醒,语言清楚。耳无聪闻,舌有糜白。左脉弦数,右脉沉滑。暑秽从上而受,必伤气分;凉风由表而侵,必阻经络。邪郁气郁,化痰化火;腑失通降,肝失潜藏。寐醒为昏,大便为闭。治法清气清营,借以宣窍宣腑。惟口或淡或甜,定是浊蒙清阳。辛芳气味,理所必需。

香犀尖	羚羊角	鲜生地	知母	元参
银花	连翘	滁菊	石决明	佩兰叶
橘红络	紫雪丹			

又二方(初六日)　浊邪转从燥化,舌糜转变红绛。遍体斑疹,渐次隐回;唇口干燥,亦渐滋润。然神清气爽,而烦躁未除。耳窍仍无聪闻,大便依然不下。热势昼轻夜重,脉象左数右滑。肺津胃液,两受戕伤;遗秽遗邪,均未廓清。十岁童体,阴分素亏。恰逢炎暑逼人,一水不胜二火。诸躁狂越,皆从火出。咸寒甘寒,清气清营,借保肺津,而存胃液。

鲜生地	天花粉	知母	甘中黄	滁菊
元参心	鲜菖叶	西洋参	粉丹皮	茯神
石决明	川贝	竹心	霍斛汤煎药	

又三方(初八日)　热势或早轻,或暮重;唇口或焦燥,或红绛。舌质旦夕变迁,有时绛而少苔,有时白而起屑;脉象今前相同,左脉沉按数大,右脉重取滑数。烦躁懊侬,乍有乍无;身体转侧,或动或静。蕴蓄秽浊于肺胃气分,蒸腾热邪于肝胆营分。发热已有十四日之久,便闭亦有十二日之多。浊邪既失下降,清津不得上升。甘凉清气以生津,咸寒入阴以存液。

鲜生地	丹皮	西洋参	滁菊	知母
建兰叶	瓜蒌仁	元参	人中黄	银花
川贝	竹卷心	霍斛汤煎药		

又四方(十六日)　不下大便十六日,已得更衣三四次。腑气借以廓清,遗热亦随递减。第邪热退则正气虚,精神为之疲倦,形容为之消瘦。耳窍更聋于前,胃纳更少于昔。头面发现疖毒,舌质转见薄光。左脉细软,右亦不大。胃纳一日不加,元阴一日不复,先贤所谓“得谷则昌”。无热可清,补剂未宜。势必先用甘凉,务使濡养胃阴。

吉林参须	西洋参	元参	丹皮	橘红
川贝	银花	竹茹	淡甘草	绿豆衣
苗叶	夏枯草			

郭守良　暑湿伤及气分,瓜果阻塞气道。气郁已从火化,火盛灼津酿痰。痰为有质之邪,妨碍无形之气。升降之机,失司常度。病发已经迫近旬日,饮食亦有三日不进。头痛腹痛,乍有乍无;烦冤懊侬,时瘥时剧。咳不多,昨日吐痰盈盏;二便通,口渴而喜饮水。脉象濡滞,并不流利,右寸关部,沉按带滑。舌质薄腻,尖不红绛。治法疏气宣络,借以清湿化痰。

羚羊角	青蒿子	钩钩	橘红	茯苓
黄芩	前胡	白杏仁	厚朴	竹茹
藿香梗	姜半夏			

又二方　八岁之童体,一旬之发热。脉濡滞而不数,舌腻白而不燥。今日胃纳所进不多,两日大便不得更衣。头晕腹胀,作辍无常;烦冤疲倦,动定不一。咳呛不多,咯痰不少。形体瘦怯,面色萎黄。暑湿伤气,瓜果损中。清升浊降,两皆失司;脾胃统运,亦为失职。气郁必蒸热,邪郁必酿痰。脉如是之涩,舌如是之腻,欲求就轻,恐非易易。苦温燥湿,芳香化浊,借和脾胃,并调升降。

制川朴	米仁	茯苓	佩兰	姜半夏
杏仁	绵茵陈	鲜佛手	橘红	蔻仁
炒黄芩	姜竹茹			

又三方　神疲奄奄而睡,热势蒸蒸未退。脉象濡滞转为滑数,舌苔腻厚转为薄白。头晕似有若无,咳呛忽作忽辍。胃思食,便尚通。胃腑尚有蕴蓄之湿,太阴又有熏蒸之热。升降之机,失其常度;输化之气,又失其职。热势为之淹留,

神气为之受伤。苦温似嫌燥液,辛凉尤虑伤表。不如平淡,似较妥当。

川石斛	米仁	山栀	通草	地骨皮
杏仁	橘红	银花	青蒿子	云茯苓
佩兰	竹茹			

项孩　五岁　暑湿伤气,挟食伤中。气化失司,中脘作痛。懊憹莫状,呕吐不爽。上有头痛,下有足酸。脉象弦数,舌质腻黄。法用清导食滞,参用清化暑湿。虑其变幻,内闭外厥。

淡豆豉	黑山栀	川朴	枳实	广皮
藿香梗	蔻仁	蒿梗	槟榔	钩钩
竹茹	广郁金			

嘉善　石　秋风外搏,伏暑内蕴。由表不从疟化,由里未从下夺。邪无由出路,热氤氲其中。脘有满闷,腹有疼痛。两手厥冷,满头自汗。目圆目赤,神糊语糊。脉细弦,舌灰腻。经信适来将尽,邪乘虚入血室。自汗防痉,在在堪虑。潜肝胆之阳,以熄未动之风;清肺胃之气,以泄有余之热。

桑叶	云茯神	玳瑁	粉丹皮	大蝎尾
西琥珀	滁菊	连翘	郁金	黑山栀
石决明	牛黄丸			

方左　长夏酷热,炎威逼人。经商劳碌,赤日中暑。暑热吸受,痰浊内阻。心胞被蒙,清阳失旷。以致忽然跌仆,不省人事。牙关紧闭,肢冷脉伏。暑遏热郁,气机闭塞,脉道为之不利。中暑重症,即"热深厥深"是也。急拟清暑开窍,宣气涤痰,以冀挽回。

薄荷	银花	竹茹	天竺黄	川贝母
碧玉散	枳实	连翘	郁金	鲜菖蒲
西瓜翠衣	淡竹沥	苏合香丸		

二诊　服清暑开窍,宣气涤痰之剂,神识已清,牙关亦开。脉伏渐起,而转为身热头胀。口干不多饮,胸闷不能食。舌苔薄黄,暑热有外达之机。暑必挟湿,湿热蕴蒸,有转属阳明之象。今拟清暑宣化,以善其后。

淡豆豉	薄荷	银花	桑叶	川贝母
郁金	黑山栀	枳实	连翘	杭菊
竹茹叶	六一散	西瓜翠衣		

计左　暑温一候,发热有汗不解,口渴欲饮。胸闷气粗,入夜烦躁。梦语如谵,小溲短赤。舌薄苔黄,脉象濡数。暑湿蕴蒸阳明,漫布三焦。《经》所谓"因于暑,烦则喘喝,静则多言"是也。颇虑暑热逆传厥阴,致有昏厥之变。

| 清水豆卷 | 青蒿梗 | 天花粉 | 苓神 | 通草 |
| 带心连翘 | 益元散 | 青荷梗 | 竹叶心 | 郁金 |

黑山栀　　　万氏牛黄清心丸

二诊　暑温九天,汗多发热不解。烦闷谵语,口渴欲饮。舌边红,苔黄。脉象濡数,右部洪滑。良由暑遏化热,蕴蒸阳明之里。阳明者,胃也,胃之支脉,贯络心胞。胃热上熏心胞,扰乱神明,故神烦而谵语也。羔势正在鸱张,还虑增剧之变。今拟竹叶石膏汤加味。

熟石膏	鲜菖蒲	郁金	天竺黄	通草
益元散	鲜竹叶心	茯苓	白茅根	仙半夏
荷梗	万氏牛黄清心丸			

三诊　神识渐清,壮热亦减。

原方去石膏、万氏牛黄清心丸,加连翘、花粉、芦根。

谢左　秋凉引动伏暑,挟湿滞内阻,太阴阳明为病。寒热无汗,头胀且痛,胸痞泛恶。苔薄腻,脉濡数。邪滞互郁,胃气不得下降也。亟宜疏透伏邪,而化湿滞,以冀邪从外达,湿滞内化,不致增剧乃佳。

淡豆豉	半夏	前胡	香薷	荷叶
鲜藿佩	黑山栀	六曲	桔梗	炒枳实
薄荷	竹茹			

钱右　外受风凉,内蕴伏暑。暑必挟湿,湿与滞阻阳明为病。发热恶寒,胸痞泛恶。头胀且痛,遍体酸楚。舌苔腻布,脉象濡数。邪势方张,非易速效。拟黄连香薷饮加减。

| 制川朴 | 淡豆豉 | 仙半夏 | 六神曲 | 姜竹茹 |
| 陈香薷 | 姜川连 | 炒枳实 | 鲜藿佩 | 玉枢丹 |

李小　暑温十天,身热汗出不彻,渴不多饮。胸脘烦闷,口有甜味。脉象濡数,苔薄腻黄。暑必挟湿,伏于募原。既不能从阳明而解,亦不能从下焦而去,势有欲发白㾦之象。暑湿为黏腻之邪,最为缠绵,尚防陡变,慎之为佳。兹拟清泄气分,即希明哲。

陈香薷	姜川连	青蒿梗	净蝉衣	方通
鲜藿佩	炒牛蒡	大豆卷	黄郁金	炒枳壳
赤苓	甘露消毒丹			

许西园郎　结痂之后,复加堆沙发臭;头汗颇多,日有寒热往来。手足略见浮肿,甚于右畔。舌有糜烂,脉形小数。脉症合参,溯厥病由,是余毒之炽盛,气营之交耗。益加时在暑湿熏蒸,不免吸受其气。暑为轻清,最易伤气,气失清肃,致令咳逆有痰;湿为重浊,尤易伤脾,脾失输运,遂使纳谷日钝。气虚不能和卫,卫阳不和,则形寒自作;阴虚易于生热,热蒸于上,则头汗频泄。毒有杂集,相感而至;湿为氤氲,有质之邪。物以类聚,气血更失通流,痂靥干燥不泽。自服参术之补,胃纳见钝,唯恐补助其邪,不敢再蹈前辙。但气血虚乏,势

难复进清凉，以伤其正。兹当清中寓补，本中兼标，使毒邪不为补助其威，而气血不为清致其虚。酌录数味，即请政服。

人中黄　　炒当归　　赤小豆　　绽芽谷　　防风炒绵芪

赤白芍　　绿豆衣　　橘红　　　忍冬藤　　稽豆衣

川贝母　　桑叶

申江　邢钧庵夫人（八月十二日）　暑湿至秋分发现，气道深远，固不能一表而散，得汗即解。初起又有积食，久郁渐从痰化。热愈蕴愈炽，痰益聚益多。无形之热，流散无定；有形之痰，凝聚不移。身热乍轻乍重，脘宇时窒时塞。左脉数大，右脉数滑。舌薄色白，渴不多饮。日延已久，邪非在气。清营分之热，涤气分之痰。

犀角尖　　粉丹皮　　黑山栀　　冬桑叶　　茯神

竹二青　　连翘　　　金银花　　瓜蒌皮　　丝瓜络

鲜芦根　　鲜生地

又二方（十三日）　伏暑之邪，发于秋分。发表固不能生效力，攻里亦不能见效验。身热忽轻忽重，脉象乍大乍小。舌中已有剥痕，舌底尚有薄黄。脘宇犹觉满胀，不思纳食；腹笥仍或作痛，大便溏薄。当脐之下，时或鸣响；屈曲之间，传导失司。余遗之积，因之留滞。两清气营，借保津液。

犀角尖　　粉丹皮　　连翘　　　黑山栀　　川通草

羚羊角　　鲜生地　　金银花　　扁豆衣　　茯神

冬桑叶　　鲜芦根

又三方（十四日）　身体朝暮俱热，腹笥旦夕作痛。痛在于下，不在于中。胃中之积滞已化，肠中之垢滞未化。滞既不去，痛焉得休。耳聋目瞀，寐不安稳，少阳经尚有伏热；肠鸣溲少，便不通畅，大肠腑尤失传导。发热日延已多，经行才过未久。不独气分有热，难保营分无热。左脉弦数，右脉滑大。舌苔薄白，尖色微绛。治法仍宜两清气营。

香犀尖　　鲜生地　　茯神　　　连翘　　　川通草

鲜芦根　　羚羊角　　粉丹皮　　大丹参　　金银花

黑山栀　　鲜茅根

又四方（中秋节）　热度高，脉息数，气分有郁火，营分有伏热；便溏薄，下不多，肠中有积滞，传化失常度。滞不去，腹必痛，痛在于下，不在于中。积滞阻于肠，而不阻于胃，寐不多，食亦微。胃津已耗，肾阴亦伤。手指动，耳窍聋，肝胆风阳之见证也。病缠已越两旬，经行未过十日。营络空虚，愈虚愈热。清营泄气，率由旧章。

犀角尖　　苡仁　　　芽谷　　　石决明　　桃仁泥

黑山栀　　白茅根　　鲜生地　　丹皮　　　路路通

连翘　　　　云茯神　　　　芦根

又五方（十六日）　病热已将匝月，汛过未到一旬。昨日又见复来，色现紫而带黑。此系离络之瘀，似非热入血室。不过经行之后，营分未必无热。热度高而脉数，气分尚有余邪。大便通而不畅，溏薄下而不多。腹笥痛而且鸣，胃纳进而不多。肠胃屈曲之处，定有蕴蓄之滞。气分之邪，必待流行而始衰；营分之热，须俟瘀去而始清。率从旧章，两清气营。

犀角尖　　　　苡仁　　　　芽谷　　　　桃仁　　　　茺蔚子
鲜芦根　　　　石决明　　　　鲜生地　　　　丹皮　　　　丹参
黑山栀　　　　茅根　　　　连翘

又六方（十七日）　伏邪愈蕴愈深，真阴益延益耗。热不独在气，而营分亦被其灼；虚非特胃津，而肾液亦受其戕。热郁如此，不易日就其衰；津伤如此，尤难日来其复。经过复来，色现紫黑，营热固属无疑；脘宇作痛，当脐亦痛，气郁概可想见。左关部脉，独见搏指。舌质满苔，薄腻而燥。两清气营即是救津液，宣气化亦可调肝胃。

西洋参　　　　金铃子　　　　川郁金　　　　丹皮　　　　连翘
石决明　　　　木蝴蝶　　　　元参心　　　　云茯神　　　　芽谷
茅根　　　　银花露煎药　　　　霍石斛汤过口

又七方（十八日）　身体朝热暮凉，寤寐昼多夜少。胃纳所入甚微，更衣所出甚艰。少阴之液，既由迁延而日衰；阳明之热，尚有淹留而莫化。肝木乘机扰动，不免凌脾侮胃。或有中脘作痛，或有少腹作疼。汛事止而复来，来而复止；脉象左关搏指，右关弦数。舌质红退，而白尚存。热病以津液为材料，津液赖谷食以资生，治法不越养胃之旨。

西洋参　　　　石决明　　　　桑叶　　　　茅根　　　　丹皮
木蝴蝶　　　　真滁菊　　　　金铃子　　　　茯神　　　　连翘
元参　　　　芽谷汤煎药

又八方（十九日）　昨夜交十二点钟，少腹痛更剧于前。顷视舌苔，前半剥蚀，更多于昔。左部脉象大势稍退，右部脉象数势未静。每餐所入水谷，仅有三四调羹；入夜所得之寐，仅醒三四小时。身热时轻时重，大便忽行忽止。经汛才过，营分必虚；热病既久，气分亦伤。余波之热，郁遏之火，毕竟未获廓然而清；胃津肾液，失于敷布，口中燥为渴而欲饮。治法仍用甘凉养胃，借此可以恢复津液。以胃为生机之总司，尤为津液之源头也。

西洋参　　　　元参　　　　滁菊　　　　甘中黄　　　　茅根
石决明　　　　剖麦冬　　　　连翘　　　　山栀　　　　牡丹皮
桑叶　　　　芽谷汤煎药

又九方（二十日）　绕脐作痛，剧于夜半。大便两日不见其下，身体发热不甚猖炽。口觉苦味,渴不多饮。胃纳不多,寤寐不少。目睫盗汗,沾濡于衣。耳窍鸣响,略形聪灵。热病久,未始不伤津液;经才过,未必不伤营阴。气之邪,营之热,固不易就其衰;既云痛,必有滞,痛喜按必无积。左脉弦紧而大,右脉弦细而数。舌质如昨,法从旧章。

西洋参	元参心	石决明	青皮	滁菊
茅根	笕麦冬	甘中黄	稽豆衣	丹皮
桑叶	芽谷汤煎药			

又十方(二十一日) 气不平则腹鸣,气不通则腹痛。鸣有水声,痛绕于脐。大肠小肠屈折之处,必有饮邪阻碍流动。所谓痛必有滞,滞必有痛。滞当去而气通,通则不痛。大便不下已有三日,脐腹疼痛由阵而作。痛主于气,愈聚愈散,所以痛势忽作忽辍。热病已久,气分已伤;经过未远,营分亦虚。左脉弦紧,舌见点剥。育气液,疏气滞。

西洋参	丹皮	茅根	大腹皮	元参心
路路通	剖麦冬	白芍	青皮	小茴香
石决明	芽谷汤煎药			

又十一方(二十二日) 左脉弦紧之势,逐渐退舍;右脉弦滑之形,未见全去。前半舌质红绛少泽,后半舌质腻白而松。肠中时鸣时息,脐腹时痛时止。鸣必浊饮留聚,痛必气机窒郁。欲便不畅,甫有四日。肠中不独浊饮之阻,亦且余蓄之垢留而未去。胃中津液,亦受戕耗。气分氤氲之邪,聚而未化。痛为不通,务在宣通,参入甘凉,养胃泄热。

西洋参	麦冬	丹皮	小茴香炒白芍
冬瓜仁	银花	元参心	青皮
茆根	大腹皮	柏子仁	芽谷汤煎药

又十二方(二十三日) 无形之气聚,腹为之痛;有形之瘀阻,腹亦为痛。昨夜连次更衣,所下尚少渣滓,而痛势不减于前,其肠中定有蓄邪。非特此也,经行才过,冲任空虚,血络易热。热则不易归经,随聚随离于络,窒碍气街,不通作痛。气分余蕴之邪,亦未廓清;阳明津液之伤,尤难来复。右部脉象紧滑,舌质前绛后白。缓剂宣通,务使不痛。

西洋参	青皮	麦冬	丝瓜络	延胡
乌贼骨	金铃子	茆根	小茴香炒白芍	
九香虫	丹皮	芽谷汤煎药		

又十三方(二十四日) 冲脉、任脉,皆丽于下;大肠、小肠,皆位于下。痛至绕脐,与肠相连。经行之后,冲脉、任脉无有不受影响;积滞既久,大肠、小肠未始不受戕伤。冲任虚则易热,肠腑伤则易滞。滞为不通,致令作痛;热能阻气,亦使作痛。忽痛忽止,乍鸣乍平,于气者多,于滞者少。左脉时弦时大,右脉时

紧时滑。舌质朝白暮红,仿用通则不痛。

金铃子　　　　旋覆花　　　　绛帛　　　　　西洋参　　　　茜根

辰砂染麦冬　　海螵蛸　　　　小茴香炒白芍　　　　　丹皮

丝瓜络　　　　青皮　　　　　芽谷汤煎药

又十四方(二十五日)　热度低,大邪可许廓清;喉尚燥,余波未曾扑灭。环脐作痛,缓而不止。作辍无常,轻重不一。肠鸣似有若无,更衣欲下不畅。胃纳未见加增,瘕痹仍不减少。初痛在经,久痛入络。痛在于脐,与肠相连。向来经来脐痛,现在经过未久。奇经冲任二脉,未始不受影响。左脉弦多大少,右脉大少紧多。舌质中绛边白,治法以通为主。

旋覆花　　　　猩绛　　　　　辰麦冬　　　　青皮　　　　小茴香炒白芍

丝瓜络　　　　西洋参　　　　归须　　　　　金铃子　　　丹皮

茜根　　　　　青葱管

又十五方(二十六日。是日贴洞天毓真膏)　冲任二脉,起于少腹,挟脐上行,散于胸中。痛起于少腹,连及于中脘。此痛在于冲任两脉,此脉隶于肝胃两经。冲主冲逆,任主担任。经过之后,冲脉空虚,血不濡肝,气不充络。络虚作痛,状似收缩。剧于上午,瘥于傍晚。前经拒按,现在喜按,拒按属实,喜按属虚。肠鸣或起或平,瘕痹乍多乍少。左脉弦而不张,右脉滑而不数。治痛不外乎通,务使通则不痛。

炒当归　　　　猩绛　　　　　西洋参　　　　辰砂染麦冬　　小茴香炒白芍

怀牛膝　　　　金铃子　　　　青皮　　　　　旋覆花　　　　延胡

丹皮　　　　　青葱管

又十六方(二十七日)　冲为经脉之海,挟任脉起于下焦;任为阴脉之海,与肝脉行于腹里。所以绕脐作痛,关系冲任二脉。有时痛连中脘,亦是冲任气逆。以冲任二脉,挟脐上行,散于中焦也。舌质转形滋白,津液有来复之机;面色槁白无泽,气血无振作之象。左脉弦势未退,右脉滑势未尽。痛为不通,通则不痛,仿此宗旨,较为平善。

当归　　　　　金铃子　　　　青皮　　　　　西洋参　　　　芝麻

青葱管　　　　小茴香炒白芍　　　　　　　　延胡索　　　　猩绛

旋覆花　　　　桑叶　　　　　糯稻根须

又十七方(二十八日)　绕脐作痛,两日未曾复见;大便之秘,五日不获更衣。脐痛出于冲任,与便秘无干涉;便秘属于肠胃,与脐痛无关系。不过脐部与肠相近,肠既窒滞,升降妨碍,一团之腹,未必安然,所以痛势犹虑复萌。前经脐痛,状似收缩,甚而痛剧,连及中脘,是为痛久入络,牵及上下脏腑。左脉细弦,右脉弦滑。舌质滋白,口觉甜味。治法大旨,率从旧章。

当归　　　　　小茴香炒白芍　　　　　　　　旋覆花　　　　新绛

| 金铃子 | 怀牛膝 | 青葱管 | 芝麻 | 桑叶 |
| 柏子仁 | 青皮 | 西洋参 | 佩兰叶 | |

又预拟续方　热病后气分必伤,经行后营分必亏。大便乍行乍止,肠胃输泄失司;脐痛忽作忽辍,腑络流动失灵。有形之津液,日见来复;未尽之余热,日见廓清。邪愈退,正愈虚。虚在气血,不在津液。气既亏,血既少,内不灌溉于脏腑,外不充养于经络。力不易恢复,神不易振作。预拟两益气营,务使日臻完然。

炒当归	芝麻	橘络	茯神	怀牛膝
糯稻根须	紫丹参	桑叶	青皮	白芍
佩兰叶	吉林人参			

又预拟再续方　预拟之方,两益气营,设或有生效力,趁此进步原意,增重其制,以便续服。

女贞子	丹参	橘络	芝麻	甘杞子
怀牛膝	海螵蛸	白芍	茯神	桑叶
玉蝴蝶	吉林参			

刘翰怡郎　阴常不足,阳常有余,乃稚躯之本病也。残暑寒潮之秋,身体燥原之热,定是暑湿内伏,风寒外束。以致表不解而少汗,里不通而少便。夜寐不安,饮食不进。三关纹露,青而带紫;两手脉象,滑而具大。唇吻红彻,舌质点白。邪气盛则实,阴气伤则虚。胃腑失其下行,肝阳渐有上炽。治法清气之热,以肃降肺胃;参用清营之邪,以熄其肝阳。

霍石斛	粉丹皮	黑山栀	瓜蒌仁	嫩钩钩
白滁菊	益元散	净连翘	青蒿子	云茯苓
金银花	鲜芦根			

二覆诊　原案缺失。

三覆诊　昨夜大便一次,燥而且硬;今晨又得一更,湿而带薄。腑中食滞,得以廓清。汗泄溱溱于肌,白痦磊磊于腹。气分邪热,借此开泄。第其身热未肯尽除,半由阴分之不足,半由气分之不清。阴虚发热,热未真热;气分发热,热非突热。不过饮邪逗留,故有余波之热。三关纹露红紫渐退,两关脉象数大亦减。舌苔前半质仍光绛,后半尚见糜白。治法似宜甘凉气味,一可养胃阴以补虚,一可清胃热以泻实。

| 西洋参 | 元参心 | 净连翘 | 扁豆衣 | 净银花 |
| 淡甘草 | 粉丹皮 | 青蒿子 | 云茯苓 | 鲜芦根 |

四覆诊　阴分因邪而致虚,热邪由虚而淹留。阴分一日不复,热邪一日不清。身半以上白痦渐渐而回,身半以下白痦磊磊而密。大便连下,不燥不湿;身体温和,不烦不灼。胃纳渐增,夜寐尚安。病之转机,于此可见。脉象数大,

日形减去;舌质糜点,亦渐减少。左手关纹,隐虚而淡。虚实参半,标本同病。仍用平淡养阴,使邪气不为补而益炽;参入轻清化邪,俾阴气不为泻而益虚。

西洋参	淡甘草	云茯苓	霍石斛	粉丹皮
元参心	绿豆衣	金银花	鲜稻穗	扁豆衣
净连翘	鲜莲肉			

五覆诊　胸上白痦已退,腹下白痦尚露。自汗不多,盗汗亦少。身热已凉,掌热未净。大便连日而下,小溲一日数行。夜寐静而寐多,胃知饥而食增。舌绛苔糜,一概尽除,顷见形状,薄白而润。左脉仍见数大,右脉颇见柔小。纹露红紫,右隐左明。肝胆尚有风热,肺胃犹有余热。湿气不获充复,阳气未能尽潜。热非实热,痦是虚痦。调理法程,率由旧章。半养阴分之虚,半清气分之热。希冀阴分定而余邪自退,余邪退而阴分自复。

西洋参	绿豆衣	净银花	粉丹皮	鲜莲肉
鲜稻穗	黑豆衣	扁豆衣	淡甘草	茯神
白滁菊				

六覆诊　真阴日形恢复,邪气日形廓清。身热较退,胃纳较增。大便润通,每日三行。小溲清长,周度七八次。面黄少华,舌白有津。三关纹隐约而且淡,两手脉象小而兼数。身躯白痦,周行退舍;肢体疲倦,不耐起坐。阴分虽复而脾阳有亏,余邪虽清而虚热未净。养阴清热,有碍于脾;扶阳温里,恐伤于中。育阴毋汲汲于滋腻,和阳毋戳戳于温燥。庶几不致有伪,希冀渐次奏效。

吉林参	粉丹皮	扁豆衣	稆豆衣	奎白芍
广橘白	霍石斛	金银花	绿豆衣	淡甘草
冬瓜子	云茯神			

孙右　伏邪由霜降发现,名为晚发;疟利皆不能畅达,邪无出路。昨日大汗大下,致伤气津阴液。舌边垢而带白,舌中绛而无泽。左脉弦而数,右脉滑而大。蒸腾无形之火,已灼有形之痰。上蒙清窍,耳为之蔽。现在治法,注重津液。用参麦甘凉以保津,参胶地咸寒以存液。

鲜生地	驴皮胶	西洋参	麦冬	银花
淡草	茯神	瓦楞	竹茹	橘红
丝瓜络	糯米			

蒋左　伏暑伏湿,化痰化热。一由外感风寒之援引,一由内伤食滞之扰动。从少阳化寒疟,欲发不达;从阳明化瘅疟,间日而作。纯热无寒,脊骨痛楚。口渴而不多饮,喜温而不喜凉。经大汗者,外感已从表解;得更衣者,内滞亦从下去。九日以来,热势扰攘。阴从内伤,阳从外亢。木火风阳,乘机旋动;气火湿痰,亦为升炽。头角痛胀,宜其来也;经络掣动,在所不免。无大汗者已有四日,不更衣者又有四日。真阴不致再耗,真阳不致再亢。瘅疟之势,可冀日清;余

波之邪,可望日减。左关脉搏指而弦,肝胆风阳,尚有剧烈;右关脉滑数而弦,脾胃湿痰,大有猖獗。唇齿皆燥,满苔皆白。胃津无灌输之力,胃火有蒸腾之势。潜肝胆之阳,宜用桑菊;清阳明气火,宜用膏知。养胃中之津液,须加参麦;涤气分之浊痰,复入橘茹。即政。

滁菊	桑叶	冰糖煅石膏	知母	佩兰
通草	麦冬	西洋参	橘红络	竹茹
丝瓜络	茯神			

童子　暑湿相侵,食物杂投。身体发热,腹筒胀满。

银胡	蒿子	秦艽	连翘	山栀
酒芩	川斛	苓皮	广皮	大腹
冬瓜皮	六曲			

沈幼泉　湖州　天气暑热下降,地中湿毒上腾。人在蒸淫气交之中,感受斯邪,名曰暑温。温为阳邪,本易化火;湿虽阴邪,亦易化火。火即是气,气即是火。火光入气,火易伤肺。所谓同气相求,理之然也。肺为一身气化,伤气即是伤肺。肺在上焦,与心同居。心主营,肺主卫。营卫昼夜行于经络,为寒为热,日轻夜重。有汗少畅,得汗亦热。就此而论,决非邪在半表半里,治法不得以疟相混。脘次督闷,邪伤气之见证也;口中干燥,邪伤津之见证也。一团邪气,混浊中焦。胃不能安,寤不成寐。左脉虚数,不烦不躁;右脉涸混,乍大乍小。舌质黑灰色红绛。最所虑者,邪势猖獗,阴愈先伤,阳愈独亢。肝胆风阳,宜其来也。《经》云:“上病先治其上。”录方用白虎汤以清上焦气逆,略加轻扬之品,以宣泄其蒙蔽。援引经义治病,谅非邪僻;设或发表攻里,益耗气液。

西洋参	石膏	青蒿子	茯神	山栀
滑石	建兰叶	淡甘草	银花	鲜石斛
知母	连翘	荷叶		

二覆诊　暑湿伤气,气郁化火。上焦清肃,失其常度;中焦通降,亦失其职。熏蒸之火,无由出路。蒙蔽其中,灼津铄液。营卫二气,昼夜循环无度。邪与气,互相流行无间。忽寒忽热,或轻或重。寤寐不安,胸宇督闷。大便五日未行,小溲短赤欠利。左脉虚数,重按似欠镇静;右脉滑大,重取亦见烦数。舌质灰黑较退,尖色红绛亦淡。无形之火,尚在气分。治法仍宜清气潜火,俾得气清火潜,则可望峰回路转。

西洋参	石膏	连翘	知母	淡甘草
郁金	建兰叶	鲜金斛	银花	黑栀
茯神	瓜蒌皮	荷叶		

三覆诊　暑湿二邪,已伤营卫。入与营争则寒,出与卫争则热。日作日辍,似疟而非。久炽耗液,夜不得寐。战汗外越,心烦脘闷,气逆口渴。邪伤气分,

固无疑义。三焦窒塞不宣,小溲为之短赤;六腑阻滞不通,大便为之闭结。纳食如废,寤少恬寐。左脉数而带弦,右脉大而兼滑。舌质中灰绛较退,厚腻色白更胜于昨。六淫之邪,皆从火化。治法惟宜清气为主,气即是火,火即是气。气清则火清,气降则火降。气火一降,云雾皆清,三焦六腑,自然通行。

西洋参	银花	淡甘草	黑山栀	知母
连翘	建兰叶	瓜蒌皮	石膏	青蒿子
淡黄芩	鲜荷叶	石斛		

四覆诊　顷诊脉左弦数,脉右滑大;舌质白腻转绛,尖色亦红。身体壮热,掌心亦热。湿火未罢,燥火已临。气分之热,转入营分,阳津阴液,悉被其耗。两清气营,保存津液。

鲜生地	生石膏	肥知母	净连翘	鲜竹叶
川通草	西洋参	淡甘草	粉丹皮	金银花
黑山栀	云茯神			

五覆诊　脉象朝暮不同,舌质旦夕亦异。顷九句钟诊得脉形,左部寸关虚大,尺部亦盛;右部寸关滑大,尺部尚静。舌质复见灰燥,尖绛燥亦见。热不离体,汗少解肌。脘气自觉板滞,胃不思食;昨宵自子达旦,寤不恬寐。上焦不行,九窍皆为窒阻;下脘不通,二便皆为闭滞。蒸腾之火,壅遏于中,津液化源,无由分布。阴已先伤,阳愈独亢。营卫为之偏胜,寒热为之间作。目前治法最要者,清气保津,凉营救液。

西洋参	生地	霍石斛	元参心	麦冬
连翘	青蒿子	山栀	金银花	鲜竹叶
芦根	知母			

六覆诊　顷晨交五句钟,仍觉形体微寒;不越半句时钟,旋即身躯壮热。寒热相争,总在营卫。欲求分解,必待汗泄。考营主心,卫主肺。暑为熏蒸之气,由鼻而入,先伤于肺卫,继伤于心营。绵延转辗,已逾一旬。肺液为燥,心津为灼,焉克熏蒸汗泄,灌输腠理皮毛。肺燥移肠,传导失司,大便欲下不下。胃不思食,津液源头绝无以灌溉分布。舌质转绛,扪之甚燥。左脉数大,右脉滑大。甘凉养阴生津以涵上,咸寒入肾救液以润下。营卫之邪,尤宜清泄。

西洋参	粉丹皮	霍石斛	青蒿子	金银花
陈金汁	鲜生地	京玄参	犀角尖	肥知母
竹叶心				

七覆诊　外淫暑湿,俱化燥火;内因君相,悉变壮火。气津阴液,皆为销铄。舌质绛刺,扪之无泽;舌边腐白,沿及舌下。左右关脉,独见弦大,按亦滑数;上下寸尺,俱见虚数,重取尚见镇静。气燥津枯,使肺失其宣化,则云雾不清;阴燥液竭,使腑失其传导,则沟渎欠疏。少食少寐,阳气不能下交;多渴多饮,阴

气不能上承。甘凉濡润保津亟为要图,咸寒滋肾救液为要策。务灌得资,阳火自当扑灭。

西洋参	丹皮	霍石斛	银花	犀角尖
连翘	竹叶心	鲜生地	玄参	淡秋石
麦冬	风化硝	金汁		

八覆诊　有形浊物,停于肠胃;无质邪气,伤于营卫。昨日大便一连数次,顷晨冷热似觉往来。腹筒尚有鸣响,脘宇又觉板滞。胃纳所进不多,夜寐恬时亦少。舌质仍见绛,边腐似退而非。口尚干燥,渴尚频饮。脉象依然虚大,寸尺俱静,右关脉形,亦有类寸尺皆盛。肠中尚有未净之垢,营中犹有未净之火。气阴津液,渐渐炽涸。仍用甘凉咸寒。

西洋参	鲜生地	淡秋石	粉丹皮	竹叶心
金银花	炙鳖甲	淡甘草	大麦冬	京元参
大白芍				

九覆诊　左右脉搏指而大,左手寸关尚静,右手尺亦盛。舌质变迁无常,或腐白或纯绛,得饮则润,不饮则干。寒热间作,剧于阴分,寒不多时,热不离体。阴虚阳亢,已可概见。纳食式微,寤寐亦少。腹筒鸣响,小溲欠利。患起半月,津液俱耗。狂澜之邪已倒,余波之火未平。若论寒热,总在营卫。无非育阴潜阳,以调营卫。使阴阳平衡,营卫流行无间。无邪之留,何疟之有?

西洋参	鲜生地	炙鳖甲	大麦冬	淡甘草
青蒿子	京玄参	霍石斛	粉丹皮	淡秋石
冬桑叶	大白芍			

十覆诊　热久耗阴,火旺食气。营争为寒,卫争为热。间日而作,似疟战,其营卫间,尚有伏邪;胃不增纳,热不离体,其肺胃间,犹有伏邪。阴既耗,阳愈亢。脉象为之数大,右部倍盛于左。胃中之火猖炽,胃火如许之盛,津液愈难恢复。口燥舌干,所由来也。现在所留之火,不过余波未尽。治法毓阴潜阳,使阴阳和则寒热自能退舍;参用补津养液,得津液充而余邪自廓清。

制首乌	紫丹参	觅麦冬	大白芍	云茯苓
元参心	西洋参	炙鳖甲	青蒿子	粉丹皮
淡甘草	霍石斛			

陶　内伏暑湿之邪,为新凉挟食引动。表气失宣,纯热欠解;里气失司,昏朦便秘。邪郁即从热化,扰动肝胆,似见厥逆。脉象浮数。治当清解,以冀中汗,邪可由表而泄。

淡豆豉	羚羊角	薄荷叶	净连翘	川郁金
车前子	黑山栀	鲜石斛	云曲	钩钩
瓜蒌皮	梗通草			

吴童　暑湿伤气，积食伤脾。不从疟化，更患便积，身热腹满。当用和中，佐以泄热。

广木香	净银花	腹皮	秦皮	白头翁
焦神曲	楂肉	荷蒂	川雅连	带皮苓
川柏	酒芩			

石童　暑风入肺，食滞伤脾。上有呕吐，下有泄泻。

法半夏	前胡	扁豆	杏仁	广木香
苡仁	象贝	钩钩	焦神曲	橘红
通草	竹茹			

陈童　暑气由肺胃充斥三焦，蔓延气分，外达肌肤而为痦。痦发不多，邪势未能清彻，致令中脘懊憹。神识乍清乍昏，身体忽寒忽热。脉象左部沉弦，右部滑数。体素薄弱，正气不能截邪，以致留恋于中。姑拟扶正逐邪，未识然否。

佛叶参	川通草	茯神	银花	连翘
鲜石斛	蒿梗	郁金	丹皮	鲜生地
芦根	益元散			

伏邪至霜降而发，气道深远。因不易治，为日未多，邪未罢而正元已耗。邪上蒙为耳蔽，下注为便溏。舌质淡剥，根带屑白；脉象柔软，右部滑数。中上肺胃失宣，下焦肝肾不振。治法略有偏倚，养阴则碍脾，清邪则伤阴。扼要以图，当用正邪两顾，庶无虚虚实实之弊。

西洋参	麦冬	茯苓	扁豆	炙甘草
通草	陈胆星	橘红	冬瓜子	广郁金
桑叶	糯稻根			

林　外感风寒，伤其营卫；内伤饮食，阻其气机。内伏暑邪，乘机窃发。肠澼紫血，腹痛后重。脉象弦滑，解表清里。

上川连	葛根	淡黄芩	白扁豆	白头翁
秦艽	车前子	槟榔	山楂炭	广木香
采云曲	枳壳			

前次钝热无寒，大渴大泻；现在朝凉暮热，不食不寐。舌苔灰黄堆厚成腐，咽喉上腭并无糜点。吞咽自觉维艰，胸膺又觉掣痛。左脉小数而滑，右脉大数而滑。种种变幻情状，皆是伏邪秋发。伏邪不出暑湿二气，秋发必由外感引动。发现以来，以将半月。外感轻浅，已经从汗而解；伏邪深重，未获由表而散。氤氲于气分，化热化火；与痰浊胶柱，阻升害降。大渴无度，定系气伤，致津液无以蒸腾；大泻不已，亦是热炽，使津液旁趋于下。朝凉暮热，阴分显属被烁；不食不寐，气分尚有实邪。舌苔如许厚腻，系有形之痰浊所化；脉象如许鼓大，属有限之阴液已伤。现在治法，以宜两顾。泻气分之实者半，益气分之虚者半，

则邪去而津存。录方还请明政。

西洋参	银花	黑山栀	知母	熟石膏
车前子	茯神	淡豆豉	橘红	建兰叶
酒芩	川雅连	鲜稻穗	竹叶	

二诊　昨晚一点钟时,肢体稍觉寒冷,旋即壮热,至夜方退。顷诊六部脉象,仍形弦数滑大。舌质堆厚,似腐而非。脘宇满闷,腹筩鸣响。嗳嗳甚而欲呕,汤饮下咽维艰。有形之痰火蟠踞于上,肺胃为之失降;有余之宿垢蕴蓄于下,肠腑为之失行。所下之水,为热迫旁流;肠胃津液,被下而消耗。口觉淡味,溲极短赤,气分定有湿郁,郁则渐从火化;寐中昏糊,时有欠宁,营分犹有伏热,热则阳不入阴。法当启关闸,决下流,使湿热从膀胱而泄渗;参用清气火,泄营热,俾津液不为邪热所耗。

西洋参	淡甘草	川连	仙半夏	焦栀
车前子	白芍	煅石膏	炒知母	黄芩
茯苓神	桂枝	建兰叶		

三诊　昨日潮热并不过甚,至夜安寐又得多时。舌质腐去,尚剩薄黄;脉象大减,尚觉滑数。其滑数者,现于两关,脘宇非凡窒塞;勉进糜粥,嗳嗳吐涎,腹筩时或鸣响。大便泄水,小溲短痛。阳津由上而热耗,阴液从下而泻竭。一团气火浊痰,仍形侨居其中。窒清浊之升降,害营卫之流行。邪势迁延,及已半月。所有之邪,不过余波而已。所伤之正,多是阳津阴液。苦寒戕伐其胃,未便前辙再蹈;甘凉满滞其中,尤难轻举妄施。为今之计,注重于胃,务使中流砥柱有权,则清浊之机有常度,而营卫之气无阻隔,庶几寒热不往来,余波或可不剧烈。

西洋参	广郁金	桂枝炒白芍	扁豆衣	茯苓神
陈皮	建兰	霍石斛	仙半夏	通草
炙鳖甲	竹茹叶	川贝	稻穗	

又改方　示悉身热尚未退净,舌腐未见复现。胃纳犹不多进,胸中似觉满闷。大便每日一次,夜间仍不安寐。改养正清邪,如合可服五剂。

西洋参	川贝	仙半夏	焦栀	建兰叶
知母	霍石斛	橘红	茯苓神	竹茹
夜交藤	稻穗			

由秋凉引动伏邪,由伏邪停滞饮食。有汗解肌,热如燔炭;神如蒙迷,手肢抽掣。舌质黄腻,脉来弦滑。不从疟化,便成痉厥。当用辛芳以开蒙闭,参入甘淡以宣伏邪。

| 羚羊角 | 钩钩 | 豆豉 | 鲜石斛 | 连翘 |
| 橘红 | 黑山栀 | 广皮 | 天麻 | 瓜蒌皮 |

佩兰　　　　竹茹

二诊　内伤惊恐，由心传及于胆；里有暑湿，由气传入于营。营卫迭偏，热势日轻日重；邪热炽盛，神识日清日昏。少腹痛时作时辍，大小便乍多乍少。欲转疟而不达，欲转痢而不遂。邪气无由出路，大腑为之壅滞。面黄舌黑，口燥唇焦。左脉浮滑，右脉郁闷。当用泻阳明之热，以保津液；参入潜肝胆之阳，庶免痉厥。

生地	广郁金	山栀	羚羊角	钩钩
霍石斛	连翘	白茯神	西珀	石决明
丹皮	桑叶	米露		

三诊　面色晦青，舌质灰白。唇齿焦燥，左脉弦滑。噫嗳欲泛，大便溏泻。脾胃湿浊蒸腾，肝胆气火鸱张。时有腹痛，热如燎原。疹瘔无虑，痉厥宜防。辛香宣浊以利窍，甘凉清热以保津。肝胆阳炽，亦宜介潜。

羚羊角	石菖蒲	连翘	石决明	西琥珀
竹卷心	霍石斛	佩兰	丹皮	焦山栀
白茯苓	稻头			

伏邪秋发，已将匝月。大势逐渐平复，余邪未获廓清。氤氲中焦，化痰化浊；逆乘上焦，为咳为嗽。左胁痞满，右胁痛楚。暮热口渴，便结溲赤。左脉柔静，右脉滑数。形瘦肤燥，乃气血之大耗。耳鸣力乏，是病后之常态。治法清肃余邪，勿事滋补真阴。

沙参	煅瓦楞	生苡仁	川贝母	橘红
竹茹	丹皮	仙半夏	叭杏仁	浮海石
茯苓	丝瓜络			

5. 湿温　湿热　湿火

丰腴之体，湿痰偏胜何疑。年逾耳顺，精神虽觉矍铄，营卫不免空豁，风邪乘隙辐辏。风性轻清，善走空窍，致令始患头晕。风淫湿胜，交煽其虚。风者，肝之病，天之气也；湿者，脾之病，地之气也。夫气迅疾，其变本暴。盖以地气之迟缓，反有所牵制，而不能暴矣。然气别则病殊，而气交则病合。病合者风气留入经腑，湿气亦留入经腑，交相蒸灼，渐入气分。气分窒滞，逐渐化热酿痰。痰热胶聚不豁，上蒙胞络，神识为之混蒙，谵言为之错乱。热极阳动化风，兼挟肝胆之火，助风旋扰脉络。遂使身𥆧手振，如若痉厥之状。顷诊脉象，浮按似有弦劲，重取均得涸郁。视舌胖白而缩，可见邪势尚在气分，津液又无被耗，如再迁延，难保无津伤液涸之弊。为今之计，当急治其标。目下以肝风痉厥为重着，专与熄风通络为要务，而痰热之阻痹，亦当兼顾。

钩钩	煨天麻	羚羊角	胆星	鲜石斛
连翘	丝瓜络	辰砂拌茯神	丹皮	去节芦根
牛黄清心丸	竹沥			

湿邪入阳明,阳津从汗而外耗,阴液由热而内竭。上焦不行,下脘不通。无形之湿毒,有形之痰热,胶结于阳明。斑疹并现,白腐满口。脉象虚数而滑,治当甘凉。

西洋参	去心麦冬	鲜生地	丹皮	人中黄
元参	盐水炒怀牛膝		川贝	橘红络
连翘	霍石斛	红花拌丝瓜络		忍冬藤汤煎

过嗜生冷,脾有积湿。胃气失运,纳谷甚减。湿邪从阴化热,逐渐流入肝胆。所以魂不宁神,寤不安适。当用苏运脾阳,清泄厥阴。

川朴	连翘	益元散	钩钩	广皮
通草	鲜佛手	砂壳	神曲	茯神
姜半夏	荷叶			

诊得脉象小软而涩,身体并不壮热。所受外感式微,实由内湿极盛。湿为重浊之邪,最易窒害清阳。中脘似觉满闷,下焦时或作胀。欲痢欠畅,积滞阻塞。脏阳传导失职,二便均欠通利。里结后重,神疲力倦。气郁邪阻,渐从热化,所以五心灼热。当用分消其湿,宣腑之滞。

姜夏	茯苓	广皮	陈枳壳	泽泻
滑石	大腹皮	采云曲	川朴	壳蔻
豆豉	车前草			

马杏卿母　积劳积郁,伤气伤阴。时令湿邪,乘虚而入。入于阳明,熏蒸化热;灼伤津液,汗出溱溱。病中强谷,助邪之威。腑中气滞不宣,宿垢乘此蟠踞。便为不畅,腹为疼痛。口燥舌白,脉滑而大。治当清阳明无形之热,参用涤阳明有质之垢。

石膏	芦根	米仁	连翘	茯苓神
生竹茹	黄芩	陈枳实	通草	丹皮
法半夏	橘白			

又方　未病先有劳郁,已病加以寒热。营卫虚,汗易泄;神志伤,梦易扰。阳明胃腑,尚有湿热;阳明大肠,尤有宿垢。大便已下,先结后溏。脘宇仍觉欠舒,嗳气时至;腹笥微觉疼痛,矢气频仍。口燥渴不多饮,舌边白带紫色。左右脉象,滑大已减,惟左部变弦,右部转数。湿温兼挟七情,用药颇为掣肘。姑以清泄湿热,借以流通胃腑。

鲜石斛	枳壳	丹皮	橘络	酒芩
山栀	广郁金	西珀	茯神	半夏

米仁　　　　忍冬藤

汤左　二十一岁　阴虚湿温,神昏耳聋。咳呛气逆,食废便闭。脉象细数,舌质少苔。正虚不能胜邪,颇虑风动作痉。

滁菊	桑叶	丹皮	竹茹	橘红
茯神	芦根	米仁	连翘	通草
郁金	胆星			

陈左　三十五岁　病起八日,头晕目昏。身体潮热,背脊作痛。

光杏仁	米仁	蔻仁	鲜石斛	川郁金
竹茹	黑山栀	橘红	酒芩	茯神
连翘	活水芦根			

又方　湿温病已旬余,身热喜饮;暮夜神昏谵语,胸现白㾦。

鸡苏散	光杏仁	米仁	石斛	郁金
连翘	茯神	象贝	竹茹	黄芩
胆星	银花			

吴蔼如　体本薄弱,喜嗜酒醴。近挟时令之湿热,阻碍脾胃之升降。或有冷热,或有吐泻。气郁化火,舌质绛燥。体虚邪实,脉虚又虞。

藿香炒川连	佩兰	茯神	生苡仁	广皮
飞滑石	活水芦根	鲜佛手	通草	山栀
法半夏	酒芩			

夏星轺夫人　寒热间作,似疟非疟。头不甚痛,身觉酸楚。气觉饱闷,胃不思食。时或牙痛,时或不寐。口淡味甜,舌燥色黄。左脉细弦,右脉濡滑。湿火湿痰,阻气阻络。营卫流行失度,阴阳循环失司。体质阴亏,肝家素旺。清化湿痰,渗化湿邪。借利气络,而和营卫。

川连	杏仁	黄芩	山栀	青蒿
茯苓	橘红	丝瓜络	佩兰	苗叶
扁豆	竹茹			

张承烈　左脉大,右脉亦大;舌中黄,舌底亦黄。脉大乃时令之阳亢,舌黄为时令之湿蒸。诸病杂出,诸药杂投。就其脉大而论,务在潜阳潜火;就其舌黄而论,端在清热化湿。夏令阳气外泄,益气理所必需;平素多痰,涤痰似不可少。

西洋参	秋石	茯苓神	橘红	竹茹
冬瓜子	石决明	桑叶	稻叶	荷梗
稆豆衣	扁豆衣	别直参另炖为引		

马左　头不痛,肢不酸,似无外感;身微热,力倦乏,定是内伤。但时令多暑湿,治法须宜清宣。

扁石斛	山栀	广皮	酒芩	秦艽
丹皮	白蒺藜	蒿梗	佩兰	桑叶
滁菊	银柴胡			

邢钧庵　食少中虚，消运无力；湿痰易聚，饮食易停。一身机关，周转欠灵；两足伸屈，为之不利。目睫盗汗，汗即形寒。左脉细数，右脉弦滑。舌质腻白，中有点剥。食已下夺，湿留中焦。当通阳明胃腑，借化淹留湿痰。

木防己	广橘红	丝瓜络	桑枝	怀牛膝
白茯神	生苡仁	木瓜	忍冬藤	竹茹
稽豆衣	丝吐头			

又二方　诊得六脉柔细，重按并无实象。可见实邪少，虚邪多。视其舌苔灰黄，根底又现红绛。痰热炽盛，损阴耗液。气血周转失司，机关流利失常。稍涉行走，便有足痛；一经烦恼，即有汗泄。体质素亏，木火必旺；湿痰素胜，气络易滞。当宣一身气化，以通周身治节。清热涤痰，尤为扼要。

川石斛	木防己	桑枝	橘红络	粉丹皮
肥知母	白杏仁	竹二青	瓜蒌仁	怀牛膝
薏苡仁	丝瓜络			

又三方　左部脉沉，按之数大；右部脉濡，重按软滑。舌根薄黄，舌中点剥。阴分有亏，阴虚生热；气分有虚，气虚生湿。热能消烁，湿能阻络。稍涉步履，两足酸楚。汗从睡泄，遗精无梦。虚在肝肾，湿在脾胃。治法半虚半实着想，育阴通络为主。

西洋参	防己	忍冬藤	当归	稽豆衣
桑枝	丝瓜络	牛膝	竹茹	木瓜
橘红络	小麦			

又四方　阴不生，阳不潜。肝阳木火，由此升炽。灼于胃，为脘嘈；烁于络，为足痛。阴阳既有造偏，营卫必有窒碍。寤不成寐，寐有梦扰。心肾失交，坎离失济。汗从睡泄，无梦遗精。气分湿痰留恋，营分郁火蒸腾。脉象为弦为滑，舌质为白为绛。潜育阴阳，以宁神志；清泄气分，以和脉络。

西洋参	光杏仁	半夏	茯神	牛膝
当归	橘红络	秫米	丹皮	忍冬藤
竹茹	稽豆衣			

又五方　少阴水亏为本病，太阳燥胜为标病。水亏即是阴分不足，燥胜即是阳火有余。水能润泽，火能消烁。肺金多燥多汗，势必易嘈易渴。夜不多寐，食不多进。咽喉时或干燥，舌质亦不滋润。脉象左部沉大，动则股肿足痛。脉络枯涩，气血虚耗。壮肾水以制火，清肺燥以柔木。

| 西洋参 | 光杏仁 | 丹皮 | 知母 | 牛膝 |

| 忍冬藤 | 元参 | 贝母 | 橘络 | 竹茹 |
| 夜交藤 | 枇杷叶 | | | |

又六方　阴亏则肝血少藏,或为艰寐;气虚则脾胃多痰,或为咳呛。中焦失鼓舞之机,嗳气多,矢气少;上焦少清肃之权,喉痒多,咳逆少。遇寒则胫痛,行走则踝痛。皆由气血两虚,遂使灌溉失司。左脉大已退,右脉滑未除。舌苔白,舌底红。上焦宜润则安,中焦宜燥则运。

西洋参	川贝	白芍	橘络	夜交藤
牛膝	枣仁	竹茹	枇杷叶	谷芽
鸡肫皮	冬瓜子			

又七方　阴阳循环失度,气机升降久窒。有时阳不入阴,则少寐;有时精不宁神,则多梦。时或肺气上逆,为咳呛;时或肝火上升,为喉痒。胫痛剧于遇寒,踝痛难于行履。左脉似少刚大,右脉尚见弦滑。舌块红,口干燥。调肝肺之升降,和阴阳之造偏。

西洋参	瓦楞子	川贝	云苓	枣仁
竹茹	夜交藤	光杏仁	橘络	牛膝
芽谷	枇杷叶			

又八方　阴与阳,有相恋之功;气与血,有相辅之能。阴不生,则阳易亢;血不足,则气易滞。阴虚阳亢,交恋为难,寤不得寐,良有以也;血虚气滞,流动维艰,胫踝疼痛,势所必至。阳盛化火,火能消烁。或则脘嘈,或则喉痒。娇脏亦被火刑,咳呛痰出不易。左关脉现弦滑,舌中苔布灰黑。治法调阴阳之造偏,借以安营卫之逆乱。

西洋参	净枣仁	紫丹参	白茯神	橘红络
川贝母	叭杏仁	海浮石	怀牛膝	竹二青
炒芽谷	枇杷叶			

又九方　连日天气不暖,阴不胜阳;昨夜盗汗复出,寤寐不久。行动踝骨尚痛,咳呛咯痰仍艰。舌质间有块剥,脉象左弦右滑。阴分素亏,木火有余。胃易受燥,金易受刑。有时脘嘈,有时喉痒。一身气血,转辗少灵;下体脉络,流动失司。治法潜木火有余,参用滋真水不足。

西洋参	麦冬	枣仁	桑叶	川贝
橘络	丹参	茯神	稽豆衣	牛膝
竹茹	白芍			

又十方　藏纳主胃,运化主脾。胃为阳土,脾为阴土。胃热则嘈,脾湿运钝。前日多进谷食,输运即觉滞钝;昨晚大便溏泄,腹笥又觉隐痛。盗汗仍有,咯痰仍艰。稍涉行履,踝外作痛。左脉沉按虚弦,右脉重取软滑。昨拟之方,暂宜停服;今订之方,试尝三剂。

半夏	橘红络	川贝	云苓	冬瓜子皮
木香	白芍	竹茹	谷芽	扁豆
穞豆衣	鸡肫皮			

刘洁生　表束风寒,里伏暑湿,一时并发,势必猛烈。大热七八日才得开凉,潮热两三夜尚未退舍。始终无汗,邪从何泄,流连气分,蔓延三焦。口觉淡味,舌见腻白。脉来细弦而数,据述向来脉静,尚无可虑,否则非宜。用甘凉泄其蒸腾之热,参苦寒泄其氤氲之湿。

鲜金斛	佩兰	川连	连翘	山栀
郁金	橘红	青蒿子	蒌皮	银花
黄芩	竹茹			

又二方　伏湿际此发现,气道固属深远。大热八日始解,小热三日方退。昨夜稍有汗泄,今日似觉转机。脉来六阴,无足为凭。满苔白腻,显然湿胜。湿已化热,蔓延三焦。热入于胃,布散营卫。食不废,夜能寐。寐中稍有掣动,亦是阳明之热。仍用淡渗其湿,参入苦泄其热。

川连	蒌仁	半夏	淡芩	橘红
通草	茯神	佩兰	山栀	米仁
鲜金斛	竹茹			

又三方　六淫之脉,多湿之体。湿为黏腻之邪,热为熏蒸之气。气机愈滞,升降愈阻。形体畏寒,四肢厥冷。定有食滞伤中,遂使营卫违和。口不渴,舌尚腻。和营卫,用桂枝法;清湿热,宜芩连汤。

桂枝炒白芍	白蔻壳	广皮	云曲	佩兰叶
上川连	瓜蒌仁	大腹皮	法半夏	姜竹茹
茯苓皮	黄芩			

许西林　七月　脾多湿,为好睡;胃多热,为脘嘈。腑失下降,便闭四日。气郁化热,热聚酿痰。阻碍清肃,身热咳嗽。脉滑数,舌白腻。宜清湿热,兼化痰燥。

前胡	白杏仁	橘红	象贝	生米仁
法半夏	茯苓	制川朴	葛花	冬瓜子皮
蒌皮	姜汁炒竹茹			

沈　湿火从三阳经下注于股,发现痈肿痰火;从三阴经上蒙于络,发生耳聋。面目红赤,肝火亦有升炽;气闷咳少,肺气必有窒郁。下迫为大便溏泄,上扰为舌音不清。苔灰而绛,口渴咽干。脉象滑大,左胜于右,候至五十,间至歇止。阴液为火所烁,窍络为痰所蒙。录方清络涤痰,仿咸寒甘凉法。

| 乌犀尖 | 生地 | 丹皮 | 元参 | 竹沥 |
| 胆星 | 菖蒲 | 滁菊 | 橘红 | 郁金 |

桑叶　　　芦根

马左　湿火熏蒸,灼烁津液。面热耳鸣,病缠一月。脉象弦细,舌质黄腻。就其脉,固是阴虚阳亢;应其舌,显然湿胜热蒸。阳明胃受湿困,机关遂欠流利。背部作胀,是其明证。法当清理阳明,务使疏化湿痰。

川石斛　　　白蒺藜　　　石决明　　　滁菊　　　桑枝
仙半夏　　　茯神　　　夜交藤　　　橘络　　　丝瓜络
谷芽　　　丹皮

左　湿热最属淹缠,阴虚尤非易治。病起上年,延及今秋。体质素丰,阳气偏虚;夏季吐血,阴分致伤。湿热之邪,乘机留恋。湿蒸于阴为寒,湿蒸于阳为热。久则营卫俱伤,遂使阴阳造偏。清阳从下而降,浊阴从上而升。苔色起垢起腻,临厕腹鸣腹痛。左脉小弦,右脉小滑。阴虚不可以燥,湿痰不可以润。损象渐及三焦,治法当从其中。

扁豆衣　　　橘红络　　　竹二青　　　川贝母　　　瓦楞子
丝瓜络　　　冬瓜子　　　生苡仁　　　白茯苓　　　炙甘草
半夏曲　　　枇杷露

冯小亭　平日嗜酒多,纳食少,中气早受其伤;益以湿热盛,浊痰蒙,中土尤受其困。气血生于水谷,营卫生于脾胃。水谷既少,则气血焉能振作;脾胃既弱,则营卫安能固护?形肉瘦,气衰无疑;大便难,血耗可知。忽形寒,卫怯之征;忽身热,营虚之兆。近因暑蒸热腾,大气遂为发泄。精神愈觉狼狈,肌肤愈形甲错。潮热剧于午后子前,阴阳无交济之妙;寤寐间有魇梦恍惚,精神无交媾之功。日进式微水谷,留于中焦化痰,不获生津液,以涵养肺金。清肃为阻,咯痰为艰。左手脉寸关小弦而动,右手脉寸关涣散而涩。两部尺泽,沉不鼓指。舌燥无泽,苔光无华。审其证,察其脉,枝叶未凋,根本先拨。人身心肺为枝叶,人身肝肾为根本。肝为刚木,肾为柔水。治肝治肾,宜凉宜润。肺为呼吸之橐籥,胃为津液之源头。治肺治胃,忌温忌燥。仿喻氏清燥救肺,合仲景炙甘草汤。一保肺胃之气津,一救肝肾之阴液。俾得津液来复,方可痰热消化。津液复,痰热消,则阴阳自固,而精神自宁矣。

西洋参　　　别直参　　　圜图大生地　　　嫩苗叶　　　漂淡真秋石
云茯神　　　清炙甘草　　　川贝母　　　蛤粉炒阿胶　　　篦麦冬
冬桑叶　　　鲜莲子　　　枇杷叶

王知事母　素体瘦怯,阳气弛张。湿浊蒸腾,伤及气分,阻碍营卫,窒滞阳明。上乘则吐,下注则泻。出表则汗,入里则热,间日一作,连发三度。状如寒疟,实非正疟。今日形势,似有若无;昨日寤寐,多躁少宁。脘宇窒塞,不思纳食。呕吐噫嗳,口淡味苦。左脉弦细,右脉滑大。湿痰气火,互相胶柱。肝不能条达,胃不能通降。遂成气机痞塞,气郁渐从火化。舌质为黄,口燥喜渴。趁此阴液未伤,注重苦辛通降。

柴胡炒白芍	麸炒陈枳壳	姜半夏	大腹皮	佩兰叶
淡黄芩	吴萸炒川连	竹二青	瓜蒌仁	藿香梗
白茯苓	广橘红			

沈道尹媛　幼年阴常不足,时或小溲频数;夏令湿火有余,时或淋漓黄水。非冲任血病,是膀胱气阻。阻则气从热化,遂使挟湿下注。脉象细数,舌质薄白。当渗膀胱之湿,兼清膀胱之热。

川黄柏	炒知母	海金沙	川通草	通天草①
淡竹叶	川草薢	白茯苓	车前草	甘草梢
生苡仁	金铃子			

茅小　温邪挟湿,发热十三天。汗泄不畅,口渴欲饮。舌质红,罩薄腻。左脉弦数,右脉濡数。前医早进白虎汤,致邪陷太阴,清气不升。大便溏泄,日夜十余次。小溲短赤,心热少寐。热势加剧,病情非轻。拟解肌疏邪,而利中土。仲圣谓"里重于表者,先治其里",仿此意化裁。

粉葛根	炮姜炭	炒党参	戊己丸	赤苓
金银花	山楂炭	炒车前子	生白术	鲜荷叶
甘草				

二诊　昨投理中汤加减,大便溏泄渐止,而发热依然。口干欲饮,舌转红绛,脉象弦数。此气分之温未罢,营分之热内炽。湿化为燥,燥亦伤阴,津乏上承。今拟清营透气,兼顾中土。

煨葛根	生白术	丹皮	炒银花	南花粉
鲜荷叶	炒扁豆衣	赤苓	白薇	甘草
冬桑叶	白茅根			

三诊　昨进清营透气,兼顾中土之剂,身热渐减,又见鼻红。虽曰红汗,究属热遏营分,迫血上行。舌红绛,脉弦数不静。阴分已伤,肝火内炽。燥从湿化,阳明之温,尚未清澈也。既见效机,原进一筹出入。

鲜生地	炒银花	赤苓	桑叶	扁豆衣
天花粉	白茅根	川贝母	甘草	白薇
丹皮	生白术	北秫米	荷叶	

陈左　湿温已延月余,潮热乍轻乍剧。渴喜热饮,白㾦亦布。谵语郑声,小溲浑赤。脉象虚滑而数,舌质红润唇燥。此乃气分已伤,伏邪湿热留恋阳明,上蒙清窍,神明无以自主也。脉证参合,已入危险一途。亟宜扶正宣邪,苦化湿热,以望转机。

---

① 通天草:荸荠梗。

党参	朱云神	脆白薇	川贝母	银柴胡
炙远志	天竺黄	川雅连	紫贝齿	仙半夏
北秫米	细木通	益元散		

古越　曹萃华　癸丑五月下旬　人之气血精神者,所以奉生而周于性命者也。血气赖于水谷以资生,水谷多则血气亦旺,水谷少则血气亦衰;精神借阴阳以维持,阳气足则神有归宅,阴气足则精有贮蓄。一言以蔽之,血气即阴阳。发病以来,纳食甚微。气血之源从何充裕,阴阳二气由何振作?少寐者,阳不入阴之朕兆;颤掉者,气不充络之明征。头不晕,目不眩,肝风两字固无动摇。左脉涩多弦少,右脉沉少细多。舌中光,舌边白。人身之阴庇于阳,人身之血生于气。调治之法,不可亟亟于滋阴,庶免窒碍其胃气。为今之计,似宜温温于宗阳,借以充长其肝营。

蜜炙绵芪	远志肉	茯苓神	清炙甘草	冬桑叶
真滁菊	乳蒸於术	酸枣仁	大白芍	酒炒归身
别直参	黑芝麻	石决明		

又二　少寐者,责之营卫循环有偏;少食者,责之脾胃健运无力。脾胃主乎营卫,营卫即是气血。气血生成于水谷,水谷蒸化为清浊。清者为营,浊者为卫。营行脉中,卫行脉外。经络跳跃,定是营卫之空虚,无以灌溉于脉络;头有颤掉,亦是经络之牵动,并非内风之鼓舞。更衣不通,已有三日,非血液之枯耗,属气失其传导。左脉独涩不弦,涩为血少无疑;右脉独沉无浮,沉为阳虚显然。阴血既亏,则阳未尝不亏;阳气既伤,则阴焉克滋长。治法两益气血,以调营卫;参用疏补脾胃,以安寝食。

蜜炙绵芪	远志肉	白归身	辰砂染茯神	霞天曲
别直参	乳蒸於术	酸枣仁	大白芍	全瓜蒌
仙半夏	广皮	红花汁染丝吐头		

又三　人身之动属阳,人身之静属阴。寤则属阳,寐则属阴。盖多动而少静,致有寤而失寐。无梦不寐,无寐不梦,亦阳动之征,属阴虚之兆。头掉向右,足掣偏左,此肝血失藏,则经络遂无涵养之司。昨解大便,稍有黑色,非有形之积,是无形之气火灼于营液。大病之后,气血并耗。五志之火,由此易动;七情之气,随之而起。自觉气逆,并非有余之气逆;大凡阳升,则肝气火亦上升。左脉虚弦,重按似涩;右脉沉细,重取颇弱。舌质燥湿不一,而色红白无常。治法两益阴阳,参用交媾精神,使阴平阳秘,则精宁神安。

蜜炙绵芪	白归身	青龙齿	远志肉	川贝母
橘红	别直参	乳汁蒸野於术		白芍
石菖蒲	枣仁	夜交藤	茯神	丝吐头

又四　万事之变,不出乎阴阳偏胜四字;百病之起,总不离六淫七情两端。

阴出于阳则寤,阳入于阴则寐。昨夜似朦似胧,达旦不寤不寐。阴阳之偏,固无疑义。病缠既久,源在内因。五脏俱虚,七情易感,惊怖疑惧,在所不免。惊为肝主,惧为肾主。肝为藏血之司,肾为主水之职。多惊多惧,伤肝伤肾。血不足,无以灌溉经络;水不衡,无以承制君火。不寐颤掣,其由来也。左脉涩势较减,稍有搏指之象;右脉弦势殊少,重按弱而无力。治法暂辍温养脾胃之气,前方增用滋育心肝之营。

紫丹参	白芍	青龙齿	川贝母	橘红
夜交藤	丝吐头	远志肉	枣仁	淮小麦
白归身	茯苓神	鸡血藤膏	别直参	

又五　左手之脉,复见虚细而涩,并无搏指形状;右手之脉,依然细弱而沉,又无弦滑现象。舌质不红不燥,苔色有白有润。昨夜阴阳稍有交济,所以寤寐略见目睫。惟头尚有颤掉,而足亦见抽掣。其动在络,而不在脏。一身经络,皆主于肝;人身牵动,皆属于气。气主动,血主静。肝血无藏,肝气无摄。其所以头足动摇,总不出气乘于络。设或肝风妄动,何以头目不眩。静以制动,血以濡气,治法不越两句范围。升阳益脾,姑从缓投;敛阴养胃,理所必需。

淮小麦	白芍	远志	枣仁	川贝母
白归身	茯苓神	橘红络	清炙甘草	青龙齿
紫丹参	别直参	鸡血藤膏	丝吐头	

又六　头为诸阳交会之处,头颤掉者,属于阳;足为诸阴行脉之所,足牵动者,属于阴。其阴阳者,不过分上部、下部之异;惟颤动者,并无阴动、阳动之殊。种种动象,不外阳气。阳为神之灵,动为气之变。阳气窜出于络,不及潜入于阴,颤动愈剧,则寤寐愈难。人之寤寐,全赖阳入于阴,血归于肝。要知阳气既有形诸于外、不足于内,目睫酣睡,岂能得哉?今诊脉息较昨无异,舌质色象亦无变动。目前寤寐,最为关系,欲求寤寐安谧,务在阴阳摄固。录方摄阳敛阴,参用养血柔肝。

淮小麦	大白芍	远志	川贝母	白归身
鸡血藤膏	茯神	炙甘草	丹参	枣仁
北五味	青龙齿	别直参	麦冬	同煎牡蛎

又七　彻夜不寐,非止一端之原因;头足牵动,并无二义之明文。寐与动,分而晰之,不寐在阴阳,牵动在经络;动与寐,合而言之,阴阳即气血,气血即营卫。营卫附于经络,经络联属肝胆。肝系通于心,心系通于肾。肝为藏血之司,心为生血之源。心居南,卦属离;肾居北,卦属坎。坎离即是水火,水火亦是阴阳。种种变幻形状,皆不出乎阴阳。阴阳之有偏胜,终不越乎气血。阴不恋阳,则阳游于经络;血不濡气,则气扰于经络。此所以多动、少寐,异出而实同源也。左脉关部颇见虚弦,右脉关部略形振作。舌质底边薄白,尖色时或燥绛。大旨

温养气血,借以潜毓阴阳。

炙龟版	远志	归身	炙甘草	茯神
川贝母	麦冬	青龙齿	枣仁	丹参
鸡血藤膏	白芍	浮小麦	别直参	秋石同煎

又八　梦寐性质有虚实之分,颠牵发生有阴阳之别。先患淋浊,经中医施以药石通关利窍,徒伤精神;后生脑疽,被西医用以刀割解筋剖肉,致截络脉。外症络脉未续,一阴一阳不相倚行,是以头不颤掉,足即牵动;内症精神未固,一魂一魄不相依附,以故非有梦纷,即为无寐。脉络阴阳欲求和谐,实所不易;精神魂魄希冀安谧,尤属为难。左脉寸涩关弦,右脉寸细关软。左手寸关内应心肝,涩为血少,弦为肝虚;右手寸关内应肺脾,细为气馁,软为脾弱。舌质乍燥乍湿,苔色或红或白。有时痰稠而韧,有时便燥而滞。种种变幻病状,莫逃气血两虚。脉络阴阳,宜补宜益;精神魂魄,宜固宜摄。痰随气聚,补气足以涤痰;便从血行,益血足以通便。然以草木之功微,未易骤生效力;务须恬淡似虚无,或可渐就痊愈。

白归身	远志	首乌藤	茯神	青龙齿
别直参	麦冬	炙龟版	枣仁	川断肉
白芍	野百合	川贝	鸡血藤膏	

预拟通便方　不寐属本病,意图旦夕苟安,恐未能也;不便属标病,欲求朝暮更衣,或非难也。本宜补,标宜泻,标本兼顾,庶无偏弊。

紫丹参	白芍	瓜蒌仁	枣仁	小麦
别直参	川贝	朱茯苓	柏子仁	巨胜子
白归身	炙甘草	鸡血藤膏	秋石同煎	

吴彦臣　湿温为病,变幻不一。出于阳,有汗而不衰;入于阴,有下而不解。氤氲中焦,蒙蔽气分。一昨陡然神色昏糊,顷见面赤状如醉红。唇口燥焦,舌质灰腻。左脉弦而软数,右脉滑而洪大。左胁自觉引痛,耳窍尤觉鸣响。湿热不清,阻经入络;浊痰不化,阻气蒙窍。所恃者,津液尚未戕耗;最虑者,湿热迷雾不定。酝酿疹瘟,不得不防。治法苦寒泄热,参用芳香化浊,豁痰利络之品,亦为斯症扼要。

煨石膏	川连	炒山栀	丝瓜络	白芥子拌佩兰叶
鲜芦根	炒知母	淡芩	生苡仁	橘红络
石菖蒲	姜汁冲竹沥			

又复方　湿热蒸腾,充斥表里。表不通,则少汗而热不离体;里不通,则少溲而气有窒碍。夜半寤不得寐,语言时或错乱。左胁之下,咳有引痛。湿痰阻络,固属无疑。脉象来盛去衰,滑多数少;舌质底见腻白,浮见灰黄。唇焦燥而欠润,口觉淡而不渴。邪尚在气分,未入营分。津液不升腾者,由于湿痰阻遏。湿为

黏腻之邪,易于流溢三焦。变幻情状,似难逆料。欲求热势开凉,务在表卫疏泄,先哲所谓"攘外即可以安内"。治法仍用苦泄,参以浮萍,借以疏泄表卫,冀其表卫通流,则汗得以自泄,而热或可始退。

真川连	黑山栀	知母	茯神	广郁金
丝瓜络	淡子芩	熟石膏	连翘	豆卷
干浮萍	芦根	竹沥		

第三方　湿温下之太早,则邪传入于里。不寐多语,灼热显然。阳明气血两燔,诸阳亦随升腾于上。神志为之混乱,语言为之错杂。昨夜寐有安顿,语有头绪,似乎狂澜已倒,渐入佳境。左脉搏指而大,按得右脉弦滑而大。既安而脉大,似有相悖,余波之未平,尚虑增剧。舌质灰腻,尖不红绛。口中或咸或苦,脘下似冷似热。自觉冷者,非真冷,定是阳气蒸腾,则脾中之湿浊随气而升。古训有"热极似水",即此症之现状也。订方咸味甘凉,清气安营,参用辛芳苦寒,务使渗湿化痰。

犀角尖	鲜生地	丹皮	川连	黑山栀
竹沥	广郁金	川通草	佩兰叶	茯神
淡子芩	生地与豆卷三两捣成饼			

第四方　湿邪温邪,入表入里,即是逗遛膜原之间。表里混淆,膜原阻遏。内不得通,则邪郁伤营;外不得通,则邪滞伤表。现在表邪由汗而解,第其里邪未下而去。关系又在胃纳如废,究竟仍留恋气分。蒸腾于上,为舌黑;发泄于外,为身汗。余波之亢阳,亦未能潜藏。左右脉象,为之滑大。治法苦寒,泄湿中之热;参用芳香,化热中之湿。

扁石斛(原枝自剪)		川雅连	佩兰叶	广郁金
茯神	竹沥	鲜生地(大豆卷三钱捣)		瓜蒌皮
黑山栀	新会红	秧针竹心		

施幼亭　六月八号　由风引动素蓄之湿,首犯上焦,而致咳嗽,绵延二月有余。风去而湿尚存,窒碍气分,化痰化热。左右脉象,俱见弦滑。治当清肃肺胃,借以涤化湿痰。

茯苓	姜夏	杏仁	瓜蒌皮	瓦楞
竹二青	橘红	川贝	苡仁	海浮石
苏子	枇杷叶			

陈品山　第六方(六月六号,南浔人,在塘栖诊)　体质魁腴,本属气虚;湿温蒸腾,伤及气分。气虚亦令化火,火旺炽耗真阴。纳食累日不进,津液渐形竭蹶。口觉干燥,是其明征。更衣尚有黑垢,小溲顿然殊少。舌质根淡白,尖淡绛;脉象左虚弦,右滑大。虚多而实少,何恃无恐?欲求津液来复,务在濡养胃气,以胃为津液之源流也。

吉林参	西洋参	川贝母	橘红	枇杷叶
箟麦冬	叭杏仁	霍石斛	云茯神	燕根
竹二青	生熟谷芽			

邱荣宣　大肠湿火下注,肛外翻而痔血;膀胱湿火下渗,溲短少而带赤。下焦肠燥,更衣艰滞;中焦胃寒,当脘作痛。舌黄腻,脉弦滑。当调以搜湿。

潞党参	生绵芪	白术	冬瓜子	云茯苓
全当归	淡甘草	炙橘红	法半夏	叭哒杏仁
八月札	青防风			

平素肝火升炽,现在湿蒸升腾。湿火酿痰,流入气络。先痛在胁肋,继痛在少腹。饮食不纳,头汗频泄。脉象柔软而弦,舌质薄白而黄。当通其络,兼涤其痰。

旋覆花	杏仁	瓦楞子	新绛	丝瓜络
川通草	橘络	青葱管	米仁	竹茹
鬼箭羽	路路通			

本病阴亏,逢冬见红。近加忧郁少寐,阳气勃然而动。外感暑湿,乘机凑袭。脉象左数右滑。当渗气分之湿,以搜气分之痰。

滁菊	桑叶	佩兰叶	荷叶	竹茹
车前	生苡仁	茯苓	黄芩	姜皮
广皮	半夏			

方左　发热经旬,神志清爽。邪在气分,不在营分。先脘闷气逆,服保赤散,遽然大下;继阳亢汗泄,投别直参,忽见热退。身体酸楚,早暮不寐。舌质灰色,舌中剥痕。左脉滑数,右脉滑大。受病之源,由于风湿相搏,由表入里,逐渐蒸化痰热。现在大势已定,不过余波未平。治当甘凉和胃以清热,参用甘淡入脾以清湿。

西洋参	扁石斛	仙半夏	秫米	橘络
丝瓜络	茵陈	佩兰	山栀	茯神
通草	忍冬藤			

徐右　风寒暑湿杂受,瓜果饮食交停。邪渐致化热,湿渐致化痰。痰热互相胶柱,腑气失其下行。上有呕吐,下为便闭。素有耳聋,近日更甚。头痛体酸,形寒身热。用辛凉以泄表,参苦寒以通里。

羚羊	钩钩	豆豉	山栀	滁菊
桑叶	川连	酒芩	仙夏	橘红
竹茹	瓜蒌皮			

仲婢　湿郁化热,名为湿温。苔黄舌灰,腹痛便闭。清阳为浊所蒙,延防内闭外厥。

川连	山栀	豆豉	钩钩	郁金
石菖蒲	法夏	橘皮	苓神	竹茹
菱皮	苏合丸(灯心汤送)			

陈左　始而发热伤表,四肢厥冷,状似欲脱;继之挟热伤里,妨碍升降,状似作喘。欲脱者,表里不相承接,似脱而非真脱也;似喘者,上下升降不为自如,似喘而非真喘也。前经大便连下数十度,昨日结粪频行三四次。腹中鸣响,矢气极秽,肠胃屈曲之间,垢积尚有盘踞;昏瞀错语,瘐疯耳聋,膈膜清阳之处,秽湿又有蕴蓄。垢积久留,势必伤阴;秽湿不去,毕竟伤气。下焦垢郁而血郁,上焦气郁而邪郁。郁极化热,热必蒸痰。况平日嗜醴,肝胆自有郁火;而初病食瓜,脾胃更有伏湿。脉象模糊,口干舌润。用石膏以清膈间无形之热,参桂枝以搜络中已动之风。以甘润利积垢,以辛芳化秽湿。

石膏	知母	炙草	桂枝	苓神
生竹茹	橘络	半夏	佩兰	菖蒲
菱皮	霍斛			

又　左脉大,肝阳尚未敛抑;右脉沉,腑气尚有窒阻。时而渴饮,时而躁热。身有瘐疯,唇有蠕动。垢积留于下,根本先拨,故身轻而能起坐;湿痰流于上,清窍失宣,故身重而目呆瞪。宿垢宜缓下,庶免耗夺阴液;浊痰宜速清,庶几不蒙清阳。热自湿中而来,仍以石膏清降,先清其热,使孤其湿。

石膏	知母	炙草	连翘	山栀
酒芩	佩兰	滁菊	丹皮	竹茹
菱皮	橘红络	霍斛代水		

杨左　湿温兼厉气,由气入营;遍体发瘰痧,身热神糊。左脉大,右脉数。舌音欠清,虑其邪陷。

羚羊	银花	生草	黑栀	连翘
滁菊	桑叶	钩钩	丝瓜络	橘红络
竹茹	芦根			

李左　四月　咳呛一旬,身热溲赤。

滁菊	连翘	白杏	芦根	扁石斛
橘红	桑叶	山栀	川贝	苡仁
云苓	竹茹			

陈左　咳呛胁痛,大便水泻。口渴身热,头晕耳鸣。

银花	川连	橘红	苡仁	葛根
山栀	连翘	酒芩	杏仁	通草
淡草	竹茹			

周左　先泻后冷热,身酸腹胀。湿未清,气已伤。

川桂枝	冬术	茯苓	猪苓	泽泻
枳壳	家苏子	广皮	姜夏	象贝
杏仁	冬瓜子皮			

徐左　湿热类聚,气分被阻。脘满肢软,心悸腰痛。

制朴	佩兰	酒芩	白蒺藜	茯苓
秦艽	鸡距	葛花	广皮	姜夏
蔻壳	竹茹			

吴左　脉濡细,舌灰腻。阴分不足,湿火有余。先用清理,接服膏滋。

扁斛	秦艽	苡仁	鳖甲	银胡
蒿子	地骨皮	丹皮	茯苓	姜夏
砂壳	桑叶			

病经四月,气营交虚。营虚则生热,卫虚则生寒。阴虚阳不潜伏,阳升频作头痛。两脉弦数而大,舌苔白腻。肝胆之火煽动,脾胃之湿炽盛。湿火既旺,补药难施。拟用潜阳清邪法。

石决明	菊花	茯神	丹皮	石斛
刺蒺藜	怀牛膝	香附	谷芽	桑叶
炒白芍	郁金			

俞左　二十二岁　老病肝气,少腹作胀;新病湿温,遍体酸楚。头蒙耳聋,寐梦谵语。舌白脉濡,面㿠肢掣。湿温已从痰化,犹虑风动作痉。

大蝎尾	桑叶	苡仁	竹茹	川通草
酒炒黄芩	茯苓	胆星	焦山栀	连翘
橘红	滁菊			

阴分素亏,湿痰素盛。近有寒热如疟,动辄漾漾欲呕。溲短且痛,胃纳如废。寐中手指蠕动,舌质黄燥欠滋。两脉弦滑,重按均数。气分之湿,已从热化;柔浊之痰,亦从火化。灼津烁液,在所不免。目前就症用药,似宜以润为先,不可苦温,再劫其津。

西洋参	橘红	仙半夏	扁豆	车前子
砂仁拌茯神	谷芽	冬桑叶	通草	广郁金
瓜蒌皮	竹茹			

肝肾阴虚属本病,脾胃湿胜属标病。浃旬以来,挟感风邪。由表入里,伤卫耗营。卫伤则表邪为之郁,营耗则津液为之燥。表邪既郁,冷热头痛,在所不免;津液既燥,舌干便秘,概可想见。营虚则内火易炽,阳动则阴血易沸。鼻红牙血,所由来也。胃纳索然,脉象沉数。治当甘凉润燥,参用通降胃府。务使胃得下行,则大便自通,而伏火易熄,此为"釜底抽薪"之义也。

| 鲜石斛 | 丹皮 | 知母 | 瓜蒌皮 | 鲜生地 |

青蒿子　　　茯神　　　　谷芽　　　　广郁金　　　乌元参

钩藤钩　　　银柴胡

卢　质体阴虚，水不涵木。木火炽甚，头晕耳鸣。心营不足，心悸少寐。前经外感，咳嗽痰多。顷诊脉象，均见虚数。舌质尖绛少苔。此外感已有退舍之机，而身热盗汗者，乃本病阴虚使然也。肝胆湿火尚留经络，颈项为之起梗，下注会阴，两窍为之肿痛。而平昔之信事早期者，系营分之热炽；带下频多者，亦属胆之湿火。治当先清肝胆之火，然后养乙癸之阴。

龙胆草　　　黑山栀　　　川石斛　　　粉丹皮　　　粉草薢

广皮　　　　酒炒黄芩　　赤苓　　　　福泽泻　　　车前子

怀牛膝

沈左　三十四岁　梦中遗溲，便后痔血。脾肾阴亏，湿火下注。

沙苑子　　　芡实　　　　白芍　　　　远志　　　　绵杜仲

丹参　　　　葛花　　　　木香　　　　炒槐米　　　茯神

枣仁　　　　冬术

阴分有亏，气分有湿。湿火下注，肛门痔出。痛起中脘，由来已久。脉象弦滑，气阴两顾。

茯苓　　　　半夏　　　　生黄芪　　　葛花　　　　冬术

冬瓜子　　　泽泻　　　　归身　　　　炒蛀曲　　　甘草

桂枝炒白芍　刺猬皮

血虚肝火，气虚脾湿。火旺夜不安寐，湿胜四肢酸软。夙痞攻动，巅顶掣痛。经停四月，脉见弦滑。养血潜火，调气清湿。

炒归身　　　川贝母　　　橘红　　　　茯神　　　　宣木瓜

冬瓜子皮　　夜交藤　　　桑寄生　　　白芍　　　　砂壳

丝瓜络　　　姜汁炒竹茹

6. 温毒　疠毒

徐　传染厉气，触自口鼻。犯肺化痧，入胃化痰。脉弦滑，舌薄白。清宣肺气，兼通胃腑。俾腑气得畅，则痰热不致壅滞。

芦根　　　　米仁　　　　橘红　　　　象贝　　　　元参

银花　　　　杏仁　　　　连翘　　　　丝瓜络　　　桔梗

甘草　　　　竹茹

沈伯荣　右足内股痛肿，右手外背浮肿。显然阳明络热，气血壅滞。面红耳痹，舌灰尖绛。脉象滑大，右胜于左。水亏液燥，舌音欠清。若再风动，便为棘手。清阳明气血之热，一定成法；涤肺胃燥火之痰，尤为扼要。

犀角尖	鲜生地	丹皮	元参	天花粉
知母	银花	人中黄	山栀	连翘
橘红络	竹沥			

又二方　见症颇形复杂，不外阳明温毒。两手浮肿，此温毒之一征也；右足股肿，此温毒之二征也。舌质带黑，语言错乱，均是阳明温热使然。大便未下，温毒无由出路；津液消耗，虑其不能胜任。好在风阳未动，急用舍本求末，仿王氏消毒饮，若能桴应，或有转圜耳。

香犀尖	生锦纹	鲜生地	人中黄	山栀
黄芩	元参	石膏	连翘	银花
川连	大青叶			

又三方　日夜语无伦次，朝暮目不交睫。两手红肿，两足亦肿。脉大小不齐，跳动不匀；舌干黑无津，燥绛无液。温毒横窜于中，浊痰胶结于内。昨夜汗大出，今朝大便下。阳津外夺，阴液内耗。连进消毒饮，竟如石投水。大势已难援救，治法殊为棘手。今订之方，仍用消毒。毒火如是之盛，阴液如许之耗，杯水车薪，恐难有济。

乌犀尖	鲜生地	山栀	丹皮	石膏
元参	赤芍	银花	知母	大青叶
连翘	竹沥	竹茹	甘草	

钟右　三十二岁　秋令耳内结菌，冬季耳内出水。旋即风邪夹湿，变成大头瘟毒。用冰遏其流泄，遂使余邪逗留。面颧红赤，亦有浮肿。肩背络脉拘急，手足肢末麻木。脉象浮弦而大，治当通络搜风。

滁菊花	桑枝叶	忍冬藤	秦艽	丹皮
天麻	当归须	钩钩	丝瓜络	生甘草
薄荷	牛蒡			

钟性禾　肾阴素亏，龙相之火易炽；近加温毒，蟠踞肺胃之间。酿成白喉腐烂，右轻左重；遂使吞咽艰难，便闭旬日。脉来滑数尚大，舌质红燥少润。治当滋肾之阴液，参用润肺之燥火。

鲜生地	丹皮	麦冬	川贝	银花
人中黄	元参	花粉	知母	杏仁
竹茹	梨皮			

汪伯纹　喉痛已有多日，身热发现两朝。遍体酸楚，巅顶胀满。右脉浮弦，舌红苔薄。传染之厉气，挟素蕴之湿痰，阻碍肺胃，防成喉痧。

羚羊角	滁菊	桑叶	银花	象贝
甘草	连翘	元参	钩钩	竹茹
丝瓜络	桔梗			

汪仲英　时感厉气,直犯肺胃。酿成斑瘄,已见五朝。肺火上升,气逆咳呛;肺邪下迫,腹痛便溏。一身气化,为痰所阻;周行经络,为之酸楚。左脉数大,右脉数滑。口腻舌白,唇齿焦燥。辛凉透表以清肺,加甘寒通里以宣胃。

羚羊角	大力子	广橘红	鲜石斛	象贝母
净银花	乌元参	苦桔梗	连翘	淡甘草
竹二青	鲜芦根			

朱金声　外来风寒,由表走里;内伏湿火,自里透表。表里即营卫,营卫附于经络。表里受邪,营卫被热。经络流行有阻,膺胁自觉掣痛。遍体斑疹,状似锦纹;胸膺瘄疹,亦形稠密。脘次欲恶,胃纳如废。形寒形热,时作时辍。自宵达旦,寤寐不成。左脉浮弦,右脉沉滑。舌质肥胖,苔见薄黄。病起一候,风波未定。治法两解表里,参用疏化浊痰。

羚羊角	净连翘	人中黄	法半夏	鲜芦根
抱木茯神	粉丹皮	金银花	炙橘红	丝瓜络
老苏梗	炒竹茹			

二覆诊　湿温本有毒气,益以河蟹以助毒,愈形猖獗;浊痰本属黏腻,加以桂圆以滋腻,则腻愈形胶滞。暴感风寒,温由表入里,透络出肌,为斑为疹。疹色紫红,形似锦纹;瘄色白亮,状似晶融。表里之间,被邪所阻,有时潮热,有时形寒。脘泛欲恶,口淡而酸。热结旁流,便下黑水。左脉浮弦,右脉沉滑。苔见微黄,口不渴饮。仍宜两解表里,参用宣化痰浊。

羚羊角	净连翘	仙半夏	人中黄	广郁金
苦桔梗	金银花	佩兰叶	粉丹皮	丝瓜络

三覆诊　赤斑稠如锦纹,白瘄亮似晶融。斑出于营,瘄出于气。营主于里,气主于表。赤斑白瘄,如许之多,营分气分,均有实邪。虽有外达之机,尚不足以去邪。氤氲肺胃,化痰化热。脘宇嘈杂,心中荡悸。便下均见黑水,宿垢犹未更衣。左脉浮大稍减,右脉沉滑如前。舌尚滋润,苔亦厚。温毒得河蟹以猖獗,湿痰得龙眼以树帜。病来迅速,一至于此。治法两清气营,仍参宣化痰浊。

羚羊角	金银花	炙橘红	人中黄	瓜蒌皮
佩兰叶	净连翘	苦桔梗	粉丹皮	丝瓜络
竹二青	川郁金			

四覆诊　血为火化,瘢发锦纹,状似火红,血分之毒无疑;气为水化,疹是稠密,状若水晶,气分之毒显然。血分之毒,得河蟹咸寒入血以助猖獗;气分之毒,得龙眼甘温入气以助树帜。所以一瘢一疹,无足去邪去毒。窜走肺胃之间,凝结水谷之精。化痰化浊,阻气阻腑。大便仅见黑水宿垢,终未更衣。潮热冒于上,形寒甚于下。脉象仍见左大右滑,舌质依然薄白而润。治当两清气营之毒,参入宣化肺胃之痰。

羚羊角	净连翘	炙橘红	马勃	生米仁
人中黄	金银花	苦桔梗	粉丹皮	丝瓜络
瓜蒌仁	竹二青			

五覆诊 营分之毒渐化,遍体红疹凑溇而回;气分之毒亦化,胸腹白痦渐次而稀。肺胃柔浊之痰留恋,未净廓清;肠胃垢滞之邪阻痹,不获流通。大便前次曾下黑水,现在闭结不通;胃纳前次粒谷难下,现在稍进糜粥。脉象左按浮弦已通,右手滑数未净。舌质薄白,燥而转润。当用清肺胃之余邪,参入涤胃肠之宿垢。

羚羊角	净连翘	人中黄	粉丹皮	元参心
橘络	金银花	丝瓜络	马勃	瓜蒌仁
竹二青	米仁			

六覆诊 营分之毒,其退速,红癍回而绝然无迹;气分之毒,其退迟,白痦回而仍有续发。顷晨大便已下,溏而且夥。腹筲胀满,顿然大减,痦寐亦安。下焦尚有宿垢未净,上焦又有浊痰未清。肠不传导,肺不通降。左脉虚数而大,右脉沉滑而小。当用清气营之余邪,参入涤肠胃之湿痰。

净连翘	云茯苓	粉丹皮	人中黄	元参心
马勃	蒌皮	福橘红	金银花	生薏仁
白杏仁	丝瓜络	竹茹		

七覆诊 癍之来也,由时疠而来,其进锐,其退速;痦之发也,由伏邪而发,其气深,其道远。前次赤癍遍体密布无酥,现在白痦颈项稀少无多。胃中之痰,所吐者多,所积者少;肠中之垢,所下者夥,所蓄者鲜。昨日稍涉外感,忽有形寒形热。左脉转形浮弦,右脉仍有滑数。舌质薄白,亦且滋润。治法清未净之余邪,参用涤有余之浊痰。

净连翘	人中黄	元参心	炙橘红	竹二青
瓜蒌皮	金银花	黑山栀	丝瓜络	粉丹皮
生薏仁	冬桑叶			

王 温邪触自口鼻,由肺犯胃。咽肿喉痛,焮红腐白。吞咽为难,饮食难进。身不甚热,渴欲思饮。患起七日,二便难通。脉象细数,舌质薄白。邪在气分,轻扬甘凉为宜。间有厉气,仿用普济消毒法治之。

京元参	人中黄	广橘红	金银花	川贝母
瓜蒌皮	竹二青	净连翘	粉丹皮	大生地
紫地丁	川石斛			

邓 时厉之气,遏卫入营。卫受邪遏,形躯发热;营受邪郁,肢体发痧。无形之热熏蒸,有形之液凝聚。热蒸于上,喉为之腐;热蒸于中,咽为之糜。上焦肺也,中焦胃也。以喉属肺,而咽属胃。喉外关并不焮红而肿,内关形腐白而厚。

所以吞咽维艰,粒谷不下。脉象按之不足,举之有余。治当甘凉养胃以生液,咸寒存阴以泄热。

鲜金斛	人中黄	金银花	丹皮	生地
元参	西洋参	地丁草	肥知母	竹茹
橘红	芦根			

7. 疹痦瘰痧

冲年阴分素亏,长夏积受暑湿。迩因外感引动,业已疹痦迭发。延绵辗转,迄今两旬余日。阴液从热而内耗,阳津由汗而外伤。伏邪因之迁延,肝木气火偏旺。肝行于左,气乘于络,致令左胁肋下有形攻痛。大便一旬欠更,小溲频多欠约。舌质松白,幸不枯燥。脉象紧疾,重按少神。久热真阴大耗,未便过用透泄。然余邪尚存,尤难遽投滋补。调治甚难措手,证情未易转机。权与通宣气腑,以泄有余之伏邪;略佐轻清甘凉,以保肺胃之气液。

金铃子	延胡	丝瓜络	橘络	路路通
辰神	菱皮	银花	西洋参	丹皮
霍斛	荷梗			

秽湿上受,肺气窒郁。邪伤营卫,发现瘰痧。大便坚结,脉象数大。上焦已有燥火,当先清肺,以利下窍。

元参	瓜蒌皮	知母	丹皮	银花
粉沙参	连翘	橘红	杏仁	黑山栀
通草	梨子			

童体素属阴虚,常有身热鼻衄。近挟风温时厉之气,由肺胃而犯阳明。营分热郁熏蒸,气失清肃,酿成斑痦。点见三朝,遍体稠密,似无容针之处。气逆咳呛,脉象浮滑而大。当用轻清之剂以宣肺气,务使上焦肺气开展,则阴邪不致留滞,才可痊安。

羚羊角	炒研大力子	橘红	象贝	鲜石斛
黑山栀	桔梗	甘草	丝瓜络	净银花
连翘	芦根			

暑为熏蒸之气,湿为氤氲之邪。邪者皆伤气分,气郁渐从热化。邪由气而入营,所以疹痦赤白并现。遍体磊磊密布,身热蒸蒸如燎。烦扰少寐,痰黏欠豁。纳废便秘,唇燥舌干。脉象左数右滑。病邪专在肺胃,阴液已受戕伤。时当炎暑逼迫,诚防逆传迁变。第其表邪尚实,未便专顾营阴。治以辛凉解肌,甘寒清邪。

| 连翘 | 黑山栀 | 薄荷叶 | 橘红 | 知母 |

鲜石斛	瓜蒌皮	象贝	杏仁	益元散
丝瓜络	石膏	活水芦根		

　　风暑湿三气，合而成热。热阻无形之气，灼成有形之痰。清肃失司，酿成咳呛。热蒸肺胃，外达皮毛，所以瘭疹白㾦，相继而发。点现数朝，遍体似密非密。汗泄蒸蒸肌腠，热势乍缓乍剧。脉象左部数而带软，右手滑而不疾。舌质白而尚润，中间似见绛燥。真元虽虚，病邪尚实。所恃者，肝阳渐熄，两手抽掣已缓；所虑者，疹发无多，邪势未获廓清。如再辛凉重透，尤恐助耗其元；若用甘寒重养，不免助炽其邪。兹当轻清，宣上焦之气分，务使余邪乘隙而出。略佐肃有形之痰热，以冀肺气不致痹阻。录方列下，即请法政。

连翘	黑山栀	鲜石斛	橘红	丹皮
益元散	川通草	丝瓜络	胆星	瓜蒌仁
天竺黄	银花	活水芦根		

　　白㾦随汗而发，颈项晶融透出。相继而现，是为邪化之机。无如秋暑逼迫，以助留蕴之邪。所谓暑为无形之邪，必先伤于气分。夫肺主一身之气化，气被邪阻，则上焦不行，下脘不通。而余邪皆归于胃腑，熏蒸炽盛，气液受耗。气激于上，脘满纳钝如废；液虚于下，肠鸣二便鲜通。肺与大肠为表里，又与膀胱通气化。所以便阻溲涩，当责肺之病也。左脉细数，右部滑大。录方宣气分之郁以治肺，务使肺气开展，则诸窍皆通利，而余邪不致留恋矣。

连翘	银花	西洋参	益元散	丹皮
橘红	瓜蒌仁	鲜佛手	通草	荷梗
霍石斛	广郁金			

　　暑湿羁留上焦，阻气化热，酿成白㾦。惜乎㾦未畅达，邪热逐渐酿痰。痰阻清净之腑，神识为之昏昧。病前先受惊恐，肝魂早失宁藏。脉象小滑而数，延防内闭昏厥。急当芳香，以宣其蔽。

羚羊角	带心连翘	橘红	胆星	石菖蒲
广郁金	茯神	钩钩	鲜石斛	黑山栀
益元散	芦根	先以紫雪丹，用灯心汤送下		

　　杨华章夫人　昨夜更衣一次，今宵又复通行。里腑已通，伏邪疏泄。胸膺颈项，发现疹㾦。身热时高时低，疹㾦次第透布。卧能安寐，胃尚思食。舌光而红，津亏不润。左脉转形弦大，右脉亦见滑大。营分尚有伏热，气分尤有湿痰。拟用甘平，两清气营。

川石斛	银花	连翘	山栀	麦冬
茯神	米仁	橘红	芦根	竹茹
甘草	丝瓜络			

　　王锦江　欲疟不达，欲㾦不遂。在表之风温，留而不去；在里之痰火，郁而

不宣。一身酸楚,时或形寒;脘宇满闷,时或肋痛。寐中时有昏糊,舌质灰白而干。左脉数大,右脉滑大。邪在肺在胃,痰阻气阻络。当宣上焦之肺气,以通一身之治节;兼涤有形之浊痰,参清无形之气火。

羚羊角	冰糖煅石膏	知母	杏仁	橘红
茯神	川郁金	米仁	竹茹	芦根
丝瓜络	甘草			

范梅生　疹后瘄后,邪遗热遗。阳津已从外泄,阴液亦见内耗。前数日尚有高热,近几天热渐退化。有时咳出稀痰,有时干咳无痰。一由时令之燥火熏灼,一由阴分之虚热炽焰。胃不多食,餐不加进。连日服药欲呕,无非胃气薄弱。左脉细弦而数,右脉弦数而滑。舌薄少苔,瘄寐多汗。阳亢阴亏,是其明证。处方养液养津,借以润肺润胃;用药宜取甘凉,聊佐介类潜阳。

川石斛	西洋参	麦冬	川贝	茯苓
橘白	石决明	蛤壳	杏仁	竹茹
枇杷叶	鲜稻穗			

程孩　七月　身热发现半月,白瘄已露九朝。昨日更衣,今晨寒热。邪热尚有留滞,表里流通阻遏。阴分为邪所耗,阳气渐有潜伏。设或寒热接踵,恐有瘅疟之变。瘄寐艰难,转辗反侧。耳窍如蒙,胃纳似废。舌质薄黄,唇口干燥。左右脉象,均见细数。热症首重注意津液,务使阴分日渐来复,则阳自潜而热自退。营分所余伏热,还当甘凉清之。

| 西洋参 | 生石膏 | 知母 | 山栀 | 丹皮 |
| 银花 | 连翘 | 茯神 | 桔梗 | 淡甘草 |

青蒿梗露

石门　王　蓝癍丹疹并现,尚不足以去其邪。逐渐内陷深藏,遂使津液涸竭。痰火升炽,风阳升动。舌黑唇焦,脉细神倦。病在手足厥阴,痰阻膈上肺下。解毒务在存津,涤痰借以利窍。

香犀尖	乌元参	鲜石斛	鲜生地	西洋参
金汁	山栀	粉丹皮	大青叶	净银花
白茯神	竹沥	风化硝		

塘栖　劳秋声　秋凉引动伏暑,病发已经六日。风从汗泄,湿从痰化。四肢厥冷,时或抽掣;头目眩晕,时或耳鸣。浊蒙清阳,痰阻气机。神志时有昏糊,语言时有错乱。左脉滑数,右脉涩郁。口觉苦味,舌质黄腻。白瘄宜防,痉厥尤虑。芳香化浊,甘凉利窍。

羚羊角	石膏	知母	陈胆星	川郁金
橘红	佩兰	川通草	飞滑石	竹茹
芦根	生米仁			

又二方　疹而兼瘖,瘖而兼瘰。遍体四肢密布,竟无容针之处。头汗不少,身汗亦多。邪虽得疏解,津由此耗伤。无形之风阳已动,有质之浊邪未化。风动于络,手指时或抽掣,甚而厥逆不暖;浊蒙清窍,头目时或眩晕,甚而言语不清。脉或数或疏,或大或小;舌忽燥忽润,忽黄忽绛。湿温暑温,始伤元,继耗营;化燥化火,先耗津,后伤液。胸有督闷,便有阻闭。不独有质之浊痰,氤氲其中;抑且有形之垢滞,蕴蓄其内。表汗多,防变痉厥;里邪盛,恐成窍闭。如是形状,危险何疑?就其脉而论,邪迁变无定;以其苔而论,邪在气居多。津液如是耗乏,急当救标为要。肝风掀动,则宜熄之;神志昏糊,更当清之。

羚羊角	鲜石斛	银花	连翘	石菖蒲
郁金	大青叶	金汁	竹沥	芦根
山栀	丹皮	茯神		

又三方　疹密布,尚不足以去其邪;邪内陷,已入窜心包络中。肝风煽动,津液炽耗。神愈昏,指愈抽。舌质绛灰,尚不枯燥;脉象滑数,而有促象。病势危险,已属万分。

犀角尖	羚羊角	至宝丹	鲜石斛	鲜生地
菖蒲	郁金	连翘心	茯神	丹皮
山栀	胆星	银花露一斤代水先煎		

马恒孙　秋感触引暑湿,食滞壅阻气机。邪逐渐化热,食次第化痰。食非饮食之食,洵是瓜果致伤。湿为有形之物,势必阻清阳之气。气不通则升降易窒,邪不达则流行易阻。气郁邪郁,化燥化火。无形之气热,外腾于皮毛,发为疹瘖;有形之食滞,内阻于脏腑,酿成疼痛。疹瘖现于颈项,疼痛及于少腹。瘖不明,痛拒按。八日以来,二次大便。此非垢滞下夺,乃是热迫旁流。汗多而热不衰,转侧而寐不宁。噫嗳频仍而不畅,浊痰溢泛而不出。舌质灰燥,舌尖红绛。左脉数滑,右脉数促。流行之气不通,则热不能退;积滞之垢不化,则气无以宣。表汗多,再汗徒伤其表;里积滞,急下亦可存津。仿东垣凉膈散法,一可涤肠中有形之垢,一可泻膈间无形之热。一方可以兼顾,庶无偏胜之弊。

羚羊角	石膏	生军	山栀	瓜蒌仁
净连翘	橘红	枳实	川郁金	黄芩
竹茹	鲜芦根	法半夏		

又预拟方　进前方后,设或大便得通,原方不可续进。预拟廓清邪热,暂服二剂,再商后法。

| 羚羊角 | 石膏 | 石斛 | 山栀 | 连翘 |
| 杏仁 | 橘红 | 芦根 | 竹茹 | 苗叶 |

孙三世　头汗多,表分大亏;便血多,里营大伤。胸颈疹瘖,随汗而现;氤氲浊痰,随热而生。寐有错语,耳有蒙蔽。左脉数而带细,右脉滑而带软。病

已两旬,虚多邪少。调治之法,补虚泻实。

川石斛	西洋参	细生地	龟版	鳖甲
牡蛎	银花	川贝	杏仁	胆星
竹茹	茅根			

又二方　耳窍闭,定是浊蒙清阳;寐错语,亦是痰蒙清灵。胸膺红疹密布,手指时有蠕动。夜寐不宁,咳呛不爽。舌边糜烂成孔,脉来流利如珠。营中热宜清,气分痰宜涤。

鲜石斛	石膏	银花	连翘	竹沥
陈胆星	石菖蒲	郁金	茯神	通草
芦根	白茅根			

又三方　浊蒙清阳,耳窍蒙蔽;痰阻气机,胸次满闷。热腾于无形之气,邪阻于有形之血。前经胸发红疹,现在项发白㾦。素蓄之酒毒,伤及阴分,大便或血或黑;新感之秋暑,迫入阳分,头面或热或汗。寐中错语,甚而手掣。左脉数,右脉滑;舌边烂,舌中白。两清气营,借化痰热。

鲜石斛	煅石膏	杏仁	陈胆星	鲜竹沥
鲜菖蒲	生苡仁	冬桑叶	枇杷叶	芦根
鲜茅根	粉丹皮	白茯神		

又四方　气由白㾦而耗,阴从便血而伤。余邪逗留,未曾廓清,蓄于中焦,窒碍升降。脾不升为便溏,胃不降为食减。每晚潮热,至暮不退。脉数舌白,育阴调胃。

於术	枳壳	法半夏	广皮	茯苓神
扁豆	谷芽	白芍	龟版	鳖甲
牡蛎	川石斛			

倪任治孩　病经十五日,㾦发已两次。厚于被褥,腠理疏泄。㾦随汗而现,热随汗而高。腹左硬右软,脉左细右数。治法化未尽之邪,参入消腹中之胀。

川石斛	银柴胡	青皮	大腹皮	秦艽
鳖甲	银花	延胡	青蒿子	丝瓜络
冬瓜皮	枳壳			

沈孩　疹㾦以后,已有两月。寐中瘛疭,虑其动风。

川石斛	明天麻	钩钩	银柴胡	杏仁
银花	青蒿子	橘红	竹茹	丝瓜络
淡甘草				

吕瑞荣　壮热神昏,剧于暮夜;目睫如寐,现于昼日。时或昏语,时或手掣。唇齿焦燥,舌质灰腻。耳窍蒙蔽,鼻窍起煤。右脉数滑,左脉数促。究其原由,暑湿之邪,由秋感引动伏邪而发。不从表为㾦,已从里化痰。津液悉受邪耗,

症情已甚危险。涤痰利窍,润燥生津。

鲜石斛	鲜生地	风化硝拌瓜蒌仁		冰糖煅石膏
西洋参	陈胆星	竹沥		丹皮
连翘	元参	芦根		牛黄清心丸

又二方　神识昏多清少,语言慧少糊多。汗泄蒸蒸于肌表,白痦布露于胸腹。目呆耳聋,齿干鼻煤。舌中灰,舌边绛;左脉细,右脉滑。大便所下甚少,寤寐均属不安。邪从外化痦,热阻里酿痰。邪火蒙蔽清灵,浊痰窒碍气机。风阳掀动,津液灼伤。风动防痉,痰多防闭。病剧九日,力有不逮。危险之境,尚难脱离。治以清心宁神,参用平肝熄风。热当清之,痰宜涤之。

鲜石斛	鲜生地	西洋参	麦冬	紫贝齿
冰糖煅石膏	连翘	胆星	郁金	茯神
竹沥	芦根	金箔		

戴斐卿孩　伏邪发现,旬余不解。病中强食,助邪之威。邪热不杀谷,气蕴蓄中焦,蒸化为痰,痰甚化火。火为无形之气,滋蔓无定,伤津伤液,在所难免;痰为有质之物,碍升碍降,理亦宜尔。热早轻暮重,语晨慧暮昏。痦不多,无形之热,尚少宣化之机;下亦少,有质之痰,尚有蟠踞之势。咽有泛恶,脘有满闷。舌前半淡绛,后半薄白;脉左手细数,右手小数。舌尚有润泽,脉颇有神韵。童体不足于阴,热病恰重于阴。阴一日不复,热一日不退。阴分伤,阳气亢。独热无寒,类似瘅疟。欲求退邪清热,务在存阴生津。有形之痰,再当涤之;有质之垢,更宜化之。

西洋参	麦冬	冰糖煅石膏	鳖甲	知母
滁菊	桑叶	蒌皮	竹茹	橘红
杏仁	生谷芽			

王成章夫人　神识狂乱,已经八日;发热昏语,已有两旬。半由疹点不达,半由痰热不化。邪蒙清灵,痰阻膻中。昨夜昏沉不寐,今晨神识较清。脉滑大,舌灰腻。治法熄风阳,参用涤痰火。

羚羊角	石决明	丹皮	竹沥	西珀
胆星	广郁金	茯神	橘络	滁菊
桑叶	枇杷叶			

张福珍　热蒸营分为疹,邪遏卫分为痦。既疹既痦,尚不足以去其邪;为日已久,正气有所不逮。神识昏沉,恐防内闭;手足抽掣,又虑痉厥。脉弦滑而数,舌淡绛有刺。热证以津液为注重,治法以甘凉为扼要。佐轻清之品以宣肺气,参鳞介之类以潜肝阳。

| 羚羊角 | 西洋参 | 知母 | 石决明 | 熟石膏 |
| 元参 | 竹沥 | 连翘 | 胆星 | 钩钩 |

芦根　　　　淡甘草

二诊　痰阻碍气分，热迫入营分。津为邪所耗，液为火所烁。唇焦齿燥，舌绛口渴。神识有时昏糊，语言有时错乱。最关系者，早暮不寐。邪由此不潜消，风由此有炽动。顷刻便下甚夥，时常汗泄不少。左脉细弦而数，右脉小滑而数。治当清邪承阴，参用熄风潜阳。

羚羊角　　　生地　　　　石斛　　　　茯神　　　　桑叶
菊花　　　　川贝　　　　郁金　　　　钩钩　　　　橘红络
西琥珀　　　竹叶卷心

三诊　暑风伤卫，湿痰阻气。肺失宣降，胃失通行。胸脘痰滞，颈项痦泄。为日二旬，气阴两伤。左脉数大，右脉数滑。舌干燥，口喜饮。甘凉生津，咸寒存液。兼宣无形之气，以涤有形之痰。

冰糖煅石膏　银花　　　　连翘　　　　竹沥　　　　元参
粉沙参　　　橘红　　　　苡仁　　　　杏仁　　　　甘草
枇杷叶　　　茯神

四诊　白痦渐次回隐，身热又觉增剧。气火上凌，呛咳频仍；湿热下注，泄泻便溏。痰不爽豁，寐不安宁。舌苔黄腻，根底灰黑；左脉疾大，右脉疾滑。病起三旬有余，邪势尚见鸱张。恐力不胜任，治殊为棘手。涤膈上有形之痰，清肠中无形之热。

羚羊角　　　鲜石斛　　　扁豆衣　　　橘红　　　　竹沥
杏仁　　　　甜葶苈子　　茯神　　　　苡仁　　　　煅石膏
淡甘草　　　胆星

徐娘娘　热蒸于肺，痰阻于胃。白痦迭次而见，身热绵延不已。脉细数，舌淡光。当清其热，以保其津。

西洋参　　　银花　　　　连翘　　　　茯神　　　　橘红
竹茹　　　　黑豆衣　　　扁豆衣　　　滁菊　　　　桑叶
苗叶　　　　生甘草

倪云治郎　暑湿热蒸腾气分，一旬来致伤津液。热蒸于外为疹痦，热郁于内为痰火。脘嘈如饥，寤寐错语。小溲短赤，大便傍流。唇口干燥，舌质灰黄。左脉弦细而促，右脉数大而滑。邪渐有清泄，阴渐见消耗，盖热症以津液为资料。与敬翁先生商议，治法以甘凉生津，参入涤痰护神。

西洋参　　　鲜石斛　　　甘草拌石膏　杏仁　　　　胆星
广郁金　　　粉丹皮　　　知母　　　　橘红　　　　菊花
茯神　　　　淡竹叶

蔡鉴清　正月二十日　无形之酒毒，流及营卫；有形之食滞，阻碍肠胃。营卫阻，则气血失司宣通；肠胃滞，则升降失其和畅。血滞化热，发现斑块；气滞化热,遂成肿痛。腑气不通,更衣艰难;胃气不降,呃忒连声。前吐红黑之血,不外嗜酒致伤;现在脐腹疼痛,定是宿垢凝滞。红非阳络之血,黑是胃底之浊;斑非外感之风,肿是酒热之毒。熏蒸之热毒,逐渐由肝传胃,唇为焦燥,眶为红肿;氤氲之食滞,毕竟由胃入肠,腹为鸣响,腰为酸楚。左脉窒郁不畅,右脉滑涩不匀。病状已有十日,增剧仅有半旬。实证何疑,舍攻奚从?

生锦纹	陈枳实	制川朴	淡豆豉	黑山栀
粉丹皮	大青叶	桃仁泥	忍冬藤	净连翘
白茅根	酒药二粒杵碎入煎			

服前方之后,呃忒即止,肿痛亦减。大便已下,连得二次黑色之物。

又方　先吐粉红色,后吐灰黑色。粉红痰血,所吐不少;灰黑痰水,所吐甚多。粉红者,是酒热伤及胃络;灰黑者,是酒热伤及胃底。不吐者已有二日,得下者连有数次。无形之酒热,已从吐而发泄;有质之食滞,亦由下而外夺。胃中尚有未尽之酒毒,布散于气血,流滞于脉络,四肢酸楚而肿,甚而发斑;肠中尤有未尽之垢滞,阻碍于气腑,壅遏其升降,满腹鸣响而痛,遂使食废。唇齿焦黑,舌质黄腻,阳明实火之兆;斑底紫红,斑顶焦黑,阳明血热之征。左脉弦而不张,右脉数而不滑。身热神清,无内陷之虞;呃止寐安,无外脱之虑。昨用承气汤似嫌孟浪,今改清营法较为妥稳。

犀角尖	连翘	忍冬藤	大青叶	丹皮
人中黄	桃仁泥	早竹茹	橘红络	白茅根
桑枝	丝瓜络			

又方　两手之肿,左轻右重;两足之斑,左稀右密。右面先起之点,已有焦形;左面后起之点,或见紫色。遍体酸楚,牵及四肢。遂使寐不宁贴,致多转侧。脘宇自觉满闷,腹筲不知温痛。更衣欲下不畅,似有后重。左脉转形弦大,右脉亦见滑大,重而按之,仍形柔软。舌中灰黄已少,舌尖红刺不多。阳明之热毒,充斥营卫;阳明之垢滞,阻塞腑道。胃津受伤,肠液亦耗。须急下以存津,使邪去以保液。佐清血络之毒,参涤肠腑之垢。

犀角汁三分	生石膏	风化硝	蜜炙枳实	连翘
木防己	忍冬藤	鲜桑枝	粉丹皮	竹茹
白茅根	钩藤	红花拌丝瓜络		

服后唇焦齿燥稍退,饮食略进糜粥。舌苔已薄,大便里急,体腰均酸。

前方服二剂后,改去石膏、枳实、犀角,加入西洋参、霍山石斛、楂肉炭、陈枳壳,接服二帖。

又方　诸恙悉减,惟身体仍觉酸楚,大便溏燥不匀。左脉仍现浮弦,右脉滑数尤烈。

青礞石	枳壳	全瓜蒌	炒薤白	白归须

| 新绛 | 风化硝 | 淡黄芩 | 杏仁泥 | 白芥子 |
| 忍冬藤 | 丝瓜络 | | | |

服后病象依然无进退,易方再拟舒经通络法。

当归须	姜半夏	野桑枝	木防己	炙甘草
川桂枝	川羌活	海桐皮	怀牛膝	赤芍
白杏仁	生石膏			

服三剂,身酸瘥,饮食如常。

张康侯夫人　时感疫邪,直犯肺胃。先吐泻,继瘰瘀。点现两旬,未获发透。气机由此窒碍,脘宇因之满闷。呕恶气逆,口渴喉痛,右脉滑大,舌尖绛刺。病邪尚在气分,治法似宜清扬。

羚羊角	鲜石斛	连翘	银花	元参
芦根	白杏仁	桔梗	甘草	郁金
竹茹	橘红			

郁左　七月　产育已越二旬,痱瘰发现四朝。火升不寐,气逆胁痛。脉来弦数而大,舌质垢腻如腐。秽毒炽盛,最虑迁变。解毒清络,是为扼要。

紫雪丹	净银花	连翘	丹皮	象贝
橘络	人中黄	马勃	丝瓜络	茅根
滁菊	茯神			

又二方　暑毒酿成痱痦,遍体密布无解。脘有气闷,便不更衣。脉象弦大而滑,舌质绛燥而枯。产后阴分受伤,痦多气分亦耗。两清气营,借保津液。

生石膏	知母	连翘	净银花	人中黄
元参	蒌皮	丹皮	白杏仁	茯神
白茅根	鲜竹叶			

苏州　叶铁生　一方　外束风寒,内停食滞。暑湿为无形之邪,已从毛孔为痦;积滞为有形之物,万难从气而化。留蓄中焦,蕴酿痰热。气化升降,为之窒阻;推荡传导,为之失常。大便仅得傍流,积滞未获下夺。脘宇满闷,噫嗳不畅。三焦流行失司,六腑输泻失职。邪气留连,清浊混淆。起坐辄觉晕眩,痦痱有时错语。左脉不弦不张,右脉不徐不疾,统而按之,皆见流滑;舌中灰黄而腻,舌根黄腻更甚,味觉甜气,渴不思饮。上焦清阳蒙蔽,中焦浊阴凝聚。夫上脘象天,天气下降则清明;中脘象地,地气上升则晦塞。肺居上焦,主乎一身之气化;胃居中焦,主乎六腑之总司。宣一身之气化,务使轻清;通六腑之机窍,端在利滑。气化利,则蒸腾之湿热,自可随气而行;机窍通,则壅阻之积滞,亦可随下而化。

| 佩兰叶 | 黑山栀 | 酒芩 | 肥知母 | 桔梗 |
| 瓜蒌仁 | 广郁金 | 生竹茹 | 苡仁 | 广橘红 |

建曲　　　　鲜芦根

又二方　白痦所发不多，尚不足以去其邪；大便仅得傍流，亦不足以去其滞。蒸腾之热，留蓄之垢，互相胶柱其中，升降流行皆阻。三焦悉被邪侵，六腑又为邪室。脘宇满闷，烦冤懊憹。转辗多侧，寤寐尚安。身热昼缓夜剧，舌苔黄多灰少。左脉柔奭而滑，右脉濡大而滑。清膈间无形之热，涤肠中有形之滞。仿凉膈散意，是为合拍。

煨石膏　　　　风化硝　　　　黑山栀　　　　连翘壳　　　　肥知母
西牛黄　　　　净银花　　　　酒黄芩　　　　白杏仁　　　　生苡仁
竹二青　　　　建兰叶

又三方　昨日大便水多粪少，今日更衣水少粪多。腹笥仍觉漉漉鸣响，肠间必有未尽之垢滞。妨碍阑门泌别，阻室贲门升降。胸膺白痦，较昨布露；烦冤懊憹，仍形如故。肢体有时酸软而楚，遍体有时潮热多汗。舌质依然灰腻，口中仍不干燥。脉象虽见滑利，统按并无数躁。积滞挟热，氤氲中焦；陈腐挟痰，壅阻气分。气分之热，当达之以从汗泄；肠中之垢，宜驱之使从下出。邪腾于浊，佐用芳香；热胜于湿，复入甘凉。

煅石膏　　　　紫雪丹　　　　知母　　　　竹叶片　　　　橘红
白芥子　　　　滑石　　　　茯苓　　　　苡米仁　　　　丝瓜络
芦根　　　　佩兰叶

又四方　白痦随汗随泄，身热乍高乍低。每至晡后，阳明旺时，毛窍闭塞，热势特甚。湿浊之邪弥漫，三焦积滞之垢留蓄。六腑积滞一日不尽去，湿浊一日不尽化。邪阻垢阻，气分不易通行；气郁腑郁，流动愈为阻碍。邪阻已从热化，气阻亦从火化。灼津烁液，在所不免；舌干口燥，势所必至。苔色灰黄白腻俱全，脉象弦劲数疾皆无。治法甘润咸寒，借以清热涤滞。芳香化浊，亦为扼要。

煨石膏　　　　鲜石斛　　　　知母　　　　连翘　　　　瓜蒌仁
风化硝　　　　银花　　　　竹叶　　　　紫雪丹　　　　佩兰
滑石　　　　橘红

又五方　身热有退无进，痦点布多隐少。潮热之势，愈延愈晏；积滞之垢，益延益下。口中仍觉甜味，舌质又见灰黄。无形之热邪，有质之垢滞，互相胶滞肠胃，通降为之窒塞。左手脉柔软，重按尚有滑势；右手脉滑实，重取并不空虚。为日虽多，正气幸未戕伤；表里尚通，邪气并不遏郁。当通有形之滞，以涤无形之浊。药宜甘凉咸寒，借以保津救液。

熟石膏　　　　鲜石斛　　　　元参　　　　知母　　　　银花
连翘　　　　风化硝捣瓜蒌仁　　　　竹茹叶　　　　橘红
苗叶　　　　建兰　　　　紫雪丹

又六方　气分蒸腾之热，日渐减去；肠中蕴蓄之滞，尚未尽夺。肠与肺为表里,肠与胃相联通。下流稍窒,上流必塞,观其鼻窍气迫可证;肠垢不去,胃浊不降,所以舌质仍见灰腻。中脘以上,嗳而不爽;中脘以下,鸣而不平。寐不安稳,醒觉口燥。满苔皆腻,满口皆甜。脾之湿,胃之热;溢于上,出于口。脉象转见弦滑,重按仍觉柔软。治法开上焦之气郁,参用润下脘之肠燥。不用急攻峻属,庶免劫津伤液。

鲜石斛	石膏	元参	知母	风化硝拌瓜蒌仁
建兰	郁金	麻仁	桔梗	杏仁
橘红	泽泻叶			

又七方　前经屡次傍流,现在迭次薄粪。然积滞之垢,竟未能尽去。积滞不去,流行之气不和,故腹中推荡鸣响;积滞不去,浊阴之气不化,故中脘气升噫嗳。舌质灰色渐少,腻白渐多,热去而湿存之象;脉息上部渐小,下部渐大,上通下塞之兆。潮热已轻,白㾦亦少。肠胃湿浊为甚,口舌甜腻为剧。苦温以化有余之湿浊,甘凉以清未尽之蒸热。咸软以却结垢,辛香以除阴气。

制川朴	枳壳	云曲	杏仁	橘红
知母	麻仁	风化硝捣蒌仁		川石斛
茯神	郁金	建兰		

又八方　昨日昼间潮热,入晚交子又热。㾦寐因之不安,气机为之不通。积滞之垢一日不去,蒸腾之热一日不尽。挟脾湿上溢于口,为口甜;挟肝气下注于肠,为肠鸣。有质之积滞,无形之蒸热,滞在中脘,热在上焦。毛窍易泄,为汗为㾦;腑道难通,为窒为痹。舌质根底转白,中间尚剩灰腻。脉象左关柔和,尺部仍觉滑大。滋腻之药,反益凝滞;流荡之品,似亦非宜。今拟润滑下脘,以驱积垢;参用清泄,以除蒸热。芳香化浊,又不可少;甘凉渗湿,亦不可缺。

石膏	川朴	枳壳	知母	咸半夏
云曲	青蒿子	茯神	楂肉炭	风化硝捣蒌仁
竹茹	建兰叶			

又九方　午刻潮热已平,子刻潮热亦静。入晚既可安寐,每餐又纳糜粥。旧蓄之垢未尽,新进之谷易停。胃气似有少降,腑气似更多窒。清升浊降,因之失度;湿痰遗热,由此不化。清阳入四肢,清阳窒则四肢冷软;浊阴归六腑,浊阴阻故腑道闭塞。舌质中央尚剩灰腻,脉象尺部仍现滑大。仿苍术、石膏,以祛湿热互结之邪;参入枳实、槟榔,以导新陈相并之滞。

茅术	半夏	炒知母	橘红	南楂炭
川厚朴	石膏	瓜蒌仁	青蒿子	竹二青
建兰叶	枳实导滞丸			

又十方　六腑以通为用,胃为六腑总司。九窍不和,多属胃病。胃不思食,胃之醒运之机失常,湿热浊痰,乘机蟠踞。舌白舌灰,由此仍存。口之甜,是脾

之痹;口之燥,是胃之燥。连日潮热已退,终日手热未除。蒸腾之热日渐退化,发现之瘖日渐稀少。治法甘凉清热,参入辛芳化浊,加入更衣丸以通腑。

鲜石斛	蒿子	知母	茯神	竹茹
建兰叶	姜汁炒川连	蒌仁	橘红	咸半夏
苗叶	更衣丸			

又十一方　前次病状,湿少而热多;现在症象,热少而湿多。身体之热已除,掌心之热未去。胸前白瘖,似有若无;入夜寤寐,有增无减。顷刻大便更衣,惟嫌肛门里急;其中尚有结屎,一时未能遽夺。胃不思食,口有甜气。脾家尚有蕴蓄之热,胃家又有湿浊之痰。舌苔里外,皆见白腻,中央尤剩一块灰腻。尺脉大势较减,余部软滑未尽。甘平辛芳气味,借以鼓舞脾胃。

扁石斛	半夏	新会皮	茯苓神	佛手柑
竹二青	青蒿子	瓜蒌仁	炒知母	砂仁壳
香谷芽	建兰叶			

汪右　时疫喉痧,发现四日。左脉浮大,舌质燥白。倘其邪不内陷,或可转危为安。

羚羊角	薄荷	连翘	山栀	银花
元参	甘草	杏仁	象贝	竹茹
芦根	丝瓜络			

周杏孙媛　烂喉痧发现三日,其邪势正在鸱张;今日便下四五次,则邪热易致内陷。体质阴亏于阳,阳动则化风,循经入络。乍有咬牙,乍有手掣。左脉数,右脉滑。舌中腻白,舌尖绛刺。邪自传染而来,首先必犯肺胃。用犀角消胃中之温毒,参羚羊泻肺家之热邪。再加清扬气味,务使宣利气机。二三日内不兴风波,病势或有转机。

香犀尖	羚羊角	元参	连翘	人中黄
银花	丝瓜络	大青叶	丹皮	滁菊
生竹茹	芦根			

又　夫人　咽中觉哽,状如物阻。糜烂偏左,红点亦在左。肺有温热,胃中亦有温毒。加以烦劳,阳气勃动,面红冒热,是其征也。左脉细数,右脉滑数。舌面薄灰,舌底薄白。泄肝胆之浮阳,清肺胃之温毒。

羚羊角	人中黄	西藏橄榄	土贝母	桑叶
滁菊	连翘	山栀	丹皮	元参
生竹茹	橘络			

朱左　头痛牙痛,身疼胁疼。形寒形热,脘泛呕恶。大便不下,饮食不进。左脉浮弦,右脉滑数。此外感之风温,引动内蕴之湿痰。若见痧点,即是喉痧。录方清宣肺气,借以疏风化痰。

苦桔梗	淡甘草	山栀	连翘	元参
杏仁	白芥子	橘红	竹茹	丝瓜络
桑叶	芦根			

申江　徐苍菽首方（六月初九日）　左脉刚大,右脉滑数。前经舌质变迁无常,现在舌质红绛起刺。病起十余日之久,痢下四五十之数。近日热去其七八,痢行亦少其八九。所剩之邪,不过余波未尽;所伤之处,在于阳津阴液。潮热或一日起,或一日平;脘宇不知烦闷,又不知饥。少腹自觉作痛,小溲并不窒滞。推其病,测其源,蒸腾之火在气,郁伏之热在营。偕伯陶先生,拟两清气营、保救津液。未卜以为然否,还祈高明政服。

秫米炒西洋参		鲜石斛	京元参	净银花
净连翘	甘中黄	奎白芍	粉丹皮	鲜生地
茯神	川贝母	白茅根	竹卷心	

又二方（初十日）　始病吸暑发热,下利数十多行。阳津从热而上耗,阴液从利而下伤。满口皆糜,满舌皆绛。投甘凉而津得复,进咸寒而液得生。发热下利,日益其减;口糜舌绛,日益其退。第热势一日作、一日辍,而苔一日绛、一日白。不食脘宇自觉知饥,得食脘宇自觉窒滞。寤则少寐,寐则多梦。昨日便下小有血块,今朝更衣未获临圊。左脉大而且刚,右脉大而且柔。六部统按,又见滑数。刚大阳亢阴亏,滑数热炽痰盛。病缠已越一月,转机已见七八。所留之邪不过余波,所伤之处在于津液。治法注重保津救液,借退亢阳而尽余波。录方还希伯陶先生酌服。

西洋参	京元参	粉丹皮	甘中黄	银花
奎白芍	川贝母	茯神	建兰叶	鲜石斛
茅根	生地露煎药			

又三方（十一日）　气分之邪从毛窍外腾,发现白㾦;营分之热从阴络内注,变成下痢。气分之㾦,与伤寒耳聋不同;营分之利,与食滞腹痛亦异。热势仍形一作一辍,朝轻暮重;利色依然半紫半黑,或块或溏。白㾦显露,仅有两朝,脚膺密多,手臂稀少。发热有十四日之久,下利有四五十之多。阳津从热而耗,阴液从利而伤。舌质松白,底尖红绛有刺。左脉来盛去衰,右脉滑多数少。暑中之秽,无形无质,所伤气分,蔓延无定;湿中之痰,有形有质,妨碍气机,迁变不一。清气分之热,宜用甘凉;潜营分之火,宜用咸寒。有否的当,仍希伯陶先生酌核政行。

香犀角	粉丹皮	金银花	建兰叶	京元参
鲜石斛	西洋参	甘中黄	白茅根	绿豆衣
鲜芦根	竹二青			

又四方（十二日）　身热时潮时平,白㾦时多时少。脉象朝暮不同,舌质旦

夕亦异。朝诊之脉，大势较减；暮诊之脉，大势复盛。且见舌质绛多白少，夕见舌质白多绛少。脉如是之动，舌如是之变，气分终有邪，营分又有热。白㾦多，气邪乘机外腾；下血多，营热乘势内泄。所有伏邪，不过余烬。无如热现半月之久，益以利下数十次行。津液大受戕耗，余邪不易廓清。治法甘凉咸寒，借以救津保液。使津液日渐来复，则余邪日渐退舍。录方于下，仍请伯陶先生斧政。

西洋参	人中黄	粉丹皮	京元参	金银花
建兰叶	香犀尖	香青蒿	白荷花	鲜石斛
白茅根	鲜芦根	竹卷心	生地露煎药	

又五方（十三日）　昨夜热度极高，今晨脉象尚大。胸次之㾦，仍形不少；痢中之血，尚见不多。在气之邪，既由㾦而外腾；在营之热，又从血而内泄。热度尚如许之高，脉象尚如许之大。一由阴分之不足，一由阳气之有余。淹留之邪，尚难速化；蒸腾之热，未易遽清。舌质有变化不一，余烬有变迁无定。气分之热，必借流行而始化；营分之热，须俟血去而始清。大旨清气清营，理所必需；于救津救液，尤不可废。酌录数味，仍请伯陶先生政行。

香犀尖	粉丹皮	金银花	元参心	西洋参
竹心	甘中黄	鲜石斛	鲜芦根	丝瓜络
真滁菊	竹茹	生地露煎药		

又六方（十四日）　身热减不足言，利下少而不多。紫块未尽，白沫尚见。白㾦先发者已回，续布者未退；舌质朝见者红绛，晚见者白糜。左脉大，尚无冲和之气；右脉滑，颇有柔软之象。气分热久而致耗，营分痢多而致伤。有质之痰浊，尚难廓然而清；无形之蒸热，未易骤然而消。狂澜之势虽倒，余波之烬未熄。务必津液日渐而来复，方可余烬日渐而扑灭。治法仍用甘凉咸寒，借此可以保液泄热。录方尚希伯陶先生削政。

犀角尖	连翘	甘中黄	粉丹皮	茅根
竹卷心	金银花	元参	鲜石斛	西洋参
芦根	建兰叶	生地露煎药		

又七方（十五日）　昨日便下，仍挟紫黑红筋，今晨未获更衣；身体发热，仍形忽潮忽平，较前略觉轻些。白㾦亦日渐稀少，舌质又少变动，绛而不紫，白而不糜。左脉大势未去，重按如有柔软之象；右脉滑势未减，沉取颇有虚软之形。气分蒸腾之火，日形其退；营分郁遏之热，日形其少。惟已耗之阴液不易来复，而未尽之余烬尚难廓清。现在治法，仍宜恪守，俾病机再无变动，则法程或可更易。录备伯陶先生改政。

| 西洋参 | 生苡仁 | 鲜芦根 | 粉丹皮 | 鲜石斛 |
| 扁豆衣 | 竹茹 | 竹心 | 香犀尖 | 甘中黄 |

白茅根	元参心	净连翘	建兰叶	生地露

金银花露煎药

又八方(十六日)　气分尚有淹留之邪,白瘖或稀或密;营分犹有郁伏之热,痢血忽多忽少。朦胧之中,汗泄溱溱肌腠;日晡之后,身体蒸蒸发热。左脉中取,大而略敛,重按颇软;右脉浮取,滑而兼数,沉按虚软。左尺部尚不垂露,右尺部颇少藏蛰。舌质时更时变,朝暮忽绛忽糜。为热已久,虚多邪少。然余邪一日不尽,则滋补一日难投。不如仍用甘凉咸寒,借此亦可养津清邪。录方仍祈伯陶先生有道教政。

西洋参	元参心	粉丹皮	橘红	霍石斛
茅根	建兰叶	人中黄	竹茹	竹心
犀角尖	金银花	淡秋石	苗叶	生地露煎药

某右　夙有哮喘,前年鼻红。风湿流入血络,遍体发瘰发癍。营卫间阻,冷热倏往倏来;痰滞于络,颔下酿成结核。

当归须	橘络	丝瓜络	丹皮	茅根
山茶花	软柴胡	荆芥	升麻	绿豆衣
昆布	土川贝			

朱赓笆　诸痛痒疮,皆属于火。火灼于营,布散于络。窒碍营卫流行,阻遏气血贯通。血凝成块,气凝成瘰,先发于下,继发于上。或有燥痛,或有癣痒。斯为躯壳中病,不足以为虑也。夙病咳呛,本病阴亏。两目流泪,二便俱红。左脉柔细,右脉数大。咽喉癣痒,舌质薄白。血中之热,必借流行始衰;气分之痰,务在清肃则化。

当归身	生甘草	滁菊花	冬桑叶	广橘红
川贝母	红花拌丝瓜络		绿豆衣	净连翘
忍冬藤	炒荆芥	粉丹皮		

钦右　三十岁　血中风热,透出肌肉,发现红块,上下俱有。咳呛少痰,咽喉觉痒。大便艰涩,小溲烫热。脉象弦滑而数,舌质腻黄而燥。肝肺挟有风热,脾胃蕴蓄湿火。治法仍宜宣清风热。

元参	苦桔梗	淡甘草	白杏仁	川贝
青蛤散	滁菊	桑叶	枇杷叶	丝瓜络
蒌皮	竹茹			

沈左　风湿相搏,遍体发癍。痛在少腹,痞起胁肋。

当归须	荆芥	丝瓜络	忍冬藤	秦艽
生白芍	制川朴	小茴	砂壳	枳壳
青皮	大腹皮			

汪左　身热发癍,肠鸣便泻。外感风寒,内积食滞。疏表解里,清肺和脾。

钩钩	丝瓜络	荆芥	防风	白杏
象贝	广皮	木香	神曲	芽谷
扁豆	楂炭			

又　瘕退泻止,是表解里和之兆;咳呛舌白,是湿痰阻气之证。

前胡	白杏	橘红	象贝	法夏
生竹茹	钩钩	扁豆衣	忍冬	神曲
芽谷	冬瓜子			

陈左　湿毒流入脉络,窒碍气血流行。气滞作痛,血凝成块。先起于足,渐及于身。营卫附经络,经络既为邪阻,营卫亦有窒碍,冷热因之而作。中焦状有湿痰,胃纳为之减进。左脉数,右脉滑;通气络,和营卫。

当归	赤芍	丹皮	牛膝	橘络
丝瓜络	滁菊	桑叶	绿豆衣	干茄蒂
草梢	忍冬藤			

袁孩　久热不退,新热又加。遍体发斑,定是风暑。

蒿梗	薄荷	六一散	蝉蜕	钩钩
丝瓜络	滁菊	桑叶	连翘	山栀
忍冬	丹皮			

吴右　病已越二旬,疹连出数次。遍体密布,周身瘙痒。邪有疏通之机,阴有受伤之象。脉来弦滑,舌白口苦。汛停四月,肢酸带多。当先清热解毒,然后滋阴存液。

连翘	绿豆衣	菊花	钩钩	橘红络
银花	山栀	人中黄	桑叶	竹茹
丝瓜络	白杏			

赵左　四月　寒湿阻气,发现似瘕似疮;起自寒热,舌质黄腻而厚。

茅术	川朴	广皮	苓皮	荆芥
秦艽	绿豆衣	忍冬	酒芩	生草
丝瓜络	丹皮			

春间小育,八脉受伤。营热乘虚而炽,逼血下行,所以经来较多。夏秋吸受暑湿,乘时感而引动。始因欲疟不达,继而白㾦密布。缠绵辗转,屈指五旬。气血并伤,津液俱耗。自盗汗泄,舌光而剥。更衣欠畅,胃纳索然,肠鸣腹痛。脉象小弦而软。当培养气阴,以滋津液,而清余邪。

芪皮	生地	麦冬	桂枝炒白芍	左牡蛎
丹皮	稽豆衣	橘红	当归	桑叶
糯稻根	牛膝			

叶　新感由表入里,伏气由里透表。表里同传,营卫同伤。营争为寒,卫

争为热,间日而发,似疟而非。邪蒸于外,为白㾦;邪结于里,为邪痰。无形之风阳,乘气上蒙,忽而耳窍失聪;有形之浊痰,随火锢蔽,忽而言语欠清。邪伤于营,内应于心,心藏神;痰阻于里,逼入于肝,肝藏魂。神不宁,魂不藏,每多精神恍惚,言语错乱等情。面带油光,舌有腐形。饮食少如废,痰黏多如漆。左右脉象,搏指弦滑。阳气竭张日甚一日,阴液胃津日耗一日。浊痰未获廓清,延虑正不敌邪。潜肝胆之风阳,以藏魂;泄营卫之热邪,以藏神。参用滋阴液之不足,涤浊痰之有余。

真滁菊	抱木茯神	石决明	炙橘红	粉甘草
生龙齿	陈胆星	西洋参	生鳖甲	粉丹皮
霍石斛	糯稻根			

钱　似疟之势已退,更衣之溏未实。营卫既虚,脾胃又弱。余遗之湿,未获廓清。脉象左右,濡细而弦。法当两益营卫,并疏脾胃。

甜冬术	朱茯神	春砂仁	制首乌	怀山药
桂枝炒白芍	潞党参	广木香	广陈皮	冬瓜子
白扁豆	红枣			

内蕴暑湿,外薄风寒。表不汗解,里不下达。暑湿风寒,皆从火化。逗留肺胃,酝酿白㾦。点现三朝,尚未朗露;便秘九日,不思饮食。津津汗出,蒸蒸潮热。舌质薄白,口渴喜饮。左脉小数,右脉滑大。治法轻清泄热,参用甘淡利窍。

羚羊角	鲜石斛	黑山栀	通草	生苡仁
丝瓜络	净银花	净连翘	广橘红	大力子
白茯神	鲜芦根			

二诊　外风已从汗解,里湿已从㾦化。就此两端,皆佳兆也。大便经旬未更,腑中积滞尚留。遗余之邪,乘机蟠聚于是。尚有潮热未平,胃纳索然,舌质糙白。左脉仍形小数,右脉依然滑数。治宜轻清宣泄,务使余邪仍从毛孔而出。饮食寒暄宜谨慎,庶不致另生枝节。

绿豆衣	黑豆衣	扁豆衣	鲜石斛	银花
连翘	瓜蒌皮	旱莲草	竹二青	苡仁
丹皮	杏仁			

三诊　病已两旬,㾦发半月。潮热忽起忽平,汗泄午多午少。前经大便一旬始下,现在更衣一旬未通。胃不思纳,得食脘痛。咳而有痰,耳窍失聪。舌质燥白,尖有剥痕。左脉沉按弦数,右脉重取柔小。气津为汗而消耗,阴液由热而戕伤。气阴俱形不足,热邪尚属有余。宣肺使伏邪仍从空隙而出,养胃使津液得以灌溉而复。

| 豆卷 | 赤豆 | 绿豆衣 | 连翘 | 山栀 |

| 瓜蒌皮 | 银花 | 桔梗 | 人中黄 | 鲜石斛 |
| 滁菊 | 稻头 | | | |

四诊　暑湿氤氲气分，外酿而为白痦。点现半月，层见叠出。旦起足肿觉寒，晡后身体发热。大便又有一旬未下，胸次督闷，得食而痛。汗出颇爽，耳窍失聪。左脉浮滑而大，右脉沉滑而数。舌质白腻，尖不甚绛。余波之邪，尚在肺胃。治法似宜廓中上，药取甘凉平淡气味。

鲜石斛	桔梗	淡甘草	黑山栀	知母
象贝	银花	杏仁	瓜蒌皮	白茯神
连翘	稻头			

五诊　上午足肿发寒，下午身体潮热。汗出颇多，咳呛欠爽。胸次时觉气闷，脘宇得食作胀。耳未聪闻，便未更衣。痦发半月，时隐时现；舌质腻白，或润或燥。脉象左右，弦滑而数。白痦一症，总是暑湿氤氲气分，蒸酿而成。两旬以来，大邪较退，惟有余热淹留；肺胃清肃，遂失下行之令。治法仍用甘淡轻清，务使留邪仍从肺出。

鲜石斛	银花	连翘	象贝	瓜蒌皮
杏仁	蒿子	通草	知母	佩兰
橘红白	稻头			

六诊　白痦已净，胸痛亦止；耳渐聪闻，便亦更衣。胃不加餐，起坐无力。形热未尽，舌白口腻未清。左脉弦滑已去，右脉小数如前。种种皆属病伤元气，余蕴之邪日退。治法甘平养胃，即是补虚；务使胃气充足，即可灌溉。

丹参	川石斛	白芍	银花	茯神
绿豆衣	稻头	丹皮	广皮	佩兰
淡草	黑豆	桑叶		

七诊　痦后伤阴，热后亦耗阴。阴虚阳亢，致潮热未平。大便七日未下，耳窍鸣响未除。舌质糙燥，脉象小数。小为阴亏，数为阳盛。肝胆风火，随阳上升；肺胃余热，乘气淹留。潜风阳以清肝胆，泻余热以清肺胃。俾风阳潜而余热清，则阴自复而元自充。

丹参	粉丹皮	川石斛	绿豆衣	淡草
甘菊	稻头	白芍	黑大豆	茯神
石决明	桑叶	银花		

病起两旬，痦见九朝。白痦一症，原由暑湿蒸酿而成。迭发五次，胸腹密布，寒热往来。脉象数大，舌质燥白。大便曾经更衣数次，纳食式微，痦瘰维艰。治当廓清肺胃气分，务使余邪仍从痦出。

| 连翘 | 山栀 | 丝瓜络 | 白茯苓 | 扁豆衣 |
| 鲜石斛 | 银花 | 苡仁 | 大豆卷 | 青蒿子 |

冬桑叶　　　黄芩

　　自积食引动伏邪,由寒热转为白痦。两旬余日,邪少虚多。齿痛头痛,内热盗汗。乃阴虚而阳亢,为病后之常情。脉象小弦而数,舌质淡光无苔。育阴潜阳以柔肝,养津补液以和胃。

首乌　　　　石决明　　　丹参　　　　白芍　　　　黑料豆
生谷芽　　　甘草　　　　川石斛　　　知母　　　　麦冬
甘菊花　　　冬桑叶

　　痦起二十余日,痦发七八数次。暮热状如燎原,脉象均见小数。一由阴分之不足,一由气分之失清。阴分不足,热易生也;气分失清,邪易留也。童体阳常有余,最虑阳动化风。育阴潜阳,清气泄热。

滁菊　　　　丹皮　　　　西洋参　　　连翘　　　　黑山栀
青蒿　　　　知母　　　　银花　　　　淡鳖甲　　　扁豆
地骨皮　　　桑叶

8. 痢疾

　　暑湿伤气,酿成滞下。肠胃失宣,腹痛异常。脉象弦紧,治当温运。

川朴　　　　木香　　　　楂炭　　　　扁豆　　　　广皮
云曲　　　　枳壳　　　　赤苓　　　　草薢　　　　车前
槟榔　　　　葛根

　　外受风寒,内伏暑湿。表里失宣,气血失畅。兼有积食损中,陈腐逐渐酿痰。腹痛下痢,脘满上咳。形寒身热,体酸力倦。脉象浮弦而数,当用宣通三焦。

藿梗　　　　吴萸炒川连　莱菔子　　　楂炭　　　　木香
姜夏　　　　采云曲　　　橘红　　　　滑石　　　　前胡
白杏仁　　　车前

　　有年体素阳虚,平日情志失遂。肝郁气伤,中成痞满。夏秋以来,挟受暑湿之气。湿胜伤气,变成滞下。初有腹痛,肠胃不免有积。现在脘气如格,胃纳索然,嘈杂欲呕。系是胃阳中虚,浊阴上乘,而肝木亦不免凌虐耳。脉象左右短涩,舌中微黄,边底淡光。法当温运和阳,培土抑木。

京中尾　　　於术　　　　茯苓　　　　炒黑干姜　　姜半夏
广皮　　　　炒芽谷　　　去壳杵益智仁　　　　　　佛手柑
桂枝炒白芍　木香　　　　杵缩砂仁

　　六月杪偶为时痦之后,复见白痦。痦后饮食失节,脾胃受伤,大便因之带溏。时交暑湿热三气,人在乎中,不免感受其气。气者邪也,留而不化,气分渐阻。复挟食滞损中,升降窒塞,三焦阻郁。邪无宣泄,变成滞下。色见赤白,遍数甚密。腹痛后重,小溲竟无。胃纳如废,身热多汗。胸前项间,均见垒垒,似痦似疹。细参病情,究是暑湿之邪酿成其患。暑为熏蒸之邪,必伤上焦清气,气伤则外泄,为汗为痦;湿为重浊之邪,易伤中焦阳气,气伤则下注,为痛为痢。顷诊脉象,小滑而实;视其舌质,淡黄而润。目前以通痢为急急,主治专以通宣为要着。因积滞成痢,故以通为用。希冀通则不痛,而痢亦自止矣。区区熏蒸之邪,姑置勿论。

藿梗	川朴	广皮	枳壳炒冬术	炒扁豆
干姜炒川连	楂炭	六曲	炒芽谷	木香
炒车前	荷梗	去心鲜莲子		

暑湿热与食滞交阻不化,浑入肠胃气血,酿成滞下。邪伤血分居多,所以痢见红色。腹无痛楚之形,可见气分尚无大窒。起于一旬,胃不纳谷。此噤口痢之候也。胃气困乏,浊阴上僭。遂使清阳不得伸越,所以昨日已有哕逆。顷诊脉象颇有阳刚之势,右尺更见滑实。舌质腻白,喉起腐肉。在高年患此,大为棘手。姑拟疏肠腑之积滞,培气营之不足。参以醒豁胃气,以冀得谷者昌。

京中尾	於术	炒黑干姜	炒当归	白头翁
秦皮	吴萸炒川连	炒芽谷	炒车前子	云曲
炒枳壳	楂炭			

湿伤脾则便溏,热伤营则下赤。起于已久,脾阴受伤。加以饮食失节,脾胃受其戕害。治以清运和解。

吴萸炒川连	木香	酒芩	炒车前子	茯苓
六曲	炒银花	益元散	冬术	炒扁豆
楂炭	鲜荷蒂			

暑湿寒凉杂受,油腻水果互积。格拒三焦,阻塞脾胃。升降乖违,清浊浑淆。猝患吐泻交作,状似霍乱。现下吐泻已缓,转患滞下红积。小溲闭塞,胃纳式微,腹痛腰楚。脉象左右均缓,按之不大不小;舌苔白腻带黄,摩之不燥不滑。脉症参论,系是肠胃积滞未清,输化失其常度;阑门清浊欠分,膀胱气化失司。当用疏利肠胃之滞,宣化气分之湿,佐分清浊,兼利膀胱。

藿梗	川朴	姜半夏	广皮	茯苓
炒枳壳	熟扁豆	云曲	楂炭	木香
茅菅草	萆薢			

食滞荤腻,内伤脾胃。暑湿风寒外袭,表卫形寒身热。腹痛红痢,痢行甚密,纳废呕恶。脉象参伍不调。当用疏解分消,延防噤口恶痢,毋轻貌视之。

吴萸炒川连	葛根	采云曲	广皮	茯苓
姜夏	炒黑干姜	杵豆蔻	楂炭	炒扁豆
车前子	柴胡			

胎前挟热下痢,产后痢行更密。脉象并不紧滑,肠胃定无积滞。舌质润白,身不甚热。真阴尚可支持,治法未宜培摄。当清营和脾,兼祛瘀生新,是为两顾,谅无偏弊。

土炒当归	益母草	川芎	炒扁豆	木香
炮姜炭	吴萸炒川连	枳壳炒於术	秦皮	白头翁
杵砂仁	炒车前子			

积利后重,甚而肛坠,无非湿热下注;舌质腻厚,色见淡黄,却是湿浊上腾。脉象六部均弱,病起已经多日。肠胃邪虽未清,脾肾阳先受伤。法当和举脾肾,仍参清理肠胃。

京中尾	升麻	防风炒绵芪	葛根	软柴胡
楂炭	附子炒泽泻	炒当归	炒车前子	苓皮
枳壳炒於术	生姜			

马锡臣　病起三十余日,痢行一百余次。真阳上耗,真阴下竭。不食不寐,腹鸣脘闷。中焦无坐镇之力,下焦无藏纳之司。大便洞泄,小溲不禁。泻中兼有血块,脾已失其统藏。气逆哕声,面浮光亮。汗泄指跃,目窍睛露。左尺脉象,露而不藏;关部脉象,沉而不起。咽喉干燥,舌绛口糜。危象皆呈,涸脱不达。勉拟数味,以邀天眷。

吉林参须	青龙齿	茯神	广皮	刀豆子
炙甘草	赤石脂	乌梅	禹余粮	大熟地
牡蛎	白芍			

又二方　洞门大开,关闸不阖。痢下红滞,来如急箭。脘满纳废,烦热汗多。汗多伤阳,下多伤阴。阳浮于上,迫而上升;熏蒸之热,凌而下陷。关脉左仍弦细,舌质中绛边灰。咽喉干燥,津液殆微。涸脱二字,难保无虞。拟以参脉生津,地芍存液;并用龙牡敛涩,脂粮堵截。然恐砥柱无功,鞭长莫及矣。

吉林参	禹余粮	竞麦冬	赤石脂	熟地
龙骨	白芍	牡蛎	炙甘草	乌药
茯苓	茅根			

又三方　脉来至数细促,阴阳渐觉脱离。危殆之势愈迫,草木之功何济。

人参	熟地	龙骨	禹余粮	青铅
白芍	牡蛎	赤石脂	炙甘草	乌梅肉
蛤蚧	茯神			

又四方　阴从内伤,阳从外脱。四肢厥冷,脉象软糊。危险之势已呈,勉与阴阳两固,希图塞责,难冀回春。

| 人参 | 川附 | 芪皮 | 五味 | 茯神 |
| 炙甘草 | 大熟地 | 青铅 | 蛤蚧 | 龙骨 |

牡蛎　　　　白芍

诸　痢经二月,脾阴受伤。近来痢行更密,色见红而带沫,腹不痛而里急。冷热食减,脉数舌腻。仿挟热下痢,白头翁汤意。

川连	白头翁	银花	扁豆	秦艽
槐米	楂炭	伏龙肝	茯苓	炙甘草
荷蒂	白芍			

方泽如夫人　久痢脾伤及肾,所以日少夜多;纳食不易消化,时或腹胀腹痛。脉来迟滞,舌质光绛。仿缪氏脾肾双补法。

东洋参	冬术	茯苓	补骨脂	桂枝
砂壳	菟丝子	巴戟天	煨肉果	云曲
红枣	芽谷			

来大雄　湿火下注阑门,清浊不分;大便溏泄不畅,小溲欠利。里急后重,势将变痢。脉濡细,舌红绛。分清化浊,调气行滞。使气分利,则泻自止。

吴萸炒川连	藿香梗	草薢	赤苓	通草
葛根	车前草	木香	扁豆	楂肉
米仁	荷蒂			

又二方　脾胃湿热不化,阑门清浊不分。湿伤气则滞下白,热伤营则滞下红。间或水泻数次,小溲畅又不多。痢疾古称"滞下",滞为不通之义。不通则腹痛,气阻则后重。脉象濡细,舌质薄绛。体素薄弱,难堪攻夺。姑拟分清化浊,参用调理清宫。

吴萸炒川连	白头翁	秦皮	升麻	扁豆
木香	白芍	葛根	黄芩	车前草
草薢	荷梗蒂			

吴左　饮食失节,脾胃致伤。既变痢疾,又觉腹胀。中流砥柱无权,浊邪乘虚上逆。时而上作泛水,时而气逆噫嗳。脉弦细,舌净白。脾宜升则健,胃宜降则和。今订之方,乃援其例。

於术	姜半夏	云苓	大腹皮	枳壳
砂壳	云曲	广皮	吴萸	木香
冬瓜子皮	芽谷			

李南山　平素肝气犯胃,脘痞腹胀;现在饮食伤脾,先泻后痢。里急后重,剧于平旦。舌腻黄,脉濡缓。法当疏通肠胃,务使痢止便畅。

小槟榔	炮姜炭	木香	扁豆	枳壳
楂炭	酒芩	云曲	青皮	砂仁
云苓	谷芽			

俞知兰母　绝谷不纳,已将两月;痢行不止,未到一月。脾阳无鼓舞之权,

命火无熏蒸之力。气无所化,阴无所生。脉细无神,舌光无苔。两手浮肿,两足亦肿。舍益火生土外,别无良策可图。

米炒东洋参	五味子	白芍	土炒冬术	云苓
伏龙肝	胡桃肉炒补骨脂		肉果	菟丝子
吴萸	瑶桂	芽谷		

又二方　久痢不纳,痛于少腹。脉象如杨花,舌质光如剥腰。年逾六秩,病越两旬。火无熏蒸之力,土无健运之能。木气上乘,肺金受刑。气逆作咳,痰如稀涎。两手肿势已退,两足浮胀已减。无如阳气式微,终难塞谷回春。

砂仁捣大熟地		胡桃肉炒补骨脂		白芍
冬术	淡吴萸	菟丝子	米炒东洋参	巴戟肉
肉果	五味	云苓	鹿角霜	

张雪章母　脾肾真阳,素不振作,每病易致泄泻;近因食滞,消运不灵,酿成痛痢色红。今下之色,黑而带黄。肠中之垢未尽,脘中之气尚滞。向有之肝气,素蓄之湿痰,与未下之积垢,胶结而不解,致使肠不获传导,腑不获宣通。里急后重,纳食如废。胃阴伤,胃液耗。砥柱无权,虚实混淆。舌质前半绛燥,后半腻白;脉象轻按濡软,重按滑大。夫腑气以通为补,胃气以降为顺。拟用疏化中焦,以运胃气;参用通利下焦,以涤余垢。俾胃气得振作,肝阳自潜;宿垢退除,痛痢自止。而胃中之津液,尤宜兼顾。

北沙参	煨葛根	焦芽谷	奎白芍	广橘白
玉蝴蝶	绿升麻	焦山栀	川石斛	大腹皮
广木香	绿萼梅			

二诊　痢渐稀少,红色亦减。里急虽瘥而未尽,后重虽缓而尚作。脘宇嘈杂,胸有痞塞。舌质花剥,舌根腻白。左脉柔软,右脉滑大。肾中之阴素亏,肾中之阳亦亏。不独无以温养脾土,抑且无以蒸腾津液。肠胃之滞,宜通宜消,盖腑病以通为用;脾肾之虚,宜补宜涩,以脏贵藏而不泻。

北沙参	吴茱萸	炙升麻	鸡内金	奎麦冬
焦芽谷	巴戟天	炒扁豆	绵杜仲	奎白芍
菟丝子	煨葛根			

三诊　痢疾已去,腹痛亦减。旧恙肝气攻动,遂使脘宇满闷。左脉细弦,右脉细软。舌质花剥,转为淡绛;舌底厚腻,化为薄白。脏病少,腑病多。治法宜通,不宜补涩。胃中气液不足,肝家营阴有亏。燥药非宜,润药是稳。

北沙参	代代花	焦谷芽	咸半夏	川石斛
奎麦冬	玉蝴蝶	广橘白	奎白芍	白茯苓
鸡内金	冬瓜子			

四诊　平日每患泄泻,今春加以痢疾。脾胃久虚,泄泻更甚。前日迄今,

泻数十行。胸宇满闷,腹笥疼痛。饮食减少,形容憔悴。面颧红赤,足跗畏冷。乃久泻伤阴,遂使孤阳上浮。前半舌光绛,后半舌薄白。左脉仍细,右脉濡软。肾司二便,脾主水谷。脾肾兼顾,庶有转圜。

炒於术	菟丝子	白芍药	炒扁豆	淡吴萸
别直参	新会皮	白茯神	焦芽谷	补骨脂
鸡内金	煨肉果			

五诊　仲春痢疾,仲夏泄泻。脾胃再受伤,气阴继受耗。脉来细弦,舌质光绛。清阳少升,浊阴少降。上则易致窒滞,下则善于泄泻。健运主脾,受纳主胃。脾宜升则健,胃宜降则和。治法调和升降,参用益火生土。

补骨脂	白茯苓	菟丝子	焦芽谷	筧麦冬
炒於术	煨肉果	白芍药	淡吴萸	北五味
别直参	鸡内金			

六诊　泄泻已越两月,脾肾阴阳皆虚。泻行于夜,小溲清利,脾肾之泻,固无疑义。形消肉夺,食少运钝,土败之明征也。脉细濡无力,舌淡光少苔。益气补脾,以升清降浊;扶元降火,以救液保津。

炒於术	焦芽谷	肉果炭	淡吴萸	白茯苓
新会皮	别直参	伏龙肝	巴戟肉	补骨脂
菟丝子	肉桂丸			

新市　徐伟人　首方　痢疾古称滞下,必里急后重。但里急后重,有虚实不同。痢经半月,积滞渐减;里急后重,依然如故。前次之里急后重,是有余之积滞;现在之里急后重,是无形之气陷。下焦根蒂少固,中焦鼓运失司。清阳愈陷愈下,浊阴愈升愈上。呃忒连声不绝,甚而头额微汗。舌质葩白,喉腭糜点。左脉弦细,右脉弦滑。气营皆受戕耗,脾肾两受残伤。倘不固纳中下,呃忒伊于胡底。治法镇逆止呃,是为紧要关键。

吉林参	丁香	炒白芍	炙甘草	旋覆花
广皮	川椒	干姜捣五味	净乌梅肉	刀豆子
代赭石	云茯苓	柿箬蒂		

又二方　呃忒绝无其声,胃气日有砥柱之权;后重遽尔减少,清气日有升举之势。前日大便尚有积痢,昨日更衣转形溏薄,第其遍数仍密不少。腹笥或鸣或痛,身体忽热忽凉。口有腻痰,舌有葩白。左脉弦细,右脉滑大。病经两旬,气阴皆伤。治法似宜益气以和脾,略佐甘酸化阴以固肾。

炙龟版	川贝母	炒扁豆	云茯神	白芍
左牡蛎	炙鳖甲	广橘红	炙甘草	石莲
乌梅	吉林参			

又三方　痢色已无白沫,所下尚有溏泄。次数每剧,必在阴分;腹痛里急,

似有若无。脉大不藏,舌光无泽。此系痢久而下多,遂使阴涸而液竭。肝阳木火,互相蒸腾。口燥烦热,多汗少寐。阳火如许之升,阴液愈难支持。滋肾液以去热,潜肝阳以熄风。

大生地	青龙齿	诃子	白芍	炙龟版
煅牡蛎	大熟地	笕麦冬	粟壳	茯神
炙鳖甲	吉林参			

又四方　清气从下而注,泄泻随气而行。里急后重,甚而脱肛。腹痛乍有乍无,小溲时多时少。烦热起伏不一,脉象大小不定。舌绛无苔,夜寐无多。临圊、临食皆有汗泄,真阴、真阳皆为虚耗。浮游之火,蒸腾于上;有限之水,走泄于下。遂使离坎少交,梦寐恍惚。大端治法,滋肾阴而壮水,参用潜肝阳而柔木。

大生地	大熟地	笕麦冬	牡蛎	茯神
粟壳	炒扁豆	炒白芍	龙骨	枣仁
炙龟版	吉林参			

又五方　痢疾之后,肝脾肾大受戕伤;清气多下,大小肠不免窒碍。气愈下,则更衣随气而频仍;下愈多,则真阴随下而消耗。后重未除,肛门仍脱。不独真阴受伤,抑且真气消夺。肝木少条达,肾气少藏纳。变患大腹䐜胀,甚而上至胸脘。腰有圆形,脐有突象。臌胀之根萌,固可虑也。夜寐无多,小溲尚少。脉象转形弦细,舌质尚未生苔。滋养固宜,治胀尤要。

大熟地	炙龟版	枣仁	麦冬	大腹皮
车前子	沉香片	牡蛎	茯神	白芍
香橼皮	冬瓜皮			

又六方　脉象仍形弦细,舌质已见薄苔。夜寐多,纳食增。腹笥䐜胀已减,腰圆脐突已平。所患者气未升,大便随气而下迫,肛门随气而下脱,得后与气诸款见减。有时大便尚带白积,有时更衣似觉燥结。种种皆由气液戕伤,大肠变化不循常度。历与滋补,尚中机宜,兹当率由旧章加减。

大熟地	炙龟版	白芍	麦冬	广皮
冬瓜皮	盐苁蓉	左牡蛎	杞子	枣仁
茯神	鸡内金			

按:徐伟人一症,初诊时,每日痢行百度,终日呃忒连声。喉腐腭糜,头额汗泄。人人知其为不治之症也。先生从容不迫,议病施方,一方而呃忒止,再方而痢疾除。后转膜胀,甚至脐突腰圆,时医无不归咎于补,先生知其为虚胀也,仍用前法,略佐橼皮、大腹之类,果是药到病除,胀势遽去。噫!何其神耶!其通天之手眼,为万世之准绳。如先生者,其不愧于称矣。上谈君雪亭评。

胡子翰　痢成五色,起已一旬。不烦不寐,不饥不食。腹痛里急,肛坠后重,时时暖逆。左脉弦细,右脉濡滑。中焦邪食两伤,遂失清升浊降。脾土困馁,肝木来侮。设或呃忒,便棘手矣。

於潜术	丁香	白芍	春砂仁	茯神
陈仓米	别直参	广木香	干姜	甘草
姜半夏	广皮	扁豆衣		

二覆诊　阑门清浊不分,肛门重坠欲陷。大便痢色,或似粉红,或似青绿;小溲顿滞,有时涓滴,有时酸胀。多暖少食,多汗少寐。左脉弦而带结,右脉滞而兼滑。两手尺部,均若沉细。舌中薄黄,口味觉淡。夏秋痢疾,究其根源,一由暑湿伏邪,伤气伤营;一由饮食积滞,阻升阻降。三焦决渎,为之失司;六腑输泻,为之失度。为日已多,无不伤脾及肾;痢下又多,岂不耗阴及阳。治法先用理中汤,使中阳得一生机,庶不致幻变呃忒。

川附炒泽泻	炒黑干姜	茯苓	姜半夏	炒於术
广木香	桂枝炒白芍	别直参	广皮	黑甘草
春砂仁	炒升麻			

三覆诊　肠澼二候,痢成五色,日夜几有二十余度。少腹觉痛,肛门努责,小溲顿滞或酸痛。寤寐艰,乍震乍动。临圊自汗,目睫盗汗。时时噫暖,常常嘈杂。舌质根腻中黄,口渴而味觉淡。左脉弦细,右脉滑大。肠中垢浊,留而未净;身中元气,已见戕伤。攻则害正,补则留邪,调治为难,已见一斑。偕嵋嵊先生互相商议,鼓舞胃气,以分利清浊。

别直参	小茴香炒白芍	全当归	粉葛根
炒黑干姜	青皮	制川朴	吴萸炒川连	车前子
广木香	枳壳炒白术	仓米	

四覆诊　痢经旬余,五色迭下。昼夜遍数,尚见不少;每餐纳食,所进不多。前阴小溲,仍见顿滞;后阴大便,依然努责。少腹觉痛,剧于临圊。动定皆有汗泄,寤寐自觉缥缈。心时发热,精神殊形狼狈。左脉弦细,右脉滑大。左尺似形柔静,右脉颇见刚烦。舌质根底薄腻糙,口渴味淡,面滞油光。邪未清,正先夺。真阴防有内竭,真阳虑其外脱。偕嵋嵊先生察核病情,酌议正邪并顾,脏腑同治,还祈明政。

别直参	益智仁	枳壳炒冬术	麦冬	川萆薢
茯苓神	仓米	川附炒泽泻	升麻	小茴香炒白芍
橘红	全当归	北五味		

五覆诊　痢下五色之异,本自肝脾肾三阴受伤而来。时经半月有余,未能清补,数方施治而愈。真阴有水消之势,虚阳有风阳之时。以致内则营虚,外则卫虚;因而食则自汗,寐则盗汗。食粥虽增,腹尚胀满而发噫;下垢虽减,肠犹急迫而脱肛。面有油浮,掌如火灼。狼狈其身,气息若行远道;朦胧其眼,梦

魂如在他乡。视舌则焦黄退,而剩薄之苔;按脉则弦滑减,而有虚数如象。凭证参脉,邪未净而正已虚;救本治标,拟此方而尽吾责。此吾二人之管窥,愧惟少见;还祈诸君之鉴照,幸希明政。

枳壳	炒枳实	筧麦冬	小茴香炒白芍
北五味	升麻	陈仓米	川附炒泽泻
茯苓神	炒黑干姜	别直参	橘红

六覆诊　痢下沓来,五色杂出。为日已久,阴阳已伤。阴不内荣,汗从寐出;阳不外护,汗从自出。下痢多则阴脱,汗泄多则阳脱。左脉弦细无韵,右脉空大无力。舌质薄黄,根微带腻。形容憔悴,精神困顿。中焦脾阳无鼓舞之机,下焦肾阴无收纳之权。痰蓄将下,脂膏将脱。照此形状,实在棘手。拟参附以救阳,参龙蛎以敛阴。再佐温涩中下脾肾,方与嵋嵝先生同订,还祈明政。

别直参	左牡蛎	北五味	赤石脂	花龙骨
煨肉果	黑甘草	禹余粮	大白芍	广橘红
补骨脂	淡吴萸	伏龙肝

七覆诊　病起二旬之久,痢行千遍之多。一身气血精神,皆在于此消耗。虽参附回阳以奏功,龙牡敛阴而获效。脱绝二字,难保无虑。前次五色送下,现在黄粪送来。脾脏少鼓舞之机,肾脏亦有回摄之权。久痢久下,肠空胃空;多汗多热,阴虚阳虚。肠胃空则求饮食以自复,阴阳虚则魂魄无依附。左脉弦细,尚无神韵;右脉空大,转形敛聚。舌质根底,依然薄腻。施设之方,仍从前法。

赤石脂	龙骨	别直参	肉果	怀山药
黑甘草	鹿角霜	禹余粮	牡蛎	补骨脂
白芍	扁豆衣	伏龙肝

八覆诊　久痢不独真水一亏,而命门之火,亦有不足。下多不畅,真阴一耗,而身中之阳亦未始不伤。无水即火,五脏遂失相生之机;无阴即阳,六腑致失输运之权。腹痛肛急,溲少寐难。左脉柔细无神,右脉濡大无力。舌质薄黄,口觉苦燥。脏气夺则虚,腑气滞则实。虚则真虚,实则假实。欲补之而涩以滞邪,欲清之而疏以脱正。调治为难,一至于斯。偕嵋嵝先生设想,益火生土,借此鼓舞;益气升清,以塞漏卮。

於潜术	煨肉果	扁豆衣	粟壳	伏龙肝
瑶桂炒白芍	炒升麻	补骨脂	怀山药	葛根
炙甘草	茯苓

九覆诊　黄粪送下,黑垢杂出,此脾肾虚寒之证也;腹下急痛,肛门努责,乃肠腑气火之象也。五脏少藏,脾肾运纳为之失权;六腑多泻,肠腑变化为之失机。多下汗阳伤,遂阴阳失交恋,寤寐由此艰少。左脉仍形弦细,右脉依然濡大。舌质薄黄,或燥或润;口中觉腻,乍苦乍淡。无形之清气,未获升而上逆;

有质之浊邪,尚难降而下达。厥疾不瘳,其于此。仿东垣大升阳气,其治在脾;参太仆益火之源,以消阴翳。

别直参	升麻	煨肉果	淡吴萸	云茯苓
伏龙肝	於潜术	黄芪	补骨脂	扁豆衣
炙甘草	炒粟壳			

王云生　痢疾多因感冒外邪,挟素蕴之热,淆乱清浊。清气不升,下痢红积,腹痛贲响;浊气不降,脘闷心烦,饮食少进。解表清里,风邪外解;湿热内清,下痢自止。李士材治痢九法,意美法良。但求止痢,而不正本清源,邪热毫无出路。蕴结于中,气液皆受燔灼。口干苔黄,夜不成寐,掌心内热。精神恍惚,自觉难支。邪气蟠聚于内,正气散失于外。脉来弦细而结,脉有歇止。气机不相续接,已著正不胜邪,势甚危险。喻嘉言治正虚邪实,每用逆流挽舟之法,转危为安。清解血热,化湿生津,徐灵胎治痢尤为精当。姑拟补正退邪。

人参	川雅连	丹皮	冬瓜子皮	桑叶
云茯苓	西洋参	川石斛	白芍	生甘草
黄芩	茆根			

覆诊　湿热内蕴,风邪外袭。淆乱清浊,升降失司。下痢红积,腹痛贲响,每日三四十行。胸脘不舒,饮食少进。口干舌黄,掌心内热。已经八候,病势日增。目畏火光,精神恍惚。阴液已伤,胃失通降,已可概见。脉象细弦而结。脉证细参,正不胜邪,邪气内陷,正气外脱,非可轻视。姑拟生津泄邪、清化湿热法,以望转机。

北沙参	川石斛	酒炒淡芩	葛根	枳壳
大腹皮	川雅连	山楂炭	苦桔梗	赤苓
神曲	荷蒂			

《内经》云:"肠澼下血,脉悬绝则死,滑大则生。"痢有半月之久,顷诊左脉弦大,右部濡细,重按颇有断续。左脉弦大者,非佳兆也,是厥阴挟热下痢之征也;右部濡细断续者,乃脾胃全无生气之机也。肛热似烙,血来如箭。挟热下痢,理有可征。肝不藏血,脾不统血,故痢血愈下愈多。中脘似觉满闷,胃纳所进式微。此肝火壅遏胃口,所谓"噤口恶痢"也。血去阴伤液耗,舌苔黑似烟熏,溲为闭塞欠利。仿仲景法,以白头翁汤,参入固摄营阴,以塞漏卮,培益坤土,以资运纳。以冀得谷则昌,否则岌岌可危。

吴萸炒川连	禹余粮	白芍	於术	白头翁
丹皮	赤石脂	银花	新会皮	川柏
地栗	秦皮			

年当方刚,体质清癯。阴虚火旺,固其常也。肝脾两气,素失条达。肝郁则下焦为之瘕疝,脾郁则中焦为之停饮。腹痛肠澼,经有浃旬。肝脾气营,大

为受伤。肝伤则下青,脾伤则下黄;气伤则痢白,营伤则痢赤。胃纳日钝,生机日减。痢多不独脾伤,肾阴亦受戕损。肾司五液,而主开阖。肾无摄纳之力,关闸易开;脾无灌溉之资,气阴易燥。而肠腑之浊邪,挟肝肾之阴火,互相升腾。咽喉腐菌,有由来也。舌质垢燥,尖色甚绛。两关脉象弦细,两尺俱见镇静。调治之法,颇有偏倚。养阴则碍脾,补气则碍胃。而阴中尚有伏火,则主治更为棘手。为今之计,无暇论及伏邪;扼要以图,姑当补救阴液。以资竭蹶,而熄焚燎。

阿胶	麦冬	西洋参	甘草	白芍
银花	大生地	石莲子	茯神	糯稻根
扁豆	霍山石斛			

仲秋如寒如热,欲疟而非。显然夏秋暑湿之邪,深伏肝脾气分之间,遂使肝失调达,脾失健运。复加食寒两伤,则升降之机,更欠流畅,而肠腑输泄,亦失常度。下焦之浊,中焦之湿,互相胶聚,伤气伤营。气伤则痢白,营伤则痢赤。少腹急痛,左胁酸楚。临厕里急后重,入夜寐不安席。胃纳索然,舌苔燥白。脉息弦细,右部濡软。五秩之年,体素虚弱。延为正不胜邪,固非寻常小恙。目下气阴已伤,似难遽用温燥;而垢积逗留,犹难即服补涩。调治颇有牵掣,则症情更形棘手矣。

石莲子	杜仲	木香	云茯苓神	扁豆
小茴香	广皮	谷芽	车前子	白芍
吴萸炒川连	荷蒂			

范　营为脾源,卫为胃本。脾胃空虚,营卫无以资禀,致令营虚生热,卫虚生寒。脾不健运,湿胜为泻。左脉数大,右脉濡细。久痢脾伤及肾,仿缪氏宗旨。

大熟地	枸杞子	补骨脂	怀山药	广木香
大有芪(防风炒)		陈萸肉	菟丝子	鹿角霜
奎白芍	福泽泻	煨肉果		

吴右　四十岁　休息痢仍作,惟下数较稀,色见赤白,气血俱伤。患起一年,脾肾亦亏。脉来弦细,舌质薄腻。仿用缪氏脾肾双补。

炒槐米	於术	肉果	菟丝饼	巴戟天
扁豆	山药	新会皮	破故纸	茯苓
甘草	潞党参			

余左　四十二岁　痢下红黑,去秋及今。

东洋参	槐米	木香	广皮	枳壳炒冬术
肉果	砂仁	白芍	胡桃	炒故纸
淡干姜	茯苓	炙甘草		

许左　四十二岁　痢红数月,后重腹痛。

川雅连	白头翁	春砂仁	广木香	炒银花
秦皮	楂炭	酒芩	炒扁豆	广陈皮
姜炭	云曲			

腹为脾部,痛乃肝强。腹痛转辗不定,显然木乘土位。痛愈久,脾愈伤。中焦鼓运失司,湿痰得以用事。湿下注,为腹鸣,为泄泻;痰上蒙,为口腐,为喉糜。中脘自觉痞塞,下腹有形梗突。遂使腑失流运,肠失宣化。清气降而不升,浊气升而不降。肛垂欲脱,气逆欲呕。腹痛由来三月,肝伤而脾亦伤;泄泻已将一旬,脾伤而肾亦伤。谷不进,胃失砥柱之权;泻不禁,肠失关闸之机。精气神三宝,不获藏聚;肝脾肾三脏,失其固纳。以致阴者愈涸,阳者愈浮。左脉为之大而欠敛,右脉为之细而欠实。寐有恍惚,或有惊惕。有形之血耗,以及无形之神魂。汗脱两字,在所不免。温升气陷,防助吸气之上逆;滋摄营虚,恐助浊痰之树帜。调治颇为难,姑订两者之间。温滋并施,脏腑同治,无顾此失彼之虑。

熟地	驴皮胶	炙甘草	牡蛎	乌梅
别直参	麦冬	辰茯神	桂枝炒白芍	橘红
谷芽				

二诊 先痛后泻,肝病传脾;先泻后痢,脾病传肾。痢之为患,虚实各殊。夏秋得此,每属多实多湿;久病得此,每因多虚多寒。气伤及血,痢见红色。肠失关闸,痛痢无度;胃失容纳,饮食不进。寐有恍惚,心肾已欠交济;舌有腐白,津液已欠灌溉。左脉转形弦细,右脉仍形细濡。多泻伤脾,多痢伤肾。脾为万物之母,肾为万物之先。脾肾两经,关系根本。根本俱竭,关闸从何而固,泄泻从何而止?气本下陷,若再行其气,后重岂不益甚乎?阴本消亡,若复通其滞,津液岂不愈竭乎?火者土之母,虚则补其母。主治拟用益火生土,务使火强则转运不息,土强则升降自和。参入堵截阳明,以固藏蓄漏卮。

赤石脂	五味子	炮姜	熟地	补骨脂
大白芍	禹余粮	炙甘草	肉果	吴萸
伏龙肝	别直参			

三诊 痢出于脏,痛出于腑。先痛后泄,肝伤传脾;先泄后痢,脾伤及肾。考肝藏血,脾统血。久痛则肝不藏,久痢则脾不统。藏统之血,随气下注,所见污水,状如桃红。愈下则肠愈虚,或有洞泄;愈痛则腑愈滞,或有贲响。清气益陷,里急后重;浊气益升,脘胀谢纳。命门无熏蒸之力,坤土无乾健之司。关闸因此失固,痛泄由此无度。所进谷,仅有数调羹;所痢下,竟有数十次。入少而出多,何恃而无恐!左脉细弦,右脉细滑。舌质或燥或润,苔色或绛或白。咽有梗痛,喉有糜点。阳气上越而火亢,阴气下泄而水竭。目前治法,诸多窒碍。温阳则害阴,滋阴则害阳。兹当阴阳并顾,水火同治。订方益火以助转运之机,

补土以助出纳之机,借此止血止痢;参用温升以调气陷,滋补以固血脱。

熟地	小茴香炒白芍	诃子	禹余粮
驴皮胶	别直参	升麻	粟壳
炙甘草	於术	赤石脂	鹿角霜
东壁土			

病起五旬余日,痢有一月之久。五色迭下,腹痛频来。不独脾肾俱伤,亦且营卫皆耗。营液不获内腾,口燥喜饮;卫津失其外固,表热多汗。每日饮食,仅进三四调羹;每夜痢行,尚有十余遍数。舌质糜白,脉象弦紧。治当鼓动胃气,以冀得谷则昌。

土炒当归	龙骨	牡蛎	仙半夏	新会皮
香谷芽	茴香炒白芍	扁豆	肉果	菟丝子
补骨脂	石榴皮			

自积食触动伏邪,由吐泻而致身热。起已五日,表里俱阻。欲吐不达,欲泻不遂。积滞留邪,无从宣化。出少阳变疟则轻,入太阴变痢则重。脉象浮弦而大,治用辛通苦降。

小川连	葛根	酒芩	槟榔	云曲
焦山栀	法半夏	广皮	藿梗	枳壳
豆豉	竹二青			

邪自经入腑,病由疟转痢。甫有半月,气血俱伤。腹痛频作,五色迭出。肛门努责而脱,阑门清浊不分。早暮痢行三十余遍,日夜食进一二调羹。舌质根黄尖绛,脉象左弦右细。痢久伤脾伤肾,下多耗津耗液。凡病注重于胃,而痢更重于胃。脾胃同病,调治为难。脾宜升则健,胃宜降则和。姑订于两者之间,仿东垣升降并施。

肉苁蓉	炙升麻	霍石斛	橘红	葛根
贯众	小茴香炒白芍		伏龙肝	麦冬
银花	刀豆	稻汤		

二诊　痢久不特伤脾,而肾亦耗;下多非独阴虚,而气亦虚。患起半月,肠胃尚有湿浊留恋;每一周度,痢行犹有三十余次。肠鸣腹痛努责,后重甚而脱肛。小溲通利,胃纳索然,嗳噫欠爽;舌质灰黄,尖色燥绛,右脉细软。升清降浊,一定成法;养胃调气,尤为注重。痢无止法,古有明训。涩肠固脱,似非所宜。

当归	苁蓉	白芍	红曲	桔梗
茯苓	东壁土	升麻	橘白	葛根
甘草	半夏	稻穗		

胎前患痢,产后腹泻。脾阳由此亏损,大便屡屡溏薄。脾虚则湿胜,湿胜则易泻。腹不痛,无积滞也。脉细弦,用温脾土。

补骨脂	白芍	於术	扁豆	广皮
砂壳	怀山药	苡仁	茯苓	益智
党参	红枣			

9. 霍乱

夏月阳外阴内,偏嗜生冷,腠理间发,外邪易袭。骤触疫疠不正之气,由口鼻而直入中道。以致寒暑湿滞,互阻中焦。清浊混淆,乱于肠胃。胃失降和,脾乏升运。大吐大泻,挥霍缭乱。阴邪锢闭于内,中阳不伸。不能鼓系于脉道,故脉伏;不能通达于四肢,故肢冷。两足转筋,一因寒则收引,一因土虚木贼也。汗多烦躁,欲坐井中之状。口渴不欲饮,是阴盛于下,格阳于上。此阴躁也。形肉陡然消瘦,脾土大伤。谷气不入,生化欲绝。阴邪无退散之期,阳气有脱离之险。脉证参合,危在旦夕间矣。拟白通四逆汤,加人尿、猪胆汁,意急回欲散之阳,驱内胜之阴。背城借一,以冀获效。

生熟附片各三钱	淡吴萸七分	姜半夏三钱
宣木瓜五钱	炙甘草一钱	上真川连三分
淡干姜五钱	广陈皮一钱	赤苓四钱
童便一杯	猪胆汁三小滴	

复诊 吐泻烦躁均减,脉伏肢冷依然。加潞党参四钱。

触受寒疫不正之气,挟湿滞交阻。太阴阳明为病,清浊相干,升降失常。猝然吐泻交作,脉伏肢冷。目陷肉削,汗出如雨。脾主四肢,浊阴盘踞中州,阳气不能通达。脉伏肢冷,职是故也。阳气外越,则自汗;正气大虚,则目陷肉削。舌苔白腻,虚中夹实。阴霍乱重症,亟宜白通四逆汤,合附子理中汤加减,期转机为幸。

熟附子块	淡干姜	淡吴萸	姜半夏	赤苓
童便	灶心土	潞党参	制川朴	川雅连
生白术	炙甘草	猪胆汁	阴阳水煎	

李 吸受疫疠,由口鼻而直入中道。与伏暑湿滞互阻,脾胃两病。猝然腹中绞痛,烦躁懊憹。上为呕吐,下为泄泻。四肢逆冷,口干欲饮。脉伏,舌苔薄腻黄。清气在上,浊气在下。阴阳乖戾,气乱于中,而为上吐下泻;湿遏热伏,气机闭塞,而为肢冷脉伏。热深厥深,霍乱重症。亟宜黄连解毒汤加减,辛开苦降,芳香化浊,冀挽回于什一。

川雅连八分	仙半夏二钱	炒淡芩一钱半
六曲三钱	赤白苓各三钱	淡吴萸二分
枳实炭一钱	藿梗一钱半	炒白芍一钱半

玉枢丹四分

二诊　昨投黄连解毒汤,吐泻渐止,脉息渐起,四肢微温,佳兆也。惟烦躁干恶,口渴喜冷饮。舌前半红绛,中后薄黄。小溲短赤,是吐伤胃,泻伤脾。脾阳胃阴既伤,木火上冲,伏暑湿热留恋不化也。今守原意,加入清暑渗湿之品,能得不增变化,可冀出险履夷。

川雅连八分	仙半夏一钱半	炒淡芩一钱半
炒竹茹一钱半	赤苓三钱	神仁丹四分
淡吴萸一分	枳实炭八分	炒白芍一钱半
通草八分	去节芦根一两	枇杷叶四张
柿蒂五个		

三诊　吐泻已止,脉起肢温,烦躁干恶亦减。惟身热口渴,欲喜冷饮。小溲短少而赤,舌红苔黄。阴液已伤,伏暑湿热蕴蒸募原,三焦宣化失司。再拟生津清暑,苦寒泄热,淡以渗湿。

鲜石斛三钱	仙夏一钱半	连翘三钱
花粉三钱	净银花三钱	鲜芦根(去节)一两
川雅连五分	竹茹一钱半	赤苓三钱
通草八分	枇杷叶四钱	六一散三钱

尤　寒暑湿滞互阻,太阴阳明为病。阴阳逆乱,清浊混淆。猝然吐泻交作,腹中绞痛。烦躁懊憹,脉沉似伏。霍乱重症,弗轻视之。亟拟芳香化浊,分利阴阳。

川厚朴一钱	川雅连六分	白蔻仁八分
苏藿梗各一钱半	腹皮二钱	六曲三钱
玉枢丹四分	姜半夏二钱	淡吴萸二分
陈皮一钱	枳实炭一钱	车前三钱(包)
猪赤苓各三钱	生姜三片	

二诊　昨投正气合左金法,吐泻渐止,腹痛亦减。脉转濡数,反见身热。口渴不多饮,舌苔灰黄而腻。伏邪有外达之机,里病有转表之象,均属佳境。仍守原意,加入解表,俾伏邪从汗而解。

淡豆豉三钱	苏藿梗各一钱半	仙夏二钱
腹皮三钱	姜竹茹一钱	白蔻仁一钱
川厚朴一钱	前胡一钱半	陈皮一钱
炒枳壳一钱	薄荷八分	六曲三钱
荷叶一角		

10. 疟疾

昨日疟势仍作,寒短热长。寒则并不战栗,热则扪之如燔。疟邪引动肝胆气火风阳,致令头痛如破,心悸欲嘈。脘满呕恶,遍体酸楚。脉象左部数大,右寸关部仍形小滑。舌质满布腻白,中间略罩灰色。论其体质阴虚,所受之邪必从阴而化热。热伤无形之气,邪灼液而酿痰。痰阻气分,热入血室。经事适来,带下频多。目前以疟为急务,治法以和解为要策。未识然否,方呈政服。

鲜斛	橘红	茯神	柴胡炒白芍	黄芩
黑栀	钩钩	仙夏	佩兰	枳壳
姜皮	姜竹茹			

平素体质,肝脾营亏。八脉空虚,月候欠调。夏令挟受暑湿,蕴入幕原,布及少阳。先成日疟,继变间疟。绵延至今,三眠三起。其面色淡黄,按其脉象弦濡。细参病情,似属太阴湿疟也。向有脘痛,近加略咳,此旧湿而兼新感也。初起邪伤于阴,久延邪伤于阳。阳维为病,苦寒热;阴维为病,苦心痛。此奇经八脉之为病也。先当宣化湿邪,调养脾胃,兼顾奇经八脉。

潞党参	砂仁炒冬术	广皮	姜半夏	升麻
桂枝炒白芍	柴胡	制川朴	草果	菟丝子
秦艽	姜	枣		

瘅疟者,虽有暑邪,阴气先伤,阳气独发。阴虚易于生热,阳亢能令生烦。为日已多,热炽未退,则阴分愈热愈伤,而阳亢益烦益躁。所以中宫之饱闷者,非有形之积滞,是阳扰于胃土之征也。胃纳如废,津液受劫,故热剧时口渴引饮。舌苔腻白带灰,口味觉淡,其中尚有湿留。汗水时越时闭,热势乍缓乍甚。乃无形之暑邪,岂不从汗而外泄也。第其心震少寐,亦是阳动欠静。脉象左部虚弦而数,右寸关略形数大。当用潜阳以和阴,清暑以醒胃,聊佐宁神润液之法。

西洋参	知母	益元散	黄芩	青蒿子
丹皮	黑山栀	丹参	佩兰叶	橘红
石决明	苗叶	霍山石斛		

肝阴不足,风阳有余。前经耳聋,顷已聪闻。夏令所受之暑,不能从汗而解。近为新凉引动,致成疟疾。始由寒少热多,继而寒长热短,曾发五次。投金鸡纳霜,疟已退舍。惟余邪尚留气分,兼有积滞未化。故阳明通降失司,脘腹胀满,有所来也。左胁下夙有痞块,乃肝木横逆之明征。顷诊脉象细弦,右部软滑;舌质薄黄,口渴引饮。胃纳索然,大便艰涩。显然气腑失流通之职,津液

失升降之机。当用宣化余蕴之邪，通调六腑之气。务使清者升，浊者降，何窒塞之有耶？

吴萸炒川连	金铃子	延胡	青皮	柴胡炒白芍
大腹皮	云苓	川朴	采云曲	瓜蒌皮
谷芽	苗叶			

东阁兜　徐惠生夫人（六月廿九日）　产育已有两旬余，瘅疟发现七八日。面苍油亮，脘膂懊侬。脉小濡而动，舌淡光而白。气分蒸腾之邪，外泄于毛孔；上焦胸胁之痦，亮如水晶。若见风动作厥，便有阳脱之虞。治法潜身中之阳，以熄内风；参用清中焦之热，以保阳津。

| 西洋参 | 霍石斛 | 银花 | 连翘 | 石决明 |
| 青蒿子 | 广郁金 | 茯神 | 橘白 | 玫瑰露炒竹茹 |

又二方（初二日）　产后阳亢阴亏，发热日轻日重。气分氤氲之邪，蒸腾于毛孔。自汗频出，颈现白痦。产后两旬，热近二候。阳津阴液，俱受戕耗。脉象细中兼弦，弦中兼数；口味淡而兼苦，苦而复甜。舌根松白，舌尖淡光。治法补其不足，参入泻其有余。

西洋参	霍石斛	白芍	石决明	银花
橘白	生苡仁	绿豆衣	茯神	淡甘草
扁豆衣	稽豆衣	吉林参须		

计左　前年九秋疟疾，疟后余邪聚络，结成疟母；旧年七月发热，旋即热伤真阴，迄今未复。痰色黑，味带甜。左关脉象数大，目赤定是风热。当清其本，以舍其末。

金铃子	延胡索	炙鳖甲	瓦楞子	昆布
橘络	白芍	川贝	滁菊	桑叶
海蜇	地栗			

程守之　疟后食复，已阅一月。胃强脾弱，运磨易钝。水谷精微，无以敷布，流连中焦，蒸变痰浊。痰为阴腻之邪，善以窒碍升降。稍进饮食，便有停滞。左关弦滑，右关濡软，寸口独大，尺部藏蛰。有年久病，正气未始不伤；虚中挟实，治法须宜两顾。

别直参	川贝母	焦芽谷	白茯苓	广橘红
海浮石	筧麦冬	半夏曲	竹二青	叭杏仁
冬瓜子	瓦楞子			

朱铚珊（叔泉）夫人　寒少热多，间日而至，虽非正疟，固无妨碍。疟中邪势独炽，遂使脘满烦闷。益以误服鳝鱼助热、桃子耗气，升降窒碍，热势益剧，口渴溲多。今日疟非临期，诸恙遽尔退舍。所吃紧者，孕已九月。右脉滑大，舌质薄黄。清泄气分，和解少阳。

川雅连	黑山栀	酒芩	广皮	青蒿梗
知母	鲜石斛	软柴胡	枳壳	连翘
家苏子	荷叶			

又二方　前日疟期,寒热又来;今日疟期,寒热已去。诸恙亦随之而减,脘宇竟未获通畅。旧恙脘痛,乘机勃发。胃纳依然不能多进,大便又阻,痦瘰亦少。左脉弦数,右脉滑大。少阳阳明余邪未清,治法仍用苦辛通降。

川雅连	苏梗	广皮	扁石斛	枳壳
茯神	瓜蒌皮	知母	酒芩	黑山栀
银花	荷叶			

又三方　间日寒热,仅发三次,不足以去其邪,氤氲肺胃气分。烦冤懊憹,满闷欲嗳。头面熇热无汗,口腻大渴引饮。大便十五日不更衣,小溲每周度数十行。夜不安寐,胃不增谷。左脉细弦无力,右脉数大而滑。孕已九月,津液耗炽。治法注重甘凉,借以保津退热。

西洋参	知母	石膏	玉蝴蝶	茯神
元参	全瓜蒌	子芩	银花	黑山栀
橘红	竹心			

又四方　昨下大便,已得更衣,今日又复两次,所下甚夥。肠胃垢浊,廓然一清。前半夜痦不安寐,后半宵痦欠安恬。脘气犹觉满闷,纳食亦不多进。舌白口燥,身热多汗。左脉仍形细数,右脉依然滑数。怀孕体瘦,阴液本难维持;炎日酷暑,元气何堪胜任。治法仍用甘凉,以冀热退津复。

西洋参	橘红	子芩	白杏仁	茯神
芽谷	霍石斛	连翘	银花	瓜蒌仁
知母	竹心			

又五方　左右脉象,已见平均;根底舌苔,转见薄腻。前半夜虽能安寐,后半夜未能熟睡。胃不加纳,便不复通。热久阴液耗伤,体虚血液枯耗。肠为之燥,胃为之干。遂使肠失传导之司,胃失化浊之机。所以口中尚嫌腻浊,脘宇尚觉窒滞。治法仍用甘凉气味,合乎邪少虚多之计。

西洋参	佩兰叶	知母	扁石斛	瓜蒌仁
酒芩	生芽谷	云茯神	橘红	净银花
青蒿子	竹心			

陆伯英夫人　疟之始发,四日一月;继而间作,终成日作。八月身孕,带病分娩。自产以来,时将半月。寒战复炽,仍觉往来。真阴日形销烁,虚阳日形亢烈。肝胆气火,乘机窃发。凌于上,则耗津;犯于中,则耗液。九窍皆阻,六腑俱痹。大便艰涩,小溲顿滞。胃纳勺谷不进,夜烦寐躁不宁。左右脉象,弦细无神。咽喉舌质,均皆见糜白。热非真热,邪是实邪。治法舍清里泄热,不

足以育阴潜阳也。热久阳亢,慎防阳动风化;蓐后血虚,犹虑血燥化痉。

炙鳖甲	紫丹参	霍石斛	粉丹皮	金银花
元参心	濂珠粉	石决明	西洋参	云茯苓
奎白芍	地骨露			

二覆诊　身热尚不离体,久疟阳亢阴亏,新产气伤血耗。疟非真疟,热是真热。肝阳日形煽动,胃阳日形炽甚。气津阴液,悉被戕伤。九窍为之欠利,六腑为之欠通。二便俱少,眠食皆废。左右脉象,弦细无神。喉舌糜点,已见退舍。治法育阴以清热,参用潜阳以熄风。

炙鳖甲	紫丹参	霍石斛	粉丹皮	云茯苓
奎白芍	濂珠粉	石决明	西洋参	京元参
木蝴蝶	生地露			

三覆诊　疟魔蝉联五十九度,真阴戕耗一十六朝。营血大伤,阴虚则阳无以潜伏,血虚则气无以依附。阳亢身热时作,气痹脘满时剧。纳食勉食糜汤,夜寤多梦少寐。左右脉象,仍觉弦细。喉间腐退,舌质糙白。肺胃气分,尚有余邪;肝肾营分,尚有虚热。气津从邪而外耗,营热从热而内耗。病以胃气为本,治当护胃为主,俾增一分。

紫丹参	炙鳖甲	金银花	石决明	云茯苓
炒谷芽	西洋参	霍石斛	濂珠粉	千层纸
广橘红	地骨露			

四覆诊　疟发五十九度,曾服金鸡纳霜,而致杜绝。产有十七朝,稍进米饮粥汤,而脘辄胀甚。而中焦抑塞,转辗寐寐不安。大便艰涩,小溲顿滞。两足麻木,两膝酸楚。咽喉糜腐皆退,舌质转形润白。左脉弦细无神,右脉弦滑而数。中焦痰浊阻滞,胃气致失下达;下焦瘀露窒塞,肝气遂使上逆。注重脘宇窄狭,胃不容纳。所幸者阳未煽动,阴未耗竭。治法养胃之阴以润六腑之燥,参用宣胃之气以利九窍之滞。

西洋参	川贝母	炙橘红	濂珠粉	桔梗
淡竹叶	霍石斛	茯苓神	姜半夏	木蝴蝶
白芍				

陆右　木火升腾,清窍皆燥。鼻有秽气,痰有腥气。胃热乘于阳明,当脘时常作痛。汛事早期,脉来寸数。阴虚生火,气郁化燥。当用甘凉,借资灌溉。

西洋参	怀牛膝	粉丹皮	真滁菊	桔梗
淡竹叶	淡甘草	元参心	紫丹参	木蝴蝶
白芍				

寒热两日一发,《内经》谓之"痎疟"。痎者,皆也。此非邪伤一脏,肝脾肾均为所伤也。肝伤则营热炽盛,少寐经跳;脾伤则气湿蟠聚,面浮跗肿;肾伤

则精关疏泄,夜梦遗精。左脉大,右部细。治当补三阴,和营卫。

龟版	牡蛎	仙夏	鳖甲	桂枝炒白芍
煨益智仁	当归	谷芽	广皮	何首乌
姜	枣			

脉象左右细软,舌质净白少苔。平素湿痰偏胜,现在疟后伤元。肾关欠利,腰脊作痛。治当廓清气分,参用宣利机关。

茯苓	仙半夏	杜仲	泽泻	牛膝
砂仁壳	潼蒺藜	橘络	苡仁	白芍
桑叶	冬瓜子			

先咳后疟,延绵两月余矣。阴阳造偏,虚寒虚热。自汗盗汗频泄,脉象沉细而弦。当和营卫,以治其本。

| 芪皮 | 桂枝炒白芍 | 穭豆衣 | 川贝 | 茯神 |
| 旋覆花 | 姜半夏 | 大红枣 | 橘红 | 枇杷叶 |

由惊转疟,由疟转呛。腹胀防痞,饮食宜节。

瓦楞子	海石	杏仁	川贝	鸡内金
大腹皮	桑叶	橘红	云苓	六神曲
冬瓜子	仙夏			

何　三年来邪入于阴,曾患三疟,从此营卫皆虚。营虚生热,卫虚生寒。交秋以来,感受湿邪,阻遏气分,遂使身体常热欠退。左脉细弦,右脉濡数。素不受补,法宜甘平清热。

川石斛	银柴胡	真滁菊	黑山栀	桑叶
淡甘草	大豆卷	青蒿子	砂仁壳	云茯苓
泽泻	防风炒黄芪			

尉迟　三疟退舍,正气尚虚。切忌外感,庶免反复。脉象细静,舌质净白。峻补为宜,少佐清邪。

西潞党	熟冬术	奎白芍	淡甘草	生首乌
冬桑叶	炙鳖甲	云茯苓	川石斛	青蒿子
白归身	炙绵芪			

常　阴虚体质,伏邪久羁。值此天气收肃,开泄不易。于是欲疟不达,微寒微热。身酸头痛,目昏舌白。脉象左弦右大。录方泄里以清邪,不可透表以达邪。

左秦艽	嫩钩钩	冬桑叶	肥知母	青蒿梗
黑山栀	白扁豆	杭甘菊	广陈皮	粉丹皮
白蒺藜	香谷芽			

黄　阴分不足,夏秋吸受暑湿,蕴蓄气分。乘外感达膜原,化疟间日而发。

寒时战栗,热少汗泄。腹有满胀,左畔更甚。鼻红舌白,脉象数耎。当用育阴清邪。

炙鳖甲	左秦艽	青蒿梗	肥知母	大腹皮
冬瓜皮	柴胡	全当归	地骨皮	粉丹皮
川石斛				

万左　二十三岁　三疟本从阴出,愈后阴分更亏。或寒或热,忽往忽来。

扁石斛	酒芩	秦艽	丹皮	银柴胡
淡草	鳖甲	橘红	丝瓜络	骨皮
蒿梗	桑叶			

沈左　大便有血,小溲酸痛。疟发三阴,已有半年。

制草果	鳖甲	秦艽	槐米	制首乌
川柏	知母	甘草梢	姜半夏	草薢
茯苓	桂枝拌白芍			

郁右　三十岁　去冬三疟,近来无绪。热势燎原,略有咳呛。

鳖甲	银胡	蒿子	秦艽	白前
地骨皮	知母	桑叶	丹皮	桂枝炒白芍
杏仁	竹茹			

病起十七日,疟发十二度。寒热不由次第而作,又无头痛呕恶。每日咯痰,两碗有余,纳食勉进糜粥。大便三四日一行,溏薄欠实;小溲周度四次,赤痛异常。动辄微有汗泄,四肢时觉厥冷。腹笥作胀,舌质糙黄。两关脉象,均见弦滑。寒湿浊痰,蟠聚乎中。治法廓清浊痰,务使升降自调,则疟不治而为自止。

桂枝炒白芍	姜半夏	广皮	谷芽	黄芩
茯苓	大腹皮	枳壳炒白术	阳春砂	泽泻
生姜	红枣	佩兰		

二诊　寒热如有若无,营卫偏虚;动则微有汗泄,静而无汗。形体自觉畏寒,指尖亦有厥冷。腹胀已减,胃纳未增,咯痰每日仍有两碗。腰脊觉酸,梦寐少宁。左脉弦数,右脉弦滑。舌质根白,口觉淡味。益气固表以杜寒热,清里和营以搜湿痰。

防风拌黄芪	枳壳炒白术	橘红	炙黑草	茯苓
盐水炒杜仲	桂枝炒白芍	法半夏	砂壳	煨姜
炙鳖甲	香谷芽			

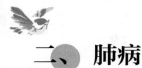

二、 肺病

1. 咳嗽

气逆作咳,脉象虚数。肺阴有所不足,清肃因此失司。当用清养肺气,以冀气顺则咳自缓。

金沸草	川贝	茯苓	瓜蒌皮	黛蛤散
白前	淡草	款冬花	粉沙参	燕根
橘红	枇杷叶			

悲郁伤肺,肺虚作咳。气火上炎,清肃失司。肺司营卫,肺病日久,营卫亦伤,冷热频仍。脉象滑大,当养金润肃。

黛蛤散	丹皮	青蒿子	牛膝	粉沙参
橘红	银柴胡	前胡	旋覆花	川贝
枇杷叶	淡草			

病久必究寝食,寝不安,食不加,津液从何恢复。真元尽为痰热所烁,肺肾相生失机。肺不生水,肾不涵木。木火蒸炎,挟痰火互扰娇脏,使清肃下行失令。咳逆稠痰,有所来也。咽喉似觉梗状,饮食吞咽维艰。舌光略起屑白,脉象均形虚数。届当秋分,燥火司权。肾水愈枯,肺金益竭。施草木功,何能济事?聊书数味,仍仿喻氏之法。

冰糖煅石膏	阿胶	天冬	麦冬	西洋参
元参	毛燕	炙甘草	黛蛤散	橘红
川贝	箬叶	糯稻根须煎		

咽痛干咳,肺之燥也;喘咳稀涎,脾之饮也。血不涵心则悸动,水不濡肝则风升。风乘于络为肢麻,气阻于络为腰酸。下焦阴中阳虚,八脉咸失其职。经事愆期,适来甚多。营卫违和形寒,下焦尤甚;脾胃运钝纳减,脘腹作胀。脉象弦细而数,按之尚不过烦。当治时序燥金论治,希冀咳缓气肃而已。

粉沙参	元参	牛膝	川贝	冬虫夏草
橘红	白芍	山药	粉丹皮	牡蛎
茯苓	枇杷叶			

上焦气阻痰郁,脘闷胁痛咳逆。脉象左手滑数,治当宣肺利痰。

扁石斛	黑山栀	连翘	橘红	旋覆花
杏仁	姜皮	象贝	广郁金	前胡
丝瓜络	竹茹			

久咳之后,复加寒热。热在营卫,法当和补。

防芪①	冬术	淡草	桂枝炒白芍	川贝
姜夏	茯苓	橘红	牛膝	旋覆花
毛燕	姜	枣		

《内经》云:"胃咳之状,咳而呕是也。"病起上焦风感,由肺咳而兼胃咳也。身不见热,脉不大数,可见内无实邪;面色带黄,舌颇润白,定是中有湿邪。湿属阴类,清凉非宜。当用甘淡以渗湿,辛香以流气。

茯苓	淡甘草	姜夏	橘红	苡仁
生紫菀	杏仁	炒苏子	川朴	绵包旋覆花
杆豆蔻	姜汁炒竹茹			

湿痰留恋多年,每交冬令,必为咳呛。近因外感触动,中宫竟然如格。气急上升,眠不下枕。朝斯夕斯,宁无定休。前经痰中带血,顷见寐中恍惚。诸多见端,皆由浊气过升,牵连三阴。遂使脾升则湿升,肾升则寒升,肝升则风升。诸升毕集,透出膈膜,宣化无机,结为中满。视其舌质,中黄边白,抑且厚腻,并不干燥。浊痰蟠踞,自可想见。脉象左部细弦,右部沉弱,统而按之,并无刚躁之势。就此而论,决非肾气动而上升,似胃气动而上逆。胃纳既废,中无砥柱。浊气乘势易干,肝木由斯欠调。木郁化火,火动则升。浊痰阴寒之气,悉从火而升也。然火有虚实之殊,此火定非实火,徒进清凉无益。中焦为脾胃之宫,脾喜香燥,非温运不可。木喜条达,重用镇坠,恐难中窍。为今之计,急拟理中以搜湿痰,务使中阳流展,则肝升肺降自调矣。

川附子	茯苓	炒黑干姜	枳壳炒冬术	姜夏
秫米	川郁金	橘红	瓜蒌皮	姜竹茹
吉林参须	瑶桂饭丸			

水亏金燥,咳呛塞音。咽哽喉痛,脉象虚数。前经失血,慎恐损怯。当用甘凉润燥,以养胃而供肺。

黛蛤散	淡草	桔梗	粉沙参	金沸草
川贝	元参	瓜蒌皮	笕麦冬	天冬
玉竹	枇杷叶			

失音四载,喘嗽渐加。咽喉红经蔓延,咯痰浓厚欠爽。脉来均得沉数,舌

---

① 防芪:"防风炒黄芪"的简写。下同。

质根黄而燥。究其病源,由于嗜酒伤肺,虚久不复,已及肾经。肾为水脏,肾水一亏,则五火猬集。上凌于肺,则清肃之气更伤,气伤则声失嘹亮。调治之道,理宜滋养金水,俾得肺肾子母相生,则气火自可潜降。

西洋参	天冬	麦冬	川贝	空沙参
粉沙参	元参	橘红	凤凰衣	知母
秋石	芦根			

阴虚营热则吐血,木旺金囚则咳呛。亢阳不潜,每至平旦头痛,经挚欠和;真阴不复,时或五心烦热,心悸少寐。近感时令风温,入肺阻气化痰。上焦失宣,络道为痹,致令咳则胸胁俱痛。火升阳泄,遂使面红有汗。脉象柔软而数,右关略带滑势。唇燥口干舌白,纳减脘满便秘。皆由痰火之扰,津液之内耗。当用清肃润痰,潜火利络。以冀肺气通降,诸症才可平复。

霍斛	知母	海石	旋覆花	川贝
橘红	杏仁	瓜蒌皮	黛蛤散	丝瓜络
桑叶	枇杷叶			

平素操持内政,心脾营液暗耗。近感伤寒,阻入气络。六淫之邪,咸从火化。灼液而酿痰,痰阻气而烁津。上焦清肃失宣,痰火胶固难删。壅遏左右升降之道,窒塞上下气化之机。咳则诸络皆痛,以肺主一身气化均阻也。咳则痰滞欠豁,是肺膹郁而然也。肺不降,肝有升,风阳随气上乘,两颧为赤;痰不利,火有余,包络如受其蒙,语言为乱。寐则剧,醒则清。左脉沉弦,右部溷郁。弦主风痰,溷主邪滞。沉则为阴,溷则为阳。亟当宣上痹以开络道,涤痰火以苏神识。第其舌苔腻白,中焦尚有浊邪。未便滋腻填下,尤难苦寒攻夺。暂仿齐氏"轻可去实"之法。

鲜石斛	连翘	广郁金	杏仁	瓜蒌子
辰神	橘红络	胆星	丝瓜络	苏子
旋覆花	白前	万氏牛黄清心丸		

少年积劳积郁,高年愈病愈虚。咳久肺伤,治节失司,故令咳则胸膺腰背抽痛;水不涵木,条达失司,遂令脘气窒塞呕吐。吐有酸味,木郁断然无疑;动辄气逆,肾虚显而可觇。先当平肝顺气,壮水养金。

旋覆花	川贝	橘红络	杏仁	代代花
蒌皮	牛膝	杜仲	红花染丝瓜络	茯苓
白芍	桑叶			

咳嗽二字,大有各殊。咳由肺出,谓之上燥;嗽从脾出,谓之中湿。无痰为咳,有痰为嗽。尊恙咳而无痰,是为肺燥。动辄畏寒,肺之卫虚也;动则气逆,肺之气虚也。素体湿痰颇胜,脾阳亏损何疑?舌质黄腻,中有湿蕴显然;脉象怠缓,宗阳虚馁可知。参脉论症,半由湿蒸于上,半由木叩于金,原非肺有实邪

为患。当用培土以生金,顺气以止咳。参入旋覆代赭,镇逆平肝。

旋覆花	代赭石	黛蛤散	川贝	绵芪皮
桂枝炒白芍	山药	橘红	吉林须	姜夏
茯苓	枇杷叶			

风伤上焦,气逆作咳。当用清肃,以治其肺。

金沸草	杏仁	橘红	瓜蒌皮	漂象贝
海石	苏子	款冬花	姜半夏	甘草
竹茹	瓦楞子			

时当暑邪横流,肺金不免受戕。清肃失司,咳难速杜。脉象左部弦数,右手寸口仍形数大。肝肾素所不足,木火易于上僭,清窍为之欠润。法当清肺脏之气火,潜肝家之风热。

黛蛤散	川贝	橘红	益元散	旋覆花
元参	丹皮	怀牛膝	暹毛燕	麦冬
滁菊	冬桑叶			

左脉数大,右部滑大。系是水不涵木,木叩金鸣。气逆作嗽,痰有腥气,渴欲冷饮。下元久亏,上焦渐损。届当秋暑蒸迫,肺气更难支持。当用清上以保金。

西洋参	知母	石膏	丝瓜子	益元散
百合	川贝	青蒿子	黛蛤散	橘红
牛膝	去节芦根			

秋行金令,暑为火邪。肺金最畏火刑,金虚不能制木。木气透膈冲肺,遂使咳而少痰,脘腹略胀。脉象弦细,右关软滑。中上两焦支饮未去,肺胃清肃失司。当用养胃土以供肺金,清上焦以宣余邪。

旋覆花	橘红	川贝	北沙参	怀牛膝
仙夏	茯苓	干姜捣五味	代赭石	於术
桑叶	鲜佛手			

阳蒸于上,则头汗易泄;湿胜于下,则阴囊癣痒。近加新凉引动伏湿,肺气失其清降。遂令咳呛上逆,脉象细弦而滑。当用清肃上焦,渗泄下湿。

云苓	姜夏	橘红	白杏仁	前胡
蒌皮	苡仁	金沸草	佩兰	滑石
竹茹	冬瓜子			

膈上留饮,上蒸于肺。清肃为之失司,咳逆为之频作。脉象细弦而数。届当新秋炎暑尚盛,肺金最易受邪。当先清宣其上。

黛蛤散	金沸草	橘红	茯苓	益元散
仙半夏	知母	川贝	瓜蒌皮	生苡仁
通草	竹茹			

阴虚肺热,黎明微寒。咳而少痰,谓之肺燥。寤不安寐,脉象虚数。拖延防损,趁早调治。

桑白皮	川贝	净骨皮	杏仁	黛蛤散
淡草	金沸草	知母	瓜蒌皮	橘红
粉沙参	竹茹			

王焕章夫人　胎前风伤肺金,发生咳呛;产后痰阻肺气,酿成嗽呕。产已两月,咳甫三日。午后形体恶寒,夜半身体发热。肢骺酸楚,寐间盗汗。脉滑舌白。气血交亏,延虑防劳。

旋覆梗	橘红	川贝	叭杏	白前
半夏	竹茹	茯苓	牛膝	炙甘草
桑叶	枇杷叶			

顾左　自汗止,盗汗已;音声亮,冷热去。咳呛依然如前,精神欠疲于昔。脉象细弦而数,舌质净白少苔。一由酒醴内伤肺脏,一由风寒外袭皮毛。肌表皮毛,肺之合也。清肺顺气,以除咳呛。

绵芪	防风	冬术	茯苓	川贝
半夏	牛膝	蛤壳	桑叶	枇杷叶
炙甘草	橘红			

张华甫　左胁痞满,遇寒则痛。咳嗽起于岁底,延及今春;平素恣嗜酒醴,少纳饮食。中焦气分,早经戕伤;上焦气分,留有风邪。舌光少苔,脉数而滑。治当先去上焦之风,然后益中焦之气。

前胡	白杏仁	葛花	鸡距子	川贝
桑叶	枇杷叶	百部	秋石	米仁
旋覆花	竹茹			

庄左　胸宇窒滞,咳痰不爽。

白芥子	旋覆花	苏子	丝瓜络	蒌皮
枇杷叶	海石	瓦楞子	川贝	橘红
元参	竹茹			

王左　咳呛已有六日,痰少音声不扬。

白前	马兜铃	生米仁	蝉衣	淡甘草
桔梗	梨皮	蒌皮	象贝	杏仁
竹茹	橘红			

何维良　阴分不足,气火有余。喉痒咳呛,剧时胸痛。火焰于肺,痰阻于络。津液不获上承,咽喉自觉干燥。脉象左弦右滑,舌苔里白外净。潜肺家之气火,涤络中之湿痰。

| 炙桑皮 | 淡甘草 | 橘红络 | 生苡仁 | 知母 |

丹皮　　　　地骨皮　　　　元参　　　　　象贝　　　　　杏仁
竹茹　　　　桑叶

朱桂卿　香岩叶氏治痰咳之症，下虚上实者，每日汤丸并进，以丸方镇摄下元，以汤方肃清中上。今宗此法，以都气丸晨服，以紫菀汤下午服。仲圣甘桔汤，所以转未济之水火为既济之水火，非独载药上行、清肃补脾而已。近人用此方者去之，如是半是能发音声，所以加入。

人参　　　　炙甘草　　　　法半夏　　　　紫菀　　　　　川贝
茯苓　　　　桔梗　　　　　知母　　　　　建莲　　　　　阿胶

如服此方后仍有喉痛，可去甘、桔二味，加入水炒竹茹二钱。

又丸方　肺病久咳音嘶，从足少阴主治，当以六味为主方，而都气丸为合宜。今拟二方合丸。

熟地黄　　　泽泻　　　　　筧麦冬　　　　怀山药　　　　制萸肉
粉丹皮　　　五味子　　　　采云曲

沈　咳呛经年，声重浊而痰不爽。寒邪恋肺，肺气失宣，日渐羸瘦。六淫之气，亦可成劳。所幸饮食如常，宜畅气宣肺治之。

制半夏　　　射干　　　　　桂枝　　　　　橘红　　　　　枳壳
瓜蒌仁　　　皂角灰　　　　干姜　　　　　炙草　　　　　杏仁
竹茹　　　　生姜　　　　　炙款冬

服后有效，原方去桂枝、干姜、皂角灰，加百部、紫菀、桔梗。

王　脉象浮弦而疾，右关带滑。肺胃不和，痰气不清。咳呛胸闷，当以肃肺。

法半夏　　　白茯苓　　　　南沙参　　　　川贝　　　　　枳壳
生姜　　　　瓜蒌子　　　　炒苡仁　　　　光杏仁　　　　橘红
苏梗　　　　红枣

沈右　关脉滑大之象已减，阴气稍复；数犹未平，痰热未楚。肝阳素旺，上干于肺。频作咳呛，遇热亦咳。肺为清虚之脏，畏寒畏热，肺气亦虚。日来肢节不和，步履欠健。前方未便即投，先为平肝肃肺，俟咳呛愈后，再进前法。

北沙参　　　半夏　　　　　杏仁　　　　　合欢皮　　　　茯苓
石斛　　　　紫菀　　　　　橘红　　　　　蛤壳　　　　　枇杷叶
象贝

潘调梅夫人　肝气不调，肺络失宣。风寒湿痰，乘机蟠聚。右肋痛掣，遍体酸楚。脘满气逆，咳而欲呕。形寒形热，脉弦脉滑。当调肝肺，以宣气络。

吴萸炒川连　钩藤　　　　　法半夏　　　　川郁金　　　　冬桑叶
白芥子　　　瓜蒌皮　　　　白杏仁　　　　橘红　　　　　丝瓜络
家苏子　　　竹二青

落舍　冯子怡　伤筋横疢，已将敛口。咳呛昼缓夜剧，脉象左细右滑。外感风寒入于肺胃，内蕴湿痰乘机勃发。清降之气，由此失司。治法清肃肺胃，参用宣利经络。

桔梗	淡甘草	前胡	忍冬藤	川贝母
蛤壳	橘红	瓜蒌皮	杏仁	半夏曲
丝瓜络	竹茹			

南浔　潘右（三月四号）　肺为五脏之华盖，又为音声之门户。风淫于肺，痰阻于络。咳呛者已由匝月，失音者由来七日。一经血升，欲吐不吐。咽干喉燥，冷热发瘹。心悸不寐，脘嘈少食。左脉芤大，右脉滑数。潜火以保金，涤痰以利络。

冰糖炒石膏四钱	淡甘草四分	桔梗八分
元参心二钱	丹皮一钱	芦根一两
青黛三分拌蛤壳四钱	西洋参一钱	知母一钱
丝瓜络三钱	橘红一钱	茅根一两

叶右　哺乳二月，气血俱虚。近感风寒，咳呛胁痛。

旋覆花	白前	苏子	生蛤壳	茯苓
法夏	丝瓜络	橘红络	川贝	白杏仁
冬瓜子	生竹茹			

任左　咳呛不爽，头痛恶寒。首如裹，腰腿酸。脉数舌白，风寒挟湿。

前胡	桂枝	白芍	苡仁	白杏仁
炙草	橘红	象贝	云苓	扁豆
姜夏	竹茹			

周左　咳呛阵作，起来一旬。咳而欲呕，肺胃同病。

款冬	海石	蛤壳	橘红	川贝
茯苓	苏子	白石英	苡仁	姜夏
牛膝	竹茹			

石左　嗜酒多湿，蒸腾上焦。肺失清肃，咳呛时作。肝肾阴火上逆，咽喉时觉燥痒。左脉弦数，舌质薄黄。当潜肝肾阴火，以清肺胃阳络。

秋石	知母	元参	川贝	蒌皮
杏仁	淡苓	葛花	鸡距子	丹皮
牛膝	枇杷叶			

梅左　向患之咳，近来复发。晨起痰先浓后薄，定是脾胃湿痰；早起便常薄而溏，亦是脾胃湿热。脾不健，湿不化。上蒸于胃为痰，下注于肠为泻。脉濡细而滑，舌薄黄而腻。治法健脾理胃，借以搜湿化痰。

茯苓	生冬术	甘草	姜夏	橘红
川贝	白杏	生苡	瓦楞	冬瓜子

竹茹　　　　扁豆衣

李康来　气之呼吸,关乎肺肾。肺主呼气,肾主吸气。湿痰凝聚中焦,遂使阻碍升降。升降不调,呼吸欠利。升太过,降不及。络道为痹,胁肋为痛。脉弦滑,舌薄白。烟辛耗气,戒除为善。

真新绛	川贝母	白归须	法半夏	怀牛膝
丝瓜络	旋覆花	橘红络	白石英	云茯苓
淡竹茹	淡甘草			

积德　积劳伤气,挟感伤肺。咳呛延绵一月,阴虚火旺防损。

旋覆花	白前	青蛤粉	夏曲	橘红
竹茹	粉沙参	牛膝	叭杏仁	川贝
扁豆衣	枇杷叶			

沈寿连　火炎上腾,咽喉癣痒。咳呛有痰,经有两载。

马兜铃	淡秋石	青蛤散	怀牛膝	橘红
川贝	白前	知母	淡甘草	叭杏仁
元参	箬叶			

邬　咳呛昼缓夜剧,身体早热暮凉。气滞腹胀,阴虚防劳。

桑皮	净骨皮	淡草	生苡仁	扁豆衣
山栀	百部	枇杷叶	旋覆花	橘红
川贝	云苓			

产后仅有四月,八脉不固。带多咳呛,已越四旬。痰少,昼缓夜剧。肺病及胃,咳呛兼呕。寸脉虚,关脉滑。先清理,后滋补。

旋覆	牛膝	叭杏	紫菀	枇杷叶
橘红	白前	煅蛤壳	炙草	款冬
姜夏	川贝			

邵左　先冷后热,咳呛音嗄,已有半月。

秋石	白前	淡甘草	元参	桔梗
蒌皮	叭杏仁	瓦楞子	川贝	橘红
姜半夏	箬叶			

李左　咳呛已缓,气急未平。中上二焦,犹有浊痰。

旋覆花	白前	苏子	牛膝	白杏仁
淡草	姜夏	云苓	橘红	川贝
姜竹茹	白芍			

莫左　痰多二年,咳呛一月。气失宣化,胸膺作痛。火用刑金,咽喉癣痒。脉沉细,法清肃。

| 粉沙参 | 橘红 | 川贝 | 青蛤散 | 牛膝 |

柿霜　　　　旋覆花　　　　丝瓜络　　　　云茯苓　　　　法半夏

白杏仁　　　　竹茹

　　尤左　宿有咳呛，现受感邪。引动夙蓄之痰，牵连旧恙之咳。肺气失宣，胃气少降。寐不安寐，食不思纳。右关脉象滑数，法当宣化湿痰。

秫米　　　　仙夏　　　　白茯神　　　　橘红　　　　川贝母

白杏仁　　　　川雅连　　　　广郁金　　　　苡仁　　　　知母

山栀　　　　竹茹

　　沈左　未咳之先，音声失扬；已咳之后，痰滞不爽。久咳伤肺，表卫不固。外感易受，咳呛易作。脉象细弦，咽喉干燥。益气固表以安金，养阴清里以柔肝。

生绵芪　　　　旋覆花　　　　橘红　　　　叭杏仁　　　　元参

龟版　　　　防风　　　　生冬术　　　　川贝　　　　炙草

牛膝　　　　牡蛎

　　丁右　咳呛之根，已越一年。起于胎前，延及产后。

生绵芪　　　　生冬术　　　　牛膝　　　　干姜捣五味　　　　淡甘草

橘红　　　　防风　　　　青蛤粉　　　　叭杏仁　　　　茯苓

姜半夏　　　　川贝

　　曹　向来体虚，素有哮喘。前年岁阑，气虚力倦。旧秋七月，肺虚作咳。延绵至今，日少痰多。生气日困，营卫日虚。营虚则内热自作，卫虚则外邪自来。哺乳四载，营液更耗。形容渐瘦，是为损症之基。脉象弦细，订方先益肺气。

防风炒绵芪　　　　金沸草　　　　北沙参　　　　怀山药　　　　左牡蛎

川贝母　　　　熟冬术　　　　广橘红　　　　冬瓜皮子　　　　白归身

怀牛膝

　　营阴虚则多热，卫阳馁则生寒。水不涵木，木火凌肺则咳嗽，犯胃则脘泛。肺主治节，胃主机关。肺病则治节失司，胃病则机关欠利，于是周行作痛。口苦舌腻，脉弦而滑。稍涉外感，咳呛愈剧。先当清肃肺胃，后再滋养肝肾。

橘红　　　　仙夏　　　　怀牛膝　　　　茯苓　　　　川贝

白芍　　　　丹皮　　　　竹茹　　　　绿萼梅　　　　代代花

白石英　　　　吴萸炒川连

　　沈　咳而欲呕，肺病移胃。营卫偏胜，有时恶寒。阴虚络红之体，再延防成损症。

西洋参　　　　法半夏　　　　川石斛　　　　杜苏子　　　　马兜铃

生蛤壳　　　　生紫菀　　　　炙橘红　　　　象贝母　　　　冬白前

怀牛膝　　　　竹二青

　　王　血燥生风，气虚生湿。风胜头晕，湿胜酿痰。蓄脾贮肺，咳而带呕。两脉弦，治当廓清中上。

云茯苓	法半夏	冬桑叶	大白芍	怀牛膝
冬瓜子	淡甘草	橘红	石决明	嫩前胡
京川贝	姜竹茹			

宓　肺虚作咳,脾湿生痰。肝旺气滞,腹作温痛。

制川朴	台乌药	京川贝	百部	大白芍
冬瓜子	炙甘草	怀山药	云茯苓	扁豆
炙橘红	春砂仁			

朱　向有失血,近成燥咳。气滞腹痛,阴虚生热。

女贞子	粉丹皮	江枳壳	银柴胡	炙橘红
淡甘草	墨旱莲	青蒿子	大白芍	紫丹参
冬桑叶	白茅根			

程　脉象弦滑,身热咳呛。脘气不舒,少食少便。秋寒外束,伏邪内郁。表里失宣,肺胃失司。法当清表泄里,宣上疏中。

嫩前胡	光杏仁	炙橘红	焦山栀	瓜蒌皮
江枳壳	广郁金	朱连翘	象贝母	丝瓜络
杜苏子叶	竹二青			

沈　咳呛伤络,膺胁掣痛伤肺。清肃失司,则身体时或浮肿。

南沙参	炙橘红	冬瓜皮子	光杏仁	丝瓜络
枇杷叶	京川贝	云茯苓	旋覆花	杜苏子
生苡仁				

孙　形瘦咳嗽,食少经停。起来已久,将成损症。

野於术	大白芍	炙橘红	法半夏	川贝母
云茯苓	叭杏仁	紫丹参	淡干姜	五味子
冬瓜子	怀牛膝			

席　脉细无力,舌光无苔。咽喉尚燥,咳呛尚作。木火灼伤肺阴,仍用甘凉濡肺。

西洋参	大白芍	京元参	淡秋石	黛蛤壳
广橘红	筧麦冬	粉甘草	川贝母	燕根
枇杷叶	怀牛膝			

凌　肺燥作咳,脾湿生痰。变哮则轻,劳则重。

款冬花	海浮石	淡甘草	瓦楞子	云茯苓
宋半夏	金银花	生苡仁	广橘红	冬瓜子
川贝母	竹二青			

宋　肺阴虚,外感易侵。咳嗽有痰,当用清肃。

北沙参	京川贝	叭杏仁	橘红	怀牛膝

旋覆花　　　海蛤壳　　　云茯苓　　　淡甘草　　　麦冬
生苡仁　　　枇杷叶

涂　水不涵木,木火刑金。或有咳呛,有时嗽血。脉象寸数尺弱,治法清上濡肺。

北沙参　　　京川贝　　　广橘红　　　女贞子　　　川石斛
香谷芽　　　功劳叶　　　生紫菀　　　旱莲草　　　粉丹皮
扁豆衣　　　白茅根

程　身不甚热,脉有细数。此非外感,定是内火。刑于肺,清肃失司。咳嗽阵作,痰出白沫。咽喉燥痛,舌黄边刺。其间有湿火,治法廓清中上。

金沸草　　　橘红　　　　甘草　　　　冬瓜子　　　嫩前胡
杏仁　　　　杜苏子　　　川贝　　　　茯苓　　　　法半夏
生苡仁　　　枇杷叶

尤　久病伤阴,晡发潮热。左胁骨形似高,已著肝气失调;时常气逆作咳,显系肺气失降。肝居左,其气常行于右;肺居右,其气常行于左。所以左右为升降之道路也。右降不及,左升有余。络道为阻,气机为痹。痹则腹筒胀,胁肋满。蕴蓄痰湿,乘机窃发。痰属有形,气属无形。有形之痰,能阻无形之气,气被痰郁,升降更易欠度。心悸胆怯,多汗少寐。左脉弦,右脉滑。气病应血,月事不至。治法潜肝胆之气火,以安娇脏;参用涤肺胃之痰热,以宣络道。用药仿叶氏,轻清气分。

西洋参　　　广郁金　　　云茯神　　　川石斛　　　代代花
冬桑叶　　　旋覆花　　　京川贝　　　丝瓜络　　　大白芍
粉丹皮　　　枇杷叶

张左　浮肿属脾,咳呛属肺。葶苈泻上之气,五苓渗中之湿。

甜葶苈　　　猪苓　　　　川桂　　　　荜澄茄　　　茅术
广皮　　　　防风　　　　地骷髅　　　制川朴　　　泽泻
冬术　　　　茯苓

沈右　十八岁　形瘦咳呛,食少经停。干血劳瘵,已见一斑。

柴胡炒白芍　川贝　　　　丹皮　　　　牡蛎　　　　炙鳖甲
茯神　　　　茺蔚　　　　桑叶　　　　怀牛膝　　　地骨皮
丹参　　　　谷芽

沈右　二十二岁　肺主气,气虚多咳恶寒;肝藏血,血虚心悸烦热。旧冬蓐后,元虚未复。脉弦舌白,当用潜育。

炙芪皮　　　牡蛎　　　　川贝　　　　丹参　　　　熟半夏
螵蛸　　　　白芍　　　　炙草　　　　南北沙参　　茯苓神
橘红　　　　苏子

汪右　三十三岁　水不涵木,血少濡肝。气升难寐,瘕聚块痛。心悸筋掣,头晕耳鸣。食减脘闷,咳逆痰多。显然肝侮土,木刑金。左脉弦细,舌苔黄腻。拙拟抑木和肝,参入养金泻火。

旋覆花	代赭石	丝瓜络	生苡仁	石决明
茯神	贝母	玫瑰炒竹茹	西洋参	橘红
代代花	冬瓜子皮			

高左　二十五岁　咳而无痰,谓之肺燥。久咳伤络,虑其见血。

功劳叶	冬瓜子	桑叶	枇杷叶	淡甘草
杏仁	元参	桔梗	青蛤散	橘红
梨子	白茅根			

陆左　十九岁　肺受风热,脾积湿热。形寒形热,咳逆咳痰。

煅蛤壳	前胡	苡仁	杏仁	冬瓜子皮
川贝	淡草	青蒿	银柴胡	苏子
橘红	竹茹			

陈左　四十八岁　浮肿稍减,咳呛仍剧。肺不降气,脾不化湿。

姜半夏	橘红	苏子	川贝	怀牛膝
杏仁	茯苓	地骷髅	冬瓜子皮	川朴
桑皮	大腹			

江左　四十岁　病久阴虚,虚则生热。热蒸于肺,便为咳呛。形瘦肤燥,力疲脉细。若不冬令调治,春令便有难救。

旋覆花	橘红	夏曲	枇杷叶	毛燕根
川贝母	云苓	竹茹	川石斛	牛膝
虫草	扁豆			

沈右　三十三岁　咳呛白沫,痰带咸气。营分有热,月汛早期。

元胡	炒白芍	橘红	黛蛤散	归身
杜仲	茺蔚子	丹皮	杏仁	牛膝
丹参	枇杷叶	茯神		

吴左　三十一岁　新患咳呛,日渐而止;旧患肿胀,消长无常。

甜葶苈	防己	苏子	枳壳	陈香橼皮
地骷髅	青皮	腹皮	蜜炙麻黄	沉香
半夏	杏仁			

罗左　二十五岁　少阴肾亏,太阴脾湿,湿聚蒸化为痰。咳呛头胀,腰酸肢夹。脉象弦滑,舌质腻白。阴虚生火,耗伤胃津,故口渴喜饮。小溲红赤,当清脾湿。

| 黄草川石斛 | 仙夏 | 淡草 | 橘红 | 云茯苓 |

瓜子	川贝	牡蛎	滁菊	桑叶
牛膝	苡仁	竹茹		

朱左　二十六岁　咳引胸痛，喉痒有痰。有时头晕，有时身热。

瓜蒌皮	前胡	橘红	杏仁	生薏仁
茯苓	丝瓜络	桑叶	地骨皮	淡草
元参	竹二青			

史左　三十五岁　风湿阻气，咳呛痰黏。咽喉肿烂，已有两旬。

煅石膏	知母	淡草	元参	活水芦根
桑叶	杏仁	枇杷叶	连翘壳	橘红
姜皮	竹茹			

沈右　三十七岁　肺气失其清肃，咳呛无痰；肺气通于表分，卫虚畏寒。

生绵芪	苏子	橘红	冬术	旋覆花
杏仁	川贝	防风	桂枝炒白芍	白前
薏仁	枇杷叶			

左　四十九岁　劳伤气分，咳呛一月。肺燥脾湿，治当两顾。

旋覆花	蛤壳	炙甘草	竹二青	叭杏仁
橘红	贝母	枇杷叶	半夏曲	云苓
桑叶	梨子			

石英甫　嗜酒之湿多蒸腾，上焦之肺失清肃，咳呛时作。肝肾阴火上逆，时觉咽喉燥痒。左脉弦数，舌质薄黄。当潜肝肾之阴火，以清肺胃之阳络。

淡秋石	葛花	川贝母	牛膝	淡黄芩
元参	粉丹皮	杏仁	肥知母	鸡距子
蒌皮	枇杷叶			

李右　产后仅有四旬，八脉不固带下；咳呛已越四月，痰少昼缓夜剧。肺病及肾，咳呛兼呕。寸脉虚，关脉滑。先清后补。

旋覆花	白前	牛膝	半夏	橘红
川贝母	紫菀	蛤壳	枇杷叶	叭杏仁
甘草	款冬花			

陆稚珊　平日多痰，去冬见血；今春复萌，至秋又发。咳与血同时而见，气与阴两受其伤。卫主气，营主血。气血俱形不足，营卫遂使造偏。时或冷热则汗泄，时或咳呛则气逆。无形之元阳，从外而耗；有限之真阴，从内而伤。元阳耗则肺肾呼吸失其摄纳，津液伤则肠通降愈欠常度。左脉细弦而数，右脉细滑而数。左尺藏静，右尺垂露。治法益阴阳之虚，以和营卫之偏。参清肃于上，复收摄于下。

别直参	赖氏橘红	半夏曲	怀牛膝	西洋参

云茯神	冬虫夏草	制首乌	清炙绵芪	暹毛燕
川贝	炙鳖甲			

丁敬源　表里不固，易感易呛；营卫不足，愈热愈血。左寸脉数，法当清上。

绵芪	前胡	冬瓜子	枇杷叶	防风
桑叶	旋覆花	扁豆衣	生苡仁	元参
白杏仁	橘红			

沈右　咳呛未获断根，月事未见通行。带下殊多，腹痛频仍。肝肾俱伤，气血两亏。脉象细弦，舌质薄腻。当用建中以搜饮，参用清上以顺气。

生芪皮	旋覆花	白杏仁	防风	炒当归
炒白芍	暹毛燕	化橘红	川贝	冬术
制香附	枇杷叶			

戴左　气急属肾出，痰饮从脾出。多年老病，焉能断根。

茯苓	淡草	半夏曲	橘红	怀牛膝
冬瓜子	白杏仁	白前	白石英	竹茹
生苡仁	川贝			

三春失血无多，新秋失血盈碗。心悸脘痛，喉痒气急。咳呛多痰，冷热时作。脉象弦细，苔见微白。水亏木旺，火炎金伤。中焦尚有痰饮，治法碍难滋补。

旋覆花	八月札	九香虫	玉蝴蝶	川贝母
白芍	怀牛膝	淡甘草	青蛤散	白茯苓
橘红	枇杷叶			

2. 喘证

痰饮气喘，起于已久。逢劳则五心烦热，过动则气急更甚。近有外感袭肺，气急更难平复。现加事多烦冗，阳气易于升逆。六脉沉静，法当潜肃。

北沙参	燕根	川贝	款冬花	旋覆花
橘红	白前	黛蛤散	粉丹皮	茯苓
牛膝	枇杷叶			

肺者卫也，肺虚则卫疏，卫疏则易感，感入之则肺气愈伤；脾者营也，脾虚则营亏，营亏则易热，热留之则脾营更伤。热为无形之气，灼及有形之湿。湿热交锢，悉化为痰。蓄于脾，贮于肺。气化无权，清肃失令。遂使动辄气逆，咳痰交至。脉象左部细弦，右寸软滑。痰生于脾，气出于肺。肺为土子，金为肾母。肺病及肾，呼吸出纳失司；脾病累肺，营卫藩篱失固。治当健养脾营，以绝生痰之源，佐与固补肺卫，以御外感之邪，而肾伤亦须顾及。

防风炒绵芪	桂枝炒白芍	於术	巴戟天	姜半夏

川贝　　　　白前　　　　怀牛膝　　　淡甘草　　　橘红
白果　　　　云茯苓

　　论气喘者,有肺肾虚实之分。肺主出气,肾主纳气。肺气升为实喘,肾气升为虚喘。论痰者,亦有虚实之殊。如风寒阻气,酿成为实痰;如肾水冲逆,酿成为虚痰。刻下喉中痰声如锯,咯之颇不爽利,黏如胶漆,此痰非虚痰也;视其面色,并不红亮,抑且痰无咸味,气逆能俯,此气非肾气也。诊得脉象滑大,不满十至一代。五脏真气已散,诸气逆乱于上。喘脱在即,岂不危哉?勉拟人参竹沥汤,希冀挽回于万一。

礞石　　　　风化硝　　　沉香　　　　海石　　　　广郁金
石菖蒲　　　淡草　　　　橘红　　　　茯神　　　　瓜蒌仁
川贝　　　　竹沥　　　　大人参

　　脾为生痰之源,肺为贮痰之器。可见治肺为标,治脾为本。形寒畏风者,卫气虚也,卫即肺也;动辄气逆者,肾气虚也,肾主纳也。可见治喘急者,治肺为流,治肾为源。无如湿痰蟠聚乎中,滋补肾阴,恐助痰浊。然治肺者,即是顾肾,以金为肾母,母实则子实也。而水亏则木旺,冲激上焦,则肺气反受戕害。金能克木,金虚难胜,所以养其肺金者,令其金实,则肝木上凌,可以肃制也。诊脉左部弦数,右寸关部滑大,惟滑大者,实象也,此为邪实,原非正实。所谓实者假也,虚者真也。调治法程,当清其上,勿害其下。兼治其脾,亦可养金,是为脾肺子母相生之机。至于外卫少固,亦宜兼顾。

於术　　　　防芪　　　　桂枝炒白芍　姜半夏　　　茯苓
橘红　　　　川贝　　　　怀牛膝　　　白前　　　　海石
款冬　　　　枇杷叶

　　诊得左部脉象弦数,右部脉形滑大,较昨似缓。喘急之势,入夜甚剧;呕咯之痰,紧而欠爽。受病之源,匪朝伊夕。日饵草木,焉能骤效。夫人生难治之病有百症,惟喘其最也。而痰饮者,尤难也;而痰饮结囊者,更难也。喘病无不本之于肾,痰者无不本之于胃。至于窠囊之痰,始于痰聚胃口,咳呕时动胃气。胃气动则痰从于喉,半从于络。胃之络贯膈者也。其气奔入膈膜,痰饮得以居之,久而欠散,结为窠囊之痰,非攻击不破。拟用十枣汤,汤性润下,焉能达其膈膜窠囊之痰。改作为散,可以布及窠络,亦无有害他脏。第气之升逆者,仍用葶苈以泻之。目前就其脉象而论,决非肾气上逆,故不必拘以填下也。俾得肺气清肃,则浊气亦可随气下行,而肺浓厚之痰,始得易出,方可冀其渐安。

葶苈子　　　苏子　　　　白芥子　　　橘红　　　　黛蛤散
川贝　　　　瓜蒌皮　　　杏仁　　　　旋覆花　　　茯苓
仙半夏　　　牛膝

　　另,芫花、甘遂、大戟各一钱为散,咳呛气急时,淡滚汤送下,平时勿服。

年未四旬,喘起多载。近来动辄,喘促更甚。脉来右寸关部小滑,左手细弦。舌苔外光,根带薄腻。受病之源,由于脾肾中下阳亏。脾虚生外饮,肾虚生内饮。饮为有形之邪,壅塞无形之气。气伤则清肃不得下行,遂使肺气上逆,故喘而带咳也。当用温补脾肾,以搜内外之饮。饮去则肺安,肺安则咳缓。是以不必拘拘于肺也。

冬术	姜味	牡蛎	怀牛膝	橘红
姜夏	淡苁蓉	补骨脂	茯苓	杜仲
巴戟天	白石英			

凌左　咳呛多年,浮肿亦久。咳呛甚而喘急,肿胀甚而及胸。从前嗜酒伤肺,现在痰多阻气。渐至上实下虚,防有喘肿交加。脉象弦滑少,法当通阳化饮。

别直参	於术	半夏曲	橘红	采云曲
杏仁	麻黄	细辛	干姜捣五味	白芥子拌丝瓜络
米仁	炙甘草			

蔡左　咳呛气急,发现四年。脾不运化,水谷聚而为痰饮;肾不纳气,气逆而为喘急。形体瘦怯,舌质腻白。左右脉象,均见沉细。补中以搜痰饮,填下以纳真气。

沉香捣熟地	党参	冬术	牛膝	磁石
干姜捣五味	广皮	茯苓	牡蛎	半夏
炙甘草	杏仁			

盛二琴　痰饮气急,已越十年;火升失血,发现三载。清明节后,吐血盈碗;清明节前,气急增剧。年近花甲,下元不固。肾气失司归壑,肾水泛溢酿痰。脉象弦细,舌质松白。下虚上实,气血枯竭,转瞬刑金,前途何堪设想?治当清上填下,借以润金滋水。

毛燕屑	冬虫草	磁石	牛膝	川贝
丹皮	白芍	瓦楞子	橘红	牡蛎
杏仁				

钱福生　向患喉痹,后变喘急。心肾亏损,遗泄频至。木乘土宫,脘宇嘈痛。腹胀跗痛,眠难依右。动即气喘,或作咳呛。脉象沉涩,舌质腻白。见症多是肾水不振,精不化气,气不归壑。从左而上升,从右而下降。舍补之外,别无良图。填下元以摄其气,益中焦以蠲其饮。设或清肃利气,便是隔靴搔痒。

熟地	於术	淡苁蓉	杞子	干姜捣五味
广皮	牛膝	茯苓	白前	姜皮
炙甘草				

张左　六十一岁　痰饮之患,由来多年。饮为阴邪,旺于阴分。遇寒则重,遇暖则轻。动则喘急,脉来滑大。六外之年,肾气不纳。当摄肾气,以纳肾气。

灵磁石	龟版	牛膝	川贝	干姜捣五味
秋石	橘红	茯苓	牡蛎	甘草
白果				

费湘舲夫人　阳气偏虚,湿痰用事。咳呛气急,由来已久。肺失清肃,脾失温运。气上逆为咳,湿生痰为嗽。痰阻气机,蒙扰清窍。两耳鸣响,甚或失聪。痰阻经络,窒碍流行。遍体酸楚,甚而浮肿。素体尚有肝阳。左脉弦滑,右脉濡滑。舌质黄腻,并不干燥。近加外感风邪,遂使营卫失和。乍有形寒,乍有身热。时届冬令,天气亢燥,似宜清润,难投温燥。务期肺气清肃,庶几湿痰自消。外感寒邪,略加兼顾。

旋覆花	滁菊	桑叶	杏仁	川贝
橘络	瓜蒌皮	海石	竹茹	冬瓜子
枇杷叶	米仁			

费仲虎　咳呛气急,经有二载。平素体质,阴分不足。益以水不涵木,遂使木叩金鸣。肺气失其清肃,湿痰乘机上扰。脉象弦细,舌苔薄白。当滋金水,参用镇纳。

粉沙参	橘红	川贝	杏仁	磁石
牡蛎	茯神	白芍	牛膝	洋青铅
枇杷叶	淡甘草			

又二方　中气不足,痰饮内聚;下元少纳,气从上逆。咳呛气急,已有二年。一身肌肉,已见消烁。脉均见弦细无力。法当镇纳下元,借以温化内饮。

灵磁石	洋青铅	牡蛎	牛膝	冬虫草
茯苓	川贝	半夏曲	橘红	银杏
枇杷叶	炙甘草			

丁济周　喘急八年,病已根深。往年轻发,去岁重发。三月失血,七月复见。舌苔灰黄,脉象濡滑。肝肾气不摄纳,肺脾痰饮蟠踞。治当纳气,兼搜痰饮。

北沙参	川贝	磁石	青蛤散	牛膝
丹皮	半夏曲	白前	洋青铅	桑叶
枇杷叶	甘草			

王桂生　咳呛一年,金水两伤。肺不降气,肾不纳气。动辄喘急,甚而膺痛。口渴引饮,舌质光绛。脉象寸数关软,治当清金滋水。

沙参	生地	麦冬	元参	川贝
玉竹	磁石	牛膝	牡蛎	秋石
枇杷叶	甘草			

又二方　肺不降气,肾不纳气。动辄气急,甚而咳呛。病已一年,肺肾俱伤。舌质光绛,苔布腐白。脉象细弦,关部滑数。法当滋养肺肾,借以调和呼吸。

沙参	生地	麦冬	川贝	灵磁石
茯苓	阿胶	甘草	牡蛎	白芍
橘红	杏仁			

沈瑞生　七月吐血,八月方止。咳呛起于血后,迄今未曾杜根。近日咳呛虽缓,气急恰反增剧。脉象细数,舌质燥绛。肺肾两亏,治当两补。

粉沙参	生地	阿胶	麦冬	川贝
橘络	磁石	牡蛎	杏仁	青铅
炙甘草	谷芽			

又二方　七月吐血,八月咳呛。肺肾俱亏,津液两耗。渐至气逆,甚而为喘。脉象细,舌质绛剥。法当滋金水,借以保津液。

沙参	生地	麦冬	阿胶	叭杏
牛膝	玉竹	甘草	磁石	牡蛎
龟版	青铅			

又三方　先失血,继咳呛。不但肺肾二脏皆伤,抑且肺胃津液均耗。舌质光绛,脉象滑数。近加停食,脾胃消磨失司。当再滋养阴液,参入消化食积。

沙参	天麦冬	川贝	橘红	牡蛎
牛膝	磁石	生地	白芍	青铅
谷麦芽	采云曲			

舒左　咳呛气急,始于去冬;脘满胁痛,延及今春。肝用于左,肺用于右,胁痛在右,显然肺病。值此木旺用事,肝气乘机勃发。左关脉弦,右关脉滑。疏化浊痰,宣通气络。

旋覆梗	瓦楞子	白石英	白芥子	橘红络
牛膝	川贝	半夏	茯苓	苏子
杏仁	竹茹			

童某　瘄由肺发,瘄邪留肺。鼻窍为之䐃郁,肺胀遂成痰喘。肺气欲散,以辛散之。

麻黄	生石膏	羚羊角	瓜蒌皮	广橘红
生苡仁	杏仁	淡甘草	北细辛	旋覆花
净射干	鲜芦根			

体质水亏木旺,平素气虚痰饮。现在稍感风寒,气逆喘急。眠不安枕,懊㑊颧红,浮阳有外脱之渐也。六部脉象欠敛,治当镇逆固摄。

龙齿	青蛤	瓦楞子	川贝	牛膝
粉沙参	蛤蚧尾	橘红	旋覆花	磁石
茯神	秋石			

冯　喉中痰响,乍轻乍重;喘促气逆,忽升忽平。舌色光而兼浮白,脉象

大而带滑数。起病以来,曾无大汗,又无大下。真元从何消耗?无如痰火壅结于上,久而难删,肺气不免受伤。但上焦未获廓清,徒进滋腻之味,反为转助痰火,是以不必拘拘于虚也。拟用人参竹沥,以涤痰而益肺气;佐以礞石风硝,以润燥而平肝木。俟其肺气通降,痰火宣利,然后可用滋养真元,兼顾下元,以纳肾气。

礞石	风化硝	橘红	瓜蒌子	沉香
杏仁	海石	广郁金	川贝	葶苈子
淡甘草	鲜竹沥	吉林老山人参		

马　体属阳虚,素喜嗜酒。多湿多痰,势所必然。年高下元渐衰,中土渐亏。下虚则气海少纳,中虚则内湿易聚。咳逆之作,由斯来矣。按脉左部弦细,右部濡奘。治当培运中土以搜痰,和补下元以纳气。

潞党参	甜冬术	云茯苓	姜半夏	霞天曲
川杜仲	炙橘红	怀牛膝	潼蒺藜	左牡蛎
砂仁	姜汁炒竹茹			

顾　肺虚作咳,肾虚作喘。木火刑络,络伤血溢。脉象细弦而数。治当养金柔木,壮水制火。

女贞子	旱莲草	粉丹皮	左牡蛎	怀牛膝
川贝母	云茯苓	大白芍	光杏仁	福橘络
鲜芦根	鲜沙参			

陈左　五十一岁　肺虚作咳,肾虚作喘。年已十载,欲杜其根,恐难言矣。

粉沙参	茯苓	淡甘草	牛膝	叭杏仁
白前	白石英	半夏	冬虫草	川贝
枇杷叶	橘红			

潘右　四十三岁　木叩金鸣,咳呛一年。已见气急,殊难杜根。舌苔黄腻,脉象弦滑。上下气少摄纳,药饵不过苟延。

白石英	白前	川贝	枇杷叶	瓦楞子
淡甘草	苡仁	竹茹	怀牛膝	茯苓
橘红	半夏曲			

许左　三春咳呛,至夏始愈;八月咳呛,至今未已。肺不降气,肾不纳气;动则喘急,静则平缓。咳而胁痛,络伤防血;素有遗血,早伤肾阴。脉象坚数,法当清肃。

旋覆花	黛蛤散	竹茹	桑叶	杏仁
川贝	丝瓜络	枇杷露	牛膝	石英
毛燕	橘红			

沈芝仙　肺为酒伤,清肃失权;脾为湿困,健运失职。气逆作咳,湿胜生痰。

脾伤及于肺肾,咳甚兼有气喘。根起五年,每剧于冬。六脉细弦,两益肺脾。

潞党参	冬白术	云茯苓	姜半夏	炙甘草
橘红络	干姜捣五味子		净葛花	生苡仁
冬瓜子	姜竹茹	怀牛膝		

3. 哮证

牛痘之后,被风伤肺。肺气膹郁,积湿积痰。根已四载,恐成哮喘。肺与膀胱通气化,肺气虚而膀胱气化无权,致令小溲频数。六脉均浮,似有外感。当顾其本,以益其肺。

党参	绵芪	升麻	北沙参	柴胡
广皮	冬术	净骨皮	姜夏	车前
草梢	淡竹叶茹			

顾右　风伤于肺,痰留于胃。发现哮喘,经有七年。或遇风则发,或遇劳则剧。脉象寸口弦滑,舌质满苔薄糙。治法辛宣其肺气,参以苦降其肺。

桂枝炒白芍	干姜捣五味	杏仁	川贝	半夏
细辛	白芥子	苏子	海石	橘红
茯神苓	竹茹			

某　阴分不足,易致生热;恣嗜水果,最易生湿。湿热相搏,蒸变酿痰。每遇夏令,发热气急。甚而痰鸣,不获平枕。如是形状,已成哮喘。脉象弦细而滑,治法清气涤痰。

法半夏	杏仁	川贝	橘红	瓦楞子
米仁	冬瓜子	蒌皮	竹茹	海石
茯苓	淡甘草			

石左　二月　哮出于肺,喘出于肾。自幼年而起,其根深蒂固。痰饮为阴邪,故逢冬必剧。有时痰有咸味,属内饮;有时痰浓黄,属外饮。内饮属肾,外饮属脾。治法通阳搜饮。

茯苓	桂枝	冬术	炙草	淡干姜
广皮	牛膝	姜夏	瓦楞子	炒竹茹
北五味	银杏			

钱左　风寒入肺,酿成哮喘。作辍无常,已属根深。

旋覆花	白石英	蒌皮	瓦楞子	广皮
姜半夏	生苡仁	淡甘草	桂枝	云茯苓
川贝	淡竹茹			

丁右　哮出于肺,喘出于肾。根深蒂固,药难奏功。

北细辛	炙麻黄	桂枝	北五味	磁石
银杏	干姜	炙甘草	姜半夏	牛膝
白芍	大熟地			

沈右　胎前多病,产后腹大。素有哮喘,殊难杜根。

干姜	五味	苏子	瓦楞子	冬瓜子
杏仁	云茯苓	姜半夏	广皮	淡草
川贝	竹茹			

凌左　老哮时发,旧年又加痰血;形体冷热,胃纳尚不大钝。

茯苓	炙草	姜半夏	橘红	川贝
生苡仁	白前	旋覆花	紫菀	款冬花
瓦楞子	淡竹茹			

陆左　四月　哮病幼年而起,近来甚剧,气急难以安寐。

细辛	干姜捣五味	茯苓	桂枝	姜夏
射干	牛膝	川贝	橘红	白石英
炙草	竹茹			

徐左　夙有哮喘,不时举发。畏冷虽除,夜热仍然。

葶苈子	苏子	白芥子	云苓	炙草
姜夏	干姜捣五味	牛膝	白石英	橘红
川贝	姜竹茹			

公孙　上焦风寒,已成哮喘。

麻黄	葶苈子	金沸草	细辛	炙橘红
漂象贝	桂枝	杜苏子	干姜捣五味	杏仁
淡甘草	枇杷叶			

杨左　向有哮喘,近加咳呛。痰滞气机,脘宇遏塞。

旋覆花	苏子	甘草	冬瓜子皮	海石
白芥子	橘红	云苓	瓦楞子	杏仁
法夏	竹二青			

吕左　三十八岁　素有哮喘,旧冬增剧。气逆碍卧,痰味带咸。肺实泻之,肾虚纳之。

旋覆花	杏仁	夏曲	茯苓	干姜捣五味子
麻黄	贝母	海石	怀牛膝	橘红
葶苈子	竹茹			

4．咯血

《经》云阳络伤血外溢。自去秋至今,咯血曾经三次。血凝成囊,恐有愈吐愈多。气分尚有余浊,脉象左部沉数。法当清营宣气。

参三七	丹参	丹皮	盐水炒牛膝	旱莲草
山栀	橘红	茯苓	生苡仁	仙夏
淡草	竹茹			

吐血屡发,营阴大耗。气逆咳呛,左胁作痛。系是肝肺升降失司。脉象左部小弦,右关软滑。舌中光剥,阴伤液耗显然矣。当用养金柔木,以舒络隧。

丹参	炒女贞子	丹皮	旱莲草	橘红络
黛蛤散	去心麦冬	丝瓜络	盐水炒牛膝	粉沙参
川贝	白茅根			

吐血之根,起已四年。痰饮咳呛,逢冬必剧。脉象沉弦而数,当用金水两顾。

粉沙参	川贝	橘红	叭杏仁	旋覆花
海石	淡草	牡蛎	怀牛膝	毛燕
潼蒺藜	枇杷叶			

咯红屡发,营阴虚耗。内热炽盛,肺金失肃。咳呛频仍,百络不和,胸胁隐痛。脉象左数右大。当拟清毓。

粉沙参	丹皮	牛膝	川贝	黛蛤散
橘红	茯神	蒌皮	旋覆花	坎版
燕屑	枇杷叶			

血为有形之物,愈吐而愈虚;阳为浮游之气,益升而益冒。咳而少痰,肺家已受火刑;寐有汗泄,真液已从阳溢。咽喉燥痛,脉象虚数。阴不恋阳,火不潜降。当用壮水制火,毓阴潜阳。

坎版	鳖甲	牡蛎	大生地	丹皮
牛膝	麦冬	橘红络	川贝	元参
桑叶	女贞子			

阴虚失血,气升咳嗽。失血之根,起于已久;咳嗽之患,由来非暴。真元渐耗,浮火渐炽。肺被火刑,清肃无权。脉象弦细。虚久不复,延防成损。当用柔静之药,以潜浮火,而安肺金。

黛蛤散	丹皮	生地	元参	粉沙参
橘红	牛膝	川贝	旋覆花	女贞子
旱莲草	茅根			

病久元虚,反覆非宜。肝阳逆乘于胃,木火灼伤阳络。营血不得宁静,所

以旧恙咯血复萌。胃气失其下行为顺,脘嘈呕恶,有所来也。真阴内耗,不耐炎暑之蒸腾;虚阳外越,不时自汗之频出。阳动化风,巅顶为之作痛;阳亢液耗,目窍为之欠润。脉象左部弦数,右关仍形数大。兹当镇肝之逆以潜阳,宣腑之气以和胃。

旋覆花	代赭石	橘红	白芍	石决明
川郁金	丹皮	滁菊	瓜蒌皮	怀牛膝
桑叶	茅根			

年未及笄,阴未充足。阴虚易于生热,热炽虚阳易亢。夙有喉症,今春复萌,显然阳胜之征。现届秋暑盛行,经水沸溢,营阴亦难安静。血液随气上乘,陡然失血数口。脉象左右虚弦而数,重按愈欠镇静。其为阴虚营热,由于肝旺阳动。当此时令,未便滋补。先与清营之热,潜肝之阳,俟诸秋深暑热廓清,然后专用滋阴,以安营分。

女贞子	旱莲草	丹皮	元参	青蒿子
黑山栀	知母	通草	怀牛膝	石决明
滁菊	桑叶			

失血发于春分,驯至气急痰多。脉象左右数大。系是阴分素亏,木火逆乘于肺。当养金以平木,潜火以降逆。

旋覆花	川贝	橘红	石决明	怀牛膝
丹皮	海石	黛蛤散	瓜蒌皮	知母
粉沙参	白茅根			

沈左 阴虚体质,湿痰偏胜。痰阻于络,血不归经。秋冬痰中带血,今则左生痰核。苔见灰白,脉象弦滑。冬燥水亏木旺,法当润燥潜火。

功劳叶	橘红络	淡甘草	元参	川贝
丝瓜络	瓦楞子	粉丹皮	冬瓜子	云茯苓
茅根	梨皮			

周 体质丰肥,湿痰用事。气分素不振作,咳嗽由来已久。偶然跌仆伤络,致痰气入络,血不归经。时或痰血,时或纯血。血为阴物,血去则阴伤;咳则气逆,咳作则气伤。脾胃之消化不灵,精微之敷布稀少。脉象均见柔细,惟寸关软滑。舌质中央黄腻,而舌尖薄白。有年下元已亏,肾气似少摄纳。治法宜从胃气着想,仿用六君变通。聊佐濡养,借资灌溉;俾滋肾燥,而润肺金。

橘红	糯稻根须	西洋参	竹茹	茅根
枇杷叶	吉林参	桑叶	牡丹皮	叭杏仁
云茯苓	川贝			

张佩卿 咳呛吐血,根深蒂固。左脉芤大,右脉芤滑,浮取大而有力,沉取大而无力。浮主上,沉主下,上实下虚,固无疑义。舌苔薄黄,舌尖微绛。治法

先宜清气潜火,以气为血帅,血随火升。若论体质,宜投温燥,则阴分愈伤,而枝节愈多。

旋覆花	扁金斛	川贝	瓜蒌皮	丹皮
秋石	橘络	竹茹	茯神	茅根
藕节	梨皮			

又二方　咳嗽之根深,失血之蒂固。阴分从此而亏,阳气由是而虚。气虚则血无生机,阴亏则内火炽盛。灼伤阳络,血无以宁。左脉芤大,右脉滑数;舌中腻黄,舌尖刺绛。纳不多,便少畅。夫胃气以下行为顺,以上行为逆。治法育阴潜阳,参用养血安胃。

秋石捣熟地	石决明	川贝	橘络	牛膝
丹皮	女贞子	旱莲草	桑叶	滁菊
茅根	鲜藕节			

又三方　去冬天气过暖,今春阳气早泄。阴由是而亏,阳由是而动。动则肝血不藏,肝魂不摄。遂使血溢为吐血,魂不藏为艰寐。咳少嗽多,痰浓色灰。左脉寸关芤大,阴亏阳亢显然;右脉寸关滑数,痰多火旺无疑。拟滋肝阴以熄火,潜肝阳以藏魂。聊佐通络,借搜蓄痰。

秋石捣生地	滁菊拌桑叶	鳖甲	知母	丹皮
川贝	牛膝	女贞子	枣仁	橘络
茅根	藕节			

又四方　左手脉重按数大,真阴不足也;右手脉重捏滑大,痰火有余也。血点忽有忽无,痰色乍灰乍绿。日间稍得安寐,晚上未堪恬宁。一由痰蓄于中,则阳不潜藏;一由气逆于上,则血不宁静。上有耳鸣,下觉足软。上实下虚,显然可见。育阴潜阳,一定成法。

生地	鳖甲	龟版	牡蛎	川贝
丹皮	远志	枣仁	茅根	茯神
小麦	炙甘草			

胡润身　秋令吐血盈盂,春令复萌盈碗。此阳明胃络之血,非厥阴肝络之血。情志抑郁,肝气怒张。木火由此冲激,阳络为之受伤。脉象滑数而坚,急宜调治其胃。

鲜扁斛	丹皮	牛膝	元参	旱莲草
川贝	橘络	芦根	茅根	藕节
桑叶	梨皮			

汪左　先鼻红,后吐血。六部脉象,均见坚数。吸纸烟伤气,嗜烧酒动血。气伤即肺伤,血动即肝动。以肺主气化,肝主藏血。先清肝肺,继养阴分。

| 干葛花 | 鸡距子 | 功劳叶 | 丹皮 | 元参 |

| 川贝 | 蛤壳 | 丝瓜络 | 鲜藕节 | 茅根 |
| 芦根 | 橘络 | | | |

薛　咳呛痰血,此咳伤肺络;挟痰阻气,致血不归经。气郁必从火化,肺络愈受戕伤。脉寸口数大,舌薄白起刺。当清上焦肺络,务使肃化气火。

金沸草	川贝	桑白皮	丹皮	地骨皮
米仁	竹茹	芦根	藕节	茅根
枇杷叶	淡甘草			

胡　真阴不足,浮阳不潜,于是脉象皆见芤大。阳动于络,痛无定所。或左右缺盆作痛,或左右肩胛作痛。鼻红痰红已止,寐间仍有梦扰。舌质黄腻,中有剥块。育阴润肺,潜阳泄肝。

大生地	冰糖煅石膏	功劳叶	兔耳草	粉丹皮
元参心	川贝	橘红络	丝瓜络	芦根
茅根	茯神			

周梦飞　三年以上,嗜酒动络。陡然失血,先紫后红。从前之吐在于夏,现在之吐在于春。稍涉烦劳,便有遗泄。脉象细数,舌根剥痕。少年失血,非所宜。

功劳叶	山栀	丹皮	元参	川贝
旱莲草	瓦楞子	橘络	藕节	竹茹
桑叶	茅根			

方右　旧年夏令吐血,夏旺于火,定是火刑伤络;今春复加咳呛,春旺于木,无非木叩金鸣。音声失扬,脘腹作胀。右手寸脉虚大,治以两清肝肺。

功劳叶	秋石	知母	丹皮	元参
川贝	杏仁	桔梗	蛤壳	茅根
冬瓜子	淡甘草			

许左　痰阻于络,遍体骨痛。血不归经,吐血盈碗。咳已越二年,血迭见四次。稍有气急,微有寒热。脉象芤数,舌中剥块。气血错乱,肺肝失调。拟顺气以和血,参清金以泄木。

金沸草	橘红	川贝	山栀	秋石
牛膝	女贞	旱莲草	元参	功劳叶
丝瓜络	茅根			

陆少卿　湿火下注,下有遗泄;邪滞肤表,酿成疮毒。旧秋少腹作胀,吐痰则松;今春挫伤阳络,血不归经。痰血杂至,已越两旬。脉象芤大,治当通络。

旋覆梗	新绛	功劳叶	杏仁	瓜蒌皮
橘红络	茯神	丝瓜络	瓦楞子	藕节
竹茹	茅根			

孟晋卿　去春先有咳呛,继而失血。先吐鲜红,后吐紫块。湿痰阻络,血不循经。脉象两关芤数,当先去瘀生新。

参三七	橘红络	川贝	功劳叶	牛膝
山栀	旱莲草	丝瓜络	丹皮	竹茹
茅根	藕节			

缪右　每交春令,吐血盈盆。色见紫黑,定是瘀血。一由情志动肝,一由辛辣伤肺。脉象弦滑,法当利络。使络气得以流利,旧血自可归经。

参三七	桃仁泥	降真香	刘寄奴	当归须
牛膝	郁金	瓦楞子	白芍	橘红络
丝瓜络	大腹皮			

季左　七八年前,一经失血。迩来咳呛复发,脘气殊觉不舒。其间尚有瘀血,目前未可补涩。

参三七	降香	郁金	丹参	白芍
丹皮	川贝	橘红	牛膝	旋覆梗
旱莲草	藕节			

沈左　旧冬吐血,黑如墨汁。定非络中之血,乃是络外之瘀。法当祛瘀,借以生新。

参三七	桃仁	瓦楞子	降香	牛膝
广郁金	丹皮	白芍	茯苓	藕节
橘络	丝瓜络			

罗右　前年吐血,今春复萌。平素嗜酒,致伤肺络。咳呛膺痛,夜热盗汗。阴虚火旺,防成劳损。

旋覆梗	橘红	川贝	牛膝	白前
丹皮	女贞子	元参	桑叶	芦根
茅根	小麦			

徐左　去夏咳呛,至冬始愈;今春阳升,忽然见血。原由阴亏,无以制木。木火蒸腾,灼伤阳络,络破血溢。治以滋阴,参入降火。

旋覆花	橘红	川贝	丹皮	山栀
生地	功劳叶	元参	龟版	蛤壳
茅根	桑叶			

张锦福　春令失血,秋季复萌。旋即咳呛,迁延迄今。动辄气逆,咽喉起瘰。脉象芤小,舌质淡白。肺肾金水俱亏,治当上下兼顾。

粉沙参	橘红	川贝	元参	秋石
女贞子	生地	丹皮	冬虫草	牛膝
淡甘草	枇杷叶			

沈彬史　每晨见红六七朵,由来已有五六日。一由挫闪伤其络,一由肝火刑其肺。肺络受伤,则血上溢。头眩晕,肢酸楚;左脉弦,右脉细。治当去瘀血,借以生其新。

当归须	橘络	功劳叶	丹皮	牛膝
桑叶	侧柏叶	茅根	仙鹤草	参三七
丝瓜络	藕节			

张怡儿　年未弱冠,喜嗜酒醴。酒有火毒,灼伤阳络,络血上溢,陡然吐血。上年八月,首次发生;前夜九时,又见复发。色多红赤,而无紫黑。脉象弦数,当先潜火。

鲜生地	山栀	茅根	丹皮	橘红
牛膝	仙鹤草	葛花	鸡距子	丝瓜络
藕节	竹茹			

罗雪园　水亏不能涵木,阴虚不能潜阳。木旺生火,阳亢化风。风火相搏,冲激阳络,络血沸腾,而为吐血。见于八月,发于九月,刻下又发,发时气逆。一由烦恼动阳,一由情郁伤气。左脉弦芤而大,右脉弦滑而数。元海少根,亢龙有悔。治法先宜凉血宁络。

鲜生地	女贞子	参三七	茅根	石决明
牛膝	丹皮	旱莲草	白芍	茯神
橘络	藕节			

又二方　病之源,由于水亏木旺;病之标,由于情郁化火。火烁伤络,而吐血;火灼津液,而酿痰。痰入于络,血不归经。八月首次失血,九月继之而发。近来又复萌动,络脉时觉隐痛。左脉转形弦细,右脉仍见滑数。治法尚宜涤痰清营,借以和络通经。

当归尾	生地	旱莲草	丹皮	牛膝
川贝	橘络	女贞子	茅根	丝瓜络
竹茹	藕节			

李乐琴　从前患咳呛,近来更咳嗽。失血已有四年,气急由来多载。嗜酒伤及肝肺,湿痰阻碍脾胃。脉象细滑,舌苔薄白。阴虚体质,劳损现状。法当清肃肝肺,参用宣化湿痰。

粉丹皮	葛花	鸡距子	川贝	米仁
竹茹	杏仁	橘络	茅根	冬瓜子
桑叶	枇杷叶			

冯美华　风邪恋蓄于肺,湿痰停留于胃。咳有两旬,已伤阳络。络中亦有伏火,迫血上溢而吐。咽喉干燥,舌质薄黄。寸口之脉象滑而兼数,治法当清肃为要。

粉沙参	橘红络	川贝	丹皮	秋石
元参	芦根	茅根	丝瓜络	桑叶
枇杷叶	竹茹			

章炳彝　向有失血之症,兼有头风之患。旧春情志抑郁,又加喜嗜酒醴。阳络受伤,迭见痰红。今春逢节不发,至夏又复发现。旋即寒热绵延,迄今咳嗽痰浓。复加肛痛溃脓,胁亦觉痛,脉滑苔腻。当清肺络,兼潜肝火。

石斛	川贝	白前	银花	秋石
丹皮	茯神	橘络	茅根	桑叶
竹茹	枇杷叶			

张幼绨　从前嗜酒动肝,现在咳呛伤肺。延及九月,曾经吐血。咽喉癣痒已愈,舌苔黄腻未退。左关弦,右关数。治法润肺燥,潜肝阳。

金沸草	川贝	杏仁	半夏	竹茹
淡甘草	冬瓜子	橘络	茅根	桑叶
茯苓	米仁			

范玉麟(林)　七年吐血,三年大发。每剧于春,每吐盈盆。此番所吐,更多于前。动则即吐,静则稍瘥。血前颧红,血后汗泄。脉象芤大,重按毛涩。阴中之火上升,冲任之气上逆。血海为之沸腾,吐血为之莫遏。真气不摄,营血不调;旧瘀不去,新血不生。故当纳气以摄血,参用去瘀以生新。

大生地	生白芍	青龙齿	元参心	代赭石
参三七	粉丹皮	川石斛	怀牛膝	制锦纹
白茯神	清童便			

二诊　血海沸腾,吐血盈盆。下焦龙雷之火失藏,上焦肺胃之络被灼。脉象仍见毛涩,尺部又见垂露。气为血帅,气升血溢。欲求止血,务在摄气。

元参心	淡鳖甲	左牡蛎	奎白芍	参三七
怀牛膝	大生地	炙龟版	制大黄	粉丹皮
紫石英	清童便			

三诊　盖气与血,两相维附。气不得血,则散而无统;血不得气,则凝而不流。故阴气动,而阴火亦动;阴火上奔,则阴血亦奔。上溢于口,吐有盈盆。左脉动搏,右脉细数。急当潜降龙雷之火,参用固摄真元之气。

大生地	女贞子	左牡蛎	炙鳖甲	炙甘草
真阿胶	炙龟版	奎白芍	紫石英	怀牛膝
白茯神	吉林参			

菱湖　邱　向有失血,阴虚可知。今春涉雨,腹痛便泻,至夏又见咳呛痰血。脉数潮热,形瘦咽干。脾肺不相生,药饵恐难瘥。

甜桔梗	炒扁豆	叭杏仁	川贝母	净枣仁

| 枇杷叶 | 淡甘草 | 建莲肉 | 生苡仁 | 冬瓜皮 |
| 远志肉 | 青蛤散 | | | |

张石铭母　七秩余年，体甚康健。向来无病，似属不虚。要知泉源之流，盈科后进；岂料铜山之积，久耗必崩。诗所谓"枝叶未凋，根本先拨"者是也。风从阳动，火随气升。上乘清窍，遂为头晕。自冬徂春，上冒下厥。气为血帅，气升血溢。先有鼻红，继而口血。膈上有痰，心为之悸；胃中有火，脘为之嘈。性躁急，气多火。阳络满盛，寤寐不安。左寸关脉独大，右寸关脉亦大。舌中光绛，舌底少苔。现在病情，血为火迫。欲求络宁血静，务在熄火潜阳。

制大黄	粉丹皮	黑山栀	怀牛膝	白茅根
鲜藕节	大生地	紫丹参	橘红络	白茯神
石决明	鲜石斛			

二诊　年逾古稀，体质固强。陡然失血，不外肾虚。盖肾为水藏，火须水济，木赖水涵。水不足以济火，火有余则刑金，木有余则克土。喉痒咳呛，脘嘈如饥，是其证也。血虽两日不见，脉乃左手长大。上透鱼际，下过尺泽。脉大如许，血宜防来。急清血分之热，并潜阳分之火。以安其络，而宁其血。

制大黄	乌元参	石决明	广橘红	白茅根
怀牛膝	粉丹皮	大生地	川贝母	紫丹参
生蛤壳	鲜藕节			

三诊　人身气机，端贵调和。头晕屡发，属气之升度太过；呕吐频仍，乃气之降令不及。膈上有伏火，为喉痒咳呛；胸中有痰饮，为嘈杂懊侬。君火动，则心悸易烦；相火动，则胆怯易惊。此番吐血，竟致盈盆。始而呕吐，而伤胃络。胃络之血，乘之上溢。平素胃强脾弱，现在水亏木旺。左右脉象，弦滑而大。病属阴虚阳亢，时值阳气升泄。络血沸腾，难保无虞。滋肝肾以补真阴，潜浮阳而宁肝胃。

大生地	橘红络	怀牛膝	川贝母	京元参
白茅根	旋覆花	白茯神	紫丹参	青蛤散
粉丹皮	功劳叶			

丸方　养血滋阴，以涵养肝肾；和气潜阳，以清肃肺胃。舍汤为丸，改急图缓。

西洋参	橘红络	笕麦冬	乌元参	白茅根
紫丹参	川贝母	女贞子	大生地	怀牛膝
粉丹皮	旱莲草	白茯神	功劳叶	奎白芍
鲜藕节				

朱兴武将军　因血而致咳，因咳而致痰；积虚而成损，损久而成劳。阴分之热，蒸成燎原之势；气分之痰，炼成胶漆之形。久热则阴分愈耗，多痰则气分

愈竭。阴虚则精液不守，外腾为汗；气虚则藩篱不固，外泄为痞。火无水济，木无水涵。火上炎刑金，则治节愈伤，声嘶音哑；木上炽克土，则生化愈乏，形瘦肉脱。傍晚潮热，侵早盗汗。阴阳渐失枢纽，咽喉干红。舌质燥绛，津液渐有枯耗。左部寸关脉，坚弦而数；右部寸关脉，虚大而滑。水如许之耗，火如许之炎，转瞬秋分，最为吃紧。痰多便溏，未敢汲汲于滋腻；食少口燥，尤难斤斤于温热。《内经》有云："治病之法，必先岁气，毋伐天和。"现在秋燥司令，肺金最怕火刑。见症肺金已受火刑，立法似宜折火保金。

西洋参	冬虫草	笕麦冬	冬桑叶	淡秋石
丝瓜络	川贝母	毛燕根	乌元参	生苡仁
枇杷叶	鲜芦根			

张瑞生　气余是火，火升血溢。痰中见红，是其征也。阳动化风，湿胜酿痰。风旋清窍，头或眩晕；痰阻气络，胁或掣痛。脘有满闷，梦有遗泄。脉象关弦尺大，治当熄风涤痰。

旋覆花	川贝母	橘红	云茯神	冬桑叶
白莲须	女贞子	白芍	竹茹	石决明
丝瓜络	真滁菊			

潘左　阴分不足，担负伤络。咳嗽痰红，寐有汗泄。

| 六味加女贞子 | | 旱莲草 | 鳖甲 | 牡蛎 |
| 龟版 | 茅根 | | | |

姚左　二十四岁　负伤吐血，脉象小弦。虽有离络之血，不可止涩为事。

参三七	女贞子	大黄	丝瓜络	仙鹤草
丹皮	白芍	茅根	墨旱莲	橘络
牛膝	藕节			

张　酒醴之热，灼伤肺胃。先干咳，继口血。根起四年，时欲举发。口燥脉细，冷热盗汗。夏令升泄，最易增剧。

旋覆花	牛膝	女贞子	旱莲草	秋石
杏仁	元参	贝母	甘草	知母
橘红络	茅根			

体质瘦怯，阴分自虚。阴虚灼伤阳络，《经》云："阳络伤则血外溢。"一经咳呛，便见络红。脉象弦劲而数，治当毓阴潜火。但脉现如斯，亢阳不得潜伏。犹虑阳动，则血不得归经，势必至上溢于口矣。

女贞子	旱莲草	白芍	牛膝	丹皮
丝瓜络	川贝母	牡蛎	桑叶	山栀
白茅根	全当归			

咳呛甚而咯血，此肺血也；咳逆甚而喉痒，此肺燥也。形寒拘束，似有外感；舌

黄口燥,定是内火。肺朝百脉,肺病则周行作痛;肝主经络,肝病则遍体抽掣。纳钝,胃亦伤也;腰痛,肾亦伤也。两手脉象,均形芤滑。而治法先当调理肝肾两经。

羚羊角	青黛拌蛤粉	川贝	牛膝	嫩前胡
粉丹皮	炙紫菀	丝瓜络	橘红	旱莲草
女贞子	瓜蒌皮			

肾水有亏,水不涵木。木焘冲激,相火炽动。气滞于膈,脘痛为之频作;火刑于肺,络血为之沸腾。上溢于口,而为咯血。始于旧冬,发于今秋,遇寒作咳。脉象左右颇躁,右部沉按缓大。治当滋水制火,借此养金涵木。

粉沙参	丹皮	旋覆花	元参	黛蛤粉
女贞子	桑叶	川贝母	牛膝	炙甘草
枇杷叶	血燕根			

公羊　阴分素亏,木火炽盛。上灼阳络,则失血;下烁于阴,则便艰。傍晚冒热,入暮盗汗。心悸肢冷,头晕力疲。左脉弦,右脉数。弦为肝旺,数为阳亢。春升阳泄,为宜柔静,以制阳动,而潜木火。

墨旱莲	炙鳖甲	朱茯神	制女贞	怀牛膝
冬桑叶	扁豆衣	左牡蛎	生龟版	川石斛
真滁菊	白茅根			

蒋　咳为气逆,嗽为痰多。咳由肺出,嗽由脾来。脾为肺母,肺为脾子。脾肺交病,咳嗽并作。木火上炎,灼伤阳络,已见失血。左脉弦大,法当益土生金。

生冬术	淡甘草	云茯苓	潞党参	川贝母
旱莲草	叭杏仁	金沸草	海浮石	制女贞
怀牛膝	青蛤散			

盛　阴虚失血,肺燥作咳。夏旺火,肺当受刑。喉燥而痒,脉虚且数。治法潜火,以安其金。

淡秋石	京川贝	肥知母	金沸草	炙橘红
光杏仁	京元参	粉丹皮	蛤粉	怀牛膝
西洋参	枇杷叶			

林　不咳而血,非肺金也;无梦而遗,属肾虚也。顷诊脉左尺部虚数,视舌边尖绛光。少阴先天不足,厥阴木火有余。上烁阳络为失血,下灼阴精为遗泄。治当壮水,以制相火。

大生地	大白芍	紫丹参	金樱子	冬桑叶
白茅根	女贞子	旱莲草	粉丹皮	功劳叶
左牡蛎	驴皮胶			

朱　阳浮于上,为失血;阴失于下,为遗泄。水亏火盛,金囚木旺。咳呛气

逆,咯血痰红。脉象左右,细弦而数。上焦肺损,下焦肾虚。少年最为吃紧,须加意调养。

| 西洋参 | 京元参 | 女贞子 | 黑山栀 | 炙橘红 |
| 粉丹皮 | 京川贝 | 怀牛膝 | 白茅根 | 金沸草 |

孔　七八年前,一经咳呛则失血。近来复发,脘气不舒。尚有瘀血,不可补涩。

参三七	丹皮	降香	郁金	旋覆花
旱莲草	怀牛膝	丹参	橘红	川贝
大白芍	大藕节			

章　阴虚营热,络松血溢。经有四年,辗转不全。月事欠调,少腹急胀。饮食少进,脉象细弦。患起产育,先伤于下。下焦肝肾也,既形不足,冲任失丽隶。录方滋养肝肾之阴,以潜肝胆之火。

大生地	川石斛	女贞子	怀牛膝	冬桑叶
稻根须	大丹参	大白芍	川贝母	白茅根
旱莲草				

徐左　三十二岁　阴虚火旺,气逆金伤。先患纯血,继而痰血。

川贝母	旱莲	元参	茅根	女贞子
丹皮	黛蛤散	功劳叶	冰糖炒石膏	牛膝
橘红	知母			

陈左　二十四岁　失情积劳积郁,气逆咳血咳痰。面色萎黄,舌质薄白。气分似有湿热,治法非宜滋补。

瓦楞子	橘红	白前	苡仁	绵茵陈
苏子	桑叶	冬瓜子	白杏仁	茯神
贝母	竹茹			

左　十六岁　不咳咯血,腹痛便血。左胁痞满,清运治之。

炙鳖甲	大腹	青皮	海蜇	丝瓜络
蓬莪术	白芍	藤皮	冬瓜皮	当归
桃仁	茯苓			

陈左　先咳后血,定是火燥伤络;体痒牙瘪,亦是火蒸胃络。

粉丹皮	川贝	枇杷叶	苏子	忍冬藤
蛤粉	白茅根	杏仁	丝瓜络	橘红
芦根	竹茹			

周左　二十岁　鼻红有根,咳呛四年。旧秋曾经痰红,今春屡见寒热。肺肾阴分有亏,肝胆气火偏旺。脉细数,当潜降。

| 粉丹皮 | 云苓 | 川贝 | 茅根 | 怀牛膝 |

苡仁	蛤壳	首乌	女贞子	茶花
白芍	橘红			

李童　十二岁　不咳吐血,血来颇多。病逾两旬,近发五天。

根生地	牡蛎	丹皮	茅根	墨旱莲
女贞子	橘红	侧柏	参三七	功劳叶
茯神	牛膝			

李左　四十三岁　素体水不涵木,渐至木火刑金。先咳而后失血,自春延至立夏。痰阻于肺,气失宣化。胸脘满闷,缺盆胀痛。左升太过,右降不及。动辄气急,甚而咳嗽。脉弦细而数,法养金柔木。

金沸草	元参	石决明	枇杷叶	女贞子
川贝	牛膝	橘络	青蛤壳	丹皮
茅根	旱莲草			

李左　四十八岁　肝肾不足,肺胃有火。屡次失血,时常咳呛。去冬曾经失音,今春复加腰痛。脉象细数,法当潜育。

甘草	玉竹	女贞子	旱莲草	龟版
前胡	丹皮	杏仁	生地	川贝
橘红	茯苓			

毛左　二十二岁　心肾素亏,梦遗频至。嗜酒致伤阳络,络松血从上溢。陡然吐血,二十余口。阴亏阳亢,时多冒热。脉细舌黄,法当潜育。

紫丹参	丹皮	茯神	莲须	川雅连
龟版	茅根	葛花	鸡距子	石决明
桑叶	山栀			

李左　三十七岁　金水两亏,肝脾气逆。咳呛失血,咽痛喉痹。盗汗时有时无,大便时溏时结。左脉虚弦,右脉细数。劳损已达极点,夏秋最为吃紧。

大生地	川贝	丹皮	桔梗	黑豆衣
牡蛎	元参	丝瓜子	冬虫草	淡草
薏仁	芦根			

李左　四十三岁　少阴水亏,太阴金燥。肝肾龙相之火,乘气上扰;遂使肺络受伤,先咳后血。肝木之气多升,肺金之气少降。气逆作咳,咳甚作呕。脉象濡细,舌质光剥。俾能带病延年,亦是人功克尽。

旋覆花	淡秋石	牛膝	川贝	麦冬
蛤壳	元参	女贞子	丹皮	旱莲草
丝瓜络	冬虫草			

九月初失血,十月初始止。未吐之前,咳呛先作;已血之后,咳呛更剧。血已耗气,又伤上下。呼吸失司,动辄气急。见端客寒伤脾,晨起作泻。左关脉细,

右关脉滑。若不早图,噬脐何及。

大生地	筧麦冬	橘红	左牡蛎	冬虫草
叭杏仁	白芍	川贝	元参心	怀牛膝
炒扁豆	柿霜			

吴书城　络伤失血,已越四年。旧秋所吐,更多于前。胸胁或热或痛,咽喉乍痒乍燥。痰色黄黑无常,耳窍鸣响;面部红热不一,四肢倦怠。左脉动搏,右脉躁数。阴亏阳亢,木旺金伤。治法潜阳以和阴,参用抑木以安金。

龟版	桑叶	丹皮	川贝	女贞子
莲子	鳖甲	牡蛎	白芍	茅根
旱莲草	牛膝			

张和生　喜嗜水果,脾胃受伤。脾胃之湿热下注,大肠肛门两傍发现湿疮。旧秋仍患失血,侵早必有咳呛。内热脉数,法当培养。

潞党参	生黄芪	茯苓	川贝	榧子
冬瓜子皮	法半夏	生冬术	橘红	淡草
谷芽	百部			

陆左　阴亏阳亢,灼伤阳络。五月曾经见血,现在喉痒颈核。脉象右大左细,咽喉干燥带红。年未弱冠,不足于阴。若见咳嗽,便成损怯。

女贞子	旱莲草	功劳叶	丹皮	茅根
元参	怀牛膝	瓦楞子	丝瓜络	橘红
川贝	藕节			

钟　挫闪伤络,两次失血。气火凌金,气逆作咳。咳引胸痛,连及少腹。外寒内热,目睫盗汗。右寸脉数,舌质黄燥。木火冲升,兼挟暑火。当用清暑潜火,务使清金安络。

冰糖煅石膏	知母	生苡仁	川贝	白杏仁
茅根	旋覆花	橘红	功劳叶	元参
冬桑叶	藕节			

钟　体瘦阴虚,木火刑金。阳络亦被火灼,血液不为宁静。或有口血,或有鼻血。咳呛似有若无,身体早热暮凉。左脉数大,右脉数细。当清其热,以安其络。

川石斛	地骨皮	丹皮	山栀	旱莲草
茅根	山茶花	女贞子	桑叶	白杏仁
枇杷叶	藕节			

吴　酒伤肺络,失血复萌。气逆喉痒,咳而无痰。寸口脉数,先宜清肃。

| 煨石膏 | 知母 | 淡甘草 | 生苡仁 | 橘络 |
| 扁豆衣 | 青蛤散 | 葛花 | 功劳叶 | 白杏仁 |

川贝　　　　　鲜茅根

杨左　左脉大，右脉数。阴分有亏，阳火有余。伤肺伤络，咯痰咯血。或一年一发，或一年两发。血不营筋，手爪干燥。夏令湿气蒸腾，治法清肃为宜。

扁豆衣	冬瓜子	丝瓜络	功劳叶	橘络
丹皮	生苡仁	扁石斛	仙鹤草	白茯神
竹茹	茅根			

石左　挫伤阳络，乳旁作痛。五年纯血数口，少年体虚阴亏。

扁石斛	白芍	山栀	橘络	功劳叶
旱莲草	粉丹皮	丹参	蒺藜	藕节
女贞子	丝瓜络			

钱厚生　阴虚火旺，形瘦容怯。向有鼻红，近有口血。金为火刑，时有咳呛。

冰糖拌石膏	知母	淡甘草	功劳叶	川贝
怀牛膝	黑山栀	橘红	生苡仁	青蒿子
丹皮	枇杷叶			

孙左　负伤阳络，陡然失血。血后咳呛，最非所宜。

丹皮	知母	元参	旋覆花	瓜蒌皮
牛膝	橘红	白前	川贝	青蛤散
白杏仁	茅根			

沈左　年逾七十，病缠廿载。咳血失血，殊难疗治。

大熟地	筧麦冬	灵磁石	牛膝	川贝
茅根肉	左牡蛎	元参心	女贞子	炙草
橘红	枇杷叶			

汪味青妻　胸有痹塞，脘有疼痛。气攻动上逆，血随气上升。气郁化火，口燥舌黄；气络失司，背冷身热。大便一旬始下，经事愆期而少。脉象弦细紧滑。当宣气血之痹，以调肝胃之郁。

真降香	怀牛膝	桃仁泥	广郁金	䗪虫丸
藕节	瓜蒌皮	小青皮	大腹皮	路路通
薤白头	茅根			

梁左　营卫伤于寒热，脾胃伤于泄泻。寒热止，泄泻已。肝家气火多升，肺家清气少降。咳呛频仍，咽喉癣痒。一身经络，为咳震动；周行治节，亦为咳伤。旧恙失血，亦宜防护。左脉大，右脉数。舌根薄腻，舌尖淡绛。风阳随虚火上扰，时或头晕头痛。治法潜肝胆之火，参用清肺胃之气。

白杏仁	丹皮	旋覆花	功劳叶	川贝
冬桑叶	青铅	茯神	石决明	怀牛膝
菊花	丝瓜络			

姚彩生　气冲逆于上,血汹涌而来。十日以来,竟有盈盆。究其病之根源,由于嗜酒致伤。气从肝而出,血从胃而来。头汗时多,阳气已从上越;脉象弦芤,治法当用潜降。

参三七	鲜生地	牛膝	制军	代赭石
丹皮	女贞子	旱莲草	茅根	藕节
鸡距子	葛花			

汤左　吐血多年,咳呛亦久。近加冷热,便溏纳钝。

大生地	白芍	左牡蛎	怀山药	茯苓
冬虫夏草	半夏曲	橘红	叭杏仁	川贝母
淡草	枇杷叶			

沈　上年吐血,今春又发。半由酒伤,半由劳伤。

绵茵陈	茯苓	怀牛膝	仙鹤草	参三七
丹皮	旱莲草	生苡仁	黑山栀	女贞子
葛花	白茅根			

阴分素亏,木火素旺。灼伤阳络,膺痛失血。形寒身热,头痛口渴。脉象左关数大,治当介类潜阳。顷见血色带紫,定是离络之血。去瘀生新,尤为至要。

三七	丹皮	橘红	仙鹤草	牛膝
知母	女贞子	白芍	山栀	石决明
滁菊	茅根			

去冬咳呛,绵延于兹;夏至节交,复加失血。形寒身热,耳鸣目昏。肝肾有亏,脾肺不足。木失水涵,木叩金鸣。咽痒喉痛,脉象虚弦。当用养金柔木,参入益卫养营。

绵芪	淡甘草	淡鳖甲	牛膝	川贝母
粉沙参	防风	半夏曲	叭杏仁	橘红
白茯苓	枇杷叶			

吐血盈碗,梦遗频来。精与血同时而耗,气与火并而上逆。咳呛气急,少腹引痛。脉象虚数。当用清肃上焦,以安娇脏;参入滋养下元,以摄精窍。

潼蒺藜	炙甘草	莲须	白芍	橘红
川贝母	左牡蛎	女贞子	南枣	旱莲草
生地	枇杷叶			

烦劳动阳,烟酒损肺。阳盛化火,致伤肺络;气失清肃,血随气溢。血与气并,左脉数大。治当潜火,以宁阳络。除戒烟酒,尤为至要。

鲜生地	旱莲草	丹皮	女贞子	牛膝
茅根	乌元参	石决明	知母	黑山栀
秋石	藕节			

肺气失宣,气郁化火。咳伤阳络,痰带血丝。脉见滑数,舌刺喉红。年未弱冠,阳亢阴亏显然。

生苡仁	元参	丹皮	焦山栀	蛤壳
枇杷叶	丝瓜络	橘络	知母	仙鹤草
茅根	竹二青			

5. 肺痈

胡玉琴　痰入于络,血不归经。肺气失降,肝气上逆。脉芤弦而大,舌薄白而润。气郁已从火化,积久必刑肺金。咳呛日久,痰有秽气。防成肺痈,恐多枝节。仿《千金》苇茎汤,合喻氏清燥救肺汤意。

金沸草	杏仁	橘红	兔耳草	败酱草
冰糖煅石膏	茅芦根	生米仁	枇杷叶	桑叶
丝瓜络	藕节			

郑梓相夫人　辛伤于肺,痰入于络。胸胁掣痛,引及腰背。冷热频仍,口秽痰臭。脉来滑大,病起匝月。非肺痈,即胁痛也。当泻肺,参用宣络。

冰糖煅石膏	青蛤散	白及	淡甘草	生米仁
苦桔梗	丝瓜子络	旋覆花	橘络	桃仁泥
川贝母	鲜芦根			

二诊　口秽痰臭,由来月余。胃通于口,痰阻于胃。秽气臭气,皆属胃火。肺畏火刑,火旺烁金。则清肃之气失司,故咳逆绵延不已。有时骨脊疼痛,有时形体畏寒。眠难着右,胃纳式微。左脉小,右脉大。仿用《千金》苇茎法,参入喻氏救肺汤。

丝瓜子络	冰糖煅石膏	生苡仁	白及	蜜白前
淡甘草	青黛拌蛤壳	兔耳草	川贝母	橘络
苦桔梗	枇杷叶	芦根汤煎药		

又三复方　肺气通于鼻,肺火旺则鼻热;胃气通于口,胃火旺则口秽。颈项发肿发核,头目或胀或痛。咽喉干燥,口亦渴燥;两胁作胀,两腰作痛。咳呛身热,剧于五更;失血盈盆,经有两旬。脉象转形虚弦,舌质又变薄白。实邪在于肺胃,虚损在于肝肾。切宜怡养,免致增剧。清上焦之实火,滋下焦之真水。

冰糖煅石膏	阿胶	川贝母	白及	女贞子
橘络	丝瓜子络	筧麦冬	桔梗	京元参
兔耳草	冬桑叶			

叶左　先由胸胁作痛,继而痰出腥秽。咳呛频仍,气升血溢。背寒夜热,延成肺痿。

生苡仁　　　活水芦根　　　丝瓜子　　　野百合　　　兔耳草

败酱草　　　淡秋石　　　　生蛤壳　　　橘红　　　　川贝母

知母　　　　旱莲草

冯　前日吐血盈盏，现在痰血夹杂。痰味或秽或咸，血色乍鲜乍紫。咳呛气逆，胁肋掣痛。右畔牙龈如肿如浮，左部脉象似扎似大。舌质灰黄，舌根起刺。本病肝肾阴虚，标病肺胃火旺。肝升有余，肺降不及。气机为阻，络道为痹。潜营之火，以柔肝木；清气之燥，以安肺金。

冰糖煅石膏　生苡仁　　　橘红络　　　鲜生地、　　旋覆花

活水芦根　　丝瓜子络　　川贝　　　　丹皮　　　　云茯神

青蛤散　　　瓦楞子

又　左升太过，右降不及，气为之阻，络为之痹。前次之痛在于胁肋，现在之痛在于缺盆。胸膺犹觉窒塞，上焦尚少宣通。痰或咸或秽，血乍有乍无。气逆作咳，依然如前。大便不通，已近一旬。左脉刚而兼大，右脉柔而兼小。前半舌白而腻，后半舌黄而腻。治法清气肃肺，凉血潜肝。

冰糖煅石膏　活水芦根　　生苡仁　　　丝瓜络　　　鲜生地

丹皮　　　　旋覆　　　　橘红　　　　川贝　　　　蒌皮

茯神　　　　牛膝

沈左　咳呛已越一年，痰薄咸秽。上损已成，秋燥吃紧。

芦根　　　　苡仁　　　　冬瓜子　　　扁豆衣　　　冬虫草

兔耳草　　　秋石　　　　叭杏仁　　　川贝　　　　牛膝

夏曲　　　　枇杷叶

丁左　七月　过嗜酒醴，肺家早伤；喜啖肥腻，胃家有浊。稍挟时令之暑湿，援引素蓄之浊痰。阻升碍降，络道失司。痰甚化火，清降失司。咳嗽胁痛，痰出臭秽。绵延辗转，已越一月。久咳肺虚，皮毛失固，自汗极多；痰多胃伤，苏豁失机，纳食极少。肺胃之气阴日耗，肺胃之痰火日炽。虚不能补，实不能泻。转瞬燥火司权，肺金何能克当？左脉细数而大，右脉滑数而大。舌黄带白，冷热便艰。欲求治咳，必先顺肺；欲求顺气，必先清火。仿喻氏清燥救肺汤法。

鲜石斛　　　芦根　　　　丝瓜子　　　生苡仁　　　淡竹茹

枇杷叶　　　冰糖煅石膏　知母　　　　炙草　　　　橘红络

旋覆　　　　粉沙参

金左　咳为气逆，嗽为痰多。咳而兼呕，肺咳而兼胃咳也；痰秽带绿，肺热而兼胃热也。肝升太过，肺降无权。络道为阻，胁肋为痛。大便不更，肺邪移于大肠；纳食不增，痰火壅滞于膈。左脉虚数而大，右脉滑数而大。舌质黄腻，根底白腻。肺为火刑，胃实多痰。当清其源，以洁其流。

鲜石斛　　　活芦根　　　生苡仁　　　丝瓜子络　　橘络

生竹茹	犀角汁	冰糖煅石膏	败酱草	大青叶
葛花	瓦楞子			

丁左　咳出于肺,嗽出于胃。有声为咳,属肺燥;有痰为嗽,是胃火。痰绿痰黄,乃胃家浊邪所化;痰臭痰浓,亦胃家湿火所生。咳作不已,痰化无穷。肺之津,胃之液,悉为戕伤,肝多升,胃少降,络道为痹。痛偏于右,眠难着左。就其左右而论,病在肺者多,在肝者少;就其秽痰而论,邪在胃者重,在肺者轻。左脉虚软而数,右脉滑大而数。或似肺痈,或似胃痈。痈者壅也,滋腻难尝,舍清肺胃,别无良策。

铁皮鲜石斛	活水芦根	生苡仁	丝瓜子络	橘红络
桃仁泥	冰糖煅石膏	金银花	大青叶	败酱草
旋覆花	犀角汁			

6. 肺痿

张云村　始患反胃,继患哮喘。去秋曾吐胭肉,今春又复发现。咳引胸痛,痰出白沫。右寸脉象苁大,延久防成肺痿。

冬虫草	兔耳草	百合	白及	米仁
女贞子	旱莲草	仙鹤草	丝瓜子	生竹茹
叭杏	芦根			

郎老　七十岁　年已七秩,病越半载。水亏不能涵木,木火凌犯肺金。灼津酿痰,痰阻气分。肺主气化,治节失职,气机为痹,脉络为阻。胸骨掣痛,缺盆亦痛。嗽痰气逆,音声失扬。左脉数大,右脉虚促。金燥气耗,恐成肺痿。

冰糖煅石膏	川贝	杏仁	青蛤散	橘红络
元参	枇杷叶	桑叶	芦根	桔梗
甘草	竹茹			

又二方　肺象空悬,名谓黄钟。水亏不能涵木,木火上炎烁肺。金为火克,音声渐嘶。治节失司,胸膺作痛。左脉滑数,右脉细数。舌中光,舌边黄。年已古稀,病逾半年。转瞬夏令火旺,便恐金燥成痿。

阿胶	麦冬	百合	青蛤散	桔梗
淡甘草	旋覆花	元参	冰糖煅石膏	丝瓜络
枇杷叶				

李左　自冬徂夏,痰浓痰秽。火炎金伤,已成肺痿。

生苡仁	丝瓜子络	淡甘草	白及	牛膝
橘红	活水芦根	冰糖煅石膏	青蛤散	兔耳草
粉沙参	川贝			

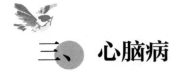

三、 心脑病

1. 心悸 怔忡

钱右 二月 体质魁肥,阳明脉络空虚;血分亏弱,厥阴风木鼓动。乘于巅为头晕,甚而昏厥;动于络为筋惕,甚而瘈疭。心悸胆怯,遂使旦夕不寐;思虑疑惧,致令喜怒无常。脉小弦而滑,舌薄黄而白。平时湿痰用事,近来风阳炽盛。宜先熄风,后涤痰。

生铁落	西琥珀	生白芍	淮小麦	清炙草
南枣	羚羊角	远志	枣仁	石决明
橘红络	真金箔四片(另调)			

王左 阴不恋阳,精不宁神。心有跳跃,寐有汗泄。

鳖甲	牡蛎	龟版	当归	生地
绵芪	黄连	黄芩	苓神	稆豆衣
浮小麦	桑叶			

吴 心虚则悸动,肝虚则头胀。胆火入胃,与痰相搏。有时瞀乱,有时肝阳。呕恶上逆,肾阴下亏。耳为肾窍,络为肝恋。系阴阳失恋,木失水涵。两耳时觉鸣响,两脉均见弦滑。当滋下元,以清上焦。

大生地	陈萸肉	朱茯神	青龙齿	法半夏
白滁菊	甘杞子	制首乌	大白芍	紫丹皮
竹二青	炙橘红			

朱左 心多悸,夜少寐。盗汗精滑,心肾不交。

左牡蛎	龙骨	甘草	枣仁	远志肉
莲须	茯苓	知母	川柏	丹参
生地	柏子仁			

2. 胸痹

倪左 痛在胸次,由来已久。咳则痛引两胁,甚而牵及腰部。此气滞所致,当宣其气,而通其络。

瓜蒌	桂枝	橘络	归须	茯苓
桑枝	川朴	郁金	丝瓜络	枳壳
姜夏	丝吐头

李　感寒袭肺,积食阻气。肺失司,络道为痹,不通则痛。痛在缺盆者,显系肺络之气窒也。《内经》所谓"肺藏于右"。肺司降令,而主气化,一经为邪所阻,则清降气化失其常度。气郁即是从热化,兼挟陈腐酿痰。脉象左部弦缓,右部滑数。法当清理肺气,疏化浊痰,使痰气廓清,以冀其通而不痛。

金沸草	漂象贝	白芥子	光杏仁	橘络红
江枳壳	瓜蒌皮	莱菔子	法半夏	杜苏子
丝瓜络	竹二青

3. 中风　类中

肝肾营阴不足,肝胆气火有余;阳明气分亏乏,中焦易于聚湿。湿胜酿痰,痰能助风。风痰并乘清窍,动辄为之眩晕。时或头汗,上越之明验。有年患此,最虑类中。两足亦痛,步履维艰。脉象左细弦,右按浮数。当用峻补气营,潜熄风阳。

杞子	滁菊	丹皮	牛膝	归身
白芍	党参	冬术	茯苓	甘草
广皮	桑叶

许逸云　左脉弦细,右脉弦滑。弦主风,滑主痰。风自阳化,痰自湿生。风性轻清,善于走窜;痰性重浊,易致阻气。自觉上轻下重,显然水亏木旺。滋填其阴,潜降其阳。聊佐熄风涤痰,借以通络宣气。

熟地黄	石决明	萸肉	山药	杞子
滁菊	橘红络	丹皮	茯苓	泽泻
桑叶枝	姜竹茹

吴左　左足痛牵及环跳,绵延四年。虽由跌仆致伤,久则气血两亏。口角歪斜,言语蹇涩,已经两月。此由外风引动内风,类中之候,已见朕兆。口觉苦味,舌苔白腻。左脉浮大,右脉滑大。体质阴虚,不耐温热。仍用柔剂,借养真阴。

白归身	伸筋草	牛膝	橘红络	蒌仁
滁菊	陈胆星	桑枝叶	忍冬藤	丹皮
竹茹	谷芽

吴善甫　百病多从痰出,诸中皆从风起。体本丰伟,湿胜痰多。痰胜必生风,风胜必生火。风性轻清,善于蒙扰清窍;痰性重浊,易致阻碍气机。猝然面

红烦冒,陡作类中形象。风善行数变,忽口㖞,忽目反;痰走窍入络,乍昏糊,乍苏醒。偏枯在左,㖞斜在右。六脉浮动,左胜于右;舌音謇涩,舌质燥绛。见症如斯,病在肝肾。肝忌刚,肾畏燥。用药不可相背,处方宜乎柔润。

熟地黄	苁蓉	杞子	远志	牡蛎
菖蒲	龙齿	滁菊	吉林参	桑叶
甘草	麦芽			

金逸舟　恣嗜酒醴,受风挟湿。风性轻清,走上焦,为头晕;湿性重浊,走下焦,为足软。自觉上重下轻,延虑变成类中。两目红赤,六脉弦细。舌质薄黄,口不干燥。熄肝胆之风,渗脾胃之湿。

川连	川柏	山栀	木瓜	米仁
滁菊	桑叶	牛膝	忍冬	知母
橘络	葛花			

王润之　嗜酒之体,中气必虚;湿痰用事,中气更虚。痰多生风,风胜于火。步履趔趄,言语嗳喺。中风之根,已成基础。年逾花甲,下元虚衰。枝叶未凋,根本先拨。脉象弦滑,舌质腻黄。当填其下,兼清其上。

熟地	萸肉	苁蓉	杞子	丹皮
滁菊	半夏	川贝	牛膝	茯苓
牡蛎	桑叶			

吴逊安　二月　左部脉滑而弦大,痰中兼风;右部脉滑而濡细,痰多阻气。气化属肺,风从于肝。肝肺两经,风痰互阻。先神倦欲寐,继神烦多寐。咳呛痰出不少,脘闷纳食不多。舌质白而黄,黄而黑;口中干而燥,燥而渴。大便通而不畅,小溲利而不约。往年跌仆,伤及环跳;旧年风痰,入于经络。枝叶未凋,根本先拨。已见上实下虚,虑其阳动阴耗。中焦浊痰占据,碍难滋填下焦。当先疏化湿痰,务使廓清中焦,参入宣肺以利气化,复入泄肝以舒经络。

竹沥夏	白杏仁	川贝	瓦楞子	知母
橘红络	桑枝叶	瓜蒌皮同捣风化硝		茯苓神
石决明	滁菊	牡蛎		

又二方　跌仆伤及环跳,已有多年,无足为虑;风痰中于经络,亦有数月,颇以为惧。盖枝叶未凋,根本先拨。变幻危险,猝不及防。现在风阳浊痰,互相胶结中宫。胃气失其通降,脘宇遂为懊憹。今加有形高突,甚而坚满作痛。肝失潜阳,面红头痛;肝不藏魂,多梦少寐。肺气窒郁,痰出不爽;肠气痹阻,便下不畅。左脉滑大有力,右脉滑小无神。舌质灰腻而白,口中干燥不渴。本虚标实,用药颇难;风胜痰多,处方不易。治痰必先利气,气行则痰自消;治风务在潜阳,阳静则风自灭。

| 礞石 | 风化硝 | 沉香 | 胆星 | 白附子 |

| 滁菊 | 瓦楞子 | 竹沥 | 茯苓 | 桑叶 |
| 橘红 | 炙甘草 | | | |

又三方　左脉仍有浮动，右脉殊觉濡细。脘宇嘈杂，甚而懊憹。虽寐而未能酣睡，虽咳而未能有痰。耳鸣头晕，腰疼背痛。是上实下虚之征，即水亏木旺之兆。舌质根底厚白，口味自觉咸腻。肝胆风阳鼓动，脾胃湿痰蟠踞。气机升降，易致阻痹。根本已拨，真中宜防。录方潜阳以熄肝风，利气以搜湿痰。

龟版	鳖甲	牡蛎	白附子	胆星
桑叶	滁菊	橘红	茯苓神	甘草
竹茹	谷芽			

周兰田　高年气血亏耗，遂使肝肾失养。肝主筋，肾主骨。筋骨痿软，不获步履。喜嗜甘肥，脾胃必多湿痰；脉象弦滑，肝胆定有风热。风动于络，延虑防中。补养气血，灌溉肝肾。

防风捣黄芪	苁蓉	甘杞子	白芍	首乌
牛膝	丹参	茯苓	滁菊	桑叶
姜半夏	广皮			

汪左　嗜酒之体，多湿多火。火盛生风，湿胜生痰。风痰蒙扰清窍，巅顶为之眩晕。忽有耳鸣，忽有眼花。两足已觉麻木，中风难保无虞。脉象滑大，法当潜降。

生地	首乌	石决明	牡蛎	龟版
杞子	丹参	茯神	桑叶	小麦
稽豆衣	滁菊			

沈幼瑜　口角歪斜，偏在于左；手指拘挛，亦偏于左。八月间气升作厥，前昨日故态复萌。两旬来不食不便，半月间不寐不宁。真气不纳于下，痰火留滞其中。升降逆乱，呃忒连声。舌光少苔，脉滑少力。治法从喑痱门着想，俾得效力，庶可苟延。

淡秋石	大熟地	咸苁蓉	法半夏	麻仁
橘红	磁石	川贝	煨刀豆子	怀牛膝
茯神	柿蒂蒂			

又二方　内夺而厥，则为喑痱。内夺者，谓精血之枯槁；喑痱者，为中风之形状。况两旬余勺谷不下，且半月来昏睡如寐。宗气愈伤，下元愈竭。时有气逆，时有呃忒。舌少苔，脉少力。仿喑痱门地黄饮法。

大熟地	麦冬	杞子	橘红	咸苁蓉
麻仁	淡秋石	川贝	牛膝	茯神
法半夏	鲜稻头			

古稀之年，貌若童子，可卜松柏贞固之姿；喜嗜酒醴，善啖肥甘，实是风胜

痰多之质。前月因积劳而动风，偏中之状，瘖痖艰难，语言错乱。中偏于左，明系风阳。或有酸楚，或有麻痹。舌中腻黄，舌尖淡绛。左脉滑而兼弦，右脉动而中止。梗叶未凋，根本先拨。治法缓肝之急，以熄风；滋肾之液，以潜火。年如许之高，阳如许之升。变幻花样，猝不及防，慎之慎之。

| 西洋参 | 淡甘草 | 橘红 | 竹茹 | 元参 |
| 滁菊花 | 云茯神 | 桑枝叶 | 酸枣仁 | 石决明 |

阳气上亢，貌若童子。心或悸或悬，寐或多或少。性情躁急，心阳焚灼。心热下移小肠，小溲浊而酸臭。耳时鸣，指时麻。左脉大，右脉滑。六外之年，须防中风。以中风治法，宜熄风潜阳。

紫丹参	滁菊花	川草薢	远志	白芍
柏子仁	酸枣仁	茯苓神	桑叶	元参
桐花	灯心			

体质丰伟，阳虚湿胜。风从阳动，痰从湿化。风痰走入于络，阻碍气窍。两手拘急，两足酸软。口角歪斜，言语蹇涩。经有一年，始得全安。现在腰脊酸楚，显然肝肾不足。舌质薄黄，脉象弦滑。趁早调治，以免偏枯。

滁菊	牡蛎	橘络	姜半夏	冬桑叶
竹茹	夜交藤	茯苓	白芍	炙龟版
怀牛膝	杜仲			

口歪偏左，经掣偏右。风邪袭于经络，肝主经络，风通于肝，肝居于左。风者，善行而数变。于是病偏左躯。左主乎升，右主乎降。升太过，降不及。脉络为痹，气血为阻。脉象弦浮，法当通络。

纯钩钩	明天麻	冬桑叶	归须身	白芍
石决明	粉丹皮	丝瓜络	滁菊花	淡甘草
竹茹	梧桐花			

四肢麻木不仁，两足痿软无力。左躯偏重，右躯偏木。左主乎血，右主乎气。左右皆病，气血俱伤，脉络为之枯涩。脉濡滞，舌腻白。两补气血，借通营卫。

潞党参	冬术	清炙草	橘核	桂枝拌白芍
茯苓	威灵仙	冬桑叶	炙绵芪	姜半夏
归身	防风			

正月阳动于络，变为类中。迁延以来，风阳渐熄。惟嗜酒中虚，则痰湿恒胜。风阳去，湿痰来。机窍不灵利，语言依然蹇涩。自觉上实下虚，诸恙毕集于上。脉象弦滑，舌质黄腻。潜未尽之风阳，涤有余之湿痰。

陈胆星	白附子	牛膝	炙甘草	冬桑叶
滁菊	橘核	茯苓	川郁金	葛花
白蒺藜	竹茹			

肝旺则生风,脾湿则生痰。风动于络,痰阻气窍。前经发现类中,现在言语蹇涩。咳呛甚而头胀,精神倦而欲寐。左脉细弦,右脉细滑。潜肝阳,涤脾湿。

白附子	远志	元参	冬桑叶	陈胆星
石菖蒲	竹茹	滁菊	牛膝	橘红
紫丹参	炙草			

卜右　手足不遂,偏在左躯;目窍畏明,偏在右畔。手足犹树之枝干,二目犹天之日月。手足属经络为患,两目属肝肾为病。种种变幻情状,不越风阳湿痰乘机窃发。六脉脉象搏指弦滑,治法须宜潜育肝肾。

黑芝麻	石决明	白滁菊	怀牛膝	桑枝叶
黑山栀	生石蟹	首乌藤	粉丹皮	白蒺藜
大白芍	谷精珠			

羊左　左边头胀而痛,眉棱酸及印堂;左畔胁胀而疼,缺盆痛延背部。肝生于左,肺藏于右。痛偏于左,显然肝病。头痛属风,风从阳;胁痛属痰,痰气津二目。脉象弦滑而大。源在内因,不在外因。法宜从本,不宜从标。时值湿令,滋补须忌。

明天麻	福橘络	粉丹皮	真滁菊	真猩绛
竹二青	丝瓜络	怀牛膝	冬桑叶	旋覆花
川贝母	石决明			

老年气血向衰之时,灌溉滋养均失其司。抑且水不涵木,风阳鼓舞不熄。步履维艰,动辄头晕。脉本六阳,顷按沉中柔软。语言似有喂嚅之状,此中风之基础。治当滋养肝肾,以潜风阳。

滁菊	甘杞子	白芍	桑叶	怀牛膝
归身	何首乌	茯神	左牡蛎	橘红
仙半夏	决明			

4. 肝风　肝火

营阴虚,肝风升炽则头痛;督阳虚,风寒乘袭则背冷。右肩酸痛。脉象浮弦,舌光少苔。当用清营和卫,以搜风邪。

西洋参	麦冬	钩钩	石决明	防风炒绵芪
橘红	归身	采云曲	明天麻	滁菊
桑叶	荷叶边			

真阴不足,肝阳偏旺。汗随阳上越,故左头独甚。阳升风淫,经络酸痛。近加外感,营卫违和。脉象小弦而数。先当理其营卫,以宣外感。

| 银胡 | 秦艽 | 川石斛 | 酒芩 | 钩钩 |

153

通草	白蒺藜	姜夏	橘红	桂枝炒白芍
丝瓜络	桑叶			

昨合夜至鸡鸣、平旦,脉象连诊四次,大小不齐匀,疏疾不齐。视其舌质根中皆黄,尖色仍绛,唇齿尚燥热如燔灼。自汗涓涓,彻宵不寐。神躁不宁,谵语不定。妄笑不休。平日操持烦劳,多令动阳;现受暑湿秋感,咸从火化。五志之火,扰乱神明;六淫之热,逆犯包络。肝胆风阳渐动,肺胃气阴渐耗。亟当清心宁神,潜阳熄风,参入涤有形之痰浊,渗无质之热邪。

犀角	鲜生地	丹皮	元参	羚羊角
石决明	翘心	茯神	鲜石斛	西洋参
黑山栀	竹沥	黄氏牛黄清心丸		金箔

肝气郁滞于中,湿浊阻遏于里。气郁化火,湿留成热。脉象弦数而滑,治当泄肝清邪。

扁石斛	丹皮	知母	黑山栀	青蒿子
酒芩	钩钩	白蒺藜	炒滁菊	连翘
枳壳	冬桑叶			

肝气上升者,即风阳也;胃气上升者,即浊邪也。风乘清窍,则头晕而痛;浊阻中焦,则脘满而吐。脉象弦滑,纳减便坚。素体阴虚,病起积郁。屈指裘葛数更,调治最难就效。当用和肝宣中,潜阳熄风,以冀肝平胃和,则晕痛呕恶自缓矣。

钩钩	天麻	姜半夏	茯苓	广皮
吴萸炒川连	川郁金	枳壳	壳蔻	桂枝炒白芍
姜竹茹	桑叶			

阳升于上,故头痛;血耗于下,故便难。阳动化风,风入于络。牙关开阖为艰,遍体经络皆痛。推测病情,确是肾阴之不足,肝阴之有亏。肾主骨,肝主筋。肾既亏,灌养失司,故筋痛连及骨节,甚而转动维艰。脉象细软而弦,统按左右皆然。肾为水脏,须宜温养;肝为刚脏,非柔不和。风阳之乘窍入络,还当熄风潜阳,清窍利络。

丹皮	滁菊	天虫	怀牛膝	当归
蝉衣	蝎尾	石决明	秦艽	桑叶
鸡距子	红花拌丝瓜络			

阳动脉大,阴虚口燥。肝虚生风,上乘清窍,头目为眩;肾虚生燥,下元不固,腰痛带下。营卫藩篱少固,外感乘虚凑袭。入肺为咳,入阴为热。舌质左边光剥。治当滋阴潜阳,以冀阴充阳降;略佐宣肺顺气,务使热退痰消。

生地	麦冬	川贝	黛蛤散	白前
橘红	牛膝	旋覆花	杏仁	杜仲

粉沙参　　　　枇杷叶

风温后气阴受伤,大热退余痰未肃。近加受郁,肝失条达,木郁化火,扰动风阳。风升为晕,阳升艰瘼。脉象柔静,舌质净白。当用养气滋液,参入柔肝潜阳。

西洋参	麦冬	白芍	丹参	怀牛膝
辰神	芽谷	滁菊	广郁金	决明
橘红	桑叶			

方心葵　右边太阳筋掣不舒,甚而牵及眉棱目眶。每至傍晚,肢觉清冷。胸前舒畅,胃纳不呆。右脉反关,左脉弦细。少阳厥阴肝胆之风,阳明脉络之湿。当熄其风,兼搜其湿。

石决明	天麻	滁菊	钩钩	桑枝叶
竹茹	蒺藜	橘络	茯苓	米仁
桂枝	白芍			

朱延益　先有饮食之滞,继有鼓盆之痛。食滞之中,兼挟湿痰;湿痰之内,尚有燥火。首先吐泻交作,继而大便闭结。曾经服枳更衣丸,大便虽已通过。肠中宿垢,未必廓清;胃中湿痰,亦有留恋。足阳明胃腑,已被其困;手阳明肠腑,亦受其痹。津液升降,失其常度;气机流行,亦失周转。神机迷多清少,似寤似寐;舌质绛多白少,或干或润。两手振振而动,六脉弹弹如丸。肝胆风阳,肠胃燥火,互相煽动,津液消烁。治法润肠胃,以保津液;参入潜肝胆,以熄风阳。

鲜生地	风化硝	菖蒲	滁菊拌桑叶	橘红络
枳实	瓜蒌仁	竹沥	丹皮	茯苓神
石决明	陈胆星			

又二方　宿垢已去,未便再用利导;气热渐潜,尤难过投清润。病缠已经二旬,未始不耗津液。脉象颇滑,滑必有痰,痰性黏腻,不易骤化;舌质干燥,燥必伤液,液为有形,岂可遽复。预拟保救津液,参用清肃痰热。若无另生枝节,不妨接服二剂。

西洋参	瓜蒌皮	杏仁	滁菊	橘红络
知母	石斛	茯神	石决明	竹茹
桑叶	谷芽			

王颂坚　左目胞结核已消,右目珠红势又起。肝窍开于目,目红属肝火。君相火旺,精窍摇动。每寐多梦,欲遗不泄。脾胃消磨,有失其职;腑气通降,尤失其司。便闭九日,欲解又滞。有时嗳气,有时饱满。舌质净白,脉象细数。潜肝胆之火,消脾胃之滞。

| 滁菊 | 桑叶 | 大腹皮 | 枳壳 | 黑山栀 |

| 丹皮 | 新会皮 | 瓜蒌仁 | 冬瓜子皮 | 鸡肫皮 |
| 茯神 | 谷芽 | | | |

又二方 水亏则木火炽旺,阴虚则浮阳升动。夜为少寐,便为少行。腑气由此不通,纳食因之不多。便下有血,木火已伤阴络;舌薄无苔,木火尤劫津液。左脉弦数,右脉濡滑。火能消烁,所以形瘦。壮水以涵木,育阴以潜阳。腑气以通为补,须佐通利之品。

咸苁蓉	枣仁	夜交藤	滁菊	怀牛膝
茯神	丹皮	远志	麻仁	瓜蒌仁
桑叶	谷芽			

蔡友良 烦劳动阳,加以春令发泄;阳气愈动,木火遂为升炽。目为肝窍,两目红肿。畏光畏火,口燥口渴。诸阳毕集于上,清真悉受蒙蔽。咽干齿痛,颈胀舌白。脉象左大,大便欠利。法当泻肝胆之火,借潜上焦之阳。

鲜生地	丹皮	山栀	龙胆草	蝉衣
决明子	木通	竹叶	车前子	滁菊
桑叶	软柴胡			

刘季良 肾水亏,木火旺。兼挟风阳,蒙扰清窍。目为之昏,眦为之红。干燥多眵,头胀如蒙。左手关脉弦大,治法潜育肝肾。

鲜生地	龙胆草	蝉衣	木贼	石决明
山栀	丹皮	滁菊	桑叶	龟版
夜明砂	谷芽			

吕左 七十四岁 阳升于上,阴耗于下。风从阳动,火从阴出。肢蠕动,神倦怠。脉象细弦,舌质黄腻。七外之年,延虑中风。

当归	白芍	柏子仁	麻仁	丝瓜络
忍冬藤	川石斛	橘络	桑枝叶	甘菊
丹皮	白蒺藜			

董介甫 风为阳邪,善行数变。其风有内风外风之别,其中有入经入络之分。风为百病之长,又能兼及五气,或兼寒湿,或兼痰火。左手肿大,右足痿软。手指伸屈作痛,腰脊久坐亦痛。舌音多暗,似有謇涩。胁腹之气,有时攻动。左脉虚数无力,右脉濡软带滑。舌质薄黄,口不渴饮。此系内风,而非外风。中在经络,未入脏腑。内风从身内阳气之变动,湿痰乃胃中浊气之所化。欲熄内风,务在潜阳;化涤湿痰,端在益胃。通血脉尤为扼要,宣经络又不可少。

桂枝炒白芍	防风捣黄芪	梧桐花	法半夏	麦冬
当归须	忍冬藤	带皮苓	木瓜	桑枝叶
丝瓜络	芽谷			

又二方 风阳走于络,湿痰阻于气。左手指伸屈不灵,右足指麻木不仁。

偏枯形象已见,调治急须从早。舌质薄黄,脉象濡缓。治风先治血,血行风自灭;治痰先利气,气行则痰消。

桂枝炒白芍	黄芪捣防风	潞党参	当归	桑枝叶
橘络	姜半夏	木瓜	威灵仙	片姜黄
红花	丝瓜络			

吴听涛　血虚不能养肝,水亏不能涵木。肝阳易动则化风,乘气袭入于经络。右手肩胛酸痛,不能高举;右足委中酸楚,难任步履。风胜则燥,燥胜则干,大肠枯涩,更衣维艰。舌边紫黑,舌尖红绛。左右脉象,弦细而滑。阳升失寐,阴耗口燥。体质魁肥,气分有所不足;手足风痛,血分失司灌溉。两补气血,借通经络。

大生地	炒当归	白芍	橘络	淡苁蓉
柏子霜	防风炒绵芪	牛膝	滁菊	杞子
知母	忍冬藤煎汤代水			

预拟补气以通经,参用养血以活络。

首乌	杞子	党参	生地	牛膝
苁蓉	防风炒绵芪	炒桑枝	当归	熟地
丹皮	忍冬藤煎汤代水			

汪慕莲　中气素虚,喜嗜甘味。中焦蓄积痰饮,胃气失司下降。风邪随气上升,忽有头痛,忽有脘泛。风淫末疾,四肢麻木。脉象细弦而滑,录方熄木和中。

黄芪	防风	冬术	白芍	天麻
钩钩	姜半夏	桑枝叶	广皮	甘草
竹二青	云茯神			

聚法禅师　气滞则痰饮凝聚,凝聚则络道阻痹。气郁化火,热盛生风。致使寐中错语,手足瘈动。脉象细弦而数,舌质灰腻且滑。面红乃阳气之浮越,胁痛是痰火之蒙蔽。体素瘦怯,力有不逮,就此而论,固属危险。潜阳以熄内风之鼓荡,涤痰以宣络气之痹阻。

陈胆星	旋覆花	竹沥	石决明	风化硝
云茯神	天竺黄	白芥子	青礞石	橘红络
瓜蒌仁	青龙齿			

二诊　肺气滞则一身治节不行,络气滞则全身脉道皆痹。痰随气升,痛由络阻。夫气左升右降,痛偏于左,乃升有余而降令不及。有余便是火,火盛则生风。面红肢动,浮阳有外泄之象;舌黑口燥,真阴有内涸之征。左脉大而无敛,右脉小而少力。见症若斯,岂不危险。

| 西洋参 | 陈胆星 | 石决明 | 橘红络 | 白茯神 |

| 新绛 | 鬼箭羽 | 霍石斛 | 旋覆花 | 瓦楞子 |
| 洗红花 | 竹沥 | 青龙齿 | 丝瓜络 | |

三诊　面红退,真阳已有敛抑;唇焦去,真阴亦既来复。肢动已定,肝风渐熄;大便未通,肺气尚窒。浊痰有蟠踞之势,络气失宣通之机。左右升降为碍,两旁胁肋为痛。寤不安寐,痰不爽利。左脉仍有弦象,右脉尚无滑形。舌灰而多垢,口淡而不渴。新感之风温渐化,旧蓄之湿痰尚多。治法涤蕴蓄之痰,借以宣流利之气。

旋覆花	茯苓神	新绛	白杏仁	浮海石
瓜蒌皮	川贝母	杜苏子	竹茹	仙半夏
橘红络	丝瓜络			

桂敬堂夫人　湿邪自胎前盘聚,郁冒由产后触发。身热汗泄,手掣肢麻。呕恶头晕,耳鸣目反。此皆由经络而上蒙清窍故也。兼之血虚肠燥,大便维艰。传导之官,已失其职。饮食易停,积垢易蓄。食郁气郁,渐从火化;湿郁痰郁,俱从热化。互相逗留,有上炎而无下降。左脉弦动,右脉滑数。舌质腻白,并未干绛。论产后,系阴虚阳亢;推病源,乃湿胜热蒸。治法舍本从标,舍产从病;录方潜阳熄风,清热涤痰。药用轻清,不用重浊。先贤所谓"轻可去实"。

羚羊角	陈枳壳	广郁金	白茯神	竹二青
冬桑叶	石决明	仙半夏	纯钩钩	明天麻
滁菊花	左金丸			

二诊　胎前血脉闭塞,邪易盘踞;产后气络流通,邪易疏泄。一挟郁冒,因化为热;再挟食滞,变化为痰。无形之热,扰动肝胆之风;有质之痰,阻塞脾胃之气。致使头晕耳鸣,肢掣手软。脘闷肠痹,噫嗳呕恶。脉象左关弦动,右关滑大;舌质根底黄润,中间腻白。产后已越十朝,发热亦越一旬。血虚生热,阳亢生风。犹虑变生痉厥,恐难冀其万全。仍宜舍产从病,方用轻清气味。

羚羊角	炒天虫	白茯神	冬桑叶	陈枳壳
钩藤钩	石决明	滁菊花	新会皮	仙半夏
竹二青	丝瓜络			

三诊　左脉弦数,右脉滑数;舌中腻白,舌尖微白。时有噫嗳,时有矢气。自昨至今,大便未下;昨宵达旦,寤不肯寐。手指尚有蠕动,肢节仍觉麻木。经产血虽空虚,见症尚有实邪。中焦浊痰未化,下焦垢滞未净。肝阳升腾,已有朕兆;胆火扑灭,尚无日期。形寒潮热,势有必至;神糊指搐,难保无虞。治法仍宜舍产从病,录方不外轻清宣降。

羚羊角	明天麻	钩藤钩	广橘红	陈枳壳
茯苓神	黑山栀	滁菊花	瓜蒌皮	仙半夏
粉丹皮	竹二青			

四诊　平时气滞肠痹,大便不易;产后血虚肠燥,大便更难。宿垢一日不下,腑气一日不通。胆中之风热,由此益盛;胃中之湿痰,由此不化。风有上升,则头晕;湿无下降,则口腻。胃虽转机,而关节仍有窒碍;寐虽安稳,而经络犹欠流通。肢臂为㾭,足胕为酸。左部关脉,独见弦数,肝胆风热有余;右部关脉,依然弦滑,肠胃以通为顺。肝为刚脏,忌用燥药;胃为阳腑,宜用润剂。

火麻仁	瓜蒌仁	松子仁	陈枳实	黑山栀
广橘白	柏子仁	净桃仁	粉丹皮	仙半夏
酒黄芩	滁菊花			

五诊　寝食全安,病去之兆;足酸盗汗,虚象之征。血虚便难,气滞亦难,产后两者相兼,大便更不易下。前方用五仁汤,通幽门之闭结。昨日腑气始通,大便今晨畅下。左手关脉,弦势未退;右手关脉,滑形未去。左关主肝胆,右关主脾胃。弦为肝胆之风阳,滑为脾胃之湿痰。舌质前半白,后微灰。自产以来,两旬于兹。余热未尽,冲任未固。乍有带下,乍有瘀露。养血润燥,以熄肝胆之风;调气利湿,以搜脾胃之痰。

炒当归	滁菊花	粉丹皮	白芍药	黑豆衣
新会皮	紫丹参	仙半夏	陈枳壳	焦山栀
酒黄芩	黑芝麻			

六诊　营气卫气,虚不肯复。营虚生热,卫虚生寒。阴阳从寒热发泄,盗汗从阴虚发生。产育已有八旬,寒热甫见月余。右胁有形如块,甚而波及少腹。大便燥结,胃纳式微。脉象沉弦而细,舌质薄腻而白。久虚不复,防成蓐劳。仿从阳引阴,参益气生血。

桂枝炒白芍	抱木云茯神	炙甘草	法半夏	左牡蛎
黑豆衣	老山别直参	金铃子	炒当归	淡鳖甲
橘红络	炙绵芪			

七诊　营卫偏胜,多寒多热;阴阳逆乱,少寐少宁。前经便燥,现在通润。盗汗止,纳食增。表面似无病象,实际恐成损怯。左脉弦数,右脉弦细。弦数为阴虚肝旺,弦细乃血虚脾弱。患起产后,八脉受戕。血海无丽,汛来淡少。当两补气血,以兼顾阴阳。

淡鳖甲	地骨皮	远志肉	当归身	绵芪皮
云茯神	左秦艽	白芍药	净枣仁	银柴胡
清炙草	别直参			

八诊　寒热往来,或作或辍。其源出于营卫,良由产育致伤。如再虚不肯复,蓐劳已属堪虞。左脉弦细,右脉濡细。面黄乏华,舌腻而厚。营卫俱虚,湿邪留恋。法当和营卫,参以燥其湿。

| 蜜炙黄芪 | 制川厚朴 | 姜制半夏 | 新会皮 | 银柴胡 |

砂仁壳　　　清炙甘草　　桂枝炒白芍　酒炒黄芩　　青蒿

云茯苓　　　别直参

石门　杨蔚如夫人　旧病肝气脘痛,新恙风痰胁痛。肝气与痰,互扰中宫。或有懊恼,或有呕吐,甚而气升,眩晕足厥。纳食粒米不进,瘩寐通宵不安。更衣溏泄,渴不多饮。左脉乍弦乍紧,右脉时滑时涩。面红颧赤,气逆咳呛。最虑肝阳勃动,大有厥脱之患。治法镇肝之气,潜肝之阳;参用宣肝之络,涤肺之痰。借以标本,两相顾盼。

羚羊角　　　云茯神　　　代赭石　　　广橘红　　　石决明

旋覆花　　　广郁金　　　丝瓜络　　　白杏仁　　　白芥子

木蝴蝶　　　姜竹沥

杨慎之夫人　气血凝滞经络,积久酿成肉瘤。一经刀割,瘤已平复。无如血出过多,元气大受戕伤。血属阴,气属阳。血与气为相辅,阴与阳为交恋。阴虚则阳无以恋,血虚则气无以附,遂使阳气逆升于上。耳有鸣响,头有昏蒙。脘时痛,嗳时升。左脉弦细,右脉弦滑。舌质中底,俱见薄白。中焦脾胃有湿有痰,下焦肝肾阴虚血虚。治法培其中,借搜湿痰;参用益其下,以滋阴血。

潞党参　　　云茯苓　　　白归身　　　甘杞子　　　广陈皮

制首乌　　　炙甘草　　　大白芍　　　怀牛膝　　　姜半夏

朱茯神　　　冬桑叶

张子林　脉象左大右小,显属心阴亏、肝阳旺;舌苔中黄尖绛,已着气火炽、湿痰戤。胸膺乳傍,有时掣痛;左右太阳,有时晕胀。操烦越度,阳气燔灼。治法育阴以潜阳,参用柔肝以宁心。

紫丹参　　　真滁菊　　　怀牛膝　　　净枣仁　　　橘红

白蒺藜　　　焙丹皮　　　冬桑叶　　　云茯神　　　石决明

远志　　　　丝瓜络

徐冠南夫人　肝营不足,肾水亦少。木火无制,风阳无潜。有时巅痛耳鸣,风阳升也;有时口燥唇疮,木火升也。睡醒中脘觉痛,动辄经络抽掣。风阳旋络之朕兆,木气侮中之明征。左脉弦,右寸亦弦;舌中黄,根底亦黄。滋补屡进无效,中焦定是湿痰。届及春升木旺,旧恙愈形发动。治法须宜王道,柔肝潜阳为主。

紫丹参　　　银花　　　　白芍　　　　白蒺藜　　　巨胜子

冬桑叶　　　绵杜仲　　　橘红　　　　丹皮　　　　真滁菊

石决明　　　丝瓜络

上海　钱右　七情多郁,五志多火。火升阳动,阳动风升。一经肝厥,两年不瘳。根已深邃,图治非易。究其受病之源,由于嗔怒伤肝损血。肝为将军之官,又有相火内寄。肝伤则火愈旺,火旺则血愈耗。诸症由此,纷至沓来。

左关脉大,右关脉细。头晕耳鸣,心跳筋惕。脘满脘胀,多梦少寐。治法养血以柔肝,参用壮水以固肾。

紫丹参	远志	茯神	怀牛膝	白芍
石决明	左牡蛎	枣仁	丹皮	真滁菊
杞子	丝瓜络			

金炳臣(丙生)　病之源,七情多思多虑;病之标,六淫多湿多痰。平日嗜酒,酒有热气,闪烁经络,炽耗营阴。阴与阳为相辅,经与络为相佐。阴虚则阳无以恋,经虚则络无以附。阴阳虚,或有自汗,或有盗汗;经络虚,时有瘛疭,时有麻木。头为诸阳之会,阳亢则眩晕;肢为诸阳之本,阳虚则厥冷。心悸动,耳鸣响。背有轰热,腰有软痛。目窍迷雾,巅额抽掣。病受日久,延入八脉。所以见证,丛杂多歧。左脉关部虚弦而大,右脉关部虚软而滑。舌中薄黄,舌边薄白。治法交媾心肾,以宁神志;参用潜育阴阳,借和经络。

炙绵芪	朱茯神	生龟版	紫丹参	酸枣仁
左牡蛎	甜冬术	桂枝炒白芍	福橘络	远志肉
炙甘草	南枣肉			

高年耳窍失聪,肾亏早有朕兆。喜嗜酒醴,扰动肝阳。阳亢化风,风入于络。现在肩腰酸痛,将来中风堪虞。舌光脉细,通窍熄风。痰多作嗽,亦当兼顾。

冬桑叶	灵磁石	橘红络	纯钩钩	明天麻
东白芍	石决明	滁菊	黑芝麻	制首乌
川贝	怀牛膝			

头为诸阳之会,风为百病之长。头风起来十年,风性轻清,易走经络。四肢骺酸,遍体觉痛。今年又加心悸腰酸,显然心肾不足。舌薄黄,脉弦细。潜肝阳,熄肝风。

滁菊	石决明	远志	丹参	丝瓜络
枣仁	杜仲	纯钩钩	茯神	橘红络
白芍	桑叶			

头风经旬,定实肝风。左畔轻,右畔重。肝为刚脏,全赖水以涵之;风从阳动,必借阴以敛之。水不涵木,阴无恋阳。肝风由此而动,头痛由此而作。左脉浮大,右脉甚小。舌光无苔,口燥无津。大便不利,小溲频数,多是肾阴不足,以肾主二便故也。育阴潜阳,壮水柔木。

滁菊	丹皮	生鳖甲	东白芍	元参
生甘草	生龟版	竹茹	石决明	生牡蛎
茯神	冬桑叶			

上焦头面多清窍。头重头晕,皆属肝阳;鼻胀鼻渊,恰是肺热。腹筲时时作痛,胸心时闷。脉象弦滑,舌质燥绛。见症阴虚阳亢,体质气虚湿胜。前方甘寒

潜育,以从其本;今拟辛甘泄降,以治其标。因时值暑湿交蒸,恐滋腻窒碍阳气。

冬桑叶	纯钩钩	辛夷	枇杷叶	滁菊
明天麻	桔梗	石决明	甘草	橘红络
杏仁	白前			

风乘于络,发现痹症。风扰清窍,遂致目眩。右目仅一线之光,左目有时觉痛。舌质间有点剥,脉形细带弦动。滋肝肾之阴,潜肝胆之阳。

大生地	橘络	黑芝麻	牡蛎	菟丝子
冬桑叶	滁菊	甘杞子	丹皮	东白芍
陈萸肉	石决明			

肝肾阴虚阳亢,脾胃湿胜痰多。阳动于络,痰阻其气。气络失司流行,肢体为之麻木。前经头痛,现在目昏。偏于左畔,左属乎血。脉象弦细,右脉大。治法潜风涤湿痰。

钩钩	明天麻	竹茹	石决明	橘红络
滁菊	仙半夏	黑芝麻	梧桐花	白蒺藜
桑叶	茯苓			

因惊恐动肝,即发现身热。无头痛形寒,非外感风寒。肝动则阳升,阳升则发热。五志之火,乘机升腾。口干烦渴,自有来也。时令多湿,体肥亦多湿。湿郁化火,火盛生痰。痰阻膈上,心为之悸;阳不入阴,寐不安寐。脉象弦涩,舌质糙燥。解勃然之怒,清五志之火。

连翘	焦山栀	茯神	石决明	冬桑叶
广郁金	滁菊	橘红络	纯钩钩	丝瓜络
竹茹	灯心			

阴虚体质,木火炽旺。灼伤阳络,为鼻红;烁伤龈络,为齿血。身体乍冷乍热,腹痛时作时止。抑且盗汗频泄,时常肢体酸楚。未到二七之年,癸水已见一次。舌苔黄腻,脉象弦数。现在露蒸湿胜,似宜泄肝清热。

生鳖甲	茯苓	银柴胡	生米仁	冬瓜子
广皮	青蒿	白蒺藜	地骨皮	秦艽
桑叶	粉丹皮			

阴分素亏,阳气偏亢。加以用心过度,遂使五志阳升。动剧化风,风盛化火。蒙扰清空,走窜脉络。目刺痛,头掣痛。心荡如浪,夜不安寐。左脉搏指而大,舌质根底薄黄。怡养为宜,服药其次。

生鳖甲	茯神	石决明	滁菊花	生龟版
丹参	柏子仁	远志	生牡蛎	枣仁
丹皮	冬桑叶			

顷诊六脉,独见洪大。与时令固相宜,与血症非相合。肺有伏火,脾为湿困。

头痛巅胀，目赤鼻肿。气或冲或升于上，寐不安神。多是情志郁勃化火，蒙扰清空之窍。治法潜金相之火，涤脾肺之痰。

滁菊	半夏曲	竹茹	茯神	川贝
石决明	蛤壳	茅根	丹皮	旋覆花
橘红	桑叶			

左脉浮大，定是肝阳升动；右脉浮滑，显然肺气上腾。痰随气而滞，火随阳而升。胸中起块，手臂痹痛。舌苔薄腻，汛水愆期。现在阳升气泄，滋阴养血。

滁菊	仙半夏	茯神	茺蔚子	薄橘红
粉丹皮	竹茹	怀牛膝	纯钩钩	忍冬藤
冬桑叶	丝瓜络			

多用心，耗伤营分；喜劳动，遂使阳亢。营耗生火，阳亢生风。火消烁精气，风动及经络。大伤阳络，秋令失血。脉细弦，舌薄腻。湿火时令，忌用滋阴。

滁菊	冬瓜仁	远志	石决明	冬桑叶
白蒺藜	枣仁	夜交藤	丹参	白莲须
橘红	茯神			

血去络空，阳亢生风。动及经络，大抽甚而作痛。烦冒火升，咽喉干燥。梦遗迭见，寤寐艰难。左脉芤，右脉数。舌质腻白，大便不爽。肝肾阴不恢复，肺胃阳不潜藏。霉湿蒸腾，忌用滋补。

生鳖甲	左牡蛎	橘红络	枣仁	生龟版
川贝	女贞子	桑叶	丹皮	丝瓜络
茯苓	滁菊			

情志过郁，气血少畅。血不归经，气入于络。络脉阻滞，肢体酸楚。惊悸疑虑，咽干喉红。舌灰而白，脉细而弦。潜肝胆之阳，宁心君之神。

丹参	怀牛膝	知母	橘红	枣仁
丹皮	元参心	远志	茯神	柏子仁
滁菊	橄榄			

情志多郁化火，灼伤阳络；阳气动则化风，蒙及清空。前经咳呛，现在口燥。时常头痛，时常脘痛。脉象弦细，舌质薄黄。当潜肝胆之风，兼泄肝胆之气。

丹参	石决明	丹皮	竹茹	元参
旋覆花	茅术	川贝	新绛	丝瓜络
滁菊	桑叶			

素有目疾，显然肝病，以目为肝窍也。水亏不能涵木，木旺易致生火。烁伤津液，舌为之干，咽为之燥。四旬日来，胃纳如废。津液更不敷布，肝木易致失养。口中干渴，舌灰燥绛，左脉细弦。法当濡养胃阴，务使进谷则昌。

| 滁菊 | 石决明 | 白芍药 | 知母 | 麦冬 |

川石斛　　　　茯神　　　　　枣仁　　　　　丹皮　　　　　谷芽
桑叶

　　体质阴虚肝旺，平时嘈杂多歧。际此阳泄湿胜，肺胃兼受其邪。阻气阻邪，化热生痰。蒙扰清空，头眩目昏。寤不多寐，胃不多纳。脉细而弦，舌薄而腻。顺气以降逆，涤痰以通络。

白芥子　　　　冬桑叶　　　　瓦楞子　　　　杏仁　　　　　陈胆星
滁菊　　　　　广郁金　　　　生姜皮　　　　羚角片　　　　橘红
丝瓜络　　　　竹茹

　　初方　病自七情中来，似非五劳致伤。七情五劳，大相悬殊。七情伤无形之气，五劳伤有形之血。痰中带血，是木火灼伤阳络；梦中遗泄，是相火扰动阴精。缺盆上掣痛，右胁下瘕留。更衣闭塞，腑气不通。吞咽作梗，络道窒滞。口觉淡味，舌见剥绛。左脉弦细，右脉滑大。气伤及营，精伤及卫。无形七情气伤，最宜潜心怡养。

丹参　　　　　合欢皮　　　　淮小麦　　　　旋覆花　　　　莲须
橘红络　　　　茯神　　　　　西洋参　　　　丹皮　　　　　丝瓜络
川贝　　　　　霍石斛　　　　省头草　　　　竹茹

　　二方　先下燥粪甚少，后下宿垢殊多。十余日不得解大便，一两度不足去其垢。垢既不尽去，腑阳必窒滞。腹笥或痛或鸣，肛门或垂或急。甚而两足抽掣，益以满头多汗。食少进，寤少寐。阳气由此而越，阴气由此而伤。舌中红绛，舌边白腻。左脉数大，右脉滑大。病起七情，牵及五志。现在肛门努责，最为紧要；必当通利腑气，以下其垢。

咸苁蓉　　　　当归　　　　　海松子　　　　升麻　　　　　柏子仁
火麻仁　　　　炙绵芪　　　　广皮　　　　　瓜蒌仁　　　　炙甘草
云茯苓　　　　枳壳

　　三方　血虚则肠燥，气虚则肠痹。传送失司，更衣为难。昨日先用水熏，后用汤药。遽而大便得下，宿垢甚夥。前因努责，气多下降；今因便下，气多升上。旧恙缺盆掣痛，乘机复动。气津阴液，愈形亏耗；舌剥光燥，更胜于前。顷诊左脉转敛，右脉尚大。升降颇有逆乱，营卫不无偏胜。处方调其偏驳，用药宜择平淡。

西洋参　　　　石决明　　　　茯神　　　　　旋覆花　　　　生白芍
丝瓜络　　　　生谷芽　　　　元参心　　　　牛膝　　　　　冬桑叶
橘红　　　　　竹茹

　　四方　脉象左部敛抑，右部虚弦；舌质中央光绛，余现微白。昨夜寤寐尚宁，今朝纳食不减。侧左缺盆痛偏左，侧右缺盆痛偏右。病非五劳，定是七情。气郁化火，火能消烁。外则形容憔悴，内则津液干燥。遂使咽喉燥痛，口舌干渴。

濡养肺胃之津,以熄风中之火;滋养肝肾之液,以潜阴分之热。王道无近功,缓图方有益。

西洋参	元参	橘红	滁菊	麦冬
白芍	竹茹	茯神	旋覆花	丝瓜络
生地	桑叶			

五方　人身之气,左升右降。左主肝,右主肺。肝升太过,肺降不及。络道遂为阻滞,胁肋因而欠舒。缺盆之上,仍有掣痛;胁肋之下,犹有动气。其未尽之垢,逗留腑中;而有余之痰,蕴蓄膈上。七情之气,五志之火,互相消烁津液,形容为之憔悴,舌光少苔。脉细无力,惟右脉稍见滑大。解郁气以利经络,潜阴火以宁精神。

西洋参	橘红络	川贝	滁菊	大生地
丝瓜络	茯神	旋覆花	桑叶	白芍
麦冬	元参	竹茹		

六方　左脉柔细,细为精营内夺;右脉滑大,大为阳气外亢。时令得脉大似宜,久病得脉大非合。舌质剥色,渐转淡绛,定是生姜之功;身体轻适,痰色黄绿,显然人参之效。湿痰为有形之物,最易阻无形之气。痰滞气阻,缺盆为之抽痛,胁肋为之跳跃,而况阴火虚阳大亢。风从阳动,蒙扰清窍。一身肌肉,为火消烁。法当不外育阴潜阳,阴能复,阳能济,则风自熄,而火自灭。

滁菊	元参	西洋参	竹茹	桑叶
大生地	橘红络	川贝	旋覆花	麦冬
茯神	丝瓜络	佩兰叶		

七方　人身之至宝,无非精气。有梦属无形之神伤,有遗属有形之精伤。气不充足,形容憔悴。五脏之精华,皆藏之于目。目为肝之窍,睛为肝之属。朦胧时或目睛动,一由藏精之不足,一由肝阳之有余。左缺盆络脉拘急,两眉棱经脉酸痛。舌质转润,苔红转白。左脉已有振作,右脉独见虚大。育其阴,以固有形之精;参潜其阳,以据无形之神。

大生地	滁菊	元参	川贝	西洋参
麦冬	橘络	白芍	旋覆花	茯神
石决明	桑叶	芝麻		

八方　七情之伤,气分居多;五劳之伤,血分居多。气为阳之灵,精为阴之至。多梦而遗,耗气夺精。病起七情,牵及五志。前日有梦而不遗,今日有寐而易醒。无形之神伤,有形之精离。左脉弦,右脉大。舌质中央淡绛,两边薄白微黄。固摄阴阳,交媾精神。

| 大生地 | 麦冬 | 炙甘草 | 枣仁 | 牡蛎 |
| 远志 | 橘红 | 白芍 | 旋覆花 | 龙齿 |

茯神　　　　南枣

九方　投滋阴药,阴液未复;投益气药,气无窒滞。纳食如常,寤寐如昔。便前便后,似乎气逆。前诊之脉,左小右大;今诊之脉,左大右小。舌颇滋润,苔不厚腻。仍用阴药七,阳药三。务使从阴引阳,从阳引阴。阴平阳秘,精神乃治。

大生地　　　麦冬　　　　枣仁　　　　丹参　　　　橘红
白芍　　　　远志　　　　夜交藤　　　茯神　　　　生芪
炙甘草　　　党参

十二方　前进地冬滋阴,气机少升;正加芪党益气,气机多升。升从左畔而来,甚而牵及缺盆。寤寐不能酣睡,更衣不能滋润。左手脉已见退藏,右手脉复见软滑。齿痛口燥,舌净苔薄。肝胆之气,总有冲逆;肝肾之阴,总难恢复。录方暂拟芪党,易用别直,较为平稳,参以重用龙牡,务使阳潜火熄。

生地　　　　麦冬　　　　炙甘草　　　龙齿　　　　怀牛膝
枣仁　　　　茯神　　　　橘白　　　　牡蛎　　　　别直参
远志　　　　白芍

十三方　阳不潜阴,纯用阴药,恐偏于阴;阳不生阴,纯用阳药,恐偏于阳。处方从阳引阴,从阴引阳,务使阴生阳长,阳杀阴藏。见症形容尪羸,是气虚之征;益以肌肤嫩白,是血亏之象。最关系者,气有冲逆。人身升气,主左主肝;人身降气,主右主肺。气少降,遂乘于络,缺盆抽痛。左脉弦,右脉大。施阴分药,使五志之火,不为升腾;用镇气药,使七情之气,不为冲逆。

大生地　　　白芍　　　　橘红络　　　牡蛎　　　　甘草
怀牛膝　　　金沸草　　　龙齿　　　　代赭石　　　别直参
茯神　　　　黄芪

体质丰腴,阳气偏虚。肝肾精营,亦有不足。卫阳气火,易致上逆。心悸脘闷,头晕耳鸣。脉象弦滑,舌质黄腻。见症不止一端,总之皆从肝出。夏令非宜培补,当用潜阳柔肝。

丹参　　　　白芍　　　　法半夏　　　远志　　　　牡蛎
紫石英　　　橘红　　　　绿萼梅　　　茯神　　　　杏仁
归身　　　　桑叶

田左　二月　肝乘于胃,脘宇痞塞;风动于络,巅头痛掣。

滁菊　　　　石决明　　　白蒺藜　　　钩钩　　　　丹皮
桑叶　　　　白芍　　　　青皮　　　　半夏　　　　芽谷
川斛　　　　川郁金

庄心泉　善琏　左脉空而无力,右脉散而不鼓。舌苔朝夕不同,燥润红白无常。一身肌肤,瘙痒无度;两手肢末,寒暄不匀。前经舌窍出血,顷有眦角流泪。真阴内竭化燥,厥阳外动化风。心不生血,神无依附;肝不藏血,魂不归宅。

寤寐为艰,志意为乱。订方镇心敛肝,育阴潜阳,务使阴平阳秘,精神乃治。

大熟地	左牡蛎	远志肉	西洋参	桂枝炒白芍
淡苁蓉	生龙齿	酸枣仁	别直参	筧麦冬
枸杞	茯神			

二诊 厥阴肝旺,少阴肾亏。一水不胜二火,真阴不潜亢阳。阴虚发热,阳虚发寒。水涸舌干,火炎苔绛。肌肤觉痒,转侧少寐。左脉空豁无神,右脉虚软无力。两尺肾部,均见垂露。下虚上实,于此可见。转瞬肃杀司权,难保无北风雨雪之变。目前调治之道,不外乎育阴潜阳宗旨。

秋石捣熟地	西洋参	淡甘草	茯神	远志肉
淡苁蓉	鸡血藤膏	川贝母	夜交藤	龙齿
酸枣仁	大麦冬			

三诊 血气衰不能养经络,遍体为之癣痒;志意乱不获御精神,语言时或昏糊。浮阳上炎,有时颧红烦躁;真阴下竭,有时溲赤便艰。舌质光绛,口渴引饮。左脉仍形空豁,右脉依然濡软。左尺欠藏,右尺不鼓。届及秋分燥气加临,有限津液惟恐涸澈。仿甘露饮保津救液,参龙牡法敛精宁神。

大熟地	天冬	夜交藤	牡蛎	炙甘草
别直参	白芍	西洋参	霍石斛	大生地
茯神	麦冬	枇杷叶	龙骨	

四诊 病变无常,危局迭出。水火无既济,阴阳有造偏。目不交睫,寤寐不安。腹大如鼓,形瘦如柴。脉象流利雀啄,舌质光绛无津。霜降在即,有阴阳欲脱之虑;草木功微,无挽回造化之术。

炙鳖甲	淡秋石	大白芍	西洋参	大麦冬
鲜稻穗	炙龟版	炙橘红	左牡蛎	淡天冬
陈蒲扇	川贝母			

肝肾真阴素亏,脾胃湿痰夙盛。病机自秋徂冬,屈指已越三月。形寒形热,乍往乍来。阴阳交错,营卫紊乱。正气何以维持,津液何能敷布。君火炽旺,相火煽动。神为不宁,魂为不藏。加以触受惊恐,遂使神志昏糊。寐不安稳,错语喃喃。手指震动,肢末抽掣。肝胆风阳,走入经络;脾胃湿痰,扰及清灵。左脉弦细而劲,右脉细数而滑。舌尖干绛,舌中腻白。风胜则津干,干胜则液涸。肺失清肃,胃失濡养。现在幸未汗泄,阴阳尚有枢纽。转瞬冬至节临,恐有再增变象。治法甘凉存津养液,参用介类潜阳育阴。

| 生地 | 橘红 | 川贝 | 茯神 | 胆星 |
| 金箔 | 珠粉 | 犀黄 | 牡蛎 | 龙齿 |

长河浜外科名医 沈春林 万病皆从虚中出,百病多由痰中来。虚在于阴,痰在于气。阴虚则善能化火,气郁则亦令化火。君相由此而动,坎离由此

失交。肝胆之魂不能藏,肝胆之风不能潜。或有头旋眼花,或有筋瘈肉瞤。血不归肝,阳不入阴。欲求安寐,岂能得哉?阳善变动,火能消铄。劫津耗液,在所不免;害气夺阴,理亦宜尔。心无宁绪,语有错乱。脉象弦细,舌质光剥。究其病,必从惊恐而来;论其症,必自阴虚而出。治法滋手足厥阴之营,参以潜手足少阳之阳。借交坎离,而宁神志。

西洋参	陈胆星	远志肉	大生地	筧麦冬
粉丹皮	濂珠粉	紫贝齿	净枣仁	白茯神
川贝母	乌元参			

盛左　二月　心主神明,肝主谋虑。平时操心,神明易致内乱;益以远虑,肝阳善于炽动。喜嗜酒醴,肝火更为蒸腾;恣食肥肉,脾湿遂为蟠聚。肝火旺则生风,脾湿胜则生痰。风痰互相胶结,胆失中正,胃失下降。诸阳乘机毕聚于上,上焦清窍悉受其蒙。耳聋不灵,目昏不明。有时面红如妆,有时面亮如油。语无伦次,寐不安恬。左脉细而无神,右脉滑而有力。舌根腻黄,舌尖薄白。论本神志混淆,论标浊痰蒙闭。一言以蔽之,多主于七情。水火日失交济,阴阳日失相恋。届及春升发泄,阴阳防其离脱。镇固阴阳,以摄神志;清肃湿痰,以通机窍。但见症如此,断难生效力。

龙齿	牡蛎	茯神	炙甘草	淮小麦
橘红	胆星	远志	枣仁	川贝
龟版	竹沥			

苏州　沈赓笙　人之言语、处世周旋,全赖神灵空虚。神者心之藏也,灵者肝之魂也。心之神,肝之魂,均被浊痰蒙蔽。所以神识昏愦,缘因外感风寒,内积饮食。风寒之侵,咸从火化;饮食之滞,悉从痰化。阻碍清肃,窒塞气机。肺为之壅,肝为之动。目泛上视,手指抽掣。咳不爽利,痰不咯吐。舌光无苔,脉搏无神。惟左关部,略有弦动;而右关部,稍带软滑。正气之伤,显然可见;痰火之盛,断然无疑。缓肝之急,以甘凉;宣肺之气,以润燥。借此熄风涤痰,生津保液。方呈明政。

西洋参	滁菊	真珠母	川贝母	陈胆星
橘红	淡甘草	抱茯神	桑叶	黛蛤粉
粉沙参	枇杷叶			

二诊　脉症均形如昨,舌黄依然如故。谷食虽增,津液仍无生机;肺失滋养,清肃因之无权。咳而有痰,不获易咯。面红虽平,肝阳未熄,所以手指尚有抽掣。慎恐肺气愈燥愈竭,痰火愈聚愈锢。若见喘厥痰升,便是棘手。肺为娇脏,难堪久累,不得不专用滋养肺气。而痰火为有形之物,岂能关拒。还佐清化宣涤,是为标本两顾。未知当否,方呈政服。

| 毛燕 | 滁菊花 | 真珠母 | 川贝 | 橘红 |

西洋参　　　浮海石　　　陈胆星　　　霍斛　　　　桑叶
黛蛤粉　　　枇杷叶

三诊　本病心肝两受痰蒙，标病肺胃均为邪阻。心得痰蒙，神识不能自主；肝为痰蔽，语言已久塞涩。肺气不得清肃，咳而痰不易豁；胃气不得下行，更衣殊觉欠畅。脉象悠忽不扬，真气奄奄将竭之象也；舌黄多纹少苔，津液渐渐枯涸之兆也。病久体薄，何以克当？论症参脉，难保无虞。录方清肺之痰以润燥，佐用养胃以生津。熄风柔肝，尤为要务；清心宁神，亦不可废。

西洋参　　　胆星　　　　茯神　　　　川贝　　　　毛燕
麦冬　　　　橘红　　　　牡蛎　　　　滁菊　　　　甘草
黛蛤粉　　　霍斛

四诊　咳为肺燥，痰乃津结。舌质光绛，多纹少泽，津液之耗，显然可觇。虽日进水谷精华，不足以上供涵肺，于是肺气燥而清肃无权。肺与大肠为表里，肺燥则大肠亦燥，故更衣艰涩。肝阳尚觉浮动，目窍仍有上泛。此寻常之本病，无足虑也。所最关系者，脉至悠忽不扬，真元似难支持，阴阳不为系维，虚脱之幻，不得不防。前方尚见合度，兹当仍率旧章。

西洋参　　　毛燕　　　　橘红　　　　川贝　　　　决明
淡甘草　　　麦门冬　　　茯神　　　　冬虫夏草　　旋覆花
霍石斛　　　陈胆星

邢左　膏方　肾亏而水不涵木，脾虚而土不化湿。木旺生风，上乘清窍，为头晕；湿胜酿痰，中枢失运，为纳减。抑木和中，壮水潜阳，是为调治培本之法。

归身　　　　白芍　　　　杞子　　　　滁菊　　　　党参
茯苓　　　　姜夏　　　　冬术　　　　甘草　　　　首乌
山药　　　　橘红　　　　熟地　　　　牡蛎　　　　萸肉
泽泻　　　　丹皮　　　　绵芪　　　　桑叶　　　　苁蓉
以阿胶、冰糖收膏

右　膏方　人之水火，犹权衡也。此胜则彼负，水虚则火炽。火炎于上，为龈痛；水亏于下，为腰痛。火能消烁精华，《内经》所谓"壮火食气"也，故形容为之瘁弱。舌净少苔，左脉弦大。则肾中之真阴，大为有损；而肝胆之相火，日益炽盛。拟用壮水之主，以制阳亢，是王氏法，但虚症无速效，缓图方有益。

熟地　　　　山药　　　　萸肉　　　　丹皮　　　　茯苓
党参　　　　元参　　　　西洋参　　　坎版　　　　鳖甲
石决明　　　杞子　　　　茺蔚子　　　青蒿子　　　滁菊
白芍　　　　杜仲　　　　扁石斛　　　麦冬　　　　苁蓉
绵芪　　　　知母　　　　银柴胡　　　远志　　　　枣仁
驴皮胶熬成膏

阳虚体肥,湿胜痰多,固其常也。冬阳不潜,湿邪外袭。援引湿痰,阻遏气机,肺失清降。起似身酸头痛,旋即身热咯血。咳颇少,痰亦滞。自暮达旦,寐不安寐。寐即语言,似错非错;两手指末,若动非动。此肝阳也,即风动也。两脉数大,亦且浮而带滑;舌质白糙,亦见燥而且润。痰升防痉,意中事也。当用清宣肃化,以涤痰热;不得以见咯血,而投养阴。

羚羊	胆星	广橘红	黑山栀	连翘
钩钩	桑叶	竹茹	鲜石斛	广郁金
牡蛎	朱拌茯神			

端木　肝滞于中,气聚成痞。气升作恶,欲吐不爽。吸瘾多年,肝阳上升。头昏耳鸣,牵及脑后。左脉虚弦,先当清泄。

吴萸炒川连	明天麻	钩钩	白蒺藜	江枳壳
泽泻	桂枝炒白芍	怀山药	茯苓	仙半夏
冬桑叶	郁金			

卓　脉象弦滑无度,弦为风胜,滑为痰多。风非外风,痰非实痰。两手振掉,两腰酸楚。肥体阳虚,延虑成中。

白蒺藜	真滁菊	枸杞子	丝瓜络	黑芝麻
炙橘红	怀牛膝	云茯苓	淡甘草	大白芍
冬桑叶	仙半夏			

吴左　三十五岁　上冬曾发便毒,愈后余邪逗留。挟肝之风阳,犯阳明冲巅。或有头痛,或有脘泛。咽喉两旁,发现白糜。关尺脉象,均见数大。和肝胃,潜风阳。

川连	桑叶	白芍	天麻	草薢
元参	钩钩	竹茹	决明	银花
橘红	滁菊			

张左　四十九岁　肝气化风,脾湿生痰。互相上扰,先咳后眩。

明天麻	川贝	竹茹	甘草	纯钩钩
滁菊	桑叶	白芍	怀牛膝	姜夏
石决明	广皮			

张右　把握不灵,麻木不仁。偏于右手,此风胜也。

炒当归	桑枝	丝瓜络	白芍	五加皮
木瓜	忍冬藤	秦艽	川桂枝	丹参
首乌	防风			

陈右　四十一岁　血虚生风,心悸肢振。目盲多泪,头痛偏左。

| 白归身 | 泽泻 | 杞子 | 甘菊 | 大熟地 |
| 白芍 | 茯苓 | 蒺藜 | 制萸肉 | 丹皮 |

山药　　　桑叶

体肥躯伟,似属阳虚湿胜;焦烦越劳,又属阴虚火旺。肾水素亏,肝火易动。肝为刚脏,动则为阳,郁则为气。阳气郁冒于上,为头痛,为耳鸣。肺金被木火刑犯,清肃之机,失其下行,为气逆,为咳嗽。心悸少寐,亦属痰火上凌;目畏光耀,显然阳火上亢。六脉柔细,滋补尚早。当用清肃于上,不至有害于下。俾得肺气廓清,然后再图培养。

旋覆花	川贝母	茯神	牛膝	仙半夏
石决明	白前	白石英	橘红	粉沙参
黛蛤粉	桑叶			

病缠四月,气营交虚。营虚生热,卫虚生寒。阴虚则阳不潜伏,阳升则频作头痛。两脉弦数而大,舌质腻白。肝胆之火煽动,脾胃之湿炽盛。湿火既旺,补药难施。拟用潜阳清邪法。

石决明	菊花	茯神	丹皮	川斛
怀牛膝	香附	潼蒺藜	谷芽	广郁金
炒白芍	桑叶			

病起惊恐,致伤肝肾。水不涵木,阳动化风。筋掣络抽,肢麻肉颤。头胀目泪,脘嘈恶心。脉象弦细,舌质薄白。患起一年,气血俱伤。潜育阴阳,借资灌溉。

木瓜	桑寄生	枸杞子	真滁菊	茯神
仙半夏	白芍	何首乌	绵杜仲	石决明
当归	广橘皮			

上实下虚,头轻足重。心悸少寐,脘泛多嘈。左脉大,右脉滑;口味咸,舌质黄。体肥多湿多痰,有年阴虚阳亢。设或跌仆,便成中风。风阳主乎肝胆,湿痰原由脾胃。柔肝潜阳,快脾涤痰。

茯苓	牛膝	仙半夏	橘红	石决明
巨胜子	滁菊	白芍	白蒺藜	丹参
冬桑叶	竹二青			

5. 眩晕　头风

高年性急,气郁化风。风由火炽,上乘清窍。头目为之眩晕,步履为之痿弱。此上实下虚之明征也。近加外感,脉象浮滑而大,当用清上熄风。久延防中,毋可大意。

滁菊	石决明	丹皮	白蒺藜	茯苓
明天麻	钩钩	姜半夏	橘红	怀牛膝
海石	旱竹茹			

叶左　肝阳挟痰,蒙扰清窍。头晕目眩,陡然而作。脉滑舌黄,熄风涤痰。

滁菊	桑叶	半夏	白蒺藜	石决明
橘红	茯苓	丹皮	苏子	杏仁
瓜蒌皮	姜竹茹			

沈左　三十七岁　脉浮属风,脉滑属痰。无风不头晕,无痰不头痛。发现已久,外感而兼内伤;舌质糙黄,气分又有湿火。

石决明	白蒺藜	滁菊	桑叶	丹皮
山栀	半夏	牛膝	白芍	茯苓
橘红	竹茹	天麻		

刘秉钧祖母　病缠日久,气阴俱伤。阳虚则生湿酿痰,阴虚则生火动阳。风阳湿痰,蒙扰清窍。或有头晕,或有耳鸣。脉象细弦无力,舌质光剥无苔。治法育阴潜阳,借以熄风涤痰。

生地	白芍	黑芝麻	牡蛎	牛膝
茯神	橘红	川贝	滁菊	桑叶
杞子	吉林参须			

又二方　气血俱亏,营卫错乱。形寒形热,间日一作。气分尚有湿痰,营中尚有虚热。挟风蒙扰清空,遂使头窍晕眩。脉仍形虚弦,舌渐有苔液。寒热起于冬至,定是阴阳造偏。育阴以潜阳,调营以和卫。

生地	白芍	首乌	杞子	鳖甲
牡蛎	茯神	川贝	牛膝	橘红
滁菊	桑叶			

施焕章　头晕耳鸣,多是肝阳升炽;口秽龈壅,乃是胃火蒸腾。脉弦数,舌黄腻。当潜肝阳,以利清窍;加以清胃热,以安营络。

扁金斛	石决明	丹皮	元参	知母
山栀	连翘	银花	竹叶	滁菊
桑叶	黑芝麻			

沈右　逢冬头晕,至夏则瘥。痛甚连目,起于产后。血燥风生,阴亏阳亢。

石决明	白蒺藜	煨天麻	钩钩	丹皮
黑山栀	牛膝	橘红	穭豆衣	滁菊
桑叶	郁金			

杨左　四十五岁　水亏风旋,阴虚土弱。上为头晕,下为便溏。不时流涎,津液受伤。

根生地	萸肉	山药	扁金斛	北沙参
於术	白蒺藜	广皮	石决明	木香
炙甘草	茯苓			

王樨生　阳气素虚,湿痰素胜。肝脉附于耳,肾气通于耳。肝肾阴虚,肝胆阳亢。虚则生风,亢则生火。风火挟湿,上扰于络。耳为之鸣,失司聪灵。左关尺弦数,右寸关弦滑。法当滋肝肾之阴,借以潜肝胆之阳。

熟地	萸肉	山药	杞子	丹皮
磁石	牛膝	首乌	奎白芍	茯苓
泽泻	滁菊			

金右　瘀去痛止,营耗血虚。风阳旋动,头晕耳鸣。

白归身	赤丹参	川芎	首乌	白芍
牡蛎	牛膝	海螵蛸	香附	芝麻
滁菊	桑叶			

钟右　三十七岁　哺乳两月,气血自耗。肝失涵养,风从阳动。脘闷头晕,甚而跌仆。

生地	白芍	首乌	归身	石决明
茯神	牛膝	牡蛎	桑叶	滁菊
柴胡	芝麻			

王右　火刑于肺,咳而无痰;风乘于巅,头晕欲仆。病已经年,上实下虚,防成中风。录方两清肺肝,借以熄风潜阳。

石决明	牡蛎	白芍	川贝	橘红
牛膝	滁菊	桑叶	绿萼梅	佛手
竹茹	炙甘草			

朱左　口㖞舌斜,此风象也;项强脊突,亦风象也。脊之两傍,右又高,左更高,酸而不痛,伛而难伸,非尽在肾脉一端,其关系督脉更重。四肢酸软,络脉抽掣,甚而牵连全体,以致丝毫难举。鼻有痔,口流涎。前经巅头作痛,现在耳窍觉鸣。左脉大,右脉小。向有失血,旧冬大吐。诸症发现,源由皆属肾肝阴亏。滋肝以灌溉经络,补肾以壮健筋骨。图治即此,为扼要也。

大熟地	甘杞子	鸡血藤膏	潞党参	怀牛膝
白芍	白归身	绵杜仲	淡苁蓉	炙绵芪
川断肉	狗脊			

丰腴之体,湿痰必胜;五秩之年,气阴必亏。阴虚则阳易升,痰多则风易动。风性轻清,蒙扰清空,头鸣耳响;痰性重浊,阻碍脉络,腰软力倦。左脉弦,右脉细。当潜风阳,兼涤湿痰。

滁菊	茯神	川杜仲	怀牛膝	冬桑叶
白蒺藜	石决明	白芍	仙半夏	橘红络
黑芝麻	竹茹			

平素脾胃气虚,湿痰用事;近来肝肾阴亏,鼓动内风。入于经络,两足为之

麻木;乘于清空,巅顶时常眩晕。起于三春,延及今夏。脉象重按,弦滑而大。夏令气升湿胜,未宜滋补益气。

钩钩	明天麻	怀牛膝	石决明	白蒺藜
黑芝麻	宣木瓜	橘红	杜仲	竹茹
冬桑叶	滁菊			

肝阳动则化风,风阳生则走络。目为之瞤,口为之㖞。经有七年,是为根深。头面多是清窍,为诸阳之会。风阳蒙扰清窍,巅顶为之眩晕。左关脉独见弦大,右关脉颇形滑数。舌光苔不腻。种种见症,皆属肝阳。肝为刚脏,阳为动物。宜用静药以制动,参用柔剂以济刚。时令梅蒸湿胜,未宜纯滋培补。

黑芝麻	冬桑叶	滁菊	明天麻	白蒺藜
东白芍	玉蝴蝶	钩钩	粉丹皮	茯神
橘红络	竹茹			

仲右　湿郁化热,热蒸营络。心悸头晕,舌下作痛。

川连	山栀	酒芩	白芍	丹皮
白蒺藜	滁菊	桑叶	银花	丝瓜络
橘红	茯苓			

沈左　头晕冷热,脉细舌黄。起于昨日。

钩钩	天麻	决明	蒺藜	枳壳
甘菊	广皮	桑叶	茯神	竹茹
白芍	半夏			

董右　浊蒙清窍,头晕耳鸣;湿阻气机,脘泛呕恶。近加忧郁,肝阳勃升。

法夏	蒺藜	蔻壳	竹茹	石决明
钩钩	郁金	桑叶	藿梗	枳壳
会皮	滁菊			

风为百病之长,其善行而数变。目珠痛偏于左,口角斜倚在右。左耳窍时常出脓,右耳窍忽然窒塞。夜卧多梦,甚而少寐。左脉弦细,右脉数大。肝肾阴液下亏,肺胃气火上盛。舌质为燥,苔色为黄。治法育阴滋水,借此潜阳泄风。

西洋参	淡草	丹参	白茯神	麦冬
天虫	真滁菊	元参	白芍	石决明
首乌	冬桑叶			

6. 头痛

外感引动肝阳,肝阳触动浊涎。阳与浊互相交炽,上乘清窍,致令头痛,剧则牵及脑后眉棱。经掣而胀,口腻泛涎。脉象躁大,左倍于右。肝胆风阳太旺,心肾营阴有亏。先当缓肝之急,以熄风阳。

羚羊角	钩钩	明天麻	蝉衣	石决明
滁菊	蔓荆子	丹皮	川羌活	天虫
荷叶边	连翘			

脏阴不足,肝阳有余。外风引动内风,遂令头痛。右躯欠利,左关脉象数大。方从《内经》"风淫于内,治以甘凉"之旨。

酒炒宣木瓜	炒甘菊	炒当归	炒白芍	丝瓜络
橘络	盐水炒牛膝	川斛	制玉竹	去心麦冬
淡草	桑叶			

木郁不调,气攻作痛;阳乘于上,头痛而晕。气不充络,体酸肢软。脉象细软,当先和养。

丹参	远志	川郁金	枣仁	茯神
广皮	石决明	乌药	绵芪	桂枝炒白芍
白归身	桑叶			

头痛偏于右畔,剧则经掣欠舒。前及头角,后连脑背;上至巅顶,下行颈项。牙关开阖欠利,身体转侧维艰。环跳痛楚较缓,大便燥结。左脉弦大,右手柔软。头为诸阳之会,又系清空之窍。痛起已久,决非外风,总由精液有亏,肝阴不足,血燥生风。风阳上乘,窍络被蒙。治当养血熄风,毓阴潜阳;参入宣利经络,通润腑道。

杞子炒菊花	当归	牛膝	川芎	石决明
蝉衣	蝎尾	坎版	丝吐头	辰神
天虫	桑叶			

体丰多湿,烦劳动阳。阳动化风,湿多酿痰。头为诸阳之会,诸阳尽升于上,壅阻气分,蒙蔽清孔。遂使头胀而痛,甚而眩晕。左脉浮弦,右部沉滑。风者肝也,湿者脾也。肝为刚脏,非凉不和;脾为柔脏,非温不运。湿为寻常体质之病,风为五行迅速之邪。湿为本,风为标。古人治法先治其标,后治其本。今宗其旨。

羚羊角	钩钩	丹皮	滁菊	石决明
牛膝	白蒺藜	仙夏	冬瓜子	橘红
桑叶	姜竹茹			

唐宝奎　始而积食伤其中,继而汗多耗其液。绵延已越四月,气阴已受戕伤。气机升降不和,腹胀忽有忽无;血分灌溉失资,溲便忽通忽阻。心有悸动,耳有鸣响。头痛偏在于左,脉大亦偏于左。肝胆风阳,升炽不熄。静药介类,借以潜之。

| 龟版 | 鳖甲 | 丹参 | 咸苁蓉 | 柏子仁 |

麻仁	牛膝	首乌藤	茯神	滁菊
桑叶	鸭血拌丝瓜络			

杨左　阴亏阳亢,巅头作痛;肝强脾弱,脘腹亦疼。

熟地	黄肉	山药	茯苓	丹皮
泽泻	半夏	杞子	白芍	广皮
滁菊	桑叶			

丁右　向有头风痛,随发随止;现在左边痛,愈痛愈剧。已有三月,牵及经络。寒热少寐,气逆纳钝。脉象右手,关部独大。泄肝胆之风阳,利上焦之清窍。

羚羊角	石决明	白芍	元参	丹皮
钩钩	滁菊	桑叶	天麻	山栀
茯神	丝瓜络			

夏　耳为肾之窍,肾虚则耳鸣;头为阳之会,阳盛则头痛。经少腰酸,脘泛清水。有时形寒,有时身热。阴虚于下,阳盛于上。营卫之气,失其和谐。左右脉象,虚细而弦。治法静以养动,柔以济刚。

白滁菊	大白芍	茺蔚子	大丹参	怀牛膝
云茯神	枸杞子	粉丹皮	冬桑叶	左牡蛎
灵磁石	玫瑰花			

风为百病之长,乃是无形之邪,易致蒙扰清窍,头为之痛;痰为有形之邪,善于阻塞气机,脘为之泛。左脉弦,右脉滑。舌根黄,舌中腻。熄风肃肝,以利清窍;涤痰和胃,以宣气机。

桑叶	滁菊	石决明	东白芍	广皮
明天麻	竹茹	姜半夏	茯神	牛膝
胡麻	钩钩			

头痛已将匝月,偏于右边为甚。风者善行数变,左右痛势靡定。或牵及龈络,或连及目窍。种种变换病状,无不内风发生。体质丰肥,湿痰必胜;平时性急,风阳升动。加以连年咳呛,遂成上实下虚。枝叶未凋,根本先拨。设或风阳挟痰并留,便有偏枯中风之患。舌光少苔,脉象左大。欲求潜阳熄风,务在育阴壮水。

生鳖甲	石决明	牡蛎	元参心	怀牛膝
东白芍	黑芝麻	滁菊	冬桑叶	橘络
丹皮	龟版			

肝阳痛风,经有匝月。风扰巅顶,牵及脉络。四肢麻木,胁肋疼痛。前日稍涉烦劳,至夜又加惊恐。阳易动,肝易怒。胁疼以甚,头痛更剧。右脉濡,左脉大。治法潜阳熄风,养营柔肝。

生鳖甲	石决明	阿胶	明天麻	生龟版

制首乌	黑芝麻	牡蛎	滁菊	冬桑叶
东白芍	橘红络			

徐左 风乘清灵,头痛而肿;热阻气机,便闭少寐。脉象数大,舌质燥白。若不泻火利窍,便有神昏痉厥。

羚羊角片	丝瓜络	焦山栀	鲜石斛	煨石膏
纯钩钩	明天麻	滁菊	冬桑叶	风化硝打瓜蒌仁
丹皮	竹茹			

范左 头痛牵眉,心悸身掣。咳而多痰,咽燥少津。病根已有六年,诸虚由此毕露。

叭杏仁	滁菊	橘红	白芍	石决明
丹参	元参	川贝	黛蛤散	桑叶
云苓	枇杷叶			

7. 情志 郁证

金榖人夫人 情志不乐,心神不宁。五志之火郁而上炎,六腑之气痹而不宣。火炎则生痰,气痹则生胀。痰溢于口,如涎如沫;胀及于腹,如膈如窒。心怔忡而多疑惧,胆惊怯而少寤寐。头晕目昏,巅胀耳鸣。胃纳索然,更衣燥结。左脉弦滑,右脉弦细。阴阳逆乱,志意悖谬。治法镇心宁神,参用清肝泄胆。

紫丹参	橘红	紫石英	净枣仁	陈胆星
淡甘草	青龙齿	白芍	淮麦	石决明
远志肉	竹茹			

钟左 思则气结,惊则气乱。已成怔忡,药难疗治。

丹参	茯神	远志	枣仁	柏子仁
小麦草	磁石	龙齿	石决明	牡蛎
白蒺藜	合欢花			

张烈臣 疑惧皆伤脾肾,惊恐尤伤肝肾。坎离由此失交,神志由此不宁。不寐者已有多日,不便者亦有多日。汗为心之液,汗多则心虚;阳为神之灵,阳亢则神耗。脉虚大,舌灰腻。交媾心肾,固摄阴阳。

煅青龙齿	冬桑叶	姜半夏	吉林参	淮小麦
瓜蒌仁	桂枝炒白芍	左牡蛎	白杏仁	远志肉
炒秫米	白茯神			

邱右 心烦意乱,惊惶恐惧。皆是七情之伤,都是五志之动。向有肝气,魂不归藏;现在心悸,神不安宁。其不寐者,由此来也。体素血少,君相易动。脉象细弦,法当镇摄。

丹参	苓神	远志	枣仁	小麦草
甘草	磁石	石决明	西珀	西玳瑁
龙齿	夜交藤			

张　情志不适,气郁营伤。逢春必有失血,少腹时常膜胀。舌痛而苔薄白,脉象细,重按有数。营虚生热,气郁亦能化热。热能耗气,气虚形瘦。治当养营清热,参以调气疏肺。

紫丹参	怀牛膝	粉丹皮	奎白芍	女贞子
金铃子	粉归身	广郁金	川石斛	川杜仲
橘络红	代代花			

秋分在迩,燥火司权。肺金最畏火刑,旧恙咯红宜防。阴虚阳亢之体,五志之火易动。忽遭鼓盆之悲,七情之气易郁。脉数舌干,咽燥喉红。当用潜火清金,佐以滋水涵木。

西洋参	茯苓	丹皮	天冬	仙鹤草
元参	白芍药	牛膝	川贝	麦冬
石决明	白茅根			

二诊　失血遗泄之体,肝肾阴液必亏。值此燥火司权,不独肺受戕贼,而肾阴液亦有关系也。近遭鼓盆之痛,七情多郁。郁则气火易升,五志易动。治法柔静滋降,借此制动潜毓。

西洋参	天冬	麦冬	丹皮	乌元参
牛膝	冬桑叶	白芍	川贝	茯神
黛蛤散	白茅根			

8. 癫痫

上海　沈赓生(壬子年首方)　胃热则虫动,虫动则廉泉开,廉泉开则唾涎沫,此《病能篇》之言也。夫涎之源也,一由脾不摄其津,一由肾不纳其水;唾之来也,半由木火之升腾,半由胃热之蒸灼。木火消烁精华,形容为之日瘦;阳气不潜于阴,寤寐为之日少。涎入于胃,与火相搏。上扰清阳,神识有时烦躁;下阻浊道,更衣有时坚结。左脉搏指而急,右脉搏指而滑。涎沫即是津液,津液即是至宝。愈唾愈伤,愈伤愈竭,阳动阴涸,在所不免。欲保阴液,务在甘酸;欲潜气火,端在咸苦。

青龙齿	枣仁	怀牛膝	川贝母	陈胆星
白芍	淡甘草	生竹茹	橘红	茯神
左牡蛎	犀角汁			

二诊　夙有痫症,近加唾涎。肾不纳气而为唾,脾不摄津而为涎。就此而

论,关系脾肾。《内经》篇云"脾为涎,肾为唾",是其证也。涎沫为胃中之津液,津液乃身中之元气。自唾涎沫,已逾匝月。津液竟日趋于困穷,元气遂日沦于凋敝。胃纳尚强,定是胃火。火盛不独令涎沫之上涌,并且灼津液而酿痰;痰盛非独阻娇脏之清肃,亦且窒气机之升降。寤寐或有或无,神识时躁时静。左脉搏指而大,右脉弦急而滑。治当甘酸,一可补救津液,一可约束涎沫;参用咸苦,半泻胆胃实热,半潜龙相虚火。

青龙齿	茯神	橘红	粉丹皮	犀角汁
左牡蛎	淡甘草	枣仁	大白芍	川贝
陈胆星	元参心	竹茹		

三诊　本病痫症大发,昨夜不寐达旦。烦躁狂舞,起坐不定。总由阴阳错乱,水火乖戾;遂使阳动化风,火盛生痰。痰火相搏,蒙蔽胆胃。胆失中正,言语处世不获周旋;胃失通降,水谷精华徒化痰涎。涎沫滔滔于口,竟未有所底止;津液腾腾于上,逐渐形容枯耗。五志之阳,由此煽动;七情之火,亦为炽升。阳极似阴,手指自觉厥冷;阳蒸于阴,胸膺时觉有汗。左脉搏指,右脉急疾,重按六部,至数不明。口渴需饮,舌质薄白。诸躁狂越,皆属于火;诸唾涎沫,亦属于火。治法大旨,援此二义。

真西珀	陈胆星	橘红	净枣仁	犀角汁
左牡蛎	川贝母	竹茹	青龙齿	石决明
茯神	元参心	白金丸		

四诊　癫与狂有阴阳之分,狂与痫有痰火之殊。历久不瘥,根深蒂固,原非草木所能疗治。设有愈之之方者,其仙乎? 要知人之言语,处世周旋,全赖胆腑决断有权。胆失决断,源由痰蒙,则枢转失司,而机关欠利。久而久之,牵及神志。心为藏神,肾为藏志,心肾不交,水火不济。有时恬寐,有时不寐。口唾涎沫,由来已久。涎为阴主静,动则无有不从火升。脉象左搏指,右弦滑;舌质难伸越,而色白。病虽由于根本发生,而目前图治仍宜从标。以涤痰为君,潜火为臣。

青龙齿	云茯神	净枣仁	竹茹	犀角汁
左牡蛎	橘红	陈胆星	白金丸	川贝母
远志	元参	濂珠粉		

五诊　旧患癫狂未剧,新恙涎沫已减。癫狂是阴阳之错乱,遂使神不清、志不定;涎沫乃君相之蒸腾,致令津不敛、液不藏。神气多动少静,有时面红戴阳;寤寐多醒少恬,有时肉颤身瘛。火炎于上,胃不减食;食停于中,脾不输精。徒化湿浊,酿成顽痰。肾之坎水枯耗,损及脏阴;肝之巽风掀腾,牵动脑筋。有限之阴水日少,无潜之阳火日炎。转瞬一阳萌动,或有大兴风波。左脉仍形搏指,右脉依然弦滑。壮水潜阳,以宁神志;熄风涤痰,以宣清窍。

青龙齿	枣仁	粉丹皮	竹茹	犀角磨汁
左牡蛎	元参心	川贝母	白金丸分冲	远志
广橘红	辰茯神	濂珠粉		

六诊　旧病起伏无常,新病变幻不定。无论旧病、新病,总不外乎浊痰。浊痰愈多,津液愈少。营卫二气,无以维持。乍寒乍热,忽喘忽肿。有时面红烦躁,有时火升不寐。四肢常掣,六脉弦滑。节届春分肝阳萌动,治法惟宜柔肝潜阳。

吉林参须	远志	辰茯神	青龙齿	橘红
法半夏	紫丹参	枣仁	奎白芍	左牡蛎
川贝	姜竹茹			

七诊　春分大节,前三后四,本原病皆为发动,甚至吐沫如前。便泄已止,惟病饮宿病。营卫大受其伤,略有寒热。脘宇满闷,烦躁起坐,两夜不得安寐。脉见弦滑,舌苔糙腻。现在见症,旧病属肝,新病与饮互扰中焦。拟柔之镇之,和之益之,借以标本兼顾。候政。

吉林须	白术	姜竹茹	茯神	法半夏
丹皮	枳壳	鸡内金	白芍	石决明
广皮	夜交藤	川贝	青龙齿	

嗜酒多火,流入血络。脑为之胀,络为之满。兼挟肝风痰浊,互相胶结肝胆。发现痫痉,已有四载,根深蒂固,殊难杜根。脉象弦滑,法当潜降。

陈胆星	青礞石	明天麻	冬桑叶	滁菊
石决明	竹茹	东白芍	川郁金	甘草
粉丹皮	纯钩钩			

痫症每月必发,每发必值信来,显然肝胆之热。发时神昏识糊,甚而四肢抽掣,必至半旬始清。脉象左小右大,舌质中剥边黄。趁早调治,免致增剧。

丹参	冬桑叶	焦山栀	滁菊	远志
郁金	陈胆星	元参	橘红络	米仁
丹皮	淡竹叶			

肺有热为鼻红,肝有痰为搐搦。痰涎愈吐愈多,心灵如糊如呆。按脉小弦,右部滑数。症属五痫,杜根非易。

胆星	钩钩	丹皮	蝎尾	菖蒲
石决明	郁金	天麻	橘红	竹沥
茯神				

又　痫厥以风痰为主脑,发时神不清,肢有搐。起来数年,愈发愈动。风主于肝,痰主于脾。痫厥以风为标,以痰为本;治法注重涤痰,参以熄风。

礞石	橘红	竹茹	白金丸	远志
玳瑁	胆星	川贝	菖蒲	茯神

西珀　　　　桑叶

朱右　心不藏神,肝不藏魂。君相火动,湿痰阻窒。左脉大,右脉滑。营阴下虚,浮阳上亢。若不趁早调治,势必酿成癫狂。

丹参	远志	石菖蒲	胆星	郁金
竹茹	石决明	枣仁	丹皮	西珀
茯神	橘红			

马左　诸风掉眩,皆属于肝。挟痰蒙扰清灵,巅响甚而发痫。

天麻	桑叶	龙齿	橘红	瓦楞子
芝麻	茯神	滁菊	竹茹	半夏
海石	白金丸			

李左　三月　从前所发之厥,先有头晕;现在所发之厥,先有脘疼。眩晕属肝阳,蒙扰清窍;脘疼属肝气,乘犯中焦。源由终不离乎痰,昔谓"无痰不作痫"。胸脘痛时颇热,肢末痛时厥冷。其阳气窒郁无疑,治法须用疏化。

桂枝	瓦楞子	白芍	姜夏	茯神
广皮	干姜炒川连	石决明	枳壳	竹茹
甘草	白金丸			

祝左　素有脾湿化痰,近来肝阳化风。神识如蒙,语言错乱。手指掣动,颇虑痉闭。

胆星	菖蒲	茯神	郁金	滁菊
竹沥	天竺黄	桑叶	蝎尾	石决明
钩钩	橘红			

右　心悸头晕,妄言不寐。口角后得此病,神呆如癫。前曾服过一方,药亦同此,甚得效验(用柴胡清肝火而宁魂)。

丹参	枣仁	茯神	龙齿	合欢
川郁金	远志	小麦	石决明	淡草
西珀	柴胡炒当归			

朱左　四月　情志惊恐,致伤肝肾。已经两月,防成癫痫。

甘草	淮小麦	枣仁	远志	龙骨
牡蛎	茯神	磁石	滁菊	桑叶
牛膝	石决明			

经云人身一小天地,一阴阳也。阴阳和则天地宁,一有偏胜,遂令非常之变。人身亦然,一有偏胜,自致不测之疴。故《经》旨谓"重阳者狂,重阴者癫"。狂与癫,其源则同也。癫由积忧积郁,病在心脾包络三阴。蔽而不宣,逐渐气从火化,火灼生痰,痰蒙清阳。神志为之混淆,语言为之错误。坎离少交,心肾欠宁。隔昨似有梦遗,肝火炽动。脘中似嘈似杂,心营亏虚,心中似怔似忡。

胃失下行为顺,大便旬余欠畅;火有上腾之威,龈根浮而且肿。痰阻气络,颈项忽有形似核。左脉弦涩,右部滑大。弦为肝旺,大为阳亢。涩为血少,滑为痰多,此脉诀之言也。治法尚宜涤痰为要务,潜火为辅佐。交媾心肾,潜熄风阳,尤为急急,切不可废。

淮小麦	淡甘草	胆星	橘红	广郁金
天竺黄	茯神	柏子仁	紫丹参	滁菊
瓜蒌				

徐　重阳则狂,重阴则癫。肝胆风火,挟痰上旋。心为之悸,语为之乱。

净连翘	龙胆草	云茯神	上川连	京元参
西血珀	黑山栀	石决明	粉丹皮	广郁金
陈胆星	竹二青			

倪童　十三岁　无痰不痫,无风不厥。风痰炽盛,痫厥频作。

瓦楞子	法夏	黄沉香	竹茹	石决明
滁菊	淡甘草	胆星	风化硝	礞石
朱茯神	橘红			

金左　十七岁　痫中兼厥,迭见三次。肝胆风阳,挟痰上扰。

明天麻	橘红	滁菊	牛膝	石决明
钩钩	茯神	丹皮	黑知母	丹参
胆星	桑叶			

9. 痉厥

向有惊厥,不以为虑。一昨厥势大发,似属危殆。幸得推拿之下,渐有转危之兆。惟神识尚未苏醒,搐势犹未止息。项背尚强,目窍如呆。顷得大解,腑气虽通,脏阴受伤。而肝胆风阳未熄,犹虑厥逆复踵。当拟甘凉缓肝,参入介类潜阳。

西洋参	胆星	丹皮	山栀	羚羊角
橘红	淡草	连翘	酒洗大蝎尾	蝉衣
毛燕	丝瓜络			

乌镇　徐安椿　第一方　无痰不作眩,无风不作痉。头晕由来七日,痉厥发现昨朝。大便不下,已将一周。神气乍清乍昏,语言忽乱忽静。寐不宁恬,转侧似难衽席;身不甚热,痉时颇多汗泄。左脉弦劲,尺部尚见敛静;右脉柔软,关部略形滑实。舌质净白,并不干燥。病由六淫之暑湿外袭,益以七情之气火内起。饮食由此积滞,逐渐陈腐酿痰。阻遏升降之机,脘宇为之懊恢。真阴未病先虚,真阳易于鼓动。如再肝风痉厥,防其真气逆乱。照此情形,危多安少。偕同艺城、

远孚先生，互相酌议方法，先与潜阳通腑为第一要务，录方再请政服。

鲜生地	风化硝	瓜蒌仁	川贝母	真滁菊
石菖蒲	冬桑叶	茯神木	陈胆星	新会红
石决明	白金丸			

二方　隔昨风痰内阻、外窜，发现似痉、似痫，牵及全体脉络，甚而角弓反张。昨晚离坎失济，水下火上，变幻独言独语。遂使损及精神，几有妄见鬼神。幸而寤寐通宵安谧，精神得以相交，语言亦不错乱。时觉脘宇嘈杂，时或头目眩晕。身体并不灼热，舌苔亦见润泽。左脉弦而且细，右脉沉而带滑。外感之暑湿少，内伤之神志多。大便不下，小溲滴少。半由风胜则肠燥，半由垢留则肠阻。湿痰气火，难免蕴蓄。治法潜阳熄风，参用豁痰利窍。录方仍请艺城、远孚先生酌政。

鲜生地	真滁菊	陈胆星	川贝	瓜蒌仁
粉丹皮	石菖蒲	石决明	川郁金	茯神
远志	濂珠粉			

又三方　风痉痰痫，两日不见复至。据此一端，足见峰回路转。第其大便仍未见下，中脘嘈杂，时作时辍。身体潮热，或起或平，种种皆由肝阳升炽；头重头晕，肢掣肢掉，无非风阳上乘清窍。风为百病之长，善行数变，窜经入络，在所不免。腑气一日不通，浊气一日不降。浊既不降，清又不升，阳明胃腑，独受迷雾。不饥不食，理所当然；卧欠安恬，事有必至。左脉弦而不张，右脉细而不数。舌质薄灰，口不恣饮。六淫之邪颇少，七情之火殊多。治法潜亢阳之上升，参用润六腑之下降，借此廓清浊痰，或冀神气清爽。

鲜生地	丹皮	陈胆星	茯神	新会红
瓜蒌仁	真滁菊	川贝	石菖蒲	远志
石决明	濂珠粉			

又四方　过嗜酒醴，令肝胆之相火，煽动风阳；恣食麦面，阻肠胃之通降，徒酿痰热。风为百病之长，痰为五谷之变。所以风痰两字，最能变幻多端。经络有时惕然而动，神识有时寂然而昧。风乘清窍，头目或重、或胀、或痛、或眩；痰阻气窍，脘宇乍嘈、乍悸、乍咳、乍吐。最关系者，大便不通，浊气由此上干，清阳愈形窒碍。目前所恃，似痉似痫经已三日不复发现。精神虽形狼狈，元阳决无暴脱。时在炎暑蒸腾，元阳为暑迫伤。肢软神倦，固不待言。据云脉象素见六阴，顷诊脉息与昔相符。舌质仍形薄白罩灰，扪之并不干燥无液。治法潜上亢之阳，以利清窍；参用润下焦之腑，以宣浊气。

真滁菊	桑叶	明天麻	钩钩	石菖蒲
瓜蒌子	石决明	橘红	陈胆星	竹茹
茯苓神	濂珠粉			

又五方　昨晚又发痉厥，顷见身体痿疭。中医谓之肝风，西医谓之脑炎。风为百病之长，脑为一身之系。风起于肝，善行数变；脑起于头，能系诸经。人之精神、思虑，无不出于脑筋；人之行动、知觉，皆不越乎魂魄。见症知觉少灵，手指把握无力。头目昏朦，或重或胀；脊背反张，时作时休。大便旬余未得其下，胃口累日勺米难进。左脉仍形弦细，右脉依然沉细。舌质中间微灰，根底亦不过腻。有形之痰浊阻填于内，无形之风阳走窜于外。一身经络，悉受其伤。治法潜风阳之亢，以和肝脑；参用涤痰火之焰，以清肺络。

真滁菊	桑叶	石决明	陈胆星	茯神
淡竹叶	真西珀	川贝母	明天麻	瓜蒌仁
钩钩	濂珠粉			

又六方　停厥一二日，前昨又厥矣。前次之厥，颈项反张，此厥而兼痉；昨日之厥，喉有哕声，此厥而兼痫。痉与厥，属风阳，流走经络；厥与痫，属痰火，壅填机窍。口有血涎，唾有血痰。身体颤动，手指抽掣。头重头胀，目晕目眩。大便窒塞，小溲短少。左脉弦多动少，右脉有沉无浮。舌质状似烟熏，根底稍有润白。六阳毕集于上，风、痰、气、火随之。一身脑筋受伤，精神为之狼狈。治法清营络之热，以潜亢阳；参用润气分之燥，以涤痰火。录方于下，仍请艺城、远孚先生政之。

香犀尖	鲜生地	丹皮	生桃仁	橘红络
川贝母	真滁菊	瓜蒌仁	茯神	石决明
赤芍	濂珠粉			

又七方　诸风掉眩，皆属于肝；诸脑气筋，亦属于肝。头为六阳之交会，脑为一身之总领。头目每多眩晕，身体不能自主。此肝阳之病状，即脑膜之发炎。消烁津液，莫如风火。风胜则燥，火胜则干。大便秘结，此其常也。风火无形，善走脉络，手指为之抽掣；痰浊有质，易填机窍，神志为之昏昧。气火日腾，营血日沸。每发痉厥，必吐血沫。六部脉象，左胜于右；中间舌苔，黑似烟熏。口觉苦腻，喜嗜汤饮。羚羊性灵，务使通神而潜肝；珠母色亮，借可制阳而清气。

羚羊角	石决明	丹皮	茯神	白荷花
桑叶	濂珠粉	犀角尖	真滁菊	橘红络
蝉衣	鲜生地	瓜蒌仁	真金箔	

又八方　头为阳之会，脑为肝之属。头痛头胀、头眩头晕，皆不出乎肝阳、脑筋。心者神之舍也，肝者魂之藏也。身体痿疭而不自主，心神失镇摄之司；寤寐缥缈而不安恬，肝魂失归藏之职。气与血逆乱而行，痉与痫相率而来。气腾血沸，络中必有留瘀；痉发痫剧，窍中必有蓄痰。瘀凝痰阻，风动火旋，神迷昏荡，无所不至。津伤液燥，肠痹便结。舌质灰腻，口觉苦燥。左脉弦细，右脉沉细。潜阳育阴，以平气血之逆乱；涤痰熄风，以杜痉痫之剧烈。

鲜生地	真滁菊	茯神	羚羊角	鸣蝉
瓜蒌子	橘红络	石决明	建兰叶	粉丹皮
犀角尖	荷叶	濂珠粉		

又九方　清阳出上窍,浊阴出下窍。头面七窍,清阳居多,为天之气;前后二窍,浊阴居多,为地之气。天气下降则清明,地气上升则晦塞。上焦不行,如天之雨露少施,沟浍皆为干燥,大便秘结,宜其来也;下脘不通,似地之云雾多升,窍络皆为蒙蔽,头目眩晕,此其征也。痉厥、痫厥,属风、属痰;身动、肢动,脑伤、筋伤。舌质灰腻较松,左脉弦势亦减。清上焦之燥,以潜亢阳而利清窍;润下焦之燥,以熄风火而宣浊窍。

犀角尖	生地汁	梨子汁	人乳	鲜藕汁
石决明	瓜蒌子	郁李仁	火麻仁	桃仁
柏子仁				

又十方　人身之动属阳,人身之静属阴。寤则属阳,寐则属阴。头旋头胀,身掣身动,作于寤时,休于寐时,阳动两字,牢不可破。内风乘阳鼓动,痰火随气蟠踞。风胜于上,脑筋为之不安;火胜于中,脘宇为之嘈杂。清阳居上,即头面七窍是也;浊阴居下,即前后二阴是也。清窍迷雾,浊窍窒阻。上有巅痛,下乃便秘。清浊倒置,风痰胶柱。发痉发痫,或作或辍。左脉弦细,舌质灰腻。治法清上窍,以潜亢阳之威;参用润下焦,以涤垢滞之邪。

生地汁	藕汁	甘蔗汁	人乳汁	生梨子
瓜蒌仁	巨胜子	桃仁	郁李仁	海松子
怀牛膝	濂珠粉			

又十一方　昨夜大便,所下甚夥。肠中垢积,廓然而清。惟下后阴分愈伤,而上窍阳火愈亢。头旋头晕,概未除去。痉厥痫厥,虽不复见;身动肢动,尚觉如前。此肝阳狂澜虽倒,而未能安如磐石。掣动属阳,风从阳化;旋晕属火,风随火升。种种变幻情状,不越风、阳、痰、火,伤脑、伤筋,在所不免。左脉虚弦,右脉沉细。治法甘缓其急,参用介潜其阳。

淮小麦	淡甘草	石决明	怀牛膝	滁菊
左牡蛎	粉丹皮	冬桑叶	生鳖甲	剖麦冬
巨胜子	丝瓜络	肥知母		

又十二方　厥者,自下而上之病也;痉者,筋掣络动之状也。自下而上,由肝而出;筋掣络动,由阳而化。现在厥状不复,痉亦不见;关系头旋头晕,身动肢掣。顷忽呕吐浊痰绿水,定是中乏砥柱,胆气乘虚上犯。为日已多,真阴自耗。阳失阴恋,动则化风。风自内风,阳自虚阳。阳冒于上,清窍多蔽,头目皆欠清明;风趋于络,经脉多碍,身体不能自主。脑起于头,巅疾则脑受伤;筋附于身,身动则筋不宁。左脉弦细,重按似欠敛聚;右脉沉细,重按亦欠振作。以脉参证,

虚多实少。内风、虚阳如许之鼓动,诚恐又有一番之剧烈。治法舍育阴潜阳、熄风利络之余,别无良策可采。录方仍候艺城、远孚先生察核脉证,酌政施行。

紫丹参	怀牛膝	丹皮	茯苓神	代赭石
冬桑叶	青龙齿	淡甘草	白芍	牡蛎
真滁菊	石决明			

又十三方　厥阳无一时之宁,眩晕无片刻之定。曾经吐过绿水,定是胆汁上溢。前日又发厥痫,今晚复见狂躁。痫出于阴,狂出于阳。阴为阴寒之疾,阳为阳火之邪。真阴、真阳,大受其伤;肝营、胆汁,亦受其耗。阴寒之痰,由火而鼓动;阳火之邪,无水而涵制。邪者,假邪也;虚者,真虚也。变乱种种,皆是肝阳之害;形体掉掉,亦是风邪旋络。妄见妄言、自独自语,总不越乎精神离散。脉象左沉右弦,舌质根薄中灰。灵介潜阳以泄风,金石镇心以安神。方呈质人、艺城先生同政而行。

淮小麦	真滁菊	茯神	怀牛膝	石决明
牡蛎	淡甘草	丹皮	白芍	青龙齿
灵磁石	橘络	金器汤煎药		

又十四方　血并于阴,气并于阳。或痉或厥,或痫或狂。为日已久,阴阳俱伤。阴不恋阳,阳不恋阴。精神日渐离散,水火日失交济。体灼、烦躁,甚而欲起、欲行;头旋、目瞀,剧时妄见、妄言。阴气内伤,防液涸;阳气外越,虑津脱。若见大汗滂沱,便是束手无策。左脉颇见藏蛰,右脉殊无神韵。舌质仍见灰腻,口中尚不干燥。前经吐黑、吐绿,肝肾大耗大竭。三甲潜阳以存阴,二地壮水以制火,金石镇摄,甘麦缓急,亦为此症扼要关键。录方呈请艺城、远孚先生同政。

大生地	淮小麦	左牡蛎	龟版	生磁石
茯神	鲜生地	淡甘草	炙鳖甲	龙齿
石决明				

又十五方　阳并于上则狂,阴并于下则厥。阴阳交乱,顺逆交错。或阳上而为狂,或阴下而为厥。多狂多厥,伤阴伤阳。阴虚无以恋真阳,阳虚无以维真阴。阴中之火由此而起,阳中之风由此而动。阴阳之变动,精神之离散,有厥必有脱,有脱必有厥,设或两相同至,性命在于须臾。左关真脏脉已见,难逃阳脱;右关不振作已久,尤虑阴涸。脑筋大伤,头旋头胀;风阳大动,身颤身掣。潜育阴阳,固是正法;镇摄精神,尤宜注重。录方仍候艺城、远孚先生高明酌政。

| 大生地 | 生龟版 | 玳瑁 | 石决明 | 淮小麦 |
| 鲜生地 | 生鳖甲 | 西珀 | 怀牛膝 | 金器汤煎药 |

又十六方　痉与厥、痫与狂,其名虽异,其实则同,总由气血日偏而来。阴阳日并,如风雷之猛烈,郁极而发现,久而久之,发而发之。不特直据根荄,亦

且斫伐精神。阳为神之灵,阴为精之宝。妄见妄言,非鬼非祟,实是精神之离散,遂使魂魄之无依。身体蒸蒸如日上,巅头岑岑如震动。倘见面赤如赭,汗出如淋,便是阴阳暴脱,援救无从。左脉状似雀啄,右脉仍形沉细。络脉瘈疭,环口蠕动。滋肾之阴以驱热,潜肝之阳以熄风。录方还希艺城、远孚先生高明酌政。

| 大熟地 | 生龟版 | 法半夏 | 茯苓神 | 淡甘草 |
| 陈萸肉 | 生鳖甲 | 上川连 | 龙胆草 | 远志肉 |

生铁落汤煎药(是日晨,先服当归龙荟丸五钱,以生铁落汤送下)

又十七方　昨夜阴阳交媾之候,忽有瞀闷欲厥之状。幸无大汗、大狂,尚未脱阴、脱阳。然汗出溱溱于肌腠,神识昏昏如醋睡。阳脱之势已见,阴脱之势在即。性命存亡,朝不保暮。目已开,口不闭。左脉乍徐乍疾,右脉忽起忽伏。心有君火,肝有相火。在其位则正,非其位则邪。邪与元气,势不两立。正者真虚,邪者假实。补正不易,清邪亦难。仰屋思维,无从着手。既蒙谬爱,敢不竭诚,勉挥其汗,聊书数味。以敛固阴阳为急务,恐鞭长之不及马腹。

大生地	茯神木	元参心	带心麦冬	青龙齿
濂珠粉	五味子	淮小麦	左牡蛎	霍石斛
奎白芍	金器汤煎药			

彭子良郎　喜嗜甘腻,必多湿痰。近为食滞触动,陡然发现痉厥。目反睛赤,手抽指掣。昨夜连得更衣,垢痰甚多;顷刻痰声如锯,络绎不绝。上焦清阳,为痰蒙蔽。急当涤有形之湿痰,平无形之风阳,借宣清灵之窍。

羚羊角	冬桑叶	陈胆星	风化硝	制僵蚕
石决明	明天麻	滁菊花	石菖蒲	青礞石
钩藤钩	鲜竹沥			

体质外强内弱,三春木旺风动。陡然昏晕,甚而作厥。现在风阳走入络脉,疼痛偏于左,麻木偏于右。左手脉弦,右手脉滑。当泄风阳,兼涤湿痰。

明天麻	石决明	纯钩钩	白蒺藜	冬桑叶
橘络	丝瓜络	淡甘草	仙半夏	竹茹
茯苓	滁菊			

五岁童质,发热六日。舌绛齿白,阳明热盛。肌肤痛作,防成痉厥。

香犀尖	鲜生地	连翘	黑山栀	杏仁
全瓜蒌	甘菊	元参	冬桑叶	竹茹
银花	丹皮			

刘右　挟感引动伏湿,积食扰动肝气。湿郁化热,气郁化火。益以中焦陈腐,逐渐变为痰浊。半月来正不敌邪,三日间寒热如疟。脘有痞气,便有流通。昨夜寒热战后,旋即神识昏愦。左脉细弦而动,右脉沉弦而滑。舌根薄腻,舌中燥白。里闭痉厥,形势已见;外脱喘急,脱绝宜防。调治法程,殊为棘手。补

正则邪愈滞而闭难开,攻邪则正愈虚而脱益速。潜肝之阳以熄风,镇肝之气以降逆。参桂枝汤以和营卫,加苏合香丸以开蒙蔽。

旋覆花	法半夏	广橘红	玉蝴蝶	广郁金
桂枝炒白芍	代赭石	川雅连	云茯神	石决明
冬桑叶	苏合香丸	菖蒲汤煎药		

二诊　朝诊之脉,细弦而动;午诊之脉,弦大而滑。舌中灰,唇口燥。湿郁痰郁,皆从化火。阴虚阳亢,阳动化风。痉厥内闭,已达极点;喘急外脱,亦在目前。勉拟数味,试观何如。

旋覆花	代赭石	石决明	白芍	小青皮
姜半夏	羚羊角	橘红	左金丸	川郁金
滁菊花	冬桑叶			

三诊　左脉乍弦乍动,右脉忽聚忽散。目窍视直,鼻窍煽动。危险之形已见,脱绝之势在即。无形之假邪,蔓延不已;有限之真气,持守无多。入于阴则形寒,出于阳则形热。阴阳即是营卫,营卫附于经络。营卫既不循序,经络势必窒碍。身为之痛,骨为之楚。素有之痞,攻于中脘;新积之滞,已从下夺。腑气益滞,脏气益虚。升降更为窒碍,阴阳更难继续。设或寒热接踵,便有呼吸决绝。方用龙牡救逆,借以两固营卫。而胃被肝扰,仍用旋覆、代赭以镇之;但气被浊蒙,当用郁金、菖蒲以开之。

橘红络	濂珠粉	吉林参	青龙骨	牡蛎
石决明	旋覆花	代赭石	桂枝	东白芍
炙甘草	广郁金	石菖蒲	姜半夏	

袁左　受风挟食,化热酿痰。阻滞气机,外无宣泄。郁结生风,窜入经络。发现痉厥,频见三次。稍有咳呛,微有身热。治法疏泄气机,廓清痰热。

冬桑叶	嫩前胡	黑山栀	炒苏子	莱菔子
竹二青	甘菊花	象贝母	净连翘	橘红
瓜蒌皮	钩藤钩			

杨左　筋痿已越一年,痉厥甫有半月。或有头痛眩晕,或有耳聋鸣响。时有烦冒自汗,时有呕吐懊侬。病之源在于肾,病之标在于肝。肾固摄失职,小溲为之失禁;肝潜藏失司,风阳为之鸱张。挟痰蒙扰胃口,挟气窜入经络。风为百病之长,最为善行数变。忽口齿㖞斜,忽目窍偏视。左脉弦缓,右脉弦细。阴阳造偏,风痰胶结。治法潜阳熄风,参用清气涤痰,借利清窍,而通脉络。

钩藤	明天麻	白蒺藜	桂枝炒白芍	滁菊
冬桑叶	橘络	丝瓜络	法半夏	瓜蒌仁
茯神	竹茹			

四、脾胃病

1. 肝气

气上撞胸冲咽,脘满噎嗳欠爽。大便未更,寤寐亦安。三焦格拒,六腑阻塞;浊痰壅滞,肝胃气升。第其口燥欲饮,显是津液不布。当苦辛润,通腑宣痰。

瓜蒌仁	麻仁	杏仁	枳壳	广郁金
芽谷	知母	吴萸炒川连	仙半夏	橘红
辰神	竹茹			

郭俊英夫人　二次崩漏,气血受伤。肝气乘犯于胃,胃气失司通降。上焦自觉满闷,中脘殊觉不舒。纳食如废,更衣燥结。稍涉情郁,即发肝厥。法当疏其肝,参入和其胃。

左金丸	郁金	绿萼梅	青皮	丝瓜络
竹茹	玉蝴蝶	大腹皮	月季花	枳壳
芽谷	橘络			

又二方　体质本亏,加以崩漏。气血愈形不足,肝木更失条达。上有头晕,下有腰酸。舌质白腻,脉象濡滑。从前发现肝厥,现在治当平肝。

左金丸	茯神	海螵蛸	青皮	玉蝴蝶
白芍	大腹皮	川郁金	丹皮	枳壳
橘络	丝瓜络			

陆潜斋夫人　痰湿与气交结络脉,酿成痞满。借惊起衅,乘恐兴端。因惊动肝,肝木愈形横逆;因恐气乱,升降益形乖戾。上不能嗳气,下不能矢气。气攻触有形,甚而胸脘堵塞。初起呕吐,近来咽痛。舌光兼有白点,口渴不思汤饮。左脉细弦紧,右脉弦滑大。木火素旺,难投燥药。法当潜肝之气,参入镇肝之逆。借通气络,兼搜湿痰。

旋覆花	代赭石	薤白头	石决明	橘络
竹茹	青皮	川连	郁金	枳实
瓦楞子	瓜蒌仁			

又二方　有形之痰滞,无形之气阻。升降失常度,流行有窒痹。上不多噎

气,下不多矢气。腹脘痞满,甚而作痛;咽喉窄抑,亦觉哽痛。咯痰不爽,水谷不进。口觉甜腻,舌质松白。左脉弦滑,右脉濡滑。性躁多火,碍难温燥;气机欠畅,又难凉润。治法亟宜宣通气机之滞,务使疏化黏腻之痰。

左金丸	瓜蒌仁	菖蒲	橘红络	薤白
川贝	竹二青	佩兰叶	茯苓	大腹皮
郁金	陈枳实			

梦微夫人　血虚肝燥,条达失司。气虚脾湿内滞,健运因之失职。胀在大腹,痛在少腹。胀势早宽暮剧,痛势时作时轻。大小二肠,尚有阻碍;大小二便,为之欠利。面苍形瘦,舌黄腰酸。肝脉重按弦紧,脾脉重取柔弱。肝强脾弱,已见端倪。治法养血柔肝,参入调气快脾。第其大小肠,宜以通为顺。

桂枝炒白芍	当归	延胡	川楝子	小茴香
贡沉香	丝瓜络	橘络	牛膝	枳壳
九香虫	冬术			

刘右　见症丛杂,多是肝病。身半以上,痛处较少;身半以下,痛处甚多。下焦为肝肾行脉之所,下痛乃肝肾阴分有亏。风乘于巅,气入于络。或有头痛,或有手肿。脉象细弦,舌质黄腻。和肝脾之气血,调左右之升降。

丹参	归身	白芍	香附	茺蔚子
杜仲	川芎	橘络	茯神	桑枝
丝瓜络	玫瑰花			

陈右　夙痞攻动,显然肝气;寒热咳呛,定是肺病。

川楝子	炒延胡	当归	白芍	佛手花
炙鳖甲	旋覆梗	制首乌	川贝	杏仁
桑叶	橘络			

蔡谅友夫人　从前脘痛属胃寒,现在腹痛属脾湿。寒湿凝聚,升降易阻。痛来仓猝,此中必挟肝气;胀起陡然,其间必挟食滞。腑道为窒,络道为阻。痛及少腹,胀及腰胁。呕而无物,泻而不畅。无形之气不宣通,有形之滞不消化。上下阴阳逆乱,左右升降错行。头面时有冒热,足膝时有厥冷。紧而兼弦之脉,弦中尤带滑势。舌白不腻,口干不渴。治当通腑通络,借以消滞化痰。腑络通,痰滞消,升降自调,胀痛自瘥。

吴萸炒川连	川朴	橘皮络	枳壳	白芥子
丝瓜络	姜半夏	瓜蒌皮	大腹皮	青皮
冬瓜子皮	炒竹茹			

又二方　向有脘痛之症,原因肝强脾弱。或稍感寒凉,更衣溏薄;或稍食油腻,大便亦溏。二三日来,寒热交作。流行之气窒碍,升降之机阻滞。腹中因之大痛,甚而牵及胁肋。昨日痢下不痛,今日无甚出入。大腹既胀,少腹且

满。大便不通，小溲欠利。痛而拒按，按则更甚。有时上焦冒热，有时下焦厥冷。脉络闭塞，气道痹阻。阴寒之邪，格其阳气；肝木之气，侮于土宫。左脉细弦而紧，右脉细弦而滞。口觉干燥，不思汤饮；舌质薄白，尚称润泽。气郁渐从火化，邪郁尚未化热。若不温通气机，胀痛滋蔓可虞。今订之方，务在宣通，使通则不痛，而通则不胀。

薤白头	全瓜蒌	枳壳	桃仁	官桂炒白芍
橘络	青皮	大腹皮	姜半夏	茯苓
采云曲	控涎丹			

又三诊　脘为胃居，痛乃肝强。向有脘痛，固是肝邪乘犯于胃；今忽腹痛，无非食滞留停于腑。木邪挟痛，乘机窃发。上下升降为窒，左右流利为阻。迭次更衣，频来呕恶。升降之机，渐有疏达；流行之气，仍未宣通。大腹之痛已缓，两胁之胀未减。转侧妨碍，寐寐不安。木郁渐致化火，湿郁渐致化痰。痰为有形之物，易阻无形之气。气滋蔓不通，痰凝滞不行。有时噫嗳，属无形之气阻；有时胁痛，属有形之痰滞。乍有咳呛，又属气火冲激；乍有疼痛，亦是湿痰蟠踞。食不多进，寐不多寐，显然胃病；口有蠕动，手有抽掣，定是肝病。肝胃相侮，痰气交聚。膈上不易适，腑中不易通。窍络为痹，络道为塞。左手脉沉弦而紧，右手脉沉弦而滑。舌薄沉灰，口淡带腻。治法通流行之气，参入化凝滞之痰，则胀满自减，而疼痛自除。胀能减，痛能除，则寐可望安，而食可加进。

旋覆梗	苏子	白芥子	橘红络	枳壳
茯苓	瓜蒌仁	法半夏	炒竹茹	丝瓜络
控涎丹	佩兰叶			

又四诊　无形之气已通，有质之痰未化。胁腹痛减，呕止寐安。大便通，瘀血少。胃见转机，纳食不多。肺气上升，咳呛仍作。舌苔薄白，舌边块剥。左手脉弦而带滑，右手脉沉而带滑。九窍不灵，多属胃病。心肺为病，鼻窍不利。肺有气逆，胃有浊痰。窍络为痹，喷嚏为难。向有脘痛，肝强脾弱；近加腹痛，气滞血凝。现在病渐退，正虚尤顾。滋补药嫌早，攻剂非宜。

旋覆梗	法半夏	杏仁	白芥子	苏子
瓜蒌皮	瓦楞子	当归须	橘络	茯苓
丝瓜络	枇杷叶			

沈效恒夫人　木火郁于土宫，升降不为调泰。脘有满闷，已经半载；腹有疼痛，由来七年。其根起于产后，牵及奇经八脉。经为之滞，带为之下。脉息濡滞，法以温运。

吴萸炒川连	白芍	采云曲	官桂	炒黑干姜
广皮	枳壳	郁金	柴胡	大腹皮
佛手柑	玫瑰花			

朱右　肝气挟湿，阻碍中宫。脘痛腹胀，筋掣痛骨。

川朴	枳壳	青皮	姜半夏	大腹皮
采云曲	左金丸	白蒺藜	郁金	橘络
丝瓜络	桑叶			

又妹　产育已经三月，少腹胀而且痛。得食脘闷，形体冷热。项后拘急，遍体酸楚。舌质黄腻，脉象弦细。当和肝脾，兼和经络。

吴萸炒川连	桂枝炒白芍	青皮	小茴香	橘核
丝瓜络	杜仲	金铃子	九香虫	茯苓
玫瑰花	佛手柑			

李右　产后经停，已阅十年。湿痰体质，逢冬咳嗽。近加时令之湿，蕴遏气分之间。腹筒为胀，肢体为酸。左胁时或痞满，右脉颇形濡细。通经络，化湿痰。使痰湿能化，则气血自利。

茅术	川朴	金铃子	延胡	川芎
香附	青皮	大腹皮	姜半夏	采云曲
佛手柑	丝瓜络			

凌永九夫人　胎前病杂多歧，产后病益增剧。缠绵两月，气阴皆伤。胎前所伏之湿，产后乘虚蟠踞。气分为痹，升降为阻。呕而无物，嗳而有声。胸次满闷，脘宇懊侬。鼻端汗出，肢末厥冷。气逆于上，俯而难仰。脉息沉不鼓指，口舌腻而带甜。阴阳有离决之势，上下有格拒之状。治法抑阴摄阳，兼以调和升降。

别直参	干姜捣五味	枳壳炒冬术	制香附	龙骨
牡蛎	广皮	茯苓	蒌皮	佛手
绿萼梅	谷芽			

又二方　先嘈杂，后懊侬。气有冲升，俯不能仰。头汗淋漓，肢末厥冷。状似阴阳离决，虑其一厥不复。脉象细弦，仍少鼓舞；舌质腻黄，仍有甜味。寒湿之邪，盘踞中焦，窒碍气机，妨碍升降。产后两月，下元未充，肝木之气，无以藏纳。用泻心法，参理中汤，借和阴阳，而调升降。

别直参	枳壳炒冬术	桂枝炒白芍	干姜捣五味	姜半夏
茯苓	广皮	川附	麻仁	竹茹
佛手柑	绿萼梅			

又三方　胎前伏湿，产后窍发。嘈杂懊侬，不外浊阴蟠聚；气升厥逆，无非清阳窒滞。咳呛喉痒，肺气亦被邪扰；临便腹胀，胃气亦难下降。左脉弦细，殊不调泰；右脉濡数，而有流利。舌质薄黄，口味转淡。理中焦借分清浊，宣上焦以搜湿痰。滋腻补阴之药，与病大相背谬。

| 别直参 | 淡川附 | 干姜捣五味 | 枳壳炒冬术 | 茯苓 |

橘红　　　　　半夏曲　　　　海石　　　　　瓦楞子　　　　杏仁
川贝　　　　　牛膝

孙右　平素水亏木旺,肝气易动;近来情抱郁结,肝气拂逆。营卫为之失
畅,气血为之失和。先冷热似疟,继腹大如鼓。舌薄腻,脉弦涩。当用《局方》
逍遥,借以调和气血。

柴胡　　　　　白芍　　　　　归身　　　　　沉香　　　　　青皮
大腹皮　　　　旋覆梗　　　　郁金　　　　　瓦楞子　　　　川楝子
延胡　　　　　丝瓜络

江　情志多郁,气血少畅。肝不条达,胃不通降,时有脘痛头晕。从前经
汛愆期,现在已准。带频多,腰时酸。两乳结核,时现时隐。按之作痛,甚而牵络。
脉象弦细,舌质干黄。疏气血之滞,宣肝胆之郁。

当归　　　　　柴胡　　　　　白芍　　　　　川楝子　　　　延胡
橘络　　　　　土贝　　　　　香附　　　　　茺蔚子　　　　青皮
牡蛎　　　　　瓜蒌皮

魏再彭夫人　少腹瘕聚,乍大乍小;身体烦热,忽作忽止。肝气乘犯阳明,
脘痛甚而呕吐。肝病牵及冲任,经因之殊多。脉象紧滑,法当疏降。

左金丸　　　　瓦楞子　　　　郁金　　　　　绿萼梅　　　　橘红
仙半夏　　　　白芍　　　　　夜交藤　　　　佛手　　　　　玉蝴蝶
茯神　　　　　竹茹

厉右　水不涵木,木乘于胃。有时大腹作胀,有时少腹作胀。久胀入络,
络脉酸楚。头晕心悸,腰酸经停。脉象弦涩,舌苔白腻。肝肾阴虚,脾胃气滞。
治当调其气,参用养其血。

当归　　　　　柴胡　　　　　白芍　　　　　川楝子　　　　延胡
青皮　　　　　橘络　　　　　茯苓　　　　　大腹皮　　　　冬瓜子
香附　　　　　郁金

钱右　二十五岁　稍涉风寒,即发风瘾。脘泛头晕,遍体骨痛。经水愆迟,
带下频多。连年产育,气血亏耗。血不养肝,肝木犯胃。胃气失降,脘嘈懊恢。
脉象关部弦滑,治当两和肝胃。

左金丸　　　　白芍　　　　　绿萼梅　　　　千层纸　　　　广皮
枳壳　　　　　茯神　　　　　佛手　　　　　钩钩　　　　　桑叶
竹茹　　　　　谷芽

杨新霞夫人　血不养肝,气冲于胃。或有脘痛如刺,或有腹痛如割。起于
产后,已越五年。冲任失司固护,汛事一月两至。色甚淡,带时多。咽痛头痛,
咳而无痰。阳亢阴亏,寤而少寐。左脉关部弦数,治法当用逍遥。

当归　　　　　白芍　　　　　柴胡　　　　　茯苓　　　　　丹参

牛膝　　　　杜仲　　　　佛手　　　　玉蝴蝶　　　绿萼梅

桑叶　　　　滁菊

钱右　血分不足,气分有滞。肝木失其涵养,肝气随即易动。逆乘于胃,
则为脘胀;侮于脾,则为腹胀。久胀入络,经络酸楚。脉来弦细而紧,治法养血
柔肝。

当归　　　　柴胡　　　　白芍　　　　川楝子　　　郁金

丹参　　　　川芎　　　　茺蔚子　　　青皮　　　　佛手

橘络　　　　丝瓜络　　　绿萼梅

许夫人　病起于背,牵及于胸。或呕吐则减,或泄泻则止。乍有形寒,乍
有身热。脉象弦紧,舌质薄白。肝气挟痰,循入经络。病经二年,不易断根。

桂枝　　　　白芍　　　　甘松节　　　郁金　　　　九香虫

青皮　　　　丝瓜络　　　橘络　　　　姜半夏　　　八月札

绿萼梅

西门　肾水不足,脾阳有亏。水不涵木,土虚化湿。木旺生风,上升眩晕;
湿胜酿痰,中聚呕吐。脉象关部弦滑,治当两和肝脾。

真滁菊　　　新会皮　　　怀牛膝　　　大白芍　　　冬桑叶

明天麻　　　甘枸杞　　　白蒺藜　　　云茯苓　　　法半夏

钩钩藤　　　川郁金

李　血不养肝,肝气横逆。窜入经络,络脉抽痛。彻上彻下,彻胸彻背。
饮食少进,二便如常。脉象弦细,舌质滋白。当养血分之虚,兼通经络之阻。

当归须　　　猩绛　　　　金铃子　　　桂枝炒白芍　九香虫

代代花　　　旋覆花　　　橘络　　　　延胡索　　　路路通

广郁金　　　丝瓜络

王太太　素有脘痛,经久不发。旧冬十月,偶染大病。病后失调,虚不肯复。
肝气过膈冲肺,遂使气逆欲喘。舌质腻黄,脉象弦滑。当平其肝,以和其气。

旋覆花(包)二钱　　　　仙半夏钱半　　　　煅代赭石三钱

玉蝴蝶八分　　　　　　川郁金钱半　　　　绿萼梅八分

酒炒小青皮钱半　　　　炒竹茹一钱　　　　煅石决明一两

川贝母二钱　　　　　　佛手花八分　　　　枇杷叶(去毛)三钱

由疟触动肝气,脘宇自觉窒塞。饮食少进,心悸少寐。头眩肢软,舌白脉细。
阴分已虚,留邪未清。治当潜阳柔肝,参用清气和胃。

玉蝴蝶　　　丹参　　　　白芍　　　　石决明　　　仙半夏

白蒺藜　　　佛手花　　　广皮　　　　枣仁　　　　云茯神

香谷芽　　　冬桑叶

2. 胃脘痛

脘痛久矣不发,今夏猝然复发。现在经事愆期,营阴有所不足。营虚易于生热,热炽津耗液伤。舌质为之光绛,咽喉为之燥痛。左脉滑疾如驶,右部滑数带软。治当养营以泄热,毓液以生津。

西洋参	麦冬	川斛	白芍	代代花
天冬	元参	丹参	真滁菊	茯神
橘红	桑叶			

病起时感,已经八朝。有汗解肌,热不开凉。热伤气分,不通则痛。痛在中脘,胃腑积滞所致。当用疏宣清泄。

连翘	黑山栀	钩钩	鲜石斛	通草
莱菔子	佛手	酒芩	茯神	青蒿梗
丝瓜络	车前			

寒犯中焦,饮入支脉。胃脘痛及左胁,起已数载,最难杜根。脉象左细右濡,舌质腻白。治当疏肝木之气以舒络,温中焦之阳以逐饮。

桂枝炒白芍	干姜	青皮	吴萸	橘红
炙草	姜夏	乳香	八月札	川郁金
茯苓	丝瓜络			

脘痛多年,气滞可知。痛剧则周行胁腋皆欠流利,是痛久入络之明验也。脉象左弦右紧。病在肝胃,以肝为刚脏,胃为阳土,非温燥攻击所宜。

金铃子	延胡	青皮	橘络	川郁金
乌药	茯苓	枳壳	红花染丝瓜络	桂枝炒白芍
吴萸炒川连	姜夏			

肝肾真阴下亏,浮阳风火上僭。木邪乘犯胃土,气机不通则痛。脉象弦紧,舌满腻黄。中焦尚有留湿,暂拟温运和胃。

川朴	酒炒青皮	小胡麻	佛手柑	茯苓
炒芽谷	杵缩砂仁	川郁金	盐水炒杜仲	桑叶
姜半夏	白蒺藜			

胃被木乘,当脘作痛。体质魁肥,本属阳虚。痛久伤元,渐至气营并乏。痛势愈剧,纳食渐减。生机愈见消耗,以致形容渐瘦。脉来沉弦而细,治以培养柔肝。

丹参	牛膝	香附	九香虫	仙夏
桂枝炒白芍	橘红	八月札	归身	茯苓
杞子	川郁金			

胃血之状,血而不咳。肝乘于中,气滞作痛。痛在于脘中者,亦胃病也。脉象滞涩,左关带弦。孀妇之体,气分难免积郁。用药之道,大旨宜乎宣通。

路路通	香附	青皮	牛膝	川郁金
降香	丹参	吴萸炒川连	木蝴蝶	橘红络
佛手柑	桑叶			

肝厥胃痛,频频而发。痛久入络,故遍体指节亦痛也。营卫附于经络,络阻寒热时作。病起于郁,脏阴有伤。脉象弦细而涩。当用两和肝胃,并调营卫。

桂枝	秦艽	钩钩	川郁金	橘络
当归	蒺藜	佛手柑	青皮	柴胡炒白芍
桑叶	红花染丝瓜络			

肾精随木火而下,所以不梦遗泄。近为暑湿阻气,不通则作痛。痛在中脘,系胃病也。脉象左关略弦,当先分消调气。

川朴	广皮	白蔻壳	滑石	泽泻
茯苓	姜半夏	通草	炒枳壳	佛手
炒车前子	佩兰			

脉来独甚右关部,木邪乘胃,胃寒无疑。频患遗泄,肾元下损。脘痛暮剧,阴邪用事。肝为刚脏而恶燥,难投温补,权宜益肾和胃。

佛手柑	丁香炒白芍	青皮	潼蒺藜	川郁金
乌药	姜夏	壳蔻	九香虫	茯苓
芽谷	杜仲			

营虚木旺,气滞脘痛。凤痞攻动,状似覆盆。心悸艰寐,目眶酸痛。四肢怠软,形寒腰痛。脉象细弦,尺部沉软。先当调肝木之郁,次计养肾阴之亏。

柴胡炒白芍	青皮	川郁金	香附	牛膝
丹参	金铃子	延胡	杜仲	枣仁
佛手柑	辰神			

肝木侮中,气机窒滞。脘痛呕吐清水,近因感邪侵脾。脾不运则便泄,胃有湿则纳钝。脉象弦滞。拟用温运,佐与疏泄之品。

川朴	云曲	姜半夏	枳壳	蔻仁
广皮	八月札	青皮	吴萸炒川连	桂枝炒白芍
云茯苓	木香			

寒积于中,气乘于胃。攻触有形作痛,剧则脘满呕恶。脉象紧滑,当用温运宣郁。

姜汁炒川连	广皮	姜夏	川郁金	枳壳
槟榔	云曲	带皮苓	香附	芽谷
乌药	制川朴			

纳谷式微,中土少砥柱之权;胃脘作痛,气分失宣运之机。痛剧入络,故心背牵引亦痛;痛极动肝,故肝气上乘作嗳。胸中自觉冷者,清养失展何疑? 脘次颇觉闷滞,浊阴蟠聚使然。左关脉象弦紧而大,右关脉状软涩带滑。舌质薄白,根底微腻。当用疏肝调气,宣中理湿,使肝胃气机得畅,有"通则不痛"之义。

丁香炒白芍	九香虫	青皮	云曲	芽谷
八月札	姜夏	枳壳	茯苓	川郁金
香附	瑶桂			

胃气频频上升,呕吐勃勃欠已。中焦痰浊逗留,气机阻痹不宣。遂使中脘作痛,右脉软滑。当用苦降辛通,以冀胃气下顺,则呕恶自止,而脘痛自缓。

吴萸炒川连	姜夏	广皮	绿萼梅	枳壳
芽谷	干姜	丁香炒白芍	云曲	乌药
姜竹茹	川郁金			

脾虚则生湿,湿下则便溏;胃强则多火,火升则脘嘈。前经失血,近有咳呛,顷加胃痛。脉象右部紧滑,左部弦数。湿痰壅遏气机,肺气不得下行。视舌黄腻,睡觉口燥。其中尚有郁火,未便专用温燥。法当清肃肺气,宣化湿痰。

仙半夏	茯苓	苏子	橘红	旋覆花
叭杏仁	扁豆	枳壳	霞天曲	吴萸炒川连
川郁金	竹茹			

年未四秩,吸烟耗气。气虚及阴,肝木自旺。肝动犯脾,脾伤积湿。湿阻气机,不通则痛。痛起中脘,沿及两腰。乃胃痛而兼肾痛也。肾为胃关,肾虚则关门欠利,关虚则气无所化。痛剧于暮,阴分为病。脉象沉弦而细,舌质淡绛少苔。阴虚难投刚燥,拟泄肝和胃,以调气机。

吴萸炒川连	桂枝炒白芍	干姜	青皮	乌药
八月札	路路通	炙草	杜仲	当归
云曲	枳壳炒冬术			

病起情志欠畅,脘痛牵及凤痞。痛甚之际,手不拒按,痛久入络之明征也。气已及营,营血亦郁。所以月事愆期,脉象弦涩。当和肝脾气营,以图缓功。

小茴香炒当归	延胡	金铃子	青皮	
制香附	川朴	茺蔚子	柴胡	薄荷叶
丹皮	红花拌丝瓜络	牛膝		

素有脘痛积滞,一昨陡然复发。剧则有形攻触,甚而肢末厥冷。半由肝木乘犯胃土,半由饮邪留蓄膈上。健运之机似钝,水谷之精难化。藏纳在于胃腑,运行重于脾脏。脾失运行之力,胃失宣通之司。则痰饮瘀浊,焉有不占据哉?顷脉两关均弦,余部滞涩。刻下不能但求其本,暂以专通于腑。按腑以通为用,冀其通则不痛。

薤白	瓜蒌皮	川郁金	广皮	藿梗
姜半夏	鲜佛手	谷芽	茯苓	采云曲
旱竹茹	白酒			

谢左　先有脘痛,继而呕吐。一伤于酒酿之过度,一伤于水果之失节。酒醴动肝胆之气,水果伤脾胃之阳。肝动犯胃,气有冲逆。形容憔瘦,饮食减少。腑阳窒滞,更衣不行。脉象沉细,舌质薄白。法当通阳气,借以化浊阴。

吴萸炒川连	姜半夏	淡干姜	郁金	广皮
乌药	茯苓	淡川附	槟榔	枳壳
竹茹	炙甘草			

舒左　火不生土,土负则木贼。气由此而滞,痰由此而生。脘痛及背,噫嗳则松。稍涉烦劳,精窍即泄。脉象紧滑,舌质腻白。补命火以生脾土,疏气机以搜湿痰。

东洋参	淡附片	枳壳炒冬术	姜半夏	淡干姜
杜仲	白蒺藜	广皮	茯苓	砂仁
炙甘草	谷芽			

钱选之　脘痛之势将瘥,形体之热即高。已有九日,热不轻退。甚而彻夜不寐,益且饮食不进。左脉沉细,右脉弦紧。更衣艰涩,病多在腑。按腑以通为用,治法当仿其旨。

吴萸炒川连	桂枝炒白芍	姜半夏	橘红络	青皮
枳壳	秫米	蒌仁	茯苓	通草
竹茹	丝瓜络			

莫尚庭　痛在中脘,显然胃痛。绵延三年,清阳受伤。无形之气易阻,有形之食易停。阻则痛,停亦痛;吐则瘥,泻亦瘥。其病在腑,而不在脏。阳络有热,时出鼻血。因此用药,颇为牵制。

桂枝炒白芍	川连	干姜	沉香曲	姜半夏
青皮	枳壳	大腹皮	茯苓	砂仁壳
山茶花				

舒左　茶酒之湿困于脾,脾不健运,湿聚化痰。痰阻气机,中脘痞塞。向有肝阳乘巅则头痛,益以肝气入络为胁痛。脉象左弦右滑,治法调中搜饮。

制川朴	茯苓	干姜	旋覆花	姜半夏
广皮	枳壳	杏仁	大腹皮	苏子
竹茹	谷芽			

费子贞　先脘痛,后黄疸。起于秋,瘥于冬。交春阳气升动,脘痛遂为复萌。痛既在中,痛必在胃。消化无权,不耐多食。久痛阳气虚馁,脘宇时觉嘈杂。脉象沉滞,舌质薄腻。治法理中焦之阳,借以化中焦之湿。

东洋参	枳壳炒冬术	贡沉香	姜半夏	干姜
淡川附	炙甘草	鸡肫皮	乌药	广皮
香橼皮	谷芽			

沈　血虚不能养肝,肝木失其条达。气滞作痛,痛起胁肋。此气之所聚,非气之所积。向有脘痛,现在胁痛,其中必有湿痰。脉象沉细而弦,舌苔薄白而黄。治痛必先利气,气利则痛自痊。

桂枝炒白芍	枳壳	橘红	广郁金	瓜蒌
旋覆梗	当归须	猩绛	川楝子	延胡
青皮	丝瓜络			

徐左　肝气入络为胁痛,入胃为脘痛。一日作,一日辍;起于秋,剧于冬。或矢气则痛减,或嗳气则痛缓。脉沉细而弦,舌质根底薄黄。疏和肝胃,流利气络。

桂枝炒白芍	乌药	元胡	新绛	旋覆花
归须	川楝子	姜半夏	橘络	广郁金
丝瓜络	姜竹茹			

黄少庭　多痛少胀,起于中脘,历有年所,迄今未痊。久痛入络,牵及背部,甚而拘急,难以伸缩。时或气机冲逆,遂使呕泛清水。脉细弦而紧,舌质根黄而燥。治当温中调气,务使通则不痛。

桂枝炒白芍	姜半夏	青皮	乌药	大腹皮
吴萸炒川连	干姜	郁金	川楝子	茯苓
枳壳	丝瓜络			

吴元桢　从前嗜酒伤中,中脘作痛;现在痰饮停滞,脘泛呕恶。旧年午夏,湿火用事,下注膀胱,酿成淋浊。淹淹至今,浊不肯息。左手关脉濡细,法当补中化浊。

党参	茯苓	广皮	桂枝炒白芍	草薢
莲须	砂壳	川朴	干姜	姜半夏
枳壳炒冬术	谷芽			

时少甫　自秋徂冬,中脘作痛。得食更甚,不食则轻。体质魁肥,湿痰素胜,蓄于中焦,消化不灵。加以误食水果,伤及气机。脉象紧滑,法当温通。

制川朴	茯苓	采云曲	枳壳	乌药
槟榔	木香	砂仁	陈皮	干姜
姜半夏	郁金	瓦楞子		

张志仁　宿有脘痛,时常举发。此番挟气,遂使复萌。痛在中脘,甚而伛偻。大便两日不下,脉象关部弦紧。阳明胃腑,失其通利。治法当用苦辛通降。

| 川朴 | 白蔻壳 | 枳实 | 丝瓜络 | 川连 |

| 小青皮 | 竹茹 | 瓜蒌仁 | 槟榔 | 姜半夏 |
| 广郁金 | 茯苓 | | | |

康左　三月　往年食伤腹痛,近来气滞脘痛。痛作辍无常,阴有所不足。阳失阴恋,风从阳动。头痛牙痛,面浮面光。

桂枝	苓神	姜夏	砂壳	滁菊
杞子	白芍	广皮	乌药	芽谷
桑叶	白蒺藜			

张连生母　脘痛及背,背痛及胁。辗转不痊,已越四月。痛而且胀,胀甚中脘。积湿积痰,阻气阻络。肝木素有郁勃,郁则化火;自觉腹有热气,即郁火也。旧春右手似痹似酸,今春左足似麻似木。左右升降交错,阴阳道路窒碍。升多降少,肺亦受害,喉痒咳呛,是其征也。一团气、火、湿、痰,互相胶聚于中,遂使脾失其使,胃失其市。饮食易停,更衣为艰。痛属乎气,气属无形。气之升降无定,痛之上下无常。脉象两关弦涩,舌质中央薄腻。治法疏肝之郁,宣胃之滞;借此潜降气火,疏化湿痰。俾肝胃和,则气络自通;气络通,则痛胀自止。

玫瑰花露	竹茹	八月札	川郁金	小青皮
玉蝴蝶	九香虫	金铃子	橘络皮	瓜蒌皮
姜半夏	丝瓜络	桂枝炒白芍	左金丸	

陈伯椿母　胁为肝部,胁痛属于肝;胃受肝侮,脘痛亦属肝。少阴肾水下亏,少阴心火上炎。白腐满口,延及咽喉。饮食不纳,经有旬余。痛甚则呃,延虑厥逆。脉象弦细,当用镇逆。

旋覆花	代赭石	西洋参	橘红	怀牛膝
木蝴蝶	川雅连	煨刀豆	川郁金	白芍
仙半夏	佛手柑			

陈右　肝胃气滞,脘中作痛。痛久入络,兼挟痰湿。

桂枝	白芍	香附	白芥子	旋覆花
新绛	丝瓜络	瓦楞子	川郁金	橘络
绿萼梅	竹茹			

戴左　饮邪流络,络气失宣。脘腹作痛,延及胁肋。

金铃子	延胡	乌药	橘络	姜夏
丝瓜络	大腹皮	桂枝	白芍	枳壳
旋覆花	新绛			

沈左　肝乘于胃,寒滞于中。前经脘痛,现在嗳酸。

| 东洋参 | 冬术 | 泽泻 | 甘草 | 茯苓 |
| 桂枝炒白芍 | 半夏 | 广皮 | 砂壳 | 五味捣干姜 |

乌药　　　川朴

王左　脘痛有根,现在复发。痛及于背,甚而泛水。

桂枝炒白芍	吴萸炒川连	豆蔻	大腹皮	金铃子
枳壳	云曲	乌药	苏梗	广皮
丝瓜络	白茯苓			

陈义生　喜嗜水果,致伤脾胃。清阳少升,浊阴不化,留蓄中焦,悉化痰饮。阻碍无形之气,遂成脘痛耳鸣。脉象细弦,舌质净白。法用温中,借化痰饮。

云茯苓	炒黑干姜	桂枝炒白芍	川朴	枳壳
熟冬术	广皮	姜半夏	姜汁竹茹	砂仁壳
白蔻壳	炙甘草			

陈小姐　中焦积受寒湿,脾胃升降失司。遂使胸脘作痛,绵延已阅一年。痛剧呕而不便,显然升降窒阻。舌腻白,脉弦紧。治法宣运中焦,借以流畅气机。

制川朴	云茯苓	老苏梗	佛手柑	陈枳壳
白芍	大腹皮	青皮	姜半夏	采云曲
砂仁壳	怀牛膝			

何右　清阳窒郁,浊阴凝聚。胃脘作痛,由来已久。有年气血俱衰,延久防成膈症。

生绵芪	防风	枳壳	冬术	云苓
广皮	姜夏	砂仁壳	云曲	桂枝
白芍	乌药	甘草	八月札	

刘左　胃脘作痛,起来二月。呕吐清水,甚于暮夜。

云苓	干姜	川连	云曲	姜夏
枳壳	川附	乌药	川郁金	砂壳
甘草	瑶桂炒白芍			

徐左　三月　当脘作痛,牵及于背。中焦积饮,阻窒气机。

茯苓	干姜	枳壳	砂壳	云曲
川郁金	半夏	炙草	广皮	乌药
桂枝	白芍			

僧　三月　寒湿伤气,脘腹作痛,痛久入络,背部亦痛。寒湿已成痰饮,延久将变膈症。

茯苓	干姜	桂枝炒白芍	东洋参	乌药
炙草	广皮	姜夏	云曲	枳壳
砂壳	郁金			

陈左　四月　脘腹作胀,已有四年。痛甚作吐,胃纳式微。

| 川朴 | 云苓 | 桂枝炒白芍 | 神曲 | 苏梗 |

| 茵陈 | 广皮 | 姜夏 | 乌药 | 豆蔻 |
| 枳壳 | 干姜 | | | |

罗左　四月　饮停中焦，脘痛吐水。已越一年，根深蒂固。

茯苓	广皮	枳壳	乌药	川朴
吴萸炒川连	干姜	姜夏	郁金	瓜蒌
豆蔻	竹茹			

曹左　湿痰蒙扰中宫，阻碍气机；遂使中脘作痛，牵及胁肋。

旋覆花	新绛	桂枝炒白芍	丝瓜络	茯苓
炙草	橘络	姜夏	枳壳	乌药
干姜	路路通			

双林　孙夫人　病由暑湿伏邪，发现白㾦而起。绵延辗转，已有二月。未㾦之前，先有脘痛；已㾦之后，亦有脘痛。呕吐痰涎，腹鸣嘈杂。纳食仅进数匙，二便一日一行。上脘窒塞，则雨露不降；下脘壅阻，则浊阴多升。肺气阻则气化皆阻，故腹笥时满时消；脾气升则口窍被蒙，故口舌或糜或甜。脉象轻抚柔软，重按又若弦滑。弦主于肝，滑主于痰。以此参论，总不越乎肝气乘胃，湿痰阻络；调治之法，亦不外乎平肝之气，通胃之腑。要之清浊升降，全赖中脘运用，中脘运则清浊升降不为混淆；人身九窍不和，必是中脘闭塞，中脘通则六腑九窍自为流利。

薤白	扁石斛	左金丸	苓神	橘络
糯稻根须	瓜蒌皮	佩兰叶	通天草	仙半夏
丝瓜络	姜竹茹			

诸葛　厥阴之脉上循脘腹，下循阴器。积湿不化，肝郁不调。脘宇作痛，下及阴器。左脉弦紧，右脉柔滑。当宣厥阴之气，以通阳明之络。

川雅连	丝瓜络	炙橘红	金铃子	姜半夏
小青皮	荔枝核	当归尾	江枳壳	延胡索
川郁金	路路通			

陆　土被木侮，肝厥脘痛。痛久入络，胁背亦痛。久病伤阴，掌心微热。心悸胆怯，多梦少寐。更衣燥结，脘腹不舒。脉象弦滑，舌质中剥。当泄厥阴以舒其用，和阳明以通其腑。

西洋参	川贝	橘红	白芍	云茯神
瓜蒌皮	木蝴蝶	左金丸	枳壳	竹茹
代代花				

二诊　木失水涵，土被木侮。肝厥脘痛，频频举发。久痛入络，于是胁背亦有引痛；久病入阴，遂令暮夜掌心微热。心悸胆怯，多梦少寐。龈痛头痛，形寒形热。乃营阴之不足，而浮阳之有余。阴虚则血燥，更衣为之维艰；阳盛则

气痹,脘腹为之窒塞。脉象弦紧而滑,舌质中有块剥。胃津日耗,肾液日损。肝气愈失条达,胃气愈失通降。胀闷之势,在所不免。治法泄厥阴以舒其用,和阳明以通其腑。

大白芍	广橘红	云茯苓	江枳壳	代代花
谷芽	瓜蒌仁	川贝母	西洋参	木蝴蝶
竹二青	左金丸			

张左　中脘胀满已减,饮食仍不多进。有时气不通顺,痛胀并作;有时阳不潜降,寤寐维艰。种种病象,仍在阳明腑络;改方法程,尚宜通利腑络。

金铃子	青皮	枳壳	腹皮	北秫米
姜夏	茯苓	丝瓜络	夜交藤	郁金
橘红	路路通			

赵左　二十六岁　中虚湿胜,气攻脘痛。痛甚吐泻,根起五年。

姜夏	冬术	云曲	砂仁	枳壳
川朴	炙甘草	大腹皮	木香	广皮
谷芽	附子炒泽泻			

钱左　病在中脘,胀在少腹。中焦定有饮邪,气机遂为失司。春分节后,误食辛温,致伤阳络,发吐痰血。脉紧弦,舌薄白。中气素虚,法用建中。

绵芪	桂枝	白芍	炙草	饴糖
生冬术	瓦楞子	乌药	广皮	姜夏
茯苓	生竹茹			

硖石　吴右　三十六岁　隐情曲意不伸,气血俱少流利。肝木犯胃,饮邪留中。脘泛清水,脘闷作痛。痛久则气愈乱,气乱则痛益甚。奇经八脉,亦受影响,月事愆期,腰脊酸楚。六部脉象,均见沉涩。当调肝脾,以和奇经。

上瑶桂	真獭肝	姜半夏	广郁金	佛手柑
新会皮	甘松	台乌药	八月札	制香附
吴萸炒川连	炒陈枳壳			

脘痛屡作,呕泛清水。浊饮留滞中焦,妨碍升降气机,遂使肝失调达;产育已逾三月,气血亏损未复,所以汛来临期。左脉弦紧,抑木调中。

炒归身	炒白芍	茺蔚子	绵杜仲	香附
月季花	九香虫	炒青皮	仙半夏	绿萼梅
玉蝴蝶	丝瓜络			

脘痛五年,屡发屡止。痛久入络,肩背亦痛。肝强脾弱,得食腹胀;阴虚阳动,头汗肢厥。脉象关部弦紧,舌质光绛少苔。燥药宜忌,柔肝为上。

| 绿萼梅 | 代代花 | 石决明 | 茯神 | 玉蝴蝶 |
| 白芍 | 广郁金 | 仙半夏 | 佛手花 | 青皮 |

丝瓜络　　　木香

脾少健,胃少运;脘时疼,腹时痛。久坐则腰亦痛,时常更衣溏泻。产甫五月,气血俱虚。诸恙由此来也,治当甘温缓图。

绵芪	防风	於术	白芍	当归
杜仲	木香	远志	枣仁	茯神
扁豆	玫瑰花			

月事或迟或停,脘痛乍作乍止。停则腹痛,食后脘痛。左脉弦紧,右脉濡细。肝强脾弱,血虚气痹。寒湿之邪,由此停滞。当和肝脾,以调气营。

柴胡炒白芍	云曲	川芎	制香附	当归
九香虫	炙鸡内金	薄荷	青皮	茺蔚子
谷芽	佛手柑			

3. 腹痛

腹痛绕脐,向有此症,近为水果引动,其中必是湿胜。兼发风瘢,治当风湿两顾。内宣气机,外泄表卫,务通则不痛。

川朴	金铃子	延胡	枳壳	苏梗
荆芥穗	青皮	钩钩	砂壳	焦神曲
通草	生姜			

脐之上下左右,环绕作痛。甚而牵及两腰,是肝肾营阴有亏,而脏腑气滞不宣。脉象左部沉涩,右手细滞。腑有积滞,脾有蓄饮。当先疏气通络,以冀通则不痛。

金铃子	延胡	香附	小青皮	陈枳壳
橘络	吴萸炒川连	莱菔子	藿香梗	仙夏
佩兰	红花拌丝瓜络			

阳虚气弱,湿浊内胜。肝脾气动似钝,频患冷热腹痛。近因挟感积食,表里宣化失职,遂使便溏纳钝。左脉小弦,右部软滑。当用双解表里,两和肝脾。

制川朴	木香	扁豆	云曲	干姜炒川连
豆蔻	广皮	苏梗	藿香梗	葛根
姜夏	佛手			

金右　肝强脾弱,腹痛便溏。痛将一年,泻亦一载。肌肉由此而瘦,气血由此而耗。断乳未至十日,汛事已停三年。脉弦细,舌黄腻。和肝脾,以除痛泻;宜怡养,庶免增剧。

| 上瑶桂 | 冬术 | 小茴香 | 青皮 | 乌药 |
| 木香 | 香附 | 茯苓 | 白芍 | 砂仁 |

吴萸　　　　佛手

沈佐周夫人　产育伤元，未获恢复。面无华色，舌见紫红。脘痞腹胀，肢酸足肿。左脉空大，右脉濡大。有时鼻红，乃是假热；有时腹痛，的是真寒。鼓动脾气，借振气血。

淡川附	东洋参	淡干姜	茯苓	冬术
菟丝子	巴戟肉	肉果	补骨脂	香橼皮
青皮	炙甘草			

阮左　腹痛起有二月，兼有冷热。

云苓	官桂	青皮	姜夏	金铃子
砂壳	楂炭	枳壳	荜澄茄	乌药
小茴香	沉香曲			

徐妪　五月　前次之痛尚缓，此番之痛更剧。痛在中脘，显在胃病。胃主藏纳，脾主运化。能食而不能化，脾病更甚于胃。消化不灵者，湿痰也；通降失司者，食滞也。由湿痰而致气阻，由气阻而致食滞。气与痰互相胶柱，升降流行，遂为窒碍。或为脘胀，或为脘痛。不食则嘈，得食更痛。左关脉细弦，右关脉小滑。治痛之通套，不越乎疏通。（前医用姜附不效，服此方后即愈）

四、脾胃病

桂枝炒白芍	芽谷	淡竹茹	大腹皮	川郁金
陈枳壳	鸡肫皮	姜半夏	广橘红	白茯苓
瓦楞子	瓜蒌皮			

罗右　二月难产，致伤气血。胁下痞满，腹中疼痛。足肿便溏，经停腹痛。产后气血不复所致。

金铃	香附	芽谷	丝瓜络	桂枝
杜仲	青皮	玉蝶	扁豆	白芍
广木香	阳春砂			

沈右　四月　当脐作痛，痛久入络。络脉蠕动，动无定所。

旋覆花	归须	青皮络	路路通	白芍
枣仁	新绛	橘络	丝瓜络	金铃子
白蒺藜	茯神			

周　少腹作痛，有形攻触。经迟带下，显系奇经冲任为病。夫冲任隶属肝肾，往往冲任不和，多属肝肾阴虚所致。而血液之不足，是胃气之有亏。所谓营出中焦，可见冲任血海，又谓胃之本，其气亏，安能灌溉，故肢节时觉酸楚。肾阴下亏，肝阳上炽。肝有相火内寄，乘阳气升腾，致令咽喉燥痛。血中尚有热留，游行络隧之间，酿成垒垒，似癖似瘕。顷诊脉象，左右弦紧而数。阴虚阳动，已见一斑。暂与柔剂，潜阳毓阴。

| 紫丹参 | 茺蔚子 | 白归身 | 大白芍 | 枸杞子 |

怀牛膝　　　　粉丹皮　　　　路路通　　　　炙鳖甲　　　　京元参

月季花　　　　炙龟版

邱左　阴虚则生热,气滞则腹胀。胀而且痛,形瘦肤燥。

鳖甲　　　　　银柴胡　　　　川连　　　　　橘络　　　　　秦艽

半夏　　　　　白芍　　　　　茯苓　　　　　竹茹　　　　　瓦楞子

丹皮　　　　　地骨皮

马　痛责之肝,胀责之脾。肝脾气阻,不通则痛。上至胸口,下及少腹。经络欠和,脉象沉濡。当用温运。

炒黑炮姜　　　上瑶桂　　　　云茯苓　　　　台乌药　　　　小青皮

川附炒泽泻　　白归身　　　　法半夏　　　　江枳壳　　　　路路通

秦　饮食失节,脾胃失调。腹痛屡作,延防成疳。

制川朴　　　　使君子　　　　延胡索　　　　云茯苓　　　　台乌药

小青皮　　　　六神曲　　　　金铃子　　　　路路通　　　　春砂仁

法半夏　　　　冬瓜子

马右　十六岁　气分积湿,腑阳窒郁。当脐作痛,中脘呕泛。心有悸动,脉见紧弦。温运宣湿,借和肝脾。

陈枳壳　　　　金铃子　　　　乌药　　　　　路路通　　　　小茴香炒白芍

延胡索　　　　青皮　　　　　荜澄茄　　　　制香附　　　　姜半夏

茯神　　　　　官桂

沈左　三十四岁　腹笥作痛,胃纳式微。面黄少华,舌白带剥。脾胃升降失调,寒湿盘留不化。

大腹皮　　　　谷芽　　　　　茯苓　　　　　路路通　　　　枳壳

青皮　　　　　金铃子　　　　小茴香　　　　香橼皮　　　　砂壳

建曲　　　　　沉香

沈左　胁痞腹痛,由来已久。肝强脾弱,寒湿翻覆。

川桂枝　　　　川朴　　　　　腹皮　　　　　茯苓　　　　　泔茅术

青皮　　　　　首乌　　　　　冬瓜皮　　　　瓜蒌皮　　　　枳壳

谷芽　　　　　白芍

潘左　四十二岁　自胸及腹,痛剧如卷。上呕清水,亦不大便。

瓜蒌皮　　　　姜夏　　　　　荜澄茄　　　　白芍　　　　　黑干姜

蒌仁　　　　　瑶桂　　　　　云曲　　　　　薤白头　　　　八月札

广皮　　　　　路路通

张左　三十六岁　胀在中脘,痛在右腹。中主胃,右主气。胃气失其下行,右降遂为不及。气滞则胀,气胀则痛。久痛久胀,入经入络。大便艰涩,纳食减进。舌苔糙白而厚,脉沉滞不畅。胃者为六腑之总司,胃病则六腑亦病。按腑以通为用,法当以通为要。

两头尖	姜夏	金铃子	青皮	枳壳
桃仁	采云曲	槟榔	瓦楞子	瓜蒌
丝瓜络	路路通			

腹笥胀痛,作辍无常;形体冷热,起伏无定。纳食乍增乍减,大便或燥或湿。颈项结核,连串而生;月事愆期,已将两月。舌质糙黄,尖色微绛。左脉弦细,右脉浮大。手臂发现红瘰,时常瘙痒;血燥风热日胜,乘感触动。两调气营,并和肝脾。

紫丹参	柴胡炒白芍	甘草	牡蛎	茺蔚子
薄荷	忍冬藤	丝瓜络	归身	海藻
於术	丹皮			

4. 痞

阳被阴抑,气聚成痞。肝胃失降,脘泛欲呕。脉象关部弦滑。仍用辛苦通降,以宣其浊。

川连	姜半夏	酒炒青皮	炒白芍	冬术
东洋参	茯苓	川朴	川附	佛手柑
炒枳壳	姜汁炒竹茹			

左胁痞块,布及中脘。近加积食阻气,气滞作痛。脉象弦紧。当用疏宣食滞,通利气络。

金铃子	延胡	青皮	茯苓皮	大腹皮
川朴	神曲	姜半夏	路路通	砂壳
钩钩	丝瓜络			

体质阴亏,痰聚气机。上焦失旷,气滞成痞。下虚上实,头晕腰痛。木旺络阻,缺盆隐痛。脉象沉弦而细。当用清上宣脾,参入平肝舒络。

猩绛	旋覆花	薤白	瓜蒌皮	丝瓜络
仙半夏	乳香	橘红络	桔梗	桂枝炒白芍
姜竹茹	川郁金			

烦劳动阳,思虑损脾。茹斋多年,肠胃柔薄。寒湿之邪逗留气机,始患寒热往来。扰动夙有之气,遂使乘攻作痛。木来侮土,中脘满闷不舒;风凌清窍,左耳觉痛且鸣。膀胱气化欠利,小溲艰涩;大肠传导失司,大便窒滞。脉象左弦右软。当用泄木以快脾,参入渗湿以调中。

茅术	川朴	青皮	橘红	杏仁
姜皮	枳壳	桂枝炒白芍	茯苓	蔻壳

姜夏　　　　车前

孙左　右胁下痞气着而不移,胸脘中痞闷嘈而不痛。大腹鸣响,时或攻痛。前半夜寤而少寐,两足股麻而兼酸。中焦必有痰饮,腑气遂失通降。九窍不和,多属胃病。然腑病以通为补,但苦泄似非所宜。右部脉紧,系是肝强脾弱。

川朴	采云曲	枳壳	大腹皮	干姜
冬瓜子皮	瓦楞子	茯苓	青皮	姜半夏
蒌皮	谷芽			

沈晋奎　早有吐血,兼以遗精。其体质之薄弱,乃心肾之失交。加以多思多虑,气血因少调畅。无形之气阻,有形之血聚。酿成痞块,突出青筋。唇口燥红,舌质干白。左关弦,右关滑。法当苦辛消痞,参用调畅升降。

川楝子	炒元胡	大腹皮	枳壳	橘皮络
白芍	瓦楞子	青皮	干姜	郁金
冬瓜皮	川连			

高左　三月　先火嘈,继腹痛。胁下成痞,时常攻动。

东洋参	川附	荜茇	甘草	干姜
广皮	半夏	吴萸炒川连	枳壳炒白术	白芍
芽谷	沉香			

姚左　腹胀起于旧夏,兼有咳呛多痰。胁下有块,经络酸楚。

茅术	川朴	延胡	金铃子	甲片
三棱	莪术	沉香	枳壳	腹皮
香橼皮	丝瓜络			

某左　有形如块,偏于右腹。肝气入络,兼挟湿痰。

瓦楞子	元胡	金铃子	青皮	当归
枳壳	雅连	茯苓	大腹	郁金
丝瓜络	路路通			

水不涵木,木气冲突。攻络为瘕,贯膈为痞。起已四年,气血交虚。气虚则流行易阻,血虚则肝木易旺。脉象虚弦而大,治当两调气营。

当归	杞子	焙滁菊	白芍	牡蛎
玄胡索	牛膝	橘络	金铃子	荔枝核
川郁金				

刘左　胁下痞满,偏在于左,阴虚络阻何疑;舌见红刺,脉来细数,火旺津伤之兆。

细生地	青皮	丹皮	白芍	炙鳖甲
金铃子	川斛	丝瓜络	左牡蛎	橘红
桑叶	当归			

朱左　二十七岁　中脘痞塞,时作时辍;少腹瘕聚,时上时下。食后则吐,便秘半月。胃气不降,腑气不通。气郁化火,津伤咽干。

鲜石斛	蒌仁	半夏	橘白	咸苁蓉
麻仁	松子仁	谷芽	炙枳壳	柏仁
郁李仁	姜竹茹			

沈左　三十四岁　痛在于右,右属气滞。久痛有块,是谓痞气。

淡干姜	甲片	香附	三棱	红花
元胡	枳壳	郁金	吴萸炒川连	青皮
蓬莪术	金铃子			

姚左　四十二岁　痰滞于膈,气滞于中。脘腹痞满,咳呛气逆。二便皆滞,六脉弦细。参涤其痰。

| 雅连 | 杏仁 | 橘红 | 川朴 | 枳壳 |
| 姜皮 | 瓦楞子 | 苏子 | 桃仁 | 竹茹 |

5. 呃逆

呃逆总有寒气,舌苔胖白似腐。久呃中阳大伤,高年下元已亏。如再迁延,冲气上逆,防有汗脱,慎勿轻视。脉象弦滑,湿痰颇多。当用温中镇逆。

云苓	黑干姜	於术	炙甘草	橘红
丁香炒白芍	牛膝	瓦楞子	旋覆花	代赭石
姜夏	旱竹茹			

温馥园　营虚胃弱,风淫末疾。两手麻而难握,两足木而不仁。此半年之久病,不足以为虑也。现在所吃紧者,气升呃忒频作。舌质燥绛无津,脉象细弦无神。阳津耗于上,阴液衰于下,离脱两字,不得不防。究其呃忒之源,定是下元不固。冲任之气无以归纳,浊阴之邪乘机上逆。气升属肝,镇肝为图治之扼要;液燥属肾,滋肾亦为理所必需。

大熟地	淡苁蓉	代赭石	吉林参	怀牛膝
麦冬	刀豆子	旋覆花	左牡蛎	白芍
炙甘草	柿子蒂			

呃逆一也,中下判焉。中焦呃忒,其声短,浊饮盘聚也;下焦呃忒,其声微,正邪相搏也。今见呃忒甚而呕恶,责诸中焦为患。《经》云"脾气散精,上归于肺",地气上升也。肺主治节,通调水道,下注膀胱,天气下降也。试观天地间,有时地气上为云,必得天气下为雨。二气相合,晴爽立至。设或地气多升,中焦必有晦塞,浊饮无以所化,上逆于肺,呃忒作矣。丹溪云"上升之气多从肝出",肝有相火内寄。气升则火升,火升则浊升;浊升则呃升,呃升则呕升。脉

象左部柔细而缓,右部偏大而滑。舌质满布腻白,尚无枯燥索饮。患起多日,纳谷如废。后天胃气已少坐镇之力,厥阴肝木似有上乘之势。今订理中汤加附子,以扶胃阳,而搜浊饮。

别直参	於术	茯苓	炒黑甘草	广皮
怀牛膝	丁香炒白芍	代赭石	川附片	淡干姜
上瑶桂	姜半夏	柿蒂		

复诊　身半以上阳主之,身半以下阴主之。阴气过盛,而乘阳位,则有气满呃忒,所谓"地气上为云"者是也。浊邪本居下焦,每随火势而上升,所谓火升者,浊气升也。然浊气随火而升,亦可随火而降。但阴火并非实火,原非苦寒泄降以为善策。昨投理中汤加附子,以扶胃阳,而逐浊饮。顷已呃忒平复,胃纳亦进糜粥。脉象右部仍形偏大,较之于昨略见和缓。兹当仍蹈前辙,第其大便未更,腑尚窒滞,略佐和胃通腑,按"腑以通为补"之义。

川附子	瑶桂	蒸於术	别直参	云茯苓
黑甘草	姜半夏	广皮	怀牛膝	川郁金
香谷芽	干姜	火麻仁		

中下脾肾阳虚,浊饮冲气上逆。呃忒连声,便泄数次。时有汗泄,四肢不暖。左脉柔缓而大,右部软涩如绵,寸口似带小滑。阳津从汗而上耗,阴液从泻而下竭。第其未呃先咳,肺气尚有膹郁。柔腻滋补之品,恐滞气以助浊,当以真武汤,以煦阳,而逐饮。

别直参	茯苓	於术	桂枝炒白芍	川附子
炮姜	代赭石	旋覆花	姜半夏	橘红
炙甘草	南枣			

复诊　挟感而起,缠绵伤元。上气膹郁,痰滞作呃。前经呃声不断,顷因得咳少缓。脉象细弦而数,右手空大而滑。舌质淡光。中脘格拒有年,气液困穷,终非佳境。治当甘平之味,以资生机。

吉林参须	旋覆花	川贝	橘红	麦冬
瓜蒌皮	茯神	怀牛膝	杏仁	淡甘草
白芍	香谷芽	枇杷叶		

6. 呕吐　反胃

翻吐黑水频频,胆汁胃液受伤。胃纳匀谷难进,生机更耗。中无砥柱,肝阳乘虚上扰。肝升懊恼,阳升嘈杂。胃失下行,便秘自由来也。左脉弦软而大,右手滑大,重按柔弱。舌质燥白,根底脱苔。病起积食伤中,延久胃液告竭。治当养胃生津,平肝潜阳。参入宣利腑道,按腑以通为补。

西洋参	梅芍	木瓜	旋覆花	代赭石
芽谷	仙夏	瓜蒌皮	川郁金	橘红
竹茹	炒黑甘草			

暑湿伤气,积食伤脾。清浊欠分,吐泻交作。脉象滞涩,舌苔腻白。当升清宣浊,快脾调腑。

藿连	佩兰叶	鲜佛手	蔻壳	川朴
姜半夏	采云曲	青皮	枳壳	车前草
生扁豆	茯苓			

吴左　反胃根深,膈症蒂固。清阳已受戕伤,浊阴善于蟠踞。气机不能通降,时或泛恶逆上。甚而呃逆噫嗳,脉象弦细而滑。温通清阳,借化浊痰。

川附	姜半夏	公丁香	茯苓	淡干姜
刀豆	广皮	炙甘草	郁金	竹茹
砂仁	谷芽			

巴郎生　五十七岁　能食而不能运,原在胃而未在脾。以胃主纳食,脾主运化。脾失运磨,食易停滞。或有饱闷,或有胀满。脾之运化,全赖乎火。命火不熏蒸,脾土失健运。脉象右关濡细,治法鼓舞脾胃。

上瑶桂	东洋参	豆蔻	川楝子	干姜
茯苓	冬术	枳壳	广皮	鸡肫皮
砂仁	谷芽			

沈左　二十二岁　从前酒伤阳明,饮邪早有停蓄。阻碍气机,窒滞升降。有时呕而无物,有时吐而有水。脉象关部弦紧,久延防成膈症。

淡川附	东洋参	淡干姜	姜半夏	茯苓
采云曲	冬术	广皮	蔻仁	瓦楞子
谷芽	炙甘草			

汪咏霓夫人　肝胃之气,扰动浊痰。呕吐痰水,食不得入;脘宇满闷,吐不得出。更衣不畅,寤寐不安。两关脉象,独见弦滑。化痰必先利气,气行则痰自消。

羚羊角	白杏仁	淡豆豉	山栀	枳壳
蔻壳	茯苓神	橘红	蒌皮	竹茹
姜片	梨皮			

又二方　左手关脉独见滑大,右手关脉亦见弦滑。舌黄腻,口苦味。脘宇仍觉不适,呕吐清水;中焦痰浊蟠聚,肝胃不和。治法疏化浊痰,借以宣通气机。

淡豆豉	黑山栀	瓜蒌皮	薤白头	枳壳
橘红	白杏仁	茯苓神	蔻壳	生竹茹
桔梗	姜汁			

陈左　呕吐六日,吐出甚多。四肢乍冷乍热,身体忽寒忽热。外感暑湿少,内伤食滞多。食滞酿痰,痰滞生火,蟠踞中宫,窒碍升降。膈上为痰浊所阻,脘宇气逆;脘中为垢滞所碍,腹痛便闭。气郁熏蒸,已从火化。忽有口渴,忽有唇燥。舌尖绛,舌根黄。左脉乍数乍大,右脉乍滑乍涩。多呕多吐,胃气极形狼狈;多烦多热,胃阴未必不耗。滋腻果非所宜,温燥又不适当。六腑以通为主,仿凉膈散合杏蒌,借涤膈上之痰,而祛腑中之滞。

风化硝	连翘	山栀	蒌仁	杏仁
枳实	半夏	橘红	郁金	竹茹
辰茯神	牛黄			

冯左　遍体酸楚,得食呕泛。阳明积饮,流入于络。

吴萸炒川连	佛手柑	砂壳	云曲	青皮
姜夏	蜜炙桂枝	奎白芍	橘络	丝瓜络
枳壳	大腹			

施左　呕有酸气,吐有清水。腹笥有时鸣响如雷,胁肋有时掣痛如刺,甚而牵及缺盆腹背。大便溏薄,小溲短数。水停中焦,气入络隧。脉象沉细而弦,久病防成膈症。

东洋参	冬术	川附子	黑姜	炙草
官桂	白芍	吴萸	芽谷	茯苓
泽泻	云曲	川朴		

陈左　思虑伤脾,嗜酒中虚。脾不化湿,中无砥柱。浊痰乘机蟠聚,消化由此失灵。脘泛呕吐,头晕多汗。脉象两关弦滑,当建中搜饮。

川附子	干姜	吴萸炒川连	姜夏	广皮
瓦楞子	炙草	虎肚	戌腹	茯苓
葛花	鸡距子			

邱左　流注之后,气血不足。脾胃升降失调,饮食善于停滞。或有脘泛懊憹,或有呕吐黄水。甚而肢冷身热,脉象濡细而紧。当调脾胃,以和升降。宜忌杂食,以免反复。

云苓	干姜	熟冬术	甘草	瓜子
竹茹	芽谷	神曲	阳春砂	楂炭
大腹	广皮			

徐左　厥阴肝木过动,阳明胃土受侮。饮邪乘机留滞,滞而不通则痛。胃阳困馁,喜纳甘味。或有脘泛懊憹,时常咳逆便溏。脉象弦滞而滑,治法甘缓其中。

| 绵芪 | 干姜捣五味 | 苓神 | 橘红 | 川贝 |
| 佛手柑 | 於术 | 桂枝炒白芍 | 炙草 | 竹茹 |

姜夏　　　　八月札

胡左　从前夏令,痰中带血;现在冬季,脘泛清水。究其病源,嗜酒致伤。酒有湿热,伤及肝脾。使肝多升,则脾少降。饮邪乘机蟠聚,延久防成膈症。

云苓	干姜	广皮	姜夏	瓦楞子
竹茹	吴萸炒川连	刀豆	枳壳	蒌皮
鸡距子	葛花			

赵右　反胃起来一年,发时胸脘窒碍。

川连	半夏	青皮	豆蔻	香附
枳壳	茯苓	郁金	云曲	竹茹
佛手柑	乌药			

姚左　暮食朝吐,朝食暮吐。饮停中焦,已成反胃。

戌腹	关虎肚	东洋参	冬术	黑干姜
川附	清炙草	炒枳实	茯苓	姜夏
新会皮	路路通			

冯左　四月　翻胃膈症,已越二月。朝食暮吐,甚而呕泛酸水;噫嗳频仍,遂使胁肋胀痛。左关脉弦,右关脉滑。舌中腻白,舌底无苔。平时恣嗜酒醴,中焦已成痰饮。

戌腹粮	公丁香	炙草	姜夏	竹茹
淡苁蓉	蒌仁	枳壳	橘红	白蜜

朱左　四月　嗜酒中虚,痰饮盘踞。朝食暮吐,暮食朝吐。

东洋参	干姜炒黑	冬术	川附	炙草
云苓	戌腹	姜夏	广皮	云曲
淡吴萸	蔻壳			

徐右　食滞中伤,升降窒碍。懊憹呕泛,食减便结。脉象弦大而滑,胃腑窒而不宣。

元胡	炒川连	腹皮	橘红	竹茹
广郁金	茯神	杏仁	路路通	蒌皮
云曲	法夏			

胸阳不旷,胃难容纳。津气不上输于肺,糟粕不下归于肠。口干便难,得食则滞。呕吐脘痛,吐后痛止。脉形细濡,右关细弦;苔剥浮白,舌质底绛。气阴两乏,肝阳挟饮。宜柔剂涵育。

吉林参须	左牡蛎	橘红	白前	肥玉竹
法半夏	茯苓	白芍	麦冬	丹皮
甘草	桑叶	燕窝屑	白沙蒺藜	

复诊　进剂后呕止痛平,阳明胃阴虚耗,厥阴风木乘侮。脉两关弦,苔白

润。仍从前章为治。

潞党参	半夏	白沙蒺藜	巨胜子	茯苓
煅牡蛎	青皮	玉竹	甘草	胡麻仁
陈皮	桑叶	全麦冬		

肝胃本有相侮,升降时常失度。粉食乘机停滞,呕吐勃然而升。益以芋芳伤气,柿子损胃。清阳更失旷达,浊阴凝聚。大便一旬不通,左脉弦滑而大。有年力不胜任,似难保无虞也。

小川连	广藿梗	芽谷	广皮	白茯苓
钩钩	小茴香炒白芍		姜半夏	枳壳
瓜蒌	云曲	竹茹		

7. 噎膈

某 戊子年二月十八日 食不进,便不通。老年肠燥,已成膈症。

盐苁蓉	麻仁	瓜蒌仁	柏子仁	光杏仁
松子仁	姜半夏	广郁金	瓦楞子	广皮
谷芽				

杨左 清阳虚馁,浊阴凝聚。呕吐痰水,已成膈症。

川附子	干姜	炙草	姜夏	芽谷
吴萸	云苓	云曲	广皮	蔻仁
荜茇	姜竹茹			

朱左 中脘痞塞,时作时轻;少腹瘕聚,时上时下。食入则吐,便闭半月。胃气不降,腑气不通。气郁化火,津伤咽干。

鲜石斛	松子仁	橘白	蜜枳壳	仙夏
柏子仁	麻仁	郁李仁	生芽谷	蒌仁
姜竹茹	白蜜			
预拟方	茯苓	郁金	竹茹	扁斛
	黑豆衣	川楝子	生芽谷	广皮
	仙夏	桑叶	枳壳	蒌仁

吴左 肝木侮脾,血虚气滞。谷食难下,大便不行。脘宇窄噎,或有温痛。脉象软细,当用温运。起于感后,畏热腹下胀,胀便少,迄今已一月矣。

苁蓉	八月札	麻仁	刺猬皮	半夏
牛膝	当归	路路通	刀豆	白芍
广皮	姜竹茹			

吴 病越一年,已入八脉。血液枯耗,延防成隔。

咸苁蓉	枸杞子	白蒺藜	姜半夏	火麻仁
丝瓜络(红花染)		全当归	怀牛膝	川杜仲
冬瓜子	真郁金	炙橘红		

许右 五十八岁 痰阻于上,浊阻于下。翻胃膈症,已达极点。

火麻仁	郁金	谷芽	竹茹	咸苁蓉
广皮	丝瓜络	白芍	姜半夏	瓜蒌皮
桃仁泥	枳壳			

8. 泄泻

发瘨之后,转患泄泻。右脉滞而不畅,其中难免积食。治当疏运,参入分消。

吴萸炒川连	木香	葛根	采云曲	苡仁
酒芩	茯苓	佩兰叶	砂仁	广皮
姜夏	车前草			

病起于泻,延绵两月。不独脾家受伤,抑且肾元有亏。中焦素有蓄痰,上贮于肺;清肃为之失司,咳逆频作。脉象沉细而弱,舌中略起松白。甲余之年,下元根蒂已怯。序值燥令,肝肾精液益耗。法当甘缓柔补,借此鼓舞胃气。

别直参	於术	茯苓	甘草	橘红
川贝	叭杏仁	白芍	山药	麦冬
苁蓉	南枣			

稚年饮食贪婪,肠胃不免有积。时令暑湿热三气交蒸,人在乎中,安有不吸受其气。气分邪伤,升降愈欠常度。酿成泄利,利经日久。脾土虽被戕害,而积邪尚未廓清。其积纵在肠胃,胃为受盛之腑,大肠为传化之腑,二腑既有积留,气机必失输转。而清升浊降之气,当升不升,当降不降,当变化而不变。所谓传导失司,邪岂有不留滞耶?顷诊脉象小数,视舌薄白尚润。津液尤堪支持,抑而胃气尚振,则脾土决不致有一溃难收也。调治之道,大旨肠胃宜疏自清,脾脏宜健则和。聊佐升清降浊,未卜以为然否?录方即请斧政。

米炒江西术	茯苓	广皮	炒芽谷	熟扁豆
六曲	楂炭	葛根	广木香	升麻
砂壳	荷蒂			

暑湿之邪,留着气分。欲泻不畅,欲疟不达。逐渐邪入脾胃,复加挟食阻气。三焦格拒,升降失司,遂令便泻频行。气逆欠顺,则胃有所不和;身热欠解,则邪势渐从热化。关纹红紫,舌质润白。稚年患此,似非轻貌。当以分消和运,务使脾胃气快,庶无移留变幻。

姜汁炒川连	木香	川朴	炒车前子	酒芩

茯苓　　　　　六曲　　　　　鲜佛手　　　　　钩钩　　　　　炒扁豆

广皮　　　　　青蒿梗

暑湿久伏熏蒸,现感寒凉触动,兼挟痧秽食滞。中土失输运,肠胃失宣导。致令脘满呕恶,腹痛泻利。脉象紧而带滑,治以消导通利。

藿梗　　　　　川朴　　　　　莱菔子(炒研)　　　　　广皮

楂炭　　　　　云曲　　　　　广木香　　　　　炒芽谷　　　　　葛根

杵豆蔻　　　　炒车前子　　　姜夏

久病淹淹,真元大耗。高年木火体质,脾土先受其制;平日操持越度,营阴早失灌养。肝木横逆,脾土卑监。腑失输运,气欠条达。积滞为之易停,痛泻为之频作。询知痛甚少腹,当责乎肝;泻剧阴分,必责于脾。木土同仇,显而可觇。久泻不独伤脾,抑且累及乎肾。肾虚机关欠固,腰痛有所来也;脾虚水谷难磨,浊痰由斯生也。浃旬以来,复加积食损中;痛泻之作,是以更甚于昔。无如泻多则真阴愈耗,痛久则真阳愈越。所以阴液内夺,则舌光起腐;阳津外泄,则自汗欠止。延防阳从上脱,阴从下脱,恐非草木所能疗焉。顷脉左部柔细而弦,尺弱似绵;右关涣散而弦,寸动如滑。足跗稍见浮肿,阳气已将惫矣;寐中略觉惊跳,精神渐失守矣。值此秋暑尚亢,真元更难支持。照此参论,难堪久延。急当救液敛津,佐与固阳培元。务使二气交纽,或可苟延残喘。

别直参　　　　於术　　　　　茯苓神　　　　　山药　　　　　绵芪皮

龙骨　　　　　牡蛎　　　　　谷芽　　　　　小茴香炒白芍　　　麦冬

川贝　　　　　莲子

张藕堂姨太太　久下伤阴,多汗伤阳。每日所食极少,每日所泻甚多。中无砥柱,下失藏聚。或有噫嗳,或有呃忒。舌质光燥无润,脉象弦细无神。水亏木旺,土败木贼。仿缪氏双补脾肾法。

别直参　　　　冬术　　　　　奎白芍　　　　　麦冬　　　　　龙齿

牡蛎　　　　　菟丝　　　　　肉果　　　　　巴戟天　　　　　补骨脂

绽谷芽　　　　车前子

又二方　餐仅三四瓢,日泻十余度。入少出多,何恃无恐。久泻无不伤阴,多汗莫不耗阳。阴阳脱离在即,喘急变脱宜防。脉象重按似有若无,舌质灰白燥润不定。水无蒸气之力,土失健运之机。水泻腹鸣,脾肾俱败。噫嗳呃忒,清浊交混。两补脾肾,双调阴阳。阴阳持续一分,则正气不致暴脱;脾肾固得一分,则洞门不致开泄。

别直参　　　　淡川附　　　　冬术　　　　　补骨脂　　　　　煨肉果

茯苓神　　　　煅牡蛎　　　　龙齿　　　　　白芍　　　　　麦冬

炙甘草　　　　车前子

徐锦堂　清气在下,则生飧泄;浊气在上,则生䐜胀。年当六十,泻及一载。

脾肾俱伤,津液两耗。两足浮肿,舌见燥糙。木贼土败,已经毕现。

川连	葛根	防风根	炙甘草	白芍
煨肉果	广皮	茯苓	巴戟天	菟丝饼
扁豆	车前子			

毛左　痰饮多年,泄泻三旬。今夏喘急耗气,至秋不获恢复。气虚则阴亏,阴亏则气弱。气越于外,阴涸于内。四肢浮肿,或消或长;腹笥鸣响,乍作乍辍。更衣每日五次,饮食只进数匙。入少出多,何恃无恐?脉散无神韵,舌枯燥无润泽。喉有痰声,语有蹇涩。见症如斯,恐难挽回。

西洋参	笕麦冬	茯神	炙甘草	广皮
左牡蛎	熟地露	白芍	扁豆	诃子肉
川贝	糯稻根须			

杨　湿阻气机,先泻后痛。脉象濡滞,当用渗利。

川朴	炒米仁	茯苓	广皮	姜半夏
枳壳	云曲	泽泻	酒芩	广木香
车前子				

陆海山　先年既遭鼓盆之痛,客岁又罹丧明之戚。肝肺俱伤,升降交阻。暑湿由是外袭,饮食因之停滞。气化失司,输泻失职。酿成腹胀腹痛,遂致滞下后重。匝月以来,虚实混杂。心悸烦冤懊憹,脘痛呕恶少食。口觉苦燥,舌质腻白。左脉紧大,右脉反小。肠胃积滞未化,脾胃阴分先伤。阳气上冒,湿热下注。当先清理,然后滋养。

川连	木香	楂炭	车前子	小茴香
青皮	远志	茯神	枣仁	姜半夏
白芍				

皇甫氏　脾虚运钝,湿胜作泻。起于产后,迄今半月。

东洋参	茯苓	川附炒泽泻	煨肉果	淡甘草
吴萸	山药	补骨脂	云曲	扁豆
冬术	广皮			

祝童　面色萎黄而浮,脉濡细而弦大。便溏已转燥,胃纳少而转多。便中之血,幸已绝迹。病之本,由于恣嗜水果;病之标,由于脾胃气滞。调脾胃不出东垣范围,今订之方,拟用补中益气。

党参	冬术	官桂	白芍	柴胡
干姜	升麻	神曲	春砂	广皮
冬瓜皮	甘草			

二方　人身气血,全赖乎脾胃水谷;水谷不旺,气血焉能振作。面色萎瘦,形如白纸。苔薄白,脉濡细。补脾胃之虚,以灌溉气血。

党参	炙绵芪	制冬术	升麻	当归
白芍	丹参	柴胡	神曲	炙甘草
芽谷	姜	枣		

徐忠惟　湿胜作泻,剧于夜半。脾胃两虚,输化失度。仿缪氏双补脾肾法。

制冬术	桂枝炒白芍	菟丝子	补骨脂	巴戟肉
益智仁	云曲	广皮	云苓	苡仁
扁豆	煨肉果			

俞左　脾肾阳虚,肝脾相侮。腹大筋突,形瘦胁痞。大便溏薄,剧于夜半。脉象沉细,舌质薄白。病久根深,趁早调治。

制冬术	鹿角霜	巴戟肉	补骨脂	杜仲
吴萸	冬瓜子	肉果	益智仁	沉香曲
白芍	砂壳			

潘右　二月　病起多年,泻及半载。木土同仇,清浊交混。腹筒膜胀,足跗浮肿。舌剥无津,脉细无神。气血俱竭,已成劳损。

淡苁蓉	於术	杜仲	补骨脂	菟丝子
巴戟天	杞子	楮实	肉果	茯苓
白芍	冬瓜皮			

陈左　从前脾为思虑所伤,现在脾为湿痰所阻。健运失司,便溏不实;消化不灵,水谷不化。面黄肢软,脉细舌白。自脘至胸,痛而兼胀。当用鼓动中焦,借以疏运气机。

桂枝炒白芍	干姜	冬术	广皮	阳春砂
川朴	鹿衔草	茯苓	乌药	云曲
炙草	芽谷			

姚左　便溏不实,日有数十余度。临解腹痛后重,小溲艰涩。

吴萸炒川连	葛根	酒芩	枳壳炒冬术	云曲
楂炭	豆蔻	木香	云苓	陈皮
腹皮	车前			

此人素嗜阿芙蓉,病属烟漏。迁延多日,泄泻固不减,而小溲反点滴不通。二师以通关丸启之,仍未见效。舌起腐屑。盖小腹并未胀急,其非热逼膀胱可知。迨五月初三,二师用升清气法,小溲渐通,方录于下。

北沙参	江西术	茯苓	通草	草梢
麦草	扁豆	红枣	升麻四分	左金丸
楂炭	诃子			

五月初七来改方,知小溲稍多,泄泻亦稀。惟得食即泻,去通草、红枣、扁豆,加桔梗、霞天曲、米仁。

张左　久卧伤气，多思伤脾。气分滞，脾运钝。大便溏薄，小溲频数。脉沉细，舌淡白。健脾运气，和肝清热。

党参	於术	云苓	草梢	广皮
姜夏	芽谷	红枣	益智仁	阳春砂
白芍	草薢			

夏左　头额作痛，牵及于目。腹胀而痛，大便溏薄。

吴萸炒川连	酒芩	葛根	佩兰	枳壳
扁豆	滁菊	薄荷	白蒺藜	防风
广皮	车前			

李右　二月　肝肾阴素不足，脾胃气素有滞。八脉无辄，月事失调。腰痛脊楚，腹胀脘满。近来加以受寒积食，酿成泄泻，剧于平旦。脉象濡细，舌质薄白。先理脾胃之气，次养肝肾之阴。

炒冬术	炒枳壳	茯苓	扁豆	炒苡仁
炮姜炭	木香	阳春砂	广皮	杜仲
蛀曲	乌药			

续方　预拟培养三阴，以作日常调理。

菟丝子	补骨脂	制香附	杜仲	炒冬术
白芍	川断肉	甘杞子	牡蛎	丹参
潼蒺藜	胡桃肉			

右　气血俱亏，肝脾相侮。服利湿丸药，致伤脾胃，遂使上吐下泻。脉象弦细。当和脾胃，以调升降。

藿梗	扁豆	芽谷	广皮	木瓜
半夏	白芍	冬术	茯苓	云曲
石斛	砂壳			

邱向疗夫人　南林　输运主脾，藏纳主肾。食不易消者，脾不及可知。肝气多郁，脾土更易受戕伤；食物易停，寒湿亦易蟠聚。湿胜气滞，腹胀便溏。里急后重，时或色白，状如肠澼。多则七八次，少则五六行。脉象关部左弦右细，舌质满苔薄黄腻白。肝木乘脾，防胀防痢；调治法程，宜温宜运。

淡吴萸	炒扁豆	冬瓜皮	小青皮	砂仁壳
香谷芽	广木香	云茯苓	佛手柑	大白芍
大腹皮	淡干姜			

二覆诊　自痰食而致肝气不输运，由肠澼而转下赤下白，气血俱伤。现在更衣或燥或湿，肠络互戕。有时便燥则腹胀且痛，有时便湿则腹舒无痛。血虚肝强，疏泄为之失司；气虚脾弱，运磨为之失职。腹胀责之于肝，便干便湿责之于脾。脾主湿土，脾运不多，湿易聚，气易阻；肝木横逆，脾土困馁，胀宜防，泻

尤虑。左脉重取弦细，右脉轻按弦大。舌中糙黄，舌边腻白。肝为刚脏，非柔不和；脾为阴土，非动不运。六腑者，以通为用，治法大旨，不外乎此。

乳蒸於术	广木香	小茴香	大白芍	谷麦芽
大腹皮	蜜炙枳壳	云茯苓	冬瓜皮	砂仁壳
淡吴萸	小青皮			

三覆诊　左脉仍形柔小，右脉依然弦大。舌质满苔薄白带糙，肠胃垢积未必廓清。大肠失司变化，大便不循常度。有时便燥而不畅，有时便湿而不实。便前先有腹痛，便后亦有腹痛。痛极有形，状如傀儡。肝乘脾，湿胜伤气。六腑遂失枢转之司，腹有窒碍之象。腹胀须防，肠澼尤虑。凡六腑病者，以通为用。肝木宜柔，脾土宜运。

饭蒸於术	广木香	冬瓜皮子	山楂炭	小茴香
炒谷芽	蜜炙枳壳	阳春砂	大腹皮	云茯苓
小青皮	香橼皮			

某童　阴分不足，酒湿类聚。脾胃气运失司，更衣为之溏薄。阑门清浊欠分，小水奔走大肠，所以愈泻愈水。肠与胃相连，脾与胃相表里。脾病则胃亦病，故令纳谷渐钝。脉象濡软而弦，治当清其源，以洁其流。

川草薢	采云曲	车前子	茯苓	扁豆
青皮	吴萸炒川连	酒黄芩	粉葛根	姜半夏
木香	荷蒂			

二诊　湿为重浊之邪，令气下坠而为泄泻。泻属于脾，脾病则胃府亦未必不病。所以纳谷逐渐减进，清浊泌别不分。小水竟走大肠，故令大便愈泻愈密。膀胱气化失司，少腹似觉欠畅。肠胃气血，为湿所劫。泻中带血，延防肠癖。脉象细软而涩，舌质薄白而滋。订方惟宜分清，以开支河，俾得小溲畅利，则泄泻自戢矣。

泔茅术	制川朴	茯苓	木香	砂仁
炒车前子	川草薢	福泽泻	川通草	葛根
扁豆	荷蒂			

三诊　两投燥脾之湿，泄脾之热，脾得燥而稍健，热得泄而稍清。第泻中尚带血者，此脾伤而兼营伤也。脾为统血，肝为藏血。嗜酒动肝，则血为之不藏；积湿伤脾，则血为之失统。脉象濡细而弦，舌质薄白而润。培补尚早，诚恐树帜；解邪尚宜，前法加减。

茅术	当归	槐米	冬术	木香
泽泻	广皮	云苓	阳春砂	葛根
车前子	荷蒂			

四诊　六脉脉象，均得柔静。惟左关犹见弦景，右关尚有滑势。弦为饮邪，

滑为痰浊。痰饮均属阴邪,无不本之脾肾。平素嗜酒,助湿生热。湿伤脾为痰浊,热动血为便红。第有形之痰浊,无有不从气升。故治痰必先清气,气清则痰自行;治湿必先和脾,脾和则湿自化。

茯苓	姜半夏	橘红	冬瓜子	葛根
阳春砂	白术	炒扁豆	甘草	槐米
姜汁炒竹茹	枇杷叶			

积湿积食,伤脾伤气。脾伤则便为之泻,气伤则腹为之痛。延绵三月,气虚及阴。湿邪乘虚入阴,故泻剧于深夜。脉象细弦,左右皆然。细为阴虚,弦为肝旺。土被木乘,则输运愈滞;阴从泻伤,则阳无所丽。形瘦纳呆,似难养阴以碍其脾;溲少口渴,又难温脾以劫其津。扼要以图,先调其脾,以资运纳,而收冲和。

潞党参	葛根	於术	谷芽	小茴香炒白芍
怀山药	砂仁	茯神	扁豆	广木香
广陈皮	肉果			

少腹者,厥阴部位也;便溏者,太阴为病也。泻起三月,胀甚少腹,此肝病而兼脾病也;前经泻剧五鼓,近日转至清晨,此脾伤而兼肾伤也。童体阴亏,肝木愈旺。久泻不止,脾土愈伤。脉来两关弦细,治当肝脾两顾。

潞党参	川楝实	延胡索	广木香	於术
怀山药	阳春砂	小青皮	小茴香炒白芍	
楂炭	扁豆	肉果		

卫　滞下自夏徂春,未获告瘳。脘中窒塞不舒,腹鸣形体畏寒。脉象弦滑。肝强脾弱,湿胜气痹。治当抑木运土,务使气宣湿行。

吴萸炒川连	木香	春砂仁	法半夏	谷芽
佛手片	小茴香炒白芍		枳壳	扁豆衣
云茯苓	青皮	车前子		

赵　久泻脾伤及肾,命火不能熏蒸脾土。水谷不运,气机为滞。清阳少升,为跗肿;浊气少降,为脘满。喉痛耳聋,相火已有上腾。阴阳俱伤,已属营损。两脉关弦,图功极难。

於术	淡萸肉	鹿角霜	香谷芽	胡桃炒骨脂
煨肉果	扁豆	菟丝子	淡吴萸	五味子
砂仁炒熟地	淡苁蓉			

张　阴虚气滞,挟湿伤脾。更衣溏薄,努责后重。仿东垣法,调气升清。

上川连	葛根	酒黄芩	冬瓜子	苦桔梗
荷蒂	广陈皮	木香	白扁豆	云茯苓
粉甘草	升麻			

崔左　二十岁　前次浊气在上，腹筲膜胀；现在清气在下，大便溏泻。

绵茵陈　　　制川朴　　　泽泻　　　　茯苓　　　　粉猪苓

桂枝炒白芍　二皮　　　冬瓜子皮　　广木香　　　姜半夏

苡仁　　　　冬术

叶左　四十岁　思虑伤脾，怒郁伤肝。便泄经久，剧于半夜。有时心乱神呆，将来难免怔忡。切脉细弦，当用潜运。

石菖蒲　　　远志　　　秫米　　　　枣仁　　　　巴戟天

茯神　　　　新会皮　　江西术　　　广木香　　　夜交藤

半夏　　　　丹参

朱右　未产先泄，既产又泻，绵缠一年，脾肾阴中之阳虚矣。于是满痛泄泻，剧于清朝时候。前半舌质淡绛，脉象左尺濡大。双补脾肾，借资运纳。

巴戟天　　　潼蒺藜　　菟丝子　　　破故纸　　　奎白芍

煨肉果　　　淡吴萸　　五味子　　　怀山药　　　土炒於术

云茯苓　　　谷芽

五、 肝胆病

1. 胁肋痛

姚辅臣　饮邪滞络阻气,痛偏左胁。胁肋部分,为肝木所司。痛甚牵及胸脘,嗳气则松。原由喜嗜酒醴,酿成饮邪,随气走入络脉,遂使不通而痛。脉象沉弦,治当温运。

生绵芪	桂枝炒白芍	枳壳炒冬术	姜半夏	橘皮络
茯苓	吴萸	炙甘草	瓦楞子	当归须
姜竹茹	丝瓜络			

张荫玉　肝失调达,阳升耳鸣;脾失输运,气滞脘胀。自秋迄今,似疟而非。气分伏湿不宣,脾胃升降不调。面黄肢软,纳钝便溏。右脉弦滑,左部弦大。舌白口淡,口渴引饮。胃失下行为顺,纳食不易消运。肝气凝聚于络,左胁痞满作痛。时值阳气潜伏,湿邪乘机深固。当运其脾,以搜湿;兼疏其肝,以快气。

制川朴	茅术	青皮	大腹皮	茯苓
姜夏	采云曲	木香	谷芽	桂枝炒白芍
砂壳	郁金			

李左　六十五岁　肝气挟饮,流入脉络。自胁至腹,疼痛兼胀。究其受病之源,不外情郁二字。

旋覆花	白芥子	茯苓	姜竹茹	法半夏
瓦楞子	桂枝炒白芍	归须	丝瓜络	新绛屑
路路通	橘络红			

2. 臌胀

徐左　二月　腹大如鼓,由来半月。二足浮肿,已越一月。

贡沉	鸡肫	砂壳	苓皮	枳壳
姜衣	防己	冬瓜子皮	川朴	白杏仁
泽泻	地骷髅			

丁左　脐腹高凸,按之坚硬。形瘦咳呛,将成劳臌。

知母	贡沉	青皮	陈枳壳	瓦楞子
川贝母	川黄柏	香橼皮	金铃子	白芍
叭杏仁	冬瓜子皮			

三春木旺用事,木气激伤阳络。始患失血,继而腹胀。延绵以来,气血失畅,清浊欠分。浊气在上,腹大如鼓。脐亦凸,腰亦圆。满腹青筋突露,两足跗面俱肿。脉象左右,沉滞而弦;舌质薄白,口渴引饮。病属脏阴受耗,腑阳痹阻。经络满盛,肌肉壅滞。种种病源,根蒂牢固。草木功微,诚恐难图。录方宣通气血之凝结,开导六腑之窒阻。

沉香	香橼皮	茯苓皮	猪苓	牛膝
车前子	软柴胡	升麻	当归	瑶桂炒白芍
冬瓜皮	青皮			

章左　二十九岁　二月　旧冬吐血盈杯,今春腹大如鼓。气血相击,清浊相混。已成臌胀,延为难治。

桃仁泥	川楝子	延胡索	橘红	炙鳖甲
大腹皮	橘络	参三七	当归尾	青皮
沉香	牛膝	控涎丹		

陈左　五十岁　夙有痞满,近加腹胀。咳呛胁痛,肠鸣泻痢。此虚劳中之臌胀也。

北沙参	於术	茯苓	补骨脂	广皮
胡桃肉炒煨肉果		叭杏仁	伏龙肝	川贝
瓦楞子	谷芽	冬瓜子皮		

孙右　五行之速,莫如风火。肝旺易致动风,情怀久郁化火。侵犯脾土,变为腹大。起于迅速,决非臌胀。近来寒热如疟,时或气逆作咳。舌质黄腻,脉象沉涩。当泄肝木之气,兼通络脉之滞。

旋覆花	新绛	柴胡炒当归	桂枝炒白芍	瓦楞子
白杏仁	大腹	冬瓜子皮	川贝	云苓
青皮	姜夏			

孔左　吐血盈盆,腹大如鼓。脾不统血,肝乘于土。

鳖甲	丹参	川贝	橘络	大腹
百部	金铃子	青皮	瓦楞子	丝瓜络
金沸草	冬瓜子皮			

卫左　二月吐血盈盆,三月腹大如鼓。此虚中之臌胀,自肝病伤脾。脾运失职,清浊不分。面黄溲赤,肤肿肢软。脉象濡细,舌质薄腻。宜疏通气机,以冀胀渐减。

贡沉	香橼皮	青皮	大腹	苓皮
冬瓜皮	归须	桃仁泥	金铃子	延胡
白芍	芽谷			

雷振邦　宗阳素衰,湿痰自胜;真阴素亏,肝火自旺。自夏徂秋,东奔西走。真元由此亏耗,诸症因此杂出。腹大如鼓,按之空而不坚;舌光如镜,扪之燥而不泽。四肢浮肿,脘宇窒滞。胃纳几废,更衣溏薄。左脉小弦,右脉濡细。虚中挟实,劳中兼鼓。仿崔氏法,通补兼施。

秋石捣熟地	广橘红	北沙参	上瑶桂	建泽泻
怀牛膝	杏仁	云茯苓	川贝母	怀山药
川附子	陈萸肉	车前子		

余奇云　病缠四月,胀及半月。大凡蛊胀,本虚标实。其本在肾,其末在胃。肾为胃关之门,不利故聚水而从其类也。腹色不变,宵而不起。筋露如网,腹大如鼓。脐已突,腰亦圆。大便乍溏乍结,小溲或有或无。舌质白腻罩黑,脉象右紧左弦。两调脾胃,互通肠腑。

炒知母	川附炒泽泻	上瑶桂	金铃子	橘核
荔枝核	川黄柏	陈香橼皮	小青皮	大腹皮
贡沉	丝瓜络			

陆　腹大如鼓,目赤若火。性情急速,完谷不化。病起一年,再延难图。

龙胆草	上川连	带皮苓	鸡肫皮	小青皮
决明子	木贼草	粉丹皮	冬瓜皮	大腹皮
黑山栀	地骷髅			

汪　营不与卫和,其阳独居脉外,而为热;卫不与营和,其阴独居脉内,为膹胀。便色黑如垢水,下红如血。肝肾俱伤,气血交损。肺病传脾,脾病传肾,肾病传于膀胱,失其输泻。旧邪未去,新邪踵至,势必以渐,透入隔膜。腹大如鼓,脐突腰圆。膻中位于膈中,膀胱位于内胞。膀胱之气化,则空洞善容,而膻中之气得以下行。膀胱之气阻于脘腹,而膻中气焉能逐蕴之痰,随气上逆。脉象弦细,重按颇数。疏肝补脾,久进未应。兹易补肾水而肾充足,则精气充脏而膀胱之胀自消;补膀胱而令气旺,则肾邪不蓄而输化之气自裕。

西洋参	蛤粉	车前子	茯苓	白茅根
牛膝	坎炁	丹皮	瞿麦	半夏曲
冬瓜子	地骷髅			

沈童　腹大如墩阜,四肢俱浮肿。咳呛气急,胃纳不佳。

大腹皮	川朴	苓皮	泽泻	葶苈子
桂枝炒白芍	杏仁	控涎丸	猪苓	冬瓜子皮
苏子				

张心虚夫人 年越古稀，经水复来。非冲海灌溉有余，乃冲任固摄失职，询知少年多产致伤。最吃紧者，腹笥日大，推之坚硬，按之不移。甚而牵及两肢，遂使络脉胀满。三焦闭塞，六腑室滞。大便闭而不通，小溲通而不利。时在湿令，脾土受困。消化愈难，气机愈钝。清升浊降，亦是混淆；腰胀肚胀，更形加剧。舌苔腻，脉弦涩。当通气血之滞，以宣府络之痹。

知母	川朴	青皮	鸡肫皮	贡沉
瑶桂	川芎	车前子	黄柏	大腹皮
桃仁	丝瓜络			

初诊 未胀先有无梦而滑，已胀复加肠鸣而溏。脾肾两经，次第受伤。凡胀必有实邪，实邪者湿邪也。《内经》所谓"诸胀腹大，皆属于湿"，此其证也。胀久入络，腰背作痛；气乘于肺，喉痒作咳。脉象尺部垂露，半虚半实着想。

川雅连	广木香	茯苓皮	瓜络	川贝母
叭杏仁	川草薢	车前子	大腹皮	川楝
冬瓜皮	荷梗			

二诊 凡胀必有实，实者必有湿。湿主于脾，脾主输化。脾既湿困，输化无权。不获升清降浊，遂使腹笥胀满。脾湿多升，上焦受害；肺气少降，下焦愈窒。便溏咳呛，在所不免。左脉垂落，右脉濡细。本虚在脏，标实在腑。急者治标，古之训也。

制甲片	川草薢	橘红	叭杏仁	吴萸炒川连
川楝	丝瓜络	车前子	川贝	冬瓜子皮
茯苓	荷梗			

预拟方 胀必有实，实者邪也。痰绿痰黄，定是肺脾两热；久满久胀，势必气入于络。预拟两清肺脾，参用宣络通经。

北沙参	川贝	茯苓	制甲片	青皮
枇杷叶	金铃子	叭杏仁	白芍	丝瓜络
橘络	滋肾丸			

四诊 腹为脾部，胀乃肝强。胀久入络，腰圆脐突。凡胀虽有实邪，转辗两月不痊。虚者真虚，实者假实。真虚总在肝脾肾，假实必在大小肠。虚火上炎，或有咳呛；真阴外泄，或有盗汗。左脉均形垂露，右脉俱见弦滑。治胀大旨，务在通络，络气一通，胀势自减。

金铃子	小茴香炒白芍		川贝母	牡蛎
丝瓜络	橘络	冬瓜子皮	叭杏仁	带皮云苓
北沙参	红枣	小麦	稽豆衣	滋肾丸

五诊 凡胀虽属于脾，久胀必传于肝。少腹部分，胀满更甚，按之坚实，推

之无声。腰有微圆,脐有微突。咳不多,汗不少。大便溏薄,小溲尚利。左关尺脉,仍见垂露;右关尺部,俱见弦细。肝不疏泄,腑不通运。痰湿随气,走入经络。抑木以调气,通肝以宽胀。

瑶桂炒白芍	青皮	北沙参	川贝母	叭杏仁
川楝	小茴炒当归	橘络	带皮云苓	荔枝核
丝瓜络	牡蛎			

六诊　三阴不足,六腑不宣。腹胀由中及下,由下渐至两胁。按之尚欠柔和,推之又不鸣响。多卧腰痛,久坐力疲。大便多结少溏,小溲有通无涩。脉象转形弦细,左右皆然;治法当补其脏,兼通其腑。

小茴炒当归	贡沉	杜仲	金铃子	青皮
橘络核	瑶桂炒白芍	香橼皮	延胡	荔枝核
云苓	红花染丝瓜络			

七诊　大腹䐜胀,少腹两旁亦胀。久胀不痊,势必入腑入络。大便每日两三次,小溲日夜四五行。目睫汗出濡衣,剧于黎明;胀满日形其减,按之亦柔。转机之兆,已可概见。惟久亏之阴分,似难骤然恢复;而久痹之气分,尤难豁然流通。现在症情皆不出于虚在肝脾肾,实在大小肠。舌质转形清净,两关脉见弦大。补三阴,通六腑,是乃治胀满之扼要。

炙龟版	小茴炒当归	丝瓜络	香橼皮	橘络核
牡蛎	炙鳖甲	桂枝炒白芍	贡沉香	川楝子
荔枝核	牛膝	洋参煎汤		

八诊　大腹之胀,十去八九;阴分之虚,未易恢复。呼吸气机亦未如常,左右睡眠稍有造偏。目睫仍有盗汗,舌质并不甚腻。脉来均见弦细,治当易用潜育。

西洋参	龟版	橘络	金铃子	白芍
冬瓜子皮	丝瓜络	鳖甲	川贝	怀牛膝
牡蛎	冬桑叶			

九诊　大腹高突已平,按之尚不柔和;大便溏而不畅,小溲赤而带痛。汗从睡出,临卧气逆。咳而不多,久坐腰痛。左脉细,尺脉欠藏;右脉细,重按颇数。阴中伏热未潜,治法尚宜潜育。

黄柏	苡仁	川贝母	茯苓皮	车前子
牛膝	知母	白芍	冬瓜子皮	炙龟版
左牡蛎	橘络			

十诊　腹为脾部,胀乃肝强。所以腹笥之䐜胀者,肝脾两伤之先声也。肝为肾之子,肾为胃之关。肝主疏泄,肾主封藏。子盗母气,母随子泄。散漫于腹,亦能腹胀。《内经》有一语:"肾病者善胀。"历与补虚泻实,胀势十去

八九，惟腹之两旁，尚觉胀满。左右为阴阳升降道路，阳气过升，阴气少降。络脉为痹，两旁为胀。霜降之交，骤加身热气逆；小雪之前，益见喘急形状。痰滞灰黑，味有咸气。肝肾之亏，显而彰著。面肿色似渥丹，身热烦闷，午前而起，夜半始退；足胫稍有浮肿，寐中汗泄，瘥于白昼，剧于薄暮。大便朝溏夕结，小溲赤而且热，其发热气逆，定是阳亢阴亏。若论腹胀溲热，不外气郁热胜。久病阴亏，阳无所附，越外为发热；冬令伏藏，气从内行，注下为溲赤。惟气郁化热，不足为患；第阳亢发热，甚为可畏。阳气以肾为宅，吸气以肾为根。真阳多露，吸气少纳，是其一端，肾虚如绘。左脉软如绵，细若丝；右脉弦而劲，细而数。舌中薄白，舌尖不红。口味觉淡，渴不喜饮。阳气深藏之际，反见泄越。转瞬冬至节令，葭管飞灰。阳气设或不得下纳，吸气从此冲而上逆。喘急之势何辞，剧烈之变宜防。治法固纳下元而止喘急，以为未雨绸缪之计；参用敛摄真阳而泄烦热，是为目前扼要之法。壮水涵木理所必需，益土生金又不可废。

川附捣熟地	黄柏	龟版	牛膝	川贝
左牡蛎	瑶桂炒白芍	知母	龙骨	山药
云苓	蛤蚧尾	吉林参		

十一诊　脉象朝暮不同，舌质旦夕不异。昨诊左脉如绵如丝，右脉似弦似劲；顷诊左脉乍疏乍散，右脉忽徐忽疾。大腹之旁，胀及少腹；呼吸之中，呼长吸短。身体之热，日重夜轻；四肢之冷，或有或无。面色㿠淡，痰色灰黑。大便时溏时结，小溲常带赤痛。汗从盗出，不从自泄。腹胀原不离乎气，发热原莫逃乎阳。气宅于肾，阳根于阴。气不归宅，不特散漫于腹，抑且冲逆于肺；阳不归根，非特从内而泄，亦且从外而越。太阴脾胀必在腹，少阴肾脉必在旁。肝居中焦，肾有两枚。一肾通于膀胱，一肾通于命门。肾气既不归窟，其气先注膀胱，膀胱胀满，输泄无权，水气散于两旁为胀；肾阳既不归宅，其阳必出命门，火胜藏纳失司，阳气亢越，身体为热。肾卦属坎，心卦属离。离坎相交，水火相济。坎不济离，水不济火，于是身热剧于日午。昨用阴阳相引之法，以知柏熟地配桂附人参，从阴引阳，从阳引阴，使阴阳平秘，则精神乃治。今察脉证，不增不减。此病久根深，非旦晚图效。若久虚而用重剂，恐一旦转增剧烈。故删去桂附，增用鳞甲，取其静以制动，介以潜阳，参入桂枝引营卫，俾营卫两相和谐，则寒热俱可退舍。

秋石捣熟地	炙龟版	川柏	丹皮	车前子
左牡蛎	蛤蚧	桂枝炒白芍	炙鳖甲	知母
茯苓	吉林参	鸭血拌瓜络		

十二诊　示悉前方连投六剂，中脘似少贯通，并不过甚满闷。时有噫嗳，又有呕泛。潮热之来，乍有乍无。起于薄暮，退于夜半。大便先溏后结，结多

溏少；痰色或青或黄，甚而带黑。盗汗如故，饮食如常。足底浮肿，朝隐暮现。胁腹尚觉柔和。三阴交亏，六腑俱伤。补三阴不足，潜诸阳有余。

左牡蛎	白芍	稽豆衣	龟版	广橘红
丝瓜络	青龙齿	云苓	怀牛膝	川贝
扁豆衣	吉林参			

十三诊　正气有虚无实，邪气有增无减。左肾之窍从前通膀胱，右肾之窍从后通命门。胀结于少腹左右，此肾与膀胱命门。不食则胀缓，得食则胀甚。脾胃输运，亦有窒碍。前经痰黑味咸，近加气逆咳呛。上焦枝叶未凋，下焦根本先拨。久虚不复，上下俱损。肺失清化之司，肾失滋生之源。龙相之火，浮游之阳，乘膈冲肺，循经入络。每交午后，必有身热；每至薄暮，必有跗肿。形容憔悴，腰脊疼痛；咽喉起红，寐寐汗泄。左脉细弦而数，右脉细数而滑。细为脏阴之亏，数为阳气之盛。滑必是痰，痰从液化。育阴潜阳，则阳仍不能潜；益气镇逆，则逆仍不能镇。仰屋思维，竟无善策。冬至在迩，变幻极易。舍虚就实，不足以去其邪；正本清源，是为正当治法。

旋覆花	叭杏仁	川贝母	毛燕	怀牛膝
牡蛎	熟地	炙甘草	冬虫草	吉林参
小麦	淡秋石	海石	枇杷叶	

十四诊　久胀新咳，阳亢阴亏。现在食少而血不生，驯至形瘦而血日槁。虚者日虚，实者益盛。阴中之火，火炽上炎。伤其肺金，清肃不行。令近冬至，气逆生喘，咳嗽生痰。左升太过，右降不及。眠左则咳益剧，睡右则咳稍宁。肺气少降，脾气多升。气机腹郁不宣，中脘状如满瘕。两旁腰胁，尤觉膜胀。咳动自汗，寐静盗汗。身热剧于午后，跗肿现于薄暮。左脉细弦而数，数中兼有促势；右脉小弦而数，数中又有滑景。舌中薄腻，舌尖起刺。出入之气，关于肺肾。肺主出气，肾主入气。肺气虚，肾气亦虚；出气多，入气亦多。冲任之气，亦随之而上逆。咳逆嗽痰，日夜未尝休止。清肺之热，润肺之燥，治其源也；补肾之阴，纳肾之气，亦治源也。源清则流自清，气平则咳亦平。

冬虫草	川贝	茯苓神	牛膝	海石
淡秋石	牡蛎	熟地	白石英	旋覆花
瓦楞子	枇杷叶	毛燕	吉林参	蛤蚧尾

十五诊　上焦痰多而愈实，下焦水少而愈虚。出入之气，由此失司。肺有痰浊阻碍，出气为之不利；肾无归鳌之司，入气为之不纳。终夜咳不得宁，统昼寐不得寐。痰出如涌泉，声响如拽锯。鼻窍煽动，面色㿠白。左脉搏指而数，重按颇乏敛聚；右脉滑数而弦，重取又少冲和。舌中薄腻，舌光绛刺。肺为五脏之华盖，肾主一身之关系。肺气假实，肾气真虚。龙雷之火愈升，冲

任之气愈逆。气火如此之升,痰浊如此之壅。冬至在即,喘脱宜防。龙雷之火,惟收藏为主;冲任之气,非镇摄不可。火降则气清,气清则痰行。目前调治宗旨,舍此别无良策。

磁石	冬虫草	元参	紫河车	牡蛎
怀牛膝	吉林参	毛燕	川贝母	橘红
茯苓神	秋石	旋覆花	大熟地	

十六诊　呼气不利属肺实,吸气不纳属肾虚。肺主呼气,气不降则周身之气壅而上逆;肾主吸气,气不纳则元海之气升而无降。气上则火亦上,火升则痰亦升。痰涌如泉,声如锯响。终日咳无休时,统宵寐无宁刻。左脉细弦而数,敛散无常;右脉细数而滑,动止不一。面无荣润,鼻有煽动。肺气愈实愈少降,肾气愈虚愈多升。阳随实而上脱,阴随虚而下脱。身体多坐少卧,气机有升无降。阴阳离决,易如反掌。清肃润燥以治肺,补虚填隙以治肾。冬至前三后四,俾得阴平阳秘,精精交媾,或有希望。

紫河车	怀牛膝	橘红	灵磁石	川贝母
元参	吉林参	旋覆花	茯苓神	珠粉
冬虫草	青蛤散	秋石	蛤蚧尾	

十七诊　十日不见,已有否去之象;六部脉息,仍无泰来之势。火升面红,乍起乍平;气逆咳呛,或作或辍。喉中痰声,时有时无;脘宇胀满,忽宽忽急。种种变幻情状,首重肝肺两经。肝居于左,主乎升气;肺居于右,主乎降气。左升之气司速,右降之气司迟。络道为痹,胁肋为痛。大便濡而欠实,小溲溷而且痛。咳动自汗,寐静盗汗。喉间时觉梗燥,舌光颇多绛刺。虚火灼液生痰,窒碍上下升降。上焦肺位,肺被痰阻,则一身之气失其肃然下行;下焦肾居,肾有饮邪,则吸入之气竟有壅而上逆。肺气不清,痰火愈升愈上;肾气不纳,喘急愈逆愈作。为今之计,清上实下,不独标本同顾,亦可子母相生。

驴皮胶	西洋参	旋覆花	麦冬	秋石
枇杷叶	川贝母	冬虫草	叭杏仁	元参
牛膝	霜桑叶			

十八诊　腹胀已越半年之久,咳嗽又有两旬之多。肝阴日伤,肺气日虚。肺为肾之母,肝为肾之子。母病及子,子病累母。驯至肾不收摄,气不归壑;援引龙雷之火,浊饮之痰。为喘急,为嗽逆。阳胜于上,火亦炽升。面红颧赤,咽燥喉痛。潮热自汗,内热盗汗。左边舌色,略形红绛,相外之色,皆见薄白。脉象较前未占胜筹,左部仍形敛聚无常,右脉依然细数无伦。满腹郁塞,肋骨掣痛。诸气膹郁,皆属于肺;诸痿喘呕,皆属于上。就此两端而论,治法注重于肺。然轻清治肺之品,与咳嗽终无定期。所以治肺之法,似非清源之策。姑仿丹溪滋阴降火之法,使火降则气不升而咳自宁。参用之才轻可去实,一则俾气清则

火不升而咳亦止。上下虚实兼顾,庶无偏胜之弊。

冬虫夏草	左牡蛎	牛膝	白石英	龟版
旋覆花	秋石	赖氏橘红	元参心	毛燕
川贝母	银杏	枇杷叶		

肝脾内伤,又挟湿痰。臌胀已成,膨脝坚实。恐两便失利,病情有加无已。脉见沉弦,根株甚深。须少食多餐,以冀调腹。

生於术	川楝子	泽泻	生白芍	腹皮
九香虫	焦曲	叭杏仁	香橼皮	广皮
制香附	枳壳	通天草	姜夏	

脾失运化之权,肾少生发之气。肝阳上亢,挟湿阻气灼阴。胸腹胀痛,纳谷无多。内热口干,盗汗溲短。大便溏薄,每日二三行。脉来细弦。治宜运脾化湿,兼清肝阳。

北沙参	生熟谷芽	吴萸	大白芍	酒炒黄芩
鸡内金	川石斛	广皮	苓皮	吉林参
冬瓜子皮	灯心			

血虚肝燥,气虚脾湿。腹笥乍胀乍消,脐下时突时平。青筋迭露,脉络掣痛。血愈虚愈少,气愈虚益滞。久而久之,单臌宜防。三焦失司,六腑失宣,更衣乍溏乍结。近来稍停饮食,化热在所不免。痰与气并,为目昏;与风搏,为脉弦。舌质糙黄,姑宜清宣。

| 吴茱萸拌川连 | 丝瓜络 | 仙半夏 | 宣木瓜 | 鸡内金 | 白芍 |
| 玫瑰露炒竹茹 | 忍冬藤 | 冬桑叶 | 川郁金 | 炒蚕曲 | 橘络 |

疟后痞后,湿遗热蓄。肝胃升降失司,腹笥胀满异常。青筋突露,更衣溏薄。土疳已成,速瘳不易。健脾燥湿,调气消胀。

制川朴	冬术	茯苓皮	猪苓	泽泻
芜萸	大腹皮	干蟾	五谷虫	鸡肫
官桂	冬瓜皮			

3. 黄疸

塘栖　汪味青　闰二月　湿郁中宫为黄疸,阳陷阴分为善卧。近来又加食滞,胃气遂失通降。多呕多吐,少食少便。营卫生于水谷,水谷运于脾胃。脾胃有所不和,营卫亦有妨碍。形寒形热,或往或来。中脘痞塞,气升欲厥。一团浊阴,壅填清阳。形似有升无降,实则有降无升,如天道之有秋冬,而无春夏之概。诊得左脉细微,右脉弦大。拙意宜用温通阳气,宣利腑道。《庄子》所谓"日月出矣,爝火无光",未卜然否。

吴萸炒川连	茯苓神	广陈皮	姜半夏	云曲
芽谷	上瑶桂	广郁金	奎白芍	佛手柑
瓜蒌皮	陈枳壳			

杨左 阴虚湿胜,面黄暮热,腰腿酸楚。

知母	川黄柏	根生地	茋肉	泽泻
鹿衔草	茵陈	山栀	广皮	熟半夏
当归须	络石藤			

姚左 二月 黄疸口渴喜饮,腹胀腰疼畏寒。

吴萸炒川连	山栀	酒芩	黄柏	芩皮
秦艽	苡仁	白杏仁	知母	冬瓜皮
苏子	忍冬			

李左 三月 湿聚热蒸,致成黄疸。经酸肩冷,腹筒膜胀。

茵陈	山栀	蒛蒌	鹿衔草	茅术
川朴	秦艽	忍冬	青皮	大腹皮
云神	川柏			

张左 三月 心悸耳聋,遍体皆黄。上有咳呛,下乃腹胀。胀而且满,或冷夜热。

当归	知母	黄柏	丹皮	熟地
茵陈	山栀	鹿衔草	橘红	川贝
青皮	瓜蒌	与熟地不宜同用①		

顾左 三月 营卫两虚,风湿互胜。头晕身酸,面黄腹胀。

茅术	川朴	青皮	大腹	枳壳
砂仁壳	茵陈	茯苓	芽谷	冬瓜皮
金铃子	白蒛蒌			

徐左 委中毒后,余湿未尽。面黄舌白,已成疸疾。

茅术	川朴	桂枝	茯苓	橘皮
泽泻	茵陈	山栀	枳壳	砂壳
鹿衔草	冬瓜皮			

沈左 疟后遗邪未尽,胃纳因之减少。

川石斛	茯苓	广皮	大腹皮	法夏
生草	茵陈	山栀	佩兰	泽泻
炒黄芩	芽谷			

陈左 阳虚湿胜,阴黄已成。肢软力倦,经有八载。

---

① "与熟地不宜同用"具体何指,待考。

潞党参	茅术	绵芪	防风	冬术
泽泻	鹿衔草	芝麻	广皮	桑叶
茯苓				

周左　三月　脾虚积湿,久则化热。热势壅盛,蒸成黄疸。

茵陈	广皮	茅术	枳壳	云苓
大腹	山栀	姜夏	川朴	砂壳
鹿衔草				

项左　酒湿类聚,中气必虚。营卫出于脾胃,冷热主乎营卫。脾胃为湿所困,营卫亦为痹阻。酒入肝胆,面目为黄。胃纳式微,小溲红赤。脉象濡细,舌质薄腻。或有食复,或有劳复。辗转不瘥,已越一年。中气愈病愈虚,湿痰愈聚愈多。仿东垣法调和脾胃。脾胃一和,营卫不为造偏;营卫一和,冷热不为复来。

桂枝炒白芍	茵陈	鹿衔草	茯苓	葛花
鸡距子	益智仁	砂仁	姜夏	广皮
芽谷	姜枣			

又　劳复属营卫之不足,食复属脾胃之有亏。浊气在上,腹为䐜胀;清气在下,便为滑泄。脉象虚大,两调脾胃。

桂枝炒白芍	於术	苓皮	猪苓	泽泻
冬瓜皮	大腹	广皮	砂壳	枳壳
芽谷	木香			

许左　湿火走入肝胆,目窍为黄;窜入肌肉,唇口为血。平日喜嗜酒醴,中气必虚;好吸旱烟,上焦必燥。小溲红赤,大便紫黑。胸前自觉满闷,纳食由此减少。脉滑大,舌薄黄。泄气以开中,清营以利下。

制军	吴萸炒川连	山栀	葛花	鸡距子
大腹	茵陈	鹿衔草	海金沙	赤苓
丹皮	龙胆草			

又　酒客中焦,湿痰易生,湿胜化火,由气入营。目窍发黄,唇口出血。痰聚胃口,呕而带咳。大便紫黑,小溲红赤。舌根白腻,脉象细数。宣气之滞以搜痰湿,清营之热以安阳络。

制军	吴萸炒川连	山栀	龙胆草	鹿衔草
葛花	桃仁	丹皮	杏仁	茵陈
姜夏	川贝			

又　烟辛伤气,酒醴伤营。气主乎肺,血藏于肝。胸次或跳或痛,鼻窍似燥似血。唇口干而起裂,舌质黄而且紫。两目皆黄,两足俱软。旧病遗精新发,寐中梦扰纷纭。脉象俱见沉大,治法仍宜苦寒。

当归	龙胆草	制军	吴萸炒川连	丹皮
鹿衔草	茵陈	山栀	葛花	鸡距子
广皮	姜竹茹			

胡元平　肝气凝聚成痕,已有七载;脾湿蒸腾成疸,亦有五年。痕气流散无穷,满腹为胀;黄疸滋蔓不已,遍体为肿。夏令阳气升泄,地中湿浊蒸腾,人在气交之中,不免感受斯邪。腹满日益其增,黄疸日益其盛。肝益病益强,脾益病益弱。条达失司,健运失职。清气因之不升,浊气因之不降。上有脘泛,下为便溏。久病阴虚及阳,久泻气虚及血。营卫疏豁,腠理空虚,忽有形寒,忽有形热。颈项微瘰,胸膺稀瘰。清阳蒙蔽,目窍昏花。耳窍鸣响,浊气凝结。沉沉欲寐,默默懒语。左脉弦细,重取软滑;右脉濡滑,重取涣散。大凡四时百病,皆以胃气为本。饮食仅进数调羹,生机从何而支持? 久病之虚是真虚,新病之实为假实。升脾阳,益胃气,恐助其假实;通腑道,疏肝木,恐害其真虚。仿东垣升降中求之,参《内经》"塞因塞用"例,俾得叩桴应鼓,或可再商他策。

白茯苓	橘红络	仙半夏	淡竹茹	川贝
冬瓜子皮	荷梗	通天草	鲜苗叶	木蝴蝶
忍冬花	人参一钱、莱菔子三钱同服			

气滞脘痛,湿郁成黄。历举若燥气湿,若泄其热,已见投合,诸恙渐减。脉象柔和,舌亦滋润。惟病久阴伤,一时难以恢复。当用前辙,略行增损。

茅术	黄柏	黄芩	鹿衔草	九香虫
云苓	姜夏	茵陈	萸肉	预知子
广皮	制川朴			

宫　肝胆气火,脾胃湿火,互相蒸腾,为黄为疸。脘嘈乍起乍平,冷热忽作忽平。脉象小濡兼细,舌质薄白起剥。患经八月,辗转不全。阳分受伤,阴分亦伤。阴即营,阳即卫。阴阳交虚,营卫造偏。为寒为热,似疟非疟。经汛愆期已久,病关奇经八脉。阳维为病,苦寒热。治法疏肝胆之郁火,清脾胃之湿火。借斯调和营卫,通经利络。

柴胡	桂枝炒白芍	麋衔草	腹皮	丹皮
海金沙	茵陈	吴萸炒川连	黑山栀	茯苓
炙草	丝瓜络			

六、肾病

1. 肿胀

脾阳不足,湿胜阻气。气隧失宣,屡发浮肿。脉象沉滞,当用温运培土。

冬术	茯苓皮	猪苓	泽泻	葛根
炒车前子	木香	苡仁	六曲	炒冬瓜皮
广皮	姜皮			

肝脾失调,气滞成胀。

厚朴花	砂仁	芽谷	茯苓	香橼皮
泽泻	枳壳	晒术	川郁金	牛膝
青皮	冬瓜皮			

郁左　身浮肿,腹满胀。起于大病之后,脾肺已受戕伤。脉濡细,苔净白。

制川朴	冬术	桂枝	茯苓	泽泻
猪苓	广皮	神曲	大腹皮	姜衣
杏仁	砂仁			

杨左　大病之后,气分有亏。脾不能化水谷,肺不能通水道。水气逆行娇脏,为咳呛;水邪横趋皮肤,为身肿。茎肿囊肿,腹笥更肿。脉象濡细,舌质净白。用五苓散分消其中气,气得通行,则肿胀自消。

川附炒泽泻	川朴	冬术	茯苓	猪苓
姜半夏	云曲	广皮	桂枝	地骷髅
杏仁	冬瓜子皮			

陈右　四十岁　九月咳呛,十月产育。旋即腹笥肿,足跗亦肿。咳嗽绵延,肿亦未消。脘宇气闷,痰如白沫。上脘隐痛,咳而欲呕。脉象弦滑,舌质净白。病在肺脾肾,治在上中下。

蜜炙麻黄	桂枝炒白芍	葶苈	姜半夏	川贝
杏仁	橘红	牛膝	茯苓	冬瓜子皮
车前	地骷髅			

徐左　三十岁　初肿是因风水相搏,久肿乃属脾肾两亏。晨起肿甚于上

焦,午后肿甚于下焦。腹笥鸣胀,得谷更甚。心肾素亏,梦遗频来。脉沉弦,舌红光。两补脾肾,兼搜风水。

川附炒泽泻	上瑶桂	熟地	制萸肉	茯苓
知母	黄柏	丹皮	牛膝	车前
苡仁	谷芽			

沈右　三十九岁　三月　肾不能司阳明之关,又不能化膀胱之气。水气积于胸中,阻碍升降流行。夙有脘泛清水,近加身体浮肿。腹笥尤肿,足跗亦肿。水溢高原,气逆胸闷。脉象沉细,舌质薄腻。法宗《金匮》"溢饮"主治。

川附炒泽泻	桂枝炒白芍	枳壳炒冬术	带皮苓	沉香
姜半夏	川朴	广皮	牛膝	砂仁
车前子	广木香			

南浔　顾右　往年夏令,口吐鲜血;今岁夏令,并不萌动。旧瘀积滞,在所不免。挟湿阻气,腹笥满大。清升浊降失司,两足发现浮肿。肝失疏达,脾失输运。里湿易聚,胀势益甚。大便通行,小溲通利。病在肝脾,不在肠腑。六脉濡细而弦,舌质薄黄带腻。运中焦以除胀,通下焦以消肿。

贡沉香	茯苓皮	桂枝炒白芍	泽泻	姜半夏
金铃子	粉猪苓	广陈皮	枳壳炒冬术	砂仁壳
陈久香橼皮	大腹皮			

姚黎青　病之源,思虑伤脾;病之标,湿痰阻气。健运由此失司,饮食因此停滞。清气少升,大便或溏或泄;浊气少降,脘宇或痞或胀。咳呛自去冬而起,痰红是仲夏发现。两足浮肿,六脉弦滑。口腻味苦,舌白苔黄。木贼则土败,土败则金衰。见证纷至沓来,虚象已见一斑。建中焦之阳,以资运纳;调上焦之气,以搜湿痰。

北沙参	白茯苓	桂枝炒白芍	冬瓜皮	叭杏仁
炒於术	炒焦芽谷	炒焦扁豆	橘红络	半夏曲
伏龙肝				

二诊　少年经营操劳,中年丧明悲戚。心脾肾阳受戕,益以湿痰素胜,遂使中焦困厄。酿成痞满,消化不灵。吐有酸水,嗽有咸痰。自冬徂春,自春迄今。咳呛阵作,痰红迭见。脉象弦滑,舌质白腻。木土同仇,清浊交混。治法抑木扶土,参用升清降浊。

北沙参	广橘红	奎白芍	叭杏仁	阳春砂
半夏曲	炒於术	冬瓜子	白茯苓	炒芽谷
益智仁	广木香			

三诊　无阳则阴无以化,水邪溢于皮肤,酿成手足肿胀。气逆作喘,卧不安寐。不食不寝,已越旬余。头汗自泄,燥热乍起。脉象濡滑而细,舌质腻中

带黄。火土两败,清浊交混。膀胱气化不司,小溲欠利;脾胃鼓舞失职,大便不实。治法温补中阳,借以宣化浊阴。

肉桂炒白芍	菟丝饼	怀牛膝	别直参	新会皮
姜半夏	川附炒泽泻	车前子	白茯苓	砂仁壳
冬瓜皮	炒於术			

陆　瘄疹发后,风邪留而不去;风性轻清,势必逗留于肺。肺气通调,下输膀胱。肺气不获下行,遂使水道不通。溢于皮肤,发现浮肿,已及四肢。胸中气闷,腹中胀痛。脉浮弦,舌白腻。治法泻上焦之肺气,借以通下焦之气化。

甜葶苈	花椒目	桂枝	茯苓	麻黄
忍冬藤	汉防己	粉猪苓	杏仁	川朴
大腹皮	地骷髅			

二方　左脉浮滑,右脉濡滑。浮滑为风痰,濡滑为湿痰。风痰郁遏上焦,湿痰壅塞中焦。肺不通调水道,胃不消运水谷。水道不通,身为浮肿;水谷不化,胸为满胀。迭进温表,肿势渐退;加以泄里,胀势亦消。惟气机仍不通降,故咳呛依然如前。立法尚宜宣表渗里。

川附炒泽泻	蜜炙桑皮	白杏仁	新会皮	生苡仁
麻黄	桂枝炒白芍	姜半夏	地骷髅	茯苓皮
甜葶苈	苏子			

徐左　三十岁　二月　初肿必属风水相搏,久肿必属脾肾两亏。晨起上焦为肿,午后下焦为肿。腹笥膜胀,得谷更甚。心肾素亏,梦遗频来。脉沉弦,舌红绛。两补脾肾,兼搜风水。

炒知母	川柏	大熟地	萸肉	丹皮
茯苓	泽泻	车前	牛膝	附片拌薏仁
上瑶桂	芽谷			

杨左　积劳积湿,伤脾阻气。腹笥作胀,面部浮肿。

茅术	川朴	茯苓	桂枝炒白芍	猪苓
泽泻	鹿衔草	冬瓜皮	青皮	茵陈
阳春砂	芽谷			

陈左　痞满腹胀,面黄带浮。木土相侮,气滞湿胜。

贡沉	香橼皮	青皮	大腹	泽泻
白蒺藜	茅术	川朴	延胡	金铃子
桂枝炒白芍	佛手柑			

蒋雅琴夫人　八月　饮邪挟气,乘胃冲肺。腹笥状似覆瓦,脘宇犹如弹丸。攻升则痛,剧时作胀。有时咳而气喘,有时呕泛清水。偃卧维艰,纳食索然。阳气升多降少,饮邪随升随逆。淫于肌肉,溢于经络。面部为浮,四肢为肿。

肺气不达州都,小溲艰少;脾气不磨水谷,积聚酿痰。脉象弦滑而大,治法温运通阳。

上瑶桂	贡沉香片	家苏子	姜半夏	冬瓜子皮
橘红络	川附子	白茯苓	奎白芍	白芥子
通天草	丝瓜络			

顾树屏　腹满按之鏊鏊而不坚,肠间闻之鸣鸣而有声。大便溏而不畅,泄而不多;小溲黄而不赤,短而不长。有时清水泛溢则口润,有时清水凝聚则口干。虚由脾及肾,胀由腑及脏。脾与胃为表里,肾与胃为相关。脏者藏而不泻,腑者泻而不藏。脾不为胃行其津液,肾不为胃司其关门。关门不利,故聚水而作胀;津液不升,则舌燥而无苔。胃纳日少一日,精神日疲一日。生机日乏,元气日虚。左手脉弦细带滑,右手脉弦细兼紧。脾脏升降窒郁,胃腑清浊交混。夫治胃与治脾有别,治脏与治腑不同。脾为湿土,宜温则健;胃为阳土,宜润则和。凡病皆以胃气为本,治法宜以柔润为重。参用滋少阴之化源,以利关;复入通太阳之气化,以治胀。

吉林参须	筧麦冬	白芍	鲜苗叶	杞子
肉苁蓉	茯苓	泽泻	橘白	法半夏
冬瓜子皮	扁豆衣			

又　脾宜升则健,胃宜降则和。东垣大升阳气,其治在脾;仲景急下存津,其治在胃。久胀而泄泻,脾伤及肾;新泻而废食,肾伤及胃。中焦无砥柱之权,气失和降;下焦失藏聚之机,气欠摄纳。饮邪停于膈,脘宇自觉懊侬;水邪蓄于肠,腹笥时或鸣响。升降之气失度,清浊之邪不分。小溲愈少,腹笥为之乍大乍小;大便愈多,肠胃为之乍通乍窒。左手寸关弦细,尺部独弱;右手寸关柔细,尺部更软。舌中松白,舌边淡绛。正气久虚不复,精神殊为狼狈。欲求胃醒,务在生津养液;欲求脾健,端在升清降浊。

饭蒸於术	米炒麦冬	茯苓	广皮	吉林人参
姜夏	芽谷	白莲子肉	益智仁	升麻
葛根	川草薢	荷梗		

吴左　腊月　脾不足,气下注膀胱。足跗浮肿,起于秋令病后。脉象濡细,舌质净白。升阳益气,和胃健脾。

升麻	当归	芽谷	党参	茯苓
广皮	柴胡	白芍	红枣	冬术
甘草	姜夏			

石左　风水相搏,遍体浮肿。气有冲逆,防有咳呛。

| 汉防己 | 椒目 | 葶苈子 | 桂枝 | 川朴 |
| 泽泻 | 云苓 | 广皮 | 姜夏 | 杏仁 |

冬瓜子皮　　大腹

　　杨仲林　平日肝气强,脾气弱;原由嗜酒多,纳食少。中焦清阳,失鼓舞之机;中焦浊阴,有蟠聚之势。窒碍升降,清浊为之混淆;阻滞流行,气血为之逆乱。清浊既混淆,气血又凝结。腹笥为臌胀,足跗为浮肿。肿自下而至上,胀亦下而及上。发现两月,渐致增剧。按之坚硬,推之不移。形容日瘦,谷纳日废。口有腻痰,喉有燥痛。舌绛兼白,脉弦兼细。臌胀已达极点,精神殊形狼狈。草木功微,难冀回春。

吉林须	茯苓	橘红络	川贝母	叭杏仁
冬瓜子皮	滋肾丸	炒芽谷	川草薢	通天草
荷梗	路路通	滋肾丸		

　　卫左　肿胀未到半月,咳嗽已将半旬。风水相搏,肺胃同病。

汉防己	椒目	葶苈子	瑶桂	白杏仁
苏子	苓皮	桑皮	大腹	橘皮
冬瓜子皮	地骷髅			

　　沈左　肿自下及上,咳逆不获平卧。二便通利,起已半年。

川桂枝	冬术	云苓	猪苓	生苡仁
姜夏	麻黄	苏子	葶苈子	防己
贡沉	地骷髅			

　　十一岁童　肿常消常长,由来二年,脾肺两伤。现加外感,肿势更剧。

防己	川椒	葶苈子	麻黄	桂枝炒白芍
冬术	苓皮	猪苓	泽泻	川朴
白杏仁	地骷髅			

　　谢左　腹胀尚未杜根,日久脾肾两伤。

潞党参	熟冬术	云茯苓	白芍	广皮
姜夏	广木香	阳春砂	冬瓜子皮	生苡仁
大腹皮	红枣			

　　王左　三十五岁　能食而不能化,其咎在脾;血虚而气不调,其病在肝。肝为刚脏,燥则愈刚;脾为湿土,滞则益湿。肌肤干燥,更衣艰涩。脉象细弦,舌质糙腻。治法濡养气血,借以灌溉肝脾。

甘杞子	苁蓉	当归	白芍	黑芝麻
麻仁	柏子仁	枣仁	远志肉	怀牛膝
芽谷	广皮			

　　俞左　四月　左脉刚,刚者阴亏;右脉动,动则痰多。肿胀之后,脾胃虚不肯复;脾不化湿,湿多善于生痰。痰阻气机,甚则作痛。两胁滞痛,牵及脐上。阴分素亏,肝木素强。时当湿令,法宜从脾着想。脾气健旺,湿痰自化。稍佐

柔肝,以舒脉络。

桂枝炒白芍	枳壳炒冬术	茯苓	姜半夏	青皮
炒芽谷	旋覆花	姜竹茹	橘红络	砂仁壳
冬瓜子	瓦楞子			

又 肿从肾出,胀从脾出。肿胀退舍之后,脾肾均受戕伤。脾不健则湿痰易聚,湿痰多则消化愈钝。胁胀痛,脉刚动。鼓舞脾肾,借资运化。

白归须	桂枝炒白芍	生杜仲	橘红络	丝瓜络
姜半夏	鸡肫皮	小青皮	陈枳壳	芽谷
春砂壳	竹茹			

严左 三月 去冬面部浮肿,今春腹部膜胀。肝脾气滞,寒湿互阻。

茅术	大腹	冬术	广皮	姜夏
泽泻	川朴	砂壳	枳壳	云苓
云曲	冬瓜子皮			

杨左 四月 风水相搏,遍体浮肿。小便通利,时作时消,上行及下。

茯苓	桂枝	冬术	泽泻	猪苓
川朴	白杏仁	冬瓜子皮	桑皮	广皮
姜夏	地骷髅			

刘左 四月 肿而兼胀,已越一月。其本在肾,其末在肺。

冬术	苓皮	川桂枝	猪苓	泽泻
杏仁	川朴	广皮	牛膝	车前
半夏	姜衣			

魏 肠澼红白,经有四载。脾中阳衰,肾中火微。无以运磨水谷,纳食为之膜胀。腑道气郁,肝失疏泄。少腹因之疼痛,两跗浮肿。舌质黄腻,脉象濡细,尺部柔弱。当运中阳,以资运纳。

补骨脂	桂枝炒白芍	巴戟天	川草薢	於术
煨肉果	鹿角霜	川附炒泽泻	升麻	小茴香
木香	车前子			

杨右 大衍之年,劳损心脾。自春迄今,面浮跗肿。有时心悸,唇燥龈肿。脉象两关颇弦,余部柔软。湿在脾,输运为窒;热在胃,气分易弱。燥湿渗利非宜,暂拟归脾以和气法。

紫丹参	防风炒绵芪	杏仁	广木香	远志肉
云茯苓	枳壳炒冬术	桂枝炒白芍	石斛	全当归
冬瓜子	采云曲			

陈左 脾多升,胃少降。湿浊蟠踞,脘胀噫嗳。清浊混淆,气分痹阻。每至傍晚,两足浮肿。烦热面红,脉细舌光。阴亏损,阳浮越。治法和脾胃之升降,

以分清浊;参用调阴阳之偏胜,以和营卫。

鳖甲	龟版	牡蛎	代赭石	牛膝
白芍	苓神	广皮	姜夏	郁金
枳壳	芽谷			

南浔 刘左 初方 肝脾气郁,寒湿凝聚。肿胀自春夏延及至今,甚于下身,两足跗肿,脘腹似觉不舒。脉象左右沉弦而大,舌质薄白,并不枯燥。见症合脉,似属阳虚。但耳窍素不聪闻,肝肾真阴,亦有所不足也。治当阴阳两济,仿崔氏八味法。然病根深远,难期速效。

大熟地	怀山药	云茯苓	陈萸肉	川附炒泽泻
粉丹皮	车前子	冬术	陈皮	桂枝炒白芍
橼皮	阳春砂仁			

复诊 胃为水谷之海,水病无不本之于胃。独肿属于脾肺者何耶?夫足太阴脾足以输运水谷于上,手太阴肺足以通调水道于下,则海不扬波矣。惟脾肺二脏之气不运,乃胃中之水日蓄,浸灌表里,无所不到,是则脾肺之权,可不伸耶?然其权尤重于肾,肾者,胃之关也,肾司开阖。肾气得阳则开,阳盛则关门大开,则水直下而为消;肾气得阴则阖,阴盛则关门大阖,则水凝结而为肿。《经》云"肾本肺末",相传俱受为言,然则肿乃脾肺肾为三纲也。有似左胁作胀,有似中脘多痰。遍体筋络,时或抽掣。脉象沉大而躁,统按左甚右缓。傍晚略觉形寒,清晨尤觉微热。阴阳少有造偏,气血岂无阻碍。前方已用崔氏八味法,肿势似见退舍。惟肿胀用此法,是为圣药,譬适燕而指其南也。治宜仍从原法进步,使肾气收摄,则水不至泛滥矣。至于下焦肿盛,此脏病而兼腑病也。肾与膀胱为表里,补肾即补膀胱。俾膀胱旺,则气化自调,而水道自利。

砂仁捣熟地	萸肉	山药	云茯苓	瑶桂炒白芍
川附炒泽泻	沉香	川郁金	橘络	陈香橼皮
丹皮	仙半夏			

脾湿不化,气滞作肿。遍体蔓延,腹笥膜胀。自夏徂秋,脾伤便溏。延为土瘠,速瘳非易。当用温运脾气,以利余蕴之湿。

冬术	苏子	猪苓	泽泻	木香
茯苓皮	川桂枝	广皮	米仁	缩砂仁
制川朴	冬瓜皮			

邢童方 饮食杂投,医药杂进。攻表则伤阳,清里则伤阴。延至四月,形色瘦弱。脾胃不获输运,清浊为之混淆。清阳下滞,两足跗肿;浊气上承,满腹膜胀。更衣燥湿不匀,脉象濡细无力。当调脾胃升降,仿东垣之宗旨。务使脾升则清气随脾而上,胃降则浊阴从胃而下。饮食尤宜谨慎,勿以多多为善,否则有碍脾运,延为土瘠之虑。

西潞党	白术	带皮苓	鸡内金	柴胡炒白芍
蟾腹	升麻	五谷虫	谷芽	冬瓜皮
车前子	广陈皮			

刘　足少阴经有亏，六淫湿邪易受。《内经》云："浊气在上，则脘腹䐜胀；清气陷下，则两足浮肿。"前温运投之如合。切脉软滞，当从原议出入。

枳壳炒冬术	川朴	青皮	茴香	椒目
茯苓皮	川附炒泽泻	茅术	苡仁	防己
桂枝	贡沉香			

脾失输运，气滞成胀。益气升清，以治其标。

西党参	冬术	升麻	白芍	软柴胡
茯苓	大腹皮	当归	神曲	砂壳
冬瓜皮	新会皮			

2. 淋浊

肝胆郁火，膀胱积湿。前已淋浊，今因溺浊。脉象虚软，肾元素亏，未可过渗，当用泄热化湿。

草薢	甘草梢	丹皮	黑山栀	泽泻
酒洗莲蕊须	杵砂仁	盐水炒潼蒺藜		盐水炒牛膝
炒车前子	茯苓	生苡仁		

童左　十七岁　溲浊黏腻，状如膏淋。气化失宣，小便不利。趁早调治，庶免增剧。

大生地	萸肉	山药	丹皮	茯苓
泽泻	瞿麦	萹蓄草	白芍	淡竹叶
甘草梢	车前子			

蒋渠清　血不养经，气入于络。左右环跳之酸，牵及胯缝；肩胛经络之酸，连及睾丸。湿火下注，淋久不息。阴精暗耗，阳气受伤。中焦尚有湿痰，噫嗳泛恶酸水。关脉滑，尺脉紧。当通血络，兼利气道。

当归须	川断肉	杜仲	白芍	川楝子
延胡	牛膝	橘络	丝瓜络	左金丸
甘草梢	忍冬藤			

石左　湿火下注，膀胱气化失司。小溲为之血淋，近复发生寒热。

细生地	丹皮	牛膝	甘草梢	木通
车前子	淡竹叶	银柴胡	黄芩	青蒿子
左金丸	苗叶			

钱儒珍　从前曾染花柳之毒,发现淋浊;旧年又遭鼓盆之痛,旋又复萌。绵延迄今,已有四月。脉象弦细,舌质净白。平时嗜酒多湿,益以气郁化火。体质阴亏,未能渗利。

川柏	知母	熟地	萸肉	山药
丹皮	泽泻	茯苓	莲须	甘草梢
米仁	葛花			

窦福生　心肾素亏,无梦滑精;肝胆阳亢,血淋带浊。淋紫黑而有块,浊白黏而如膏。少腹作胀,茎管作痛。甚而牵及经络,小溲时常频数。脉象柔小,舌质薄白。拟仿龙胆泻肝汤意。

龙胆草	生地	当归尾	赤芍	西珀屑
丹皮	牛膝	甘草梢	车前子	泽泻
竹叶	瞿麦			

窦左　三月　败精败浊,兼挟肝胆湿火;互相凝结,酿成白浊血淋。茎管作痛,经络酸楚。小溲短数而多,少阴已受戕伤。

龙胆草	生地	赤芍	当归	丹皮
牛膝	血余炭	西珀屑	川柏	知母
甘草梢	竹叶			

陆左　五十三岁　少阴肾脏不足,太阳膀胱失司。湿火乘机下注,酿成淋浊茎痛。

龙胆草	生地	西珀屑	丹皮	木通
甘草梢	牛膝	车前子	赤苓	血余炭
海金沙	竹叶			

周湘云　溲中有浊,浊中有精,肾阴暗耗;酒能助湿,湿胜作泻,脾阳亦亏。中焦气分又有浊痰,机关流利为之失司。筋骨或有痛楚,肢体或有酸软。膈上自觉窒滞,头目亦觉昏晕。左脉沉弦,右脉滑大。当以疏补阳明,借以流利机关。

潞党参	川草薢	福建曲	益智仁	法半夏
云茯苓	川杜仲	广陈皮	熟於术	香谷芽
甘草梢	砂仁壳			

黄左　肾关不固,小溲频数。湿火乘虚下注,膀胱气化失司。尺脉细。清湿浊。

沙苑子	丹皮	知母	黄柏	泽泻
茯苓神	淡竹叶	甘草梢	黑山栀	鲜荷梗
橘皮	生扁豆			

吴左　二月　阴虚湿火下注,气滞膀胱失司。小溲红赤,防成淋浊。

| 海金沙 | 茵陈 | 黑山栀 | 知母 | 黄柏 |

川连　　　　苓皮　　　　泽泻　　　　银胡　　　　蒿子

丹皮　　　　竹叶

张左　先起右足肿痛,继而小便不通。茎管痛,溲赤血。

鲜生地　　　木通　　　　川连　　　　西珀　　　　赤苓

草梢　　　　当归须　　　制军　　　　瞿麦　　　　萹蓄

草薢　　　　淡竹叶

陆左　三月　向有梦遗,现在淋浊。湿火下注,茎头肿痛。

知母　　　　川柏　　　　草薢　　　　赤苓　　　　草梢

泽泻　　　　川连　　　　海金沙　　　丹皮　　　　竹叶

苡仁　　　　龙胆

朱左　二月　淋浊伤肾,肾虚腰痛。旧冬徂今,通固互施。

根生地　　　莲须　　　　黄肉　　　　丹皮　　　　茯苓

橘红络　　　麦草　　　　桑螵蛸　　　草梢　　　　泽泻

芡实　　　　川断

尹左　君相之火下注,膀胱之湿随注。气化失司,酿成淋浊。经有一月,色甚带黄。败浊流入气络,睾丸为之偏大。左关尺脉弦紧,治法清湿通络。

知母　　　　黄柏　　　　龙胆　　　　木通　　　　草梢

赤苓　　　　橘络　　　　车前　　　　海金沙　　　川连

两头尖　　　竹叶

平左　淋浊转辗,经有四月。茎管作痛,色带青绿。膀胱湿火下注,州都气化失司。

土茯苓　　　草梢　　　　木通　　　　竹叶　　　　海金沙

银花　　　　龙胆　　　　吴萸炒川连　丹皮　　　　苡仁

车前草　　　泽泻

张左　少阴不足,太阳有湿。稍涉烦劳,溲前有浊。

党参　　　　白芍　　　　杜仲　　　　茯苓　　　　丹皮

泽泻　　　　川草薢　　　莲须　　　　炒芡实　　　车前

海金沙　　　草梢

朱　肝肾阴亏,湿热下注。小溲淋浊,脉象沉弱。当滋肝肾,以理湿热。

生地　　　　粉草薢　　　丹皮　　　　莲须　　　　甘草

佩兰　　　　白芍　　　　白茯苓　　　小蓟　　　　谷芽

川连　　　　广皮

宗气不足,溲为之变。膀胱气化失权,溲为频数,其中余湿未清。舌质薄白,脉象关部细软。当用益气升阳。

西党参　　　冬术　　　　白茯苓　　　草薢　　　　升麻

泽泻	软柴胡	莲须	甘草梢	广皮
当归	砂仁			

3. 癃闭

杨春友　两足酸楚,不便行动,起于十月初旬;少腹高突,小便癃闭,发于本月中浣。大便将旬始得更衣,小溲点滴不获通行。当脐之下,少腹之上,有形横突,日益增大。水道一日不通,气道一日不畅。渐至气入于络,胸膺胁肋俱胀。形寒形热,忽来忽往。舌质糙燥,脉象弦紧。三焦决渎失司,膀胱气化失职。升降交阻,津液俱伤。急当宣其气化,借以通其水道。

上瑶桂	木通	车前子	川黄柏	知母
制甲片	桃仁泥	牛膝	川楝子	蟋蟀
丝瓜络	海蜇	地栗		

又二方　十月初旬,发现两足酸楚;本月中浣,又复小溲癃闭。少腹高突如阜,按之坚硬如石。三焦失决渎之职,六腑失输泻之司。近来小溲,既见涓滴,大便亦不畅下。水道日窒,气道日塞。蕴湿从何而去,新湿又复停滞。升降愈滞,通泄益阻。流行之气,留于经络,胸膺胁肋,皆觉胀满。脉息弦细,舌质灰燥。治法通腑通络,借以利气利水。

川柏	知母	川草薢	瑶桂	牛膝
车前子	川芎	甲片	桃仁	两头尖(鼠矢)
海蜇	控涎丹	红花染丝瓜络		

又三方　前此小便癃闭,现在小便涓滴。少腹坚硬,一旦平消。然三焦尚失决渎,六腑通降未畅。大便不下,已有三日。腹筋尚觉郁塞不舒,两足络道仍觉酸楚。环跳筋骨,尤觉酸痛。脉象细弦,舌质薄白。肝肾营阴已伤,膀胱气化失司。湿邪乘机蟠聚,升降益被阻遏。务使气化流行,则湿行而小溲自利。

制甲片	川柏	知母	瑶桂	丝吐头
牛膝	草薢	川芎	当归	茯苓
地栗	海蜇			

又四方　大肠传导失司流通,大便二日一行;小肠受盛失司运化,小溲不循常度。有时涓滴,有时频数。当脐之下,少腹之上,忽而有形,忽而无迹。惊蛰已届,春阳发动。肝木由此怒张,胃气竟受戕伤。睡卧寤多,纳食颇少。身半以上,经络掣胀;身半以下,经络酸楚。病缠已经二月,肝肾精营两伤。六脉弦细,舌质净白。猛剂妨害气血,断不可施;缓剂宣通经络,似较妥当。

炒知母	川柏	瑶桂	桃仁	盐水炒牛膝
瓜蒌仁	枣仁	茯神	当归须	海蜇

谷芽　　　　　红花染丝瓜络　　　　　　大地粟

吴兴　章晋泉　膀胱不利为癃闭，膀胱不约为遗溺，此《病机篇》之言也。先有癃闭，继有遗溺，此先实而后虚也。胃司于六腑，肾开窍于二阴。纳食不多，中流砥柱无权，六腑枢转皆失其职，大腹、小腹为之胀满；遗溺不禁，下元藏聚失司。二阴机关均欠流利，大便、小便为之窒碍。溺管逼近精管，溺管动，精管亦动，遗溺多，败精亦多，流散脉络，睾丸先缩后垂；小肠附近大肠，小肠窒，大肠亦窒，遗溺多，溏泄亦多，水趋络队，两足先肿而胀。左脉沉细而弦，右脉濡细而弦。舌中淡绛，舌边松白。古稀大年，下元自衰，未宜过用渗利，庶免致伤肾阴。二便或通、或闭，决无关系；大腹乍胀、乍大，颇为棘手。六腑为病，以通为用；五脏为病，以涩为事。脏腑同病，通涩互施。睾丸之胀，总属乎肝，参用泄肝、通络；大腹之胀，总属乎脾，尤宜和脾、利气。录方还希高明酌政。

知母　　　　　川黄柏　　　　瑶桂　　　　贡沉香　　　　香橼皮
青皮　　　　　白芍　　　　　丝瓜络　　　橘核　　　　　小麦草
冬瓜皮　　　　路路通

又二方　先癃闭而致遗溺，自腹胀而抵睾丸。卧则气着于上，胀及中脘；坐则气垂于下，胀及睾丸。二便不能如常，欲解艰难万分。大便或有溏腻，或有溏泄；小溲时或涓滴，时或遗溺。腹筋乍大乍小，睾丸或缩或垂。一团之腹，六腑俱居其中，大腹胀满，六腑皆为阻痹；二阴之窍，肾经最为关系，便溺窒碍，肾阴已受戕伤。肾为胃关，关门不利，故聚水而作其胀；肝络阴器，络脉不宣，则聚气而成㿉疝。左脉缓急不匀，右脉滑涩不调。舌边起点，舌中光绛。目前最吃紧者，惟胀势为注重。治法先宜通腑宣痹，务使六腑以通为用。

金铃子　　　　橘核　　　　川黄柏　　　知母　　　　　丝瓜络
茯苓　　　　　大腹皮　　　枳壳　　　　制甲片　　　　青皮
奎白芍　　　　瑶桂

又三方　湿邪阻痹腑阳，水邪蕴蓄肠间。升降乖戾，清浊混淆。自癃闭而致遗溺，由腹胀而抵睾丸。卧则气着于上，胀及膺脘；坐则气垂于下，胀及睾丸。腹筋鸣响如雷，睾丸缩垂如疝。二便不循常度，欲解艰难万分。大便或有溏泄，或有痰腻；小溲时见涓滴，时见不禁。舌质更变不一，或黄、或白、或绛；脉象左右不齐，乍滑、乍缓、乍急。目前惟胀最为吃紧，治法通腑是为扼要。务使腑阳通，则清浊自分；清浊分，则胀满自消；胀满消，则诸恙自瘥。录方即请明政。

川黄柏　　　　知母　　　　青皮　　　　贡沉香　　　　川郁金
丝瓜络　　　　采云曲　　　白芍　　　　枳壳　　　　　茯苓
法半夏　　　　上瑶桂

孟　诸腹胀大,皆属于脾,脾居中焦也。人胸中空如太虚,地气上而为云,天气降而为雨,地气始收藏不动。诚谓"上焦如雾,中焦如沤,下焦如渎"。则知云从雨施,而后沟渎皆盈,水道通决,则乾坤有一番新气象矣。此义皆在膀胱一经,膀胱者,州都之官,津液藏焉,气化则能出矣。膀胱气化有权,其重又在保肾。肾以膀胱为腑者,肾气动必先注于膀胱。屡动不已,膀胱胀满,势必逆奔于胸腹,甚窒塞之状,不可多言。左脉弦细,舌光无苔。间有点白浊痰频吐,冷热作。治当补肾,以通膀胱。

西洋参	大生地	筧麦冬	炙橘红	冬瓜子
云茯苓	贡沉香	大白芍	法半夏	京川贝
怀牛膝	车前子			

4. 遗精

李仲粹　心肾阴亏,肝胆阳亢。君相火动,神志不宁。有梦而遗,每日必至。近挟风火上凌,齿痛甚而面肿。脉象寸关数大,先清而后滋补。

石决明	知母	元参	川柏	茯神
薄荷	丹皮	滁菊	桑叶	钩钩
竹叶	丝瓜络			

石汝棠　喜嗜酒,必多湿多火;多用心,必伤神伤志。心肾不相交,神志不相媾。无梦而滑,足膝酸软。舌质薄黄,脉象弦细。法当交媾心肾,参入清泄湿火。

川连	川柏	草薢	川断肉	牡蛎
枣仁	远志	茯神	猪苓	莲须
杜仲	桑枝			

周绳武　体质阴亏,加以成婚太早,先天不足,相火有余。摇动精窍,无梦而滑。从前有鼻衄,现在小溲浑。脉来细数,舌苔薄黄。当补心肾,兼潜君相。

生地	川柏	牡蛎	龟版	知母
茯神	丹皮	瞿麦	木通	甘草梢
竹叶	莲须			

程逸清　或有梦而遗,或无梦而滑。多者每月六七次,少者每月二三次。湿痰虽有余蕴,络气已获流通。胸膺掣痛若失,目窍流泪亦止。近加外感风寒,遂使发生咳嗽。脉象浮弦,法当清肃。

前胡	光杏仁	川贝	橘红	姜半夏
米仁	冬瓜子	桑叶	枇杷叶	梨皮
竹茹	丝瓜络			

沈士英　情志惊恐,已有三年。惊则动肝,恐则伤肾。君相火动,内扰精窍。有时梦遗,有时精滑。每至遗后,腰脊觉酸。脉象尺软,舌根薄黄。其间尚有湿,治法当兼顾。

熟地	萸肉	山药	龟版	首乌
川柏	知母	丹皮	茯神	丹参
橘络	莲须			

朱梅亭　体质阴亏,时有阳动。动则精遗泄,泻则阴愈亏。久坐腰酸,傍晚足酸。舌质薄黄,脉象弦细。法当潜阳泄火,借以益肾固精。

川柏炒知母	龟版	牡蛎	杜仲	川断肉
丹皮	米仁	丝瓜络	莲须	茯神
泽泻	橘络			

沈恩耕　肝肾阴水不足,肝胆阳火有余。上有耳鸣,下有遗泄。有梦者多,无梦者少。脉象弦细,舌质薄黄,补心肾,借潜肝胆;熄风阳,而救君相。

熟地	萸肉	山药	龟版	牡蛎
远志	枣仁	龙骨	茯神	泽泻
黄柏	丹皮			

张左　十月　阴亏阳动,有时冒热;血少络空,有时筋掣。交泰失司,精窍由此而动。源在于阴,必当育阴,以冀阳潜。

川石斛	淡鳖甲	淡龟版	左牡蛎	奎白芍
粉丹皮	紫丹参	滁菊花	冬桑叶	白茯神
丝瓜络	橘红络			

又　膏方　滋坎水以济离火,泄巽木以安兑金。

大熟地	大生地	坎版	丹参	丹皮
莲须	沙苑子	牡蛎	黄芪	麋角
金樱子	黄鱼肚	甘杞子	白芍	海参
橘皮	阿胶			

杨左　十月　真阴不足,君相火动。精管摇泄,不时遗滑。精不化气,气不运行。上为噫嗳,下为膜胀。切脉弦细,舌白口淡。法用和运,以摄精关。

贡沉香	桑螵蛸	金樱子	白莲须	芡实
香橼皮	鸡内金	茯神	广皮	姜半夏
佛手柑	玫瑰花			

黄兰裳　左脉小弦,右脉软滑。舌质薄黄,口觉干燥。夜半多烦少寐,间或有梦遗精。足心发热,腰脊酸软。嗜酒肝胆多火多湿,操劳心肾积损积虚。治法养心肾之虚,参用潜肝胆之火。

川石斛	龟版	白芍	川柏	知母

丹皮	山栀	鸡距子	葛花	丹参
茯苓	竹茹			

李定仙　肾失作强,阳痿[①]不举。向有梦遗,近患淋浊。虚象毕集,忧愤交加。心肾由此失济,阴阳因之失和。目窍迷雾,腰膝酸楚。脉来细弦,潜育肝肾。

炙龟版	牡蛎	白芍	丹参	枣仁
牛膝	茯苓	莲须	滁菊	桑叶
远志	甘草梢			

朱赞生　心脾营虚,虚则生火,上扰不息,舌中为剥;肝肾阴亏,亏则阳动,下烁阴精,间有梦遗。虚火挟湿,蒸化为痰。痰聚于胃口,不咳而自咯。左脉细弦,右脉细滑。清阴中之虚热,涤气分之湿痰。

大生地	丹参	白芍	川石斛	茯神
元参	川贝	叭杏	橘红	丹皮
牡蛎	桑叶			

又　膏方　养心肾之阴,以交坎离;潜肝胆之阳,借宁龙相。

大生地	茯神	麦冬	甘杞子	牡蛎
白芍	萸肉	丹皮	丹参	归身
龟版	党参	龙骨	泽泻	绵芪
滁菊	桑叶	阿胶	滁菊	橘皮

汪选古　肝肾阴亏,龙相火升。稍涉烦劳,便有鼻红。梦遗精滑,咳逆嗽痰。左手脉大,法用潜养。

大生地	白芍	龟版	女贞子	旱莲草
川贝	牡蛎	牛膝	丹皮	茯神
莲须	橘红			

李左　无梦而遗,为肾亏;不寐而滑,为心虚。耳窍鸣响,头蒙迷雾。腰脊酸楚,蒂丁下垂。脉象细数,舌质薄白。心不安神,肾不藏精。拟清心以安神,兼固肾以摄精。

苍龙齿	牡蛎	生地	白芍	远志
枣仁	夜交藤	莲须	茯神	丹皮
元参	丹参			

陈敬熙　心肾阴亏,龙相火旺。时或有梦而遗,时或无梦而滑。近加小溲之后,时觉精由下泄。脾家湿火亦旺,郁遏而酿浊痰。脉象关弦尺大,治宜育阴潜阳。

---

① 阳痿:原为"阳萎"。

川柏	知母	生地	丹皮	牡蛎
莲须	茯神	橘红	仙半夏	柏子仁
冬瓜子	泽泻			

沈左　精滑者少，梦遗者多。心肾失交，坎离失济。头痛偏右，属外感之风；腹痛偏左，属内因之湿。湿多生痰，痰多阻气。中脘时觉满闷，更衣时或溏薄。脉象濡细，舌质薄白。当先治其心肾。

制冬术	广皮	姜半夏	木香	茴香炒白芍
黄芩	白蒺藜	茯苓	川楝子	米仁
砂仁	扁豆			

黄左　左脉小弦，右脉软滑。舌质薄黄，口觉干燥。前半夜多烦少寐，寤寐间有梦而遗。足心发热，腰脊痿软。嗜酒肝胆多湿多火，操烦心肾积虚积损。治法养心之虚，参用潜肝胆之火。

川石斛	云苓	葛花	龟版	丹皮
山栀	黄柏	知母	鸡距	白芍
丹参	竹茹			

沈左　二月　体质素不振足，加以旧秋大病。失于调理，延及今春。虚不肯复，火不肯潜。或有精滑，或有梦遗。两跨之下，有形如块。两旬以来，更衣溏薄。脉象濡细，舌质薄腻。虚中挟实，当先治湿。

冬术	木香	阳春砂	茯苓	炒米仁
扁豆	草薢	莲须	炒芡实	冬瓜子
姜夏	广皮			

徐左　二月　邪之所凑，其气必虚；梦遗频至，其精必伤。病自去年三疟，致伤真阴；迨至今春发泄，更难恢复。肾水不足，肝木失荣。龙相之火易动，阴精之窍愈泄。脉弦滑，舌糙黄。湿痰体质，碍难滋填。

炙绵芪	防风	冬术	远志	枣仁
姜夏	桂枝炒白芍	桑叶	竹茹	莲须
苓神				

黄左　阴阳道路错虚，升降气机交阻。肝脏失疏达之司，胃腑失流通之职。脘上非凡懊憹，脘下颇觉胀满。肌肉惕然而动，肢体时常酸楚，此阳明机关失司流利；统宵寤多少寐，无梦有时精滑，此少阴精管失其藏蛰。大便七日不通，脊背不时轰热。左脉濡弦，右脉滑大。虚在于脏，实在于腑。脏宜藏，腑宜通。大旨治法，不外乎此。

太子参	茯神	夜交藤	白芍	龙齿
郁金	丝瓜络	橘络	路路通	麻仁
大腹	半夏			

沈左　劳倦梦遗,已有三年。肝肾阴亏,君相火旺。

六味加丹参、龟版、白芍、莲须、远志、枣仁。

高左　四月　有梦遗者多,无梦滑者少。时在湿令,不可滋补。

党参	冬术	远志	枣仁	甘草
莲须	苓神	草薢	潼蒺藜	砂壳
木香	绵芪			

血为离中之阴,精乃坎中之阴。坎离少媾,梦而兼遗。梦者神之浮也,遗者精之泄也。肾不摄液,为痰涎;肾不纳气,为气逆。阴虚阳亢,烦冒轰热。脉来较缓,舌中光剥。壮水之主,以制阳光。

牡蛎	坎版	炙鳖甲	西洋参	天冬
生熟地	茯神	紫菀	麦门冬	龙齿
青盐	陈皮			

莫　血愈吐而阴愈伤,遗愈泄而精愈伤。血伤属心,精伤属肾。心为火藏,肾为水藏。心肾交虚,水火失清。肝胆风阳,愈易鼓动。乍有头痛,乍有形热。脉象细弦,治当潜毓。

大生地	陈阿胶	大白芍	左牡蛎	生龟版
旱莲草	怀牛膝	筧麦冬	粉丹皮	生鳖甲
粉甘草	女贞子			

文　心肾不足,精神不固。或有梦遗,或无梦而泄。腰酸头眩,脉细舌净。阴虚于下,阳亢于上。治当育阴潜阳,参用养精护神。

大丹参	云茯神	酸枣仁	大白芍	远志肉
生龙齿	左牡蛎	莲须	生龟版	川石斛
川杜仲				

顾左　二十六岁　久遗伤肾,肾虚内热;多冷伤卫,卫虚力倦。坎离少交,瘄寐梦纷。宜育阴。

炙鳖甲	绵芪	秦艽	蒺藜	根生地
茯苓	牡蛎	桑叶	潞党参	广皮
龟版	首乌藤			

吴左　三十岁　无梦而滑,谓之肾亏。腰背酸楚,是其证也。

炙龟版	杜仲	肥知母	泽泻	炙鳖甲
茯苓	丹皮	牛膝	川黄柏	牡蛎
白芍	蒺藜			

杨左　三十三岁　肾阴下亏为精滑,肺火上焰为喉痒。经络又为痰阻,气机亦被湿困。腹笥时急时胀,腰背乍酸乍痛。左脉弦数,舌质白腻。当育肝肾,以潜龙相。

青龙骨	牡蛎	广皮	金铃子	潼蒺藜
丹皮	茯苓	炙龟版	川贝母	白芍
莲须	元参心			

翁左　右脉柔小,左脉数大。小为阴亏,大为阳亢。年未弱冠,梦有遗泄。趁此冬令,先宜培养。

熟地	萸肉	山药	丹皮	泽泻
归身	白芍	杞子	生地	绵芪
潞党参	坎版	鳖甲	沙苑	远志
莲须	上药以驴皮胶收膏			

陆左　三十九岁　阳动于络,阳即气,动则跳,偏在于左,左主血而主于肝。有梦则遗,无梦则滑。耳鸣头晕,腰酸脉细。心肾阴亏,肝胆阳亢。病自七情中来,切宜颐养为上。

石决明	浮小麦	枣仁	橘络	远志肉
淡甘草	芝麻	桑叶	粉丹皮	云茯神
莲须	滁菊			

七、气血津液病

1. 湿阻

马樨泉　嗜酒之体，中虚湿胜；魁伟之质，阳虚痰多。每交夏令，阳气升泄，则湿易聚，而痰益多。清阳为痰所蒙，气机为湿所困。清阳不宣，耳窍时或不聪；气机失司，脘宇时或不适。或有气逆欲呕，或有气滞不便。腑不通降，胃不下行。饮食停滞，陈腐化痰。流行升降，愈行窒碍。左右脉象，均见濡滑。治法当用廓清湿痰。

扁石斛　佩兰叶　桑叶　广皮　大腹皮
竹茹　米仁　鲜佛手　滁菊　茯苓
枳壳　蒌皮

孙成章　湿痰用事，机关欠利。腰脊痛，足底亦痛；大便溏，形体畏寒。脉右滑，舌苔黄。健脾利胃，以搜湿痰。

潞党参　广木香　云苓　桂枝炒白芍　绵杜仲
冬术　炙甘草　阳春砂　广皮　炒栗壳
姜半夏　红枣

徐右　湿阻气分，风伤上焦。咳呛腹痛，脉濡舌白。

制朴　白杏　生苡　白蔻壳　大腹
采云曲　前胡　苏子　橘红　木香
扁豆　姜汁竹茹

钱左　湿阻气机，肢酸腿软；浊蒙清阳，头晕耳鸣。

制川朴　云苓　泽泻　法夏　白蒺藜
桑叶　枳壳　蔻壳　大腹　新会
金铃　延胡

许左　风乘清窍，头为晕；湿流关节，肢为酸。胃有火，脘嘈易饥；脾有湿，运钝气滞。

川斛　秦艽　佩兰　云苓　橘红
法夏　丝瓜络　钩藤　白蒺藜　枳壳

芽谷　　　　　鸡肶皮

外感引动伏湿,时有寒热似疟。顷脉小弦而数,治以清解宣化。

青蒿梗	酒芩	知母	通草	黑山栀
川朴	广皮	枳壳	采云曲	秦艽
姜夏	荷叶			

秽浊入里,食滞阻中。脘气窒塞,升降不通。湿与食互相胶结,逐渐化热酿痰;痰与热皆阻肺胃,遂令中满呕恶。气逆瞀闷,咳则胁痛,时或体疼。口淡舌黄厚腻,脉滑重按带涩。中焦陈腐,苟非栀豉,何能宣化?上焦气滞,若非辛香,何以开之?第湿邪已从热化,参入苦寒以泄之。

黑山栀	豆豉	豆蔻	藿连	橘红
云曲	蒌皮	通草	鲜石斛	莱菔子
杏仁	竹茹			

肝肾阴虚体质,肝脾气郁不调。兼挟内湿淹留,纳钝力疲见端。脉象滞软带弦,法当先理其湿。

藿梗	姜半夏	川朴	云茯苓	广皮
佩兰叶	滑石	采云曲	芽谷	白蒺藜
砂壳	鲜佛手			

气虚则大肠传导失司,营虚则六腑流运失职。大便虽通,纳谷懈减。肥体阳虚体质,湿邪易于内胜。湿阻阳明气机,不司流利。脉象弦紧而滑。姑仿经旨,气虚者益之,肠燥者润之。

泔茅术	广皮	茯苓皮	枳壳	大腹皮
牛膝	油当归	蒌皮	白杏仁	苡仁
防风炒绵芪	木瓜			

暑湿为新凉引动,中宫为积滞所阻。升降格拒,气道壅塞。欲吐不快,欲泻不畅。脉象沉弦而滞,当用苦辛通降,以调气机。

吴萸炒川连	酒芩	枳实	山栀	藿香梗
广皮	苏叶	云曲	淡豆豉	姜夏
川朴	生姜			

凉风引动暑湿,不得从汗而解。风为天之阳邪,主乎发泄,内应肝胆。暑为阳中阴邪,先伤上焦,湿为重浊之邪,最易阻气,亦能酿痰。痰与风阳互扰中宫,升降为之逆乱,气机为之窒阻。四肢麻木,乃风淫于络也;头晕厥冒,是风乘清窍也。脉象左部弦缓,右部滑大。阳气既冒于上,未敢再从表散;湿痰留阻中宫,尤非凉解所宜。当用调其升降,宣其湿痰,潜其肝阳,是为要策。

| 钩钩 | 明天麻 | 橘红 | 姜半夏 | 枳壳 |
| 吴萸炒川连 | 云芩 | 制川朴 | 滑石 | 石决明 |

竹茹　　　　广郁金

中焦湿留,营卫不获流畅,有时形寒身热;中气失调,腑阳失司通降,有时胃钝懒纳。口中觉淡,舌质糙白。两手脉象弦而带滑。调气宣湿,和营通腑。

茯苓	蔻壳	香附	玉蝴蝶	广皮
芽谷	法夏	白芍	蒿梗	广郁金
佩兰	佛手			

气入络隧,左胁鸣响。纳食如常,脉来柔弦。患起痢后,余邪逗留。遂使脾土失运,水谷聚湿。湿邪从阴化饮,搏气则鸣。当搜其饮,以宣其络。

茯苓	法半夏	吴萸拌川连	白芍	冬瓜子
砂壳	广皮	大腹皮	麸炒枳壳	牡蛎
炙甘草	红枣			

2. 痰饮

戒烟之后,瘾根未断。真阴有亏,气分积湿。湿蒸酿痰,上贮于肺。脉象右部滑数,当先清肃湿痰。

苡仁	冬瓜子	橘红	姜夏	茯苓
旋覆花	通草	杏仁	银花	空沙参
淡草	竹茹			

中焦清阳不振,脾胃浊饮盘踞。肝木乘侮胃土,脘气窒塞如拒。胃纳式微,骨节酸楚。面黄少华,脉细无神。治当苦温燥湿,参入枳术和中。

川朴	枳术	广皮	茯苓	姜夏
干姜	谷芽	桂枝炒白芍	砂仁	木香
云曲	藿梗			

体素瘦怯,阴虚可知;痰饮多年,阳分亦弱。迩受外感,触动饮邪。清肃降令失司,一身气化皆阻。胸膺胁肋抽痛,呼吸气似欠续。咳呛频作,剧则汗泄。寒热数度,来去不齐。四肢乍冷,面部乍热。脉象左寸关部细弦,尺部柔静;右寸关部滑数,尺部垂露。舌中淡光,边带微白。根本亏极而阳越,痰饮蓄脾而贮肺。亟当润肺之气以搜饮,参入温煦中阳以护元。

桂枝炒白芍	黑草	旋覆花	川贝	姜味
茯苓	白芥子	海石	橘红	姜夏
吉林参	牛膝	丝瓜络		

痰饮占据乎中,由来久矣。近复挟食损中,气机壅滞。逐渐酝热酿痰,蓄于中而贮于肺。肺气清肃失令为咳,胃气下行失顺为呕。起已五日,杳不思谷。呕咳多能动阳,阳泄为自汗。痰饮皆为阴物,阴盛则伤阳。阳气既伤,不能傍

达于四末,故肢冷甚而过节。阴气太盛,不能通调于水道,故胸中似觉窒塞。脉象细弦而滞,重按并无数滑;口中自觉有热,舌质尚不枯燥。系是气郁渐从热化。当用宣中上之气,以肃痰饮;参入煦卫外之阳,以敛自汗。

桂枝炒白芍	干姜	茯苓	川郁金	云曲
橘红	姜夏	瓜蒌皮	藿梗	杏仁
芽谷	姜竹茹			

历举温运扶阳、理中宣湿,即王氏"益火之源,以消阴翳"之旨。投剂以来,浊阴渐退,痰涎渐少,呃忒已平,诸各症样,大有转机。但有形之浊邪,一时未必廓清;而无形之气伤,尤难骤然恢复。口中忽淡忽腻,阳明余湿之蒸腾;小溲乍清乍浊,阳明中气之有亏。胃之机关筋骨欠利,环跳为之酸楚;胃之气液少以上承,睡醒为之口燥。阳明为六腑之总司,阳明窒则六腑咸失其度,所以大便旬余未更,亦是胃腑之失通降。顷脉左部柔细而弦,右关软滑而弦。时届燥火司令,又值高年营液耗夺,调治未便再蹈前辙。兹当通补阳明,以利机关窍也。

生芪	当归	牛膝	麻仁	苁蓉
仙夏	芽谷	广皮	茯苓	佩兰
别直参	红花染丝吐头			

痰饮浊邪,均为阴寒之物,故病剧于暮夜。久嗽气逆,有关下元丹田。脉象左尺欠敛,余部沉软如弱。舌质光而无津,便溏足跗带肿。神衰呓语,阳微下冷。病缠日久,真元日惫。当用补下元,呼之于根,吸之于蒂。第恐草木无情,难以奏效。

别直参	於术	茯苓	炙甘草	橘红
川贝	辰麦冬	生磁石	山药	牛膝
苁蓉	胡桃	补骨脂		

素体气虚脾弱,因湿生痰酿饮。花甲之年,营液益衰。肝木萌动,与痰浊为伍,阻塞气道,遂失肺降肾纳之权。脉象右部关滑,左部虚弦。治当镇木建中,难期速效。

别直参	茯苓	土炒江西术	橘红	炒怀山药
泽泻	灵磁石	煅牡蛎	煅石决明	盐水炒牛膝
川贝母	丹皮			

肝肾阴亏,脾肺气馁。水谷积聚,悉化痰饮。气失和降,嗽逆而喘。动辄更甚,时或咯血。左脉虚,右部软滑。病起一年,而根深远。当用宣化痰饮,固纳下元。

牡蛎	白石英	磁石	蛤蚧	牛膝
粉沙参	橘红	川贝	山药	潼蒺藜

旋覆花　　　枇杷叶

饮有内外之分,喘有虚实之别。痰带甜气,乃脾家外饮无疑;动辄短气,是肾虚气海少纳。阳虚于外,肢冷而形寒;阴凝于内,咳呛而痰多。脉象沉弦,舌质滑白。当用温肾以纳气,补脾以蠲饮。

巴戟天	胡补①	茯苓	於术	生绵芪
姜味	橘红	磁石	姜半夏	桂枝炒白芍
牛膝	银杏			

平日操烦过思,心脾阴气暗耗。年已花甲有余,肝肾元海渐衰。心脾者,火土也,火虚则土弱,土弱则湿胜;肝肾者,水木也,水亏则木旺,木旺则火升。脾有湿火,肝有相火,是肺金所伤之源。湿火与木火交煽,而互蒸结为痰浊,溢于上窍,久久欠散,为窠囊。清气入之,浑然不觉。浊气入之,顷刻与痰浊狼狈相助,合为党援,壅塞关隘。不肃呼吸出入,而呼吸之气,转触其痰。遂使气急如喘,痰壅咳逆,涎涕交出,状若伤风。顷诊脉象,左三部虚滑而数,右三部滑大而数。舌质黄腻,并不干燥。黄腻者,湿火也;而脉滑大者,痰火也;弦大者,木火也。推测病情,总由浊痰随火而上腾。所谓"火动则气升,气升则痰升"。丹溪云:"气有余便是火。"故治痰以治火为先也。然气既与火而上升,亦随火而下降。火降而气不降者何也?盖因窠囊之痰,实其新造之区,可以乔寓其中,转使清气逼处不安,亦若为乱者然。如寇贼依山傍险,蟠据一方,此方之民,势必扰乱而从寇也。故虽以治火为先,然治火不治其痰,无益也。治痰不治其窠囊之痰,与不治等也。治痰之法,曰驱曰导曰涌曰涤,前人之法,不谓不详。至于窠囊之痰,如蜂子之穴于房中,如莲子之嵌于蓬内,生长则易,剥落则难。由其外窄中宽,任行驱导涌涤之药,徒伤他脏,此实秘拒而不纳耳。究而言之,岂第窠囊之中痰不易除,即肺叶之外、幕原之内,顽痰凝结多年,如树之有萝,屋之有游,宅之有苔,付托相安,仓卒有难于划伐哉!为今之计,当用泻肺之急以涤痰,潜肝之火以降气,务使左升不至太过,右降方可有权,则肺中之浊痰解散下行,从前后二阴而出,此上气喘急庶缓矣。

葶苈	杏仁	白石英	川贝	橘红
蒌皮	黛蛤散	牛膝	仙夏	茯苓
石决明	丹皮			

脾湿不化,四肢乍暖乍清;甘肥失节,浊痰愈聚愈多。痰源生于脾,痰器贮于肺。肺之气化失司,咳而胁肋掣痛。脉象小软而滑,当用廓清中上。

| 旋覆花 | 生苡仁 | 茯苓 | 姜夏 | 瓜蒌皮 |
| 橘红 | 丝瓜络 | 海石 | 冬瓜子 | 蛤壳 |

---

① 胡补:"胡桃肉拌炒补骨脂"的简写。

杏仁　　　　桑叶

张某　操持烦劳,五志阳动;谋思远虑,七情阴伤。平素体质,寒湿恒多。每交长夏,必有湿温。寒湿者,阴邪也。阳胜者,则寒湿无以羁留;阳虚者,则寒湿易于蟠聚。可见寒湿之为病者,正属阳虚之明征也。去夏湿病以来,辗转反覆蝉联。交立春后,春木萌动,肝气随升。肝与胃为克制,肝动必侮胃,胃室必运艰。敷布无权,湿浊渐胜。湿蒸阳则为痰,浊凝阴则为饮。痰饮多属有形之物,最易阻碍升降之道。脾当升而不升,胃当降而不降。脾胃为表里相生之机。脾为阴土,赖胃阳以煦之;胃为阳土,借脾阴以濡之。脾不升,则胃家多燥而有火;胃不降,则脾家多湿而成饮。火炎于上,口燥咽干,所由来也;饮停于中,脘拒纳废,自有至矣。不纳者,已有浃旬,胃液益延益耗;脘拒者,已将两候,中气愈结愈锢。痰阻气痹,饮为阴类。阴者静也,从阳而动;气者阳也,随火而升。所谓"阳动则火升,火升则饮升"。顷诊左脉弦而带涩,弦主肝旺,涩主血少;右手三部均见沉滑,沉为阴胜,滑为痰多。视其舌质,腻白带灰。咽喉略红,而微觉痛。无形之火,一经炎上,非发散可解,非沉寒可降,与六淫气火迥异。有形之饮,占据乎中,非辛香何以开之,非甘温何能燥之。目前阴伤液耗,原非辛香甘温可以为善策;气伤饮阻,岂敢遽投甘凉濡养。然阴液不顾,防有告竭之势;而饮邪不驱,尤恐蔓延无已。今当举其要纲,以胃虚木乘论治,暂仿仲景代赭旋覆汤主之,参入大半夏汤以润燥和胃,且半夏亦有搜痰饮之功能。但汤液不能下受,恐难奏效。

代赭石	橘红	怀牛膝	茯苓	炒黑甘草
丁香炒白芍	旋覆花	姜半夏	刀豆子	香谷芽
生老姜	白蜜	吉林参须		

脉象细静,舌质光净。气阴之虚,显而可觇。呼吸之根,在于丹田。下元不足,丹田益怯。所以言语过多,呼吸气似欠续。咳呛虽止,而膈上之留饮未必骤然廓清。当用重以镇怯,参入参术以益气生阴,而留饮者,还佐二陈以搜之。

别直参	於术	茯苓	旋覆花	黑草
姜夏	橘红	代赭石	叭杏仁	白芍
牛膝	紫石英			

陈元祥　湿痰蟠踞中焦,阻气渐从热化。脘宇遏塞,胸次满闷。欲嗳而不能,欲咳而不爽。舌质黄腻无华,脉象滑涩不匀。肢楚头疼之见症,非感风寒之症候。既无外感,不合辛散;湿既化热,难投苦温。就其体质而论,当先注重涤痰,聊佐宣利气机,务使痰随气行。

薤白头	全瓜蒌	郁金	橘红	半夏
枳壳	川连	茯苓	山栀	杏仁
酒芩	竹茹沥			

王子万　左脉弦,右脉沉。弦为饮,沉为阴。痰饮为阴邪,耐冬不耐夏。内饮属肾,外饮属脾。假途于肺,发现气逆。温通阳气,借搜寒饮。

东洋参	茯苓	广皮	半夏	冬术
牛膝	干姜捣五味	白芍	磁石	川附
银杏	甘草			

张左　三十五岁　咳呛已越两年,痰血甫经一载。气急起于旧秋,酸痛现于今春。偏于左畔,左属于血。中焦痰饮盘踞,下焦气失归纳。脉象多滑少弦,舌质微白而薄。治法益气生血,兼搜痰饮。气血足,痰饮消,则经络自利,酸痛自已。

西绵芪	防风	归身	牛膝	女贞子
冬术	忍冬藤	橘红	磁石	旱莲草
川贝	半夏			

臧左　咳呛已有五年,体质水亏木旺。木旺贼土,脾胃被克。生化之源不健,水谷之湿易聚。从阳化痰,从阴化饮。蓄于中焦,贮于上焦。左关弦,右关滑。弦为肝旺,滑为有痰。一年以前,曾经失血。当治其血,不治其饮。

党参	黄芪	防风	川贝	橘红
干姜	牛膝	五味子	半夏	茯苓
姜竹茹	甘草			

林左　深谋远虑,心脾营分暗耗;喜嗜酒醴,肝肺气分受伤。中焦水谷之湿,凝聚而成痰饮。蓄于脾,贮于肺,喘急嗽痰,脘闷喉痒。大便溏薄,小溲遗沥。脉象沉弦而滑。当先建中气,使中气健旺,则痰饮自消。

桂枝炒白芍	炙绵芪	冬术	炙甘草	半夏
牛膝	白石英	茯苓	广皮	干姜
五味	竹茹			

许评梅　多咳少痰,昼缓夜剧。显然阴虚木旺,遂使木叩金鸣。阳失阴恋,汗从寐泄。中焦积蓄痰饮,消化为之窒碍。嗳有酸气,是其征也。脉象两关弦滑,舌质中央黄腻。清金泻木,以安上焦;搜痰化饮,以和中宫。

旋覆花	半夏	川贝	杏仁	橘红
茯苓	蛤壳	米仁	白前	炙甘草
竹茹	芦根			

曹　阳虚气滞,湿胜痰阻。中焦消化无权,水谷易致积聚。阻气化痰,从阴化饮。脘痛及肋,肋痛及背。剧于午,瘥于夜。脉象弦细,法当温运。

淡川附	东洋参	茯苓	云曲	半夏
桂枝炒白芍	制川朴	冬术	干姜	广皮
甘草	谷芽			

陈左　秋风前后,旧病复作。嗜酒中虚,饮邪内聚。气失和降,脘痛呕逆。近来挟热,引动内饮。阻碍太阴,痰成白沫。脉象右关滑大,治法宣肺清肃。

前胡	白杏仁	川贝	桑叶	橘红
苏子	米仁	瓜蒌皮	法半夏	竹茹
鸡距子	丝瓜络			

范左　气急痰饮,起有八年;胃钝口渴,已有八日。

银柴胡	青蒿子	酒芩	冬瓜子	石斛
秦艽	生米仁	白杏仁	橘红	法半夏
山栀	竹茹			

赵左　诊得左关脉弦,右关脉滑。弦主于饮,滑主于痰。痰饮最为纠缠,一时断难扫清。多痰多饮,耗气耗阴。痰饮为阴邪,必当煦阳气。俾得阳气振作,庶几浊邪退舍。

潞党参	冬瓜仁	淡干姜	川贝母	五味子
白茯苓	炒於术	广橘白	怀牛膝	炙甘草
奎白芍	川附子	半夏曲		

二诊　痰生于脾,多痰则脾阳固不足;饮出于肾,多饮则肾阳亦有亏。心为脾之母,脾为心之子,子病累母,健运为失司,大便为溏薄;阴为精之宝,阳为神之灵,阴虚及阳,固摄为失司,寤寐为梦遗。脾家又为食滞,还有相火扰动。每至清晨,尚有咯痰。多则十余口,少则五六朵。左脉细弦,右脉濡滑。当鼓舞中焦,以搜痰饮;参潜固下元,以摄精窍。

潞党参	左牡蛎	金樱子	广橘红	霞天曲
炒芡实	炒於术	青龙齿	姜半夏	白茯神
白莲须	酸枣仁			

三诊　历用参附以益气温阳,加以芩术以扶脾渗湿。非治痰之标,乃治痰之本。今将半旬,不见咯痰;经有十日,已见便滑。惟气分久亏,则阴分亦耗。忽有精不宁神,遂使梦中有遗。清阳不振作,易致下陷,跗为浮肿;浊阴有凝滞,善于上腾,舌为腻白。左脉细弦,右脉濡滑。时届五月,阳升气泄。转瞬入霉,潮蒸湿腾。人在气交之中,不免感受斯邪。预拟补中益气,借以升清降浊。为未雨绸缪,毋临渴掘井。

潞党参	绵西芪	霞天曲	淡甘草	白茯苓
桂枝炒白芍	於术	新会皮	砂仁壳	炒杏仁
姜汁制半夏	川附炒苡仁			

四诊　真阴不恢复,虚火不潜伏。燥在津液,变为痰浊。痰浊既为津液所化,乃浊痰愈多,则津液愈少。津液源头,生于脾胃。脾为生痰之源,肺为贮痰之器。治痰之本,宜培脾;治痰之标,宜润肺。

川贝母	叭杏仁	炒於术	炙甘草	竹二青
生苡仁	粉沙参	半夏曲	白茯苓	广橘红
瓦楞子	枇杷叶			

五诊　人身正气,犹是君子;人身浊痰,犹是小人。君子道消,小人道长。浊痰愈盛,正气愈衰。生痰之源在于脾,贮痰之器在于肺。脾不化,津液凝聚于中,化为痰浊;肺不行,清气壅逆于上,变为咳嗽。脉象弦细,宜和脾肺。

粉沙参	炙甘草	川桂枝	川贝母	叭杏仁
白茯神	生绵芪	熟於术	制半夏	冬瓜子
生苡仁	炒竹茹			

六诊　左脉弦多滑少,右脉滑多弦少。弦主于饮,滑主于痰。痰饮同为一类,变出总括一论。中焦虚馁,水谷精微,氤氲脾胃,不化气血,从阳变痰,从阴化饮。蓄于中焦,贮于上焦。治脾为本,治肺为标。仲景立方,温运通阳,以洁其源,而清其流。今仿此旨,谅不背谬。

潞党参	白茯苓	姜半夏	川附子	叭杏仁
怀牛膝	淡干姜	炒於术	覔麦冬	奎白芍
广橘红	川贝母	北五味		

七诊　气血不充足,筋骨失流利。稍涉步履,足湾绊痛。痰之生,源本于湿;湿之生,源本于脾。脾主运磨,而行津液。脾不为胃行其津液,又不为胃化其水谷,凝聚其中,变化痰饮。左脉弦细,右脉濡滑。痰饮为阴邪,似宜用阳药,屡投仲景真武汤,竟未见殃及津液。

潞党参	广橘红	怀牛膝	奎白芍	白茯苓
川附子	熟於术	瓜蒌仁	淡干姜	姜半夏
叭杏仁	绵杜仲			

上海　钱　脾不为胃行其津液,肾不司胃化其水谷。津液凝聚为水,水谷蒸变为饮。蓄于肠胃,害于升降。遂使三焦决渎失司,六腑输泻失职。见症腹左或鸣或响,按之汩汩有声;腹中时抑时塞,按之温温作痛。痛有序而剧于清晨,胀无常每甚于餐后。左脉弦紧,右脉弦滑。脾肾久伤,牵及八脉。月汛早期,临时腹痛。水为阴寒,非温不可,气亦为无形,亦宜温而和。

川附	泽泻	九香虫	小茴香	炒谷芽
枳壳	冬术	砂壳	东洋参	云茯苓
木香	荜澄茄	官桂	白芍	采霞曲
广皮				

钱右　左右者,阴阳之道路;阴阳者,水火之征兆。水从阴化为饮,饮入络而阻气。左躯胁肋,连及少腹,有声汩汩鸣响,有形常常攻触。鸣响者,属有形之水邪;攻触者,属无形之气聚。气水相搏,窒碍流行,或涨或痛,宜其来也。

汛水超前,临期腹痛,亦气分伤,牵及血分。脉象弦细,舌质净白。温阳搜饮,理所必需。

川附	泽泻	炒於术	广木香	建曲
官桂	白芍	茯苓	姜半夏	黑干姜
东洋参	广皮	乌药	陈佛手柑	

施升伯　脉象柔软而细,舌质中光无苔。显然病久,气营交亏。营虚则肝燥,目窍或有昏眩;气虚则脾湿,脘宇或有膜胀。旧冬忽然形瘦多呛,其中必是痰饮盘入。夏日有升腾,形躯渐充,咳渐稀,足见元阳随时振作。治法大旨温养,借以补助生长。

丹参	仙夏	霞天曲	滁菊	茯苓
白芍	芝麻	於术	枸杞子	砂壳
橘红	桑叶			

木左　七月　气急属肾出,痰饮是脾生。多年老病,焉能杜根。

茯苓	甘草	夏曲	橘红	川贝
生苡仁	白前	白石英	白杏仁	牛膝
冬瓜子皮	竹茹			

黄左　木火刑于肺,痰饮蓄于脾。咳呛气急,已有一年。

旋覆花	白前	苏子	白石英	款冬花
枇杷叶	生苡仁	川贝	橘红	白杏仁
法半夏	淡甘草			

沈左　气入于络,痰聚于膈。头腹胁背皆痛,咳根年余难杜。

茯苓	桂枝炒白芍	枳壳炒冬术	淡甘草	细青皮
法半夏	叭杏仁	川贝	丝瓜络	橘红络
芽谷	生姜			

胡左　嗜酒中虚,湿胜成饮。五更咳呛,两月不痊。

熟石膏	知母	淡甘草	米仁	葛花
鸡距子	白前	姜半夏	川贝	橘红
茯苓	淡竹茹			

王左　体多湿则脾家必弱,性喜酒则肝家必旺。从前心悸属悬饮,现在善忘属气虚。稍感风寒,便有咳呛。肢节酸楚,是风淫末疾;麻有掣动,是风乘经络。左关脉象滑大,右关脉象弦细。泄肝之风,化脾之湿。

葛花	鸡距	生苡	冬瓜子	丹皮
钩钩	苓神	姜夏	生竹茹	砂壳
桑枝叶	橘红络			

凌保大夫人　上升之气,多从肝出;下降之气,悉赖肾纳。或心悸胸痛,或

气逆作呕。喘息多年,不易杜根。膈膜之上,痰饮踞留。左手之脉,关部弦紧。平肝肾之气,消膈膜之痰。

紫丹参	茯苓神	远志	半夏曲	橘红
川贝	紫石英	石决明	银杏	洋青铅
牛膝	佛手柑			

许云生　脾虚失其运磨,多食作胀;胃脉不司流利,肢体酸娿。气急痰多,舌光少苔。脉弦滑,法建中。

桂枝炒白芍	炙甘草	饴糖	生绵芪	北沙参
筧麦冬	咸半夏	火麻仁	芽谷	叭杏仁
橘红	丹皮			

姚耕初　浮肿已有朕兆,喘急已见基础。两足浮肿,两手亦肿。咳而兼呕,俯不得仰。三春曾经咳呛,入夏屡有痧秽。肺气早有受伤,脾阳亦有虚馁。湿痰气火,乘机萌动。最关系者,饮食少进。脾胃生机日弱,气血生化日少。呼吸升降,因之窒碍。脾肾虚象,虽未发现;龙相之火,已有升腾。观于牙血喉燥可证。牙为骨余,龈为胃络。胃热蒸腾,在所不免。舌质薄白,面色萎黄。左脉弦而数大,右脉弦而数细。馁在其中,痰聚其上。建中借以搜余饮,清上足以调升降。

生绵芪	桂枝炒白芍	鲜稻穗	熟於术	茯苓
半夏曲	橘红	川贝母	叭杏仁	怀牛膝
秋石	甜葶苈			

又　胃不能多食,脘自觉痞杂。四肢浮肿,牙根泄血。气逆多咳,痰升多嗽。左关脉弦细,右关脉滑大。脾虚生痰,胃燥生火。痰火占踞于中,脾阳有失默运。升降为阻,消化为难。病起非伊朝夕,已伤真阴真阳。坎中之水,无以涵甲木;离中之火,无以温坤土。肝木之气日旺,脾土之气日困。浮肿已达目的,喘脱急宜防备。处方建中,以调升降,用药甘平,不致偏胜。

生绵芪	生冬术	桂枝炒白芍	芽谷	茯苓
半夏曲	广橘红	川贝母	淡秋石	怀牛膝
筧麦冬	冬瓜子皮			

沈左　脾虚生外饮,肾虚生内饮。饮聚气机,妨碍呼吸。动辄气急,由来三载。咳呛痰如稀涎,多坐腰脊作痛。脉象细弦,当顾脾肾。

生绵芪	桂枝炒白芍	炙草	茯苓	淡干姜
冬术	磁石	五味	银杏	姜夏
橘红	川贝母			

梅荄生　痰之生也本乎湿,湿之生也本乎脾。脾不鼓舞,气不健旺。遂使水谷积聚为湿,从阴化饮,从阳化痰,蓄于脾而嗽,储于肺而咳。痰与饮壅阻气

机,升与降失司常度。有时气多升则上喘,有时气多降则下肿。平日积劳,则真阳外耗;加以积郁,则真阴内伤。阳耗气弱,则肺金愈欠清肃;阴伤血燥,则肝木益见疏泄。脉状六阴,重按软弱。舌质薄白,苔见糙黄。届值冬至,正资调理。先宜煎剂,清肃肺脾;后当膏滋,培益肝肾。

毛燕	冬虫夏草	橘红	云苓	炙甘草
百合	叭杏仁	川贝	半夏曲	怀牛膝
吉林参须	青黛拌蛤壳			

又　膏方　六味、四君加归、芍、芪、杞、膝、龟、蓉、燕、橘、夏、阿胶。

黄时生　左右脉象,均见弦细,弦为饮邪,细为阴虚。饮食入胃,游溢精气,氤氲中焦,悉化痰饮。蓄于脾,贮于肺。妨碍升降,窒滞呼吸。时或嗽逆,时或喘急。顺上焦之呼气,纳下焦之吸气。呼气利则痰饮自化,吸气利则喘急自平。届值燥火司权,忌用温燥之品。

金沸草	广橘红	川贝母	怀牛膝	叭杏
枇杷叶	炙龟版	炙鳖甲	左牡蛎	煅磁石
青铅	淡秋石			

黄桐孙　气机膹郁,湿痰为痹。加以酒多谷少,阳明气化不旺。二便不多,动辄气急,头晕耳鸣。脉象濡滑,舌质黄腻。温通气机,借调升降。

茯苓	淡干姜	广皮	姜夏	葛花
鸡距子	薤白	瓜蒌皮	白杏仁	制川朴
陈枳壳	姜竹茹			

张子容　脉象弦滑,主痰主饮。痰饮蟠踞中焦,窒碍上下呼吸。肺为不降,肾为不纳。动辄气急,状如喘逆。素有遗泄,肾阴久亏。多年老病,根深蒂固。

鳖甲	龟版	牡蛎	怀牛膝	白石英
冬虫夏草	半夏曲	云茯苓	炙甘草	橘红
川贝	白杏仁			

张左　四月　动辄气急,状如喘逆。遇劳则发,遇寒则剧。肾阴久亏,梦遗自至。脉象弦滑,舌质薄黄。湿令暂撤介潜,易用甘平缓急。

云茯苓	炙甘草	广橘红	半夏曲	冬瓜子
淡竹茹	白石英	冬虫夏草	叭杏仁	川贝母
远志肉	净枣仁			

张左　二月　平日嗜酒多,纳食少;遂使中气虚,湿痰胜。停于膈上,或有泛水;聚于腑中,或有腹胀。舌中绛,阴分有亏;右脉滑,湿痰偏胜。补益中气,疏化湿痰。

| 潞党参 | 法夏 | 广皮 | 茯苓 | 麦冬 |
| 鸡距子 | 瓦楞子 | 冬瓜子 | 葛花 | 竹茹 |

芽谷　　　　　川石斛

李左　三月　中下阳气不足,上中湿痰有余。呼吸气逆,咳呛痰浓。面浮足肿,脉弦舌腻。气虚痰多,用药最难。

党参	冬术	苡仁	茯苓	川贝
灵磁石	牛膝	炙草	广皮	姜夏
桂枝炒白芍	干姜捣五味子			

黄左　痰因于湿,原由嗜酒致伤;法当建中,以为治痰之本。

潞党参	炙绵芪	熟於术	云茯苓	广皮
姜半夏	生苡仁	葛花	鸡距子	瓦楞子
泽泻	冬瓜子	竹茹		

周少莱　人之有形,借水谷以滋养;水之所化,凭气脉以流行。三焦者,水谷之道路也;上下者,气之所终始也。若三焦通调,气络和畅,则能流行水液;设或三焦窒阻,气络闭塞,便有凝聚水液。水化痰饮,贮蓄肺胃。肺胃之气多升,则痰饮益欠下达;痰饮之邪少降,则气机益有上逆。每交夜半,咳呛阵作。半由木火之冲激,半由金气之升逆。左手脉三部,虽形柔软,尚有冲和之象;右手脉三部,依然滑大,并无刚躁之势。口味觉腻,舌色灰黄。拟润肺清胃而降气,使火潜气降则痰消。

旋覆花	川贝母	石决明	绽谷芽	生竹茹
生蛤壳	白杏仁	姜半夏	海浮石	广橘红
枇杷叶	白茯神			

方子贤　肺家素为酒伤,脾家犹为湿困。痰饮由此而来,咳呛由此而作。春令阳气升泄,身中龙相随动。上灼娇脏,咽喉燥痛。右寸脉数,法当潜育。

秋石	元参心	淡甘草	桔梗	麦冬
柿霜	青蛤粉	怀牛膝	冬虫夏草	川贝
枇杷叶	箬叶			

王达夫　杭州　七十余年,精神矍铄,定是松柏贞固之资。咳呛根萌,始于旧夏;吐血盈碗,现于今春。宗气由咳呛而致戕耗,真阴由吐血而为告竭。左升日形其速,右降日见其迟。遂使木叩金鸣,无咳必增烦。咳痰如稀涎,黏如胶漆。更衣溏薄,纳食锐减。左脉三部,柔小而弦;右脉三部,数大而滑。肌肤甲错,有"履霜坚冰"之虑;诸虚杂出,用王道缓以图治。

西洋参	川贝母	叭杏仁	大麦冬	云茯苓
枇杷叶	扁豆衣	半夏曲	怀牛膝	化橘红
霍石斛	米露煎药			

二诊　体质清癯,阴分固是不足;咳呛浊痰,气分亦有亏耗。咳之源,由水不涵木,木旺则气逆而为咳;痰之本,由土不制水,水旺则泛溢而为痰。然而不

特此也,所进水谷,化气血者少,化痰浊者多。舌质薄糙,色见微黄。左脉寸部虚大,右脉关部滑大。两尺藏蛰,并不搏指。真阴虽亏,真阳未露。咳是虚咳,痰为实痰。治法惟宜正本清源。

西洋参	半夏曲	大麦冬	川贝母	冬瓜子
炙橘红	怀牛膝	叭杏仁	霍山石斛	枇杷叶
煅瓦楞	云茯苓	米露煎药		

三诊　气自左升,咳呛频仍,不独肝气多升,而肺气亦少降,《内经》所谓"五脏六腑皆令人咳";痰如稀涎,气味带咸,非特脾湿化饮,而肾水亦酿痰,仲景所谓"外饮属脾,内饮属肾"。食少痰多,阴伤液耗。形瘦便溏已见,气伤津涸宜防。舌质薄糙,苔见微黄。左脉柔小,右脉滑大。壮水制火,令金脏得清化之权;养金柔木,俾土宫无戕贼之害。

西洋参	半夏曲	冬虫夏草	炒谷芽	大麦冬
炙橘红	霍石斛	川贝母	奎白芍	黛蛤散
云茯苓	大南枣			

四诊　饮食所进者少,痰饮所生者多。中焦日形薄弱,下焦日形亏乏。胃土不能培木,肾水失其涵木。木气由此冲激,金气因兹升逆。咳呛气急,在所不免。身体朝凉暮热,口中燥而不渴。大便溏薄,小溲短少。舌质黄腻,并不枯燥;脉象弦滑,又不空大。精神殊觉狼狈,生色实在不易。肺为燥金,肝为刚木。治法惟宜甘缓介潜,而肾恶燥,亦宜柔润。

西洋参	霍山石斛	云茯苓	石决明	冬虫夏草
毛燕根	橘红	淡甘草	大白芍	左牡蛎
川贝母	建莲肉			

五诊　肾为胃之关,胃为肺之母。肾不司胃之关,水谷之湿留蓄中焦,从阴化饮,从阳化痰;胃无供肺之资,清肃之气逆而上升,有时气急,有时咳呛。气觉左升,属肝气也;痰有咸味,属肾痰也。两手脉象,寸盛尺虚,上实下虚,于此可见;满苔舌质,黄腻而润,火升痰多,显然无疑。介类潜阳,以柔肝木;甘平养胃,借资肺金。

西洋参	霍山石斛	左牡蛎	大白芍	石决明
怀山药	川贝	冬虫夏草	云茯苓	炙橘红
毛燕根	霞天曲			

袁　痰为怪病,变幻不一。仲春先有咳呛,继而失音;现在复加喘急,甚而肢厥。内饮外饮,同时并发;表邪里邪,俱形混淆。汗出过多,表邪由汗而发泄;痰出颇多,里邪由此而廓清。夫表里之邪者,标病也,固可一汗一下而解;但内外之饮者,本病也,似难一咳一嗽而除。喘急已平,肢厥又瘥。冲气亢阳,俱有升炽;饮邪木火,皆随上逆。肺脏独受窒塞,声音为之重浊;肝脏独见横扰,胁

肋为之掣痛。肝多升，眠难安枕；肺少降，喉有痰响。脘宇时有嘈杂，显是阳动于中；形体时有轰热，亦是阳亢于外。痰如稀涎，岂不属内外之饮哉；痰味带咸，终不越脾肾之虚也。左右脉象，均见弦滑，浮取有力，重按乏神。舌质薄腻而白，口燥不喜渴饮。标病风波始平，本病影响愈起。痰饮二字，牢不可破；虚损一端，尤宜防护。最关系者，时值湿火用事；调治法程，未可注重一方。设或滋腻填补，适为痰浊树帜；若用清宣疏豁，徒使真元消耗。治从半虚半实着想，庶无畸轻畸重之弊。录方即请明政。

旋覆花	炙橘红	淡秋石	川贝母	海浮石
白石英	怀牛膝	陈胆星	云茯苓	青蛤散
竹二青	枇杷叶			

二覆诊　昨夜寐不安枕，气逆未见平复。痰味虽不觉咸，形色状似稀涎。声嘶音嗄，诚属金碎不鸣；茎缩溲涩，显然肾关不禁。脘宇自觉不适，胃纳遂使锐减。脉象弦滑，重按殊少神力；舌质薄白，咽喉稍觉燥痛。金为火煅，木失水涵。上焦愈窒，下焦愈虚，久虚不复，势必成损。现在痰蓄于脾，而贮于肺；治法注重于上，而次于中。

旋覆花	云茯苓	淡甘草	怀牛膝	淡秋石
肺露	川贝母	炙橘红	扁豆衣	生蛤散
枇杷叶				

又预拟方　倘见痰声漉漉，气逆难平，不得不亟治其标，预拟平气清金涤痰。

青礞石	淡甘草	海浮石	怀牛膝	川桂枝
石决明	贡沉香	生蛤壳	川贝母	白石英
姜竹茹	陈胆星			

四诊　稍涉暑风，援引内饮。肝阳内风，乘机窃发。痰涌如潮，汗出如雨。两手指动，目窍直视。几乎厥脱，其势可畏。顷诊脉象，沉弦而滑。声嘶音嗄，气急咳呛。标病变幻不一，本病作辍无常。急者治标，古之明训。

青礞石	茯神	怀牛膝	橘红	川贝母
西黄	陈胆星	瓦楞	风化硝	甘草
白杏仁	竹茹			

又预拟方　预拟清肃肺气，镇纳肾气。俟诸痰厥渐消，方可接服。

粉沙参	元参	青蛤散	牛膝	淡甘草
川贝	灵磁石	橘红	丝瓜子	秋石
全福花	芦根			

六诊　顷诊脉象，弦数而滑。舌质薄白，口渴喜饮。痰潮欲厥之势，昨夜又发一次。时值炎暑蒸迫，肝阳内风易动。总之无痰不厥，治法注重于痰。

全福花	海石	瓦楞子	橘红	风化硝
竹茹	石决明	川贝	叭杏仁	牛膝
半夏曲	枇杷叶			

七诊　喘逆痰厥，屡发屡止；气逆咳呛，忽轻忽重。声音重浊，而不嘹亮；卧居于左，而不着右。脉来弦滑，舌质薄白。肝肺升降，俱有错乱；肺肾出纳，亦失其常。上焦痰多而愈实，下焦水亏而愈虚。中焦水谷精华，不获化为气血，留恋中焦，为痰为饮。饮留于脾，痰贮于肺。转瞬燥火司权，肺脏愈受影响。宜未雨绸缪，拟润燥而保肺。

冰糖煅石膏	川贝	丝瓜子	杏仁	粉沙参
橘红	旋覆花	生甘草	生米仁	牛膝
冬桑叶	枇杷叶			

八诊　痰鸣如潮，脉疾如驶。神识如昏而非，肢体欲掣而痛。面有红色，头有汗泄。种种变状，大为危险。未厥先有遗泄，既厥复加气逆。目前急治其标，法当涤痰镇逆；参用介类之潜，以救肝阳之动。

青龙骨	姜皮	石决明	川贝	瓦楞子
橘红	风化硝	胆星	羚羊角	牛膝
鲜竹沥	茯神			

九诊　肺为黄钟，而司呼吸。虚则不鸣，实则亦不鸣。咳嗽经久，失音亦非暴然。痰厥迭见，冲气频升。每厥必有遗泄，每发必有大汗。上焦假实，下焦真虚。不独损怯是虑，亦且厥脱宜防。脉象小弦而滑，治法以时制宜。

西洋参	川贝	淡秋石	元参	生苡仁
冬桑叶	瓦楞子	橘红	茯苓神	淡草
炒知母	枇杷叶			

十诊　喘急频见，痰厥迭发。正气日就衰败，精神日形狼狈。音声亦不嘹亮，痰如拽锯。此金碎不鸣，即上损之兆。气不足，则痰易聚难删；痰有余，则气愈结难舒。有时脘宇懊侬，有时脘宇满闷。眠偏于左，而不能右。胸肋时常作痛，动定皆有汗泄。脉象虚弦而滑，舌质白腻而润。上焦痰实，下焦气虚。厥逆愈发，喘脱愈变。清上以涤痰，固下以纳气。

吉林参	川贝	石决明	甘草	甜葶苈
竹沥	怀牛膝	海石	白石英	橘红
瓦楞子				

十一诊　喘急迭见，痰厥频作。声音不扬，咳嗽不宁。总由金水俱伤，治法仍蹈前辙，如合多服数剂可也。

| 旋覆花 | 瓦楞子 | 海石 | 怀牛膝 | 元参 |
| 甘草 | 半夏曲 | 川贝母 | 橘红 | 冬虫草 |

茯苓　　　　枇杷叶

　　祝　阳虚湿盛,聚积成饮。喘急多痰,动辄更甚。脉象沉弦,病起五六年。下元渐虚,上焦又损,断艰杜根。当用温养下元,清肃上焦。

| 桂枝炒白芍 | 姜半夏 | 金沸草 | 云茯苓 | 牡蛎 |
| 干姜捣五味 | 怀山药 | 淡甘草 | 象贝母 | 熟地 |

　　沈左　二十一岁　左右脉象,均见弦细;满苔舌质,颇形滋白。弦为饮邪,细为阴亏。舌白,中焦定为寒湿。腹有动气,胁有络掣。肝阳时有勃动,太阳时有痛胀。询悉情志多郁,致伤肝木;治法须当和肝,以舒络脉。

广郁金	桑叶	丝瓜络	橘红	法半夏
滁菊	白芍	竹茹	冬瓜子皮	茯神
川贝	丹参			

　　梅志芳　向患痰咳,近来复萌。晨起痰沫,先浓后薄,定是脾胃湿痰不化。上蒸于胃为痰,下注于肠为泻。脉濡细而滑,舌薄黄而腻。治法健脾理胃,借以搜湿化痰。

白茯苓	生冬术	淡甘草	姜半夏	白杏仁
生苡仁	瓦楞子	冬瓜皮	化橘红	淡竹茹
川贝母	扁豆衣			

　　久病之痰饮,新加之喘急。痰饮之源在于脾,喘急之由在于肾。脾失健旺,水谷精华酿聚为痰;肾不归壑,吸入真气逆升为喘。少食少寐,身中阴阳定受其耗,上下呼吸咸失其职。阳外越,阴内涸,小溲为之欠利,自汗为之频泄;上不降,下不纳,呼吸为之逆乱,痰火为之胶柱。有时四肢清冷,显然式微之真阳无以鼓动以外;有时口觉干燥,固是有限之真阴无蒸腾于上。面㿠颧赤,肢浮足肿。左脉寸关动形似滑,尺部垂露;右部寸关柔软如绵,尺部不藏。舌质前半光绛,中间略带松白。阴阳之离脱,大为可虑;呼吸之不续,尤宜防护。治法固阳摄阴,希冀枢纽得交,参用安吸,务使升降得常。录方请政。

附子捣熟地	炙甘草	川贝母	芪皮	龙骨
牡蛎	牛膝	青盐拌瑶桂	吉林参	橘络
秋石	银杏	笕麦冬		

　　二诊　昨夜稍能安寐,今晨又有烦躁。呼吸喉觉痰响,呵欠神倦欲睡。身上微微汗泄,跗上些些浮肿。而足乍冷乍热,十指时清时暖。舌质迁变无常,燥湿不一;脉象聚散无定,大小不齐。式微之真阳欲脱于外,有限之真阴欲涸于内。浊痰气火,不出乎痰饮。痰饮蓄于上,真气夺于下。痰饮愈聚愈多,渐从火化;真阴益延益耗,殊难归窟。正本清源,是为扼要之图;固阳摄阴,尤为目前之急。刚燥难投,柔润是稳。

| 大熟地 | 芪皮 | 怀牛膝 | 川贝 | 秋石 |

橘红	吉林参	炙甘草	麦冬	茯苓神
牡蛎	青龙骨齿	蛤蚧尾		

三诊　面如渥丹，目有光彩，真阳有敛抑之象；喘急无加，痰浓无涎，真气有归窟之势。四肢浮肿，甚于昨日；咳呛嗽痰，瘥于曩昔。汗不泄越，溲不通利。肺气少下降之司，膀胱少输化之职。饮食入胃，游溢精气。不获化气血以奉生，徒以变痰浊阻碍升降。值此秋高气爽之际，肺无清肃，肾无滋化。上下呼吸，愈失常度；津液灌溉，益难敷布。舌质光燥，苔色红绛。左脉弦数，尺部仍少敛聚；右脉滑数，尺部亦不藏蛰。治法固宜扶元养正，尤注重者补津救液。俾得津液有一日之振作，或可阴阳有一日之交泰。录方还希明政。

大熟地	麦冬	川贝母	绵芪皮	清炙草
龙骨	蛤蚧尾	冬虫草	毛燕	怀牛膝
淡秋石	广橘皮	牡蛎	吉林参	

旧患肠澼，今春始止，脾阳由此亏耗；两月以前，疟发一度，湿邪未获廓清。口吐涎沫，更衣时溏。脉象柔小，舌质光绛。气虚而复阴虚，治当建中搜饮。

绵黄芪	甘草	广皮	白术	怀山药
益智仁	桂枝炒白芍	牡蛎	姜夏	茯苓
菟丝子	红枣			

痰饮起来十年，气已虚也；搭手未获全敛，营亦虚也。营卫俱形不足，风寒乘虚凑袭。肺胃最高，受邪极易。冷热咳呛，呕恶不寐。脉象弦细，舌质薄黄。先当清肃，以治其标。

前胡	杏仁	瓜蒌皮	连翘	银花
苏子	川贝	茯神	仙半夏	瓦楞子
橘红	竹茹			

时值深秋，新寒引动伏湿；阻痹气分，逐渐化热酿痰。左胁掣痛，是痰气之凝滞，非肝气之本病。头晕足寒，属阳气之上冒，而阴分之下亏。气逆咳呛，口淡乏味。脉状六阴，舌质净白。当化湿痰，以调肝肺。

茯苓	半夏曲	桂枝炒白芍	海石	川贝
白杏仁	橘络	旋覆花	丝瓜络	瓜蒌皮
苡仁	竹茹			

3. 便血　失血

腹满已减，近转便血。脾统失职，滞留伤营。兹当健脾，略佐和营。但积滞未获尽化，仍参消运之品。

槐米炭	楂炭	干姜炒川连	木香	大腹皮

| 砂仁 | 车前子 | 葛根 | 川贡朴 | 茯苓 |
| 冬瓜皮 | 当归 | | | |

吐血之根,起于春,甚于夏。近来胃纳大减,精窍似欠固摄。舌根脱苔,中带块剥。脉象两手,弦细而数。肾阴亏耗,胃津虚乏。滋补嫌早,清养为上。

西洋参	麦冬	芽谷	佩兰	冬瓜子
丹皮	橘红	女贞子	潼蒺藜	莲须
茯苓	茅根			

阳络伤,血上溢。脉象柔小不躁,固非实火可知。录方祛瘀生新,以为权宜之策。

参三七	牛膝	丹参	炒女贞子	旱莲草
丹皮	降香	石决明	黑山栀	橘红
藕节	白茅根			

春令肝阳萌动,旧恙失血复发。脉象缓涩不畅,左部略带弦紧。年轻真阴下亏,气火浮阳上僭。血随火升,火即气也。治当咸寒柔静之品以制动,而安营血法。

三七	牛膝	丹皮	旱莲草	女贞子
生地	坎版	旋覆花	牡蛎	鳖甲
元参	白茅根			

阴络伤,血内溢,即便血是也。去岁大病,元气受伤。缠绵转辗,迄未充复,所以形容渐瘦。嗜烟之体,气分必虚。气虚易于生痰,脉象左右滞涩。法当清暑益气,合二陈以燥痰。

绵芪	党参	茯苓	姜半夏	橘红
泽泻	麦冬	软柴胡	升麻	当归
云曲	车前子			

年未弱冠,阴未坚固。失血之根,起于去冬。夏秋相交之际,旧恙失血复萌。现加时湿相乘,气机不得调畅,营分安能宁静。脉象数大按缓,录方清营宣湿。

丹参	丹皮	益元散	茯苓	川贝
通草	女贞子	橘红	苡仁	牛膝
白茅根	藕节			

体质肝肾阴亏,复加戒烟嗜酒。扰动阳络,所以旧恙失血复萌。血去以来,迄今两月。真元淹淹不复,神力疲倦有诸。脉象左数右滑,治当清养。

西洋参	丹参	丹皮	石决明	青蒿子
橘络	滑石	女贞子	怀牛膝	滁菊
桑叶	白茅根			

脾统有权,便血已止;肝阴不足,气入于络。脉象小弦而数,当用清营舒络。

丹参	丹皮	当归	丝瓜络	钩钩
秦艽	牛膝	地榆炭	橘络	滑石
扁豆	车前草			

陈吉帆　清阳下陷,湿火随之。痔血或多或少,发时肛门作痛。脉象濡细,仿东垣法。

党参	冬术	白芍	木香	槐米炭
葛根	归身	升麻	地榆	茯苓
炮姜炭	广皮			

葛尚亭　脾肾虚寒,健运失司。腹痛胀泻,剧于旦夕。阴络阳络俱伤,非鼻衄即便血。

东洋参	冬术	茯苓	砂仁壳	广木香
广皮	补骨脂	山药	云曲	米仁
扁豆衣	红枣			

杨右　湿火下注,营阴不足。肠风痔血,气机滞窒。湿热外蒸,身癍体痒。

川连	橘红络	广木香	地榆炭	白芍
忍冬藤	茯苓	丹参	炒槐米	丹皮
酒芩	荷蒂			

金左　湿伤脾阳,热蓄胃中。有时便前带血,有时便后带血。每交春令,见风恶寒。卧不宁贴,脘有疼痛。舌黄脉弦,治宜缓图。

左金丸	山药	丹皮	炒扁豆	广皮
木香	玉桔梗	炙甘草	泽泻	茯神
槐米	荷蒂			

宋左　湿伤阴络,粪后有血。已阅四年,脾土受伤。遂使气失转运,由是胸腹胀满。

川朴	冬术	茯苓	猪苓	泽泻
大腹皮	木香	砂壳	广术	云曲
米仁	冬瓜皮			

徐右　痢疾之后,脾阳受伤。现变便血,调气快脾。

东洋参	冬术	炙甘草	左金丸	白芍
木香	补骨脂	肉果	炮姜炭	砂壳
扁豆	槐米			

钱祝如　阴分素虚,气分素弱。湿邪乘机下注,或为痔血,或为脱肛。临圊则陷,逾时方升。脉象濡细,舌苔薄白。仿用补中益气,借以升清降浊。即《内经》篇云"下者举之"之义。

绵芪	党参	冬术	升麻	柴胡

七、气血津液病

归身	白芍	蛀曲	刺猬皮	茯苓
广皮	甘草			

莫左　嗜酒多湿,困于脾胃。稍涉劳倦,神疲面黄。湿性重浊,令气下垂,肛为之脱,便为之血。脾不健运,消化易钝。脉象濡大,法当和补。

党参	冬术	白芍	升麻	柴胡
葛根	茯苓	广皮	泽泻	酒芩
槐米	炙甘草			

邵左　湿火伤及阴络,便后为之下血。因病惊恐,动及肝肾。木失水涵,火失水制。木火灼伤阳络,遂使气逆痰红。脉象细数,舌质薄白。切忌郁怒,治当甘平。

於术	龙骨	牡蛎	白芍	丹参
茯神	远志	枣仁	槐米	木香
炙甘草	龙眼肉			

梁国祥夫人　今年七月半产,月汛未曾通行。平时喜茶,脾胃多湿。湿伤阴络,便后有血;湿阻经络,手臂酸楚;湿聚成痰,痰阻气机。前曾脘痛,偏在右侧。脉象弦细而滑,治法当宣气络。

制川朴	柴胡炒当归	川楝子	白蒺藜	半夏
茺蔚子	牛膝	佛手	丝瓜络	橘络
桑枝	谷芽			

金穀人郎　肺与大肠为表里,肺邪移于大肠。先有肠红,继而鼻涕中见红,痰中亦红。此肺热而兼胃热也,拟清肺参以清胃法。

桔梗	淡甘草	川石斛	粉丹皮	桑叶
辛夷	绵芪	青防风	甘菊花	白杏仁
茅根	前胡			

便前有血,两年于兹。少腹作痛,已越一年。原由饮食失节,致伤脾胃清阳。

冬术	枳壳	阳春砂	木香	云曲
广皮	白芍	金铃子	川朴	扁豆
槐米	楂炭			

马童　后天失培,湿伤阴络。形瘦便血,已成童劳。

党参	冬术	升麻	柴胡	当归炒白芍
大腹	冬瓜皮	神曲	苓皮	广皮
茺蔚				

闻左　肠胃湿滞,伤及阴络。便中带血,已及一年。

白头翁	川连	桔梗	槐米	广皮
杏仁	秦皮	黄柏	淡草	冬瓜子皮

木香　　　阳春砂

吴右　便后带血,起来二年。脾行不及,食后腹胀。

川连	大腹	枳壳	木香	地榆
云曲	川朴	广皮	冬术	砂壳
槐米	楂炭			

邵右　阳络伤为咳血,阴络伤为便血。血去络空,气动筋掣。舌黄脉滞,中焦有湿。

丹参	枣仁	远志	旋覆花	川朴
芽谷	陈皮	木香	茯苓	姜夏
丝瓜络	砂壳			

陈左　二十五岁　腹痛下血,已有五年。脾胃致伤,统血失司。

制川朴	葛根	冬术	红枣	炒槐米
茯苓	广皮	白芍	广木香	云曲
益智仁	扁豆			

4. 汗证(自汗　盗汗)

阴虚湿留,冷热盗汗。脉象弦细,先当温运。

桂枝炒白芍	吴萸炒川连	草果	姜半夏	槟榔
酒苓	青皮	焦六曲	苈皮	蒌皮
桑叶	姜	枣		

徐立民夫人　阴在内,阳为之守;阳在外,阴为之使。前经动则有汗,属阳虚,阳主动也;现在静则有汗,属阴虚,阴主静也。阳明脉空,厥阴肝旺。木火乘胃,风阳入络。脘嘈脘痛,络惕络瞷。味觉甜气,口觉干燥。左脉弦细,右脉软小。春令万物发陈,遂使诸症沓来。濡养肝胃,潜固阴阳。

别直参	大熟地	川石斛	麦冬	五味子
枣仁	玫瑰花拌白芍		牡蛎	稽豆衣
建兰	小麦	糯稻根须		

谭勉寅　体质阴亏,木火用事。加以文牍用心,遂使心肾不交。目将交睫,汗即泄越。阴阳偏胜,腰脊酸楚,是其证也。脉象左细右数,法当育阴潜阳。

桂枝炒白芍	生地	黄芪皮	远志	枣仁
川连	黑豆衣	炙甘草	茯神	小麦
桑叶	南枣			

刘　情志多郁,心脾受伤。脘泛腹胀,自盗汗泄。

桂枝炒白芍	生绵芪皮	龙骨	牡蛎	丹参

枣仁	麦冬	茯苓	怀牛膝	桑叶
浮小麦	穞豆衣			

金丙生　六月　春令木火升炽,鼻衄甚多;从此阴分大亏,咳呛梦遗。自汗滂沱,痰带秽浊。若非夏令,可用当归六黄汤。

盐水炒川连	地骨皮	酒芩	丹皮	川贝
山栀	茯神	橘红	穞豆衣	小麦
桑叶	白莲须			

邵左　示悉久疟营卫造偏,盗汗滂沱,满腹蒸灼。半由阳气之外越,半由湿火之内炽。两和营卫,是为扼要。

鳖甲	龟版	牡蛎	首乌	生绵芪皮
桂枝炒白芍	穞豆衣	炙草	云神	广皮
桑叶	生姜	大枣		

魏左　营卫不固,劳感寒热。傍晚头痛,深暮盗汗。右部脉数,舌质薄白。宜和补营卫,以杜寒热;疏宣气分,以搜湿邪。

生芪皮	防风	冬术	首乌	桂枝
白芍	桑叶	穞豆衣	云苓	橘络
姜夏	枳壳			

江左　湿热留滞,致伤营卫。冷热盗汗,剧于深暮。

银柴胡	蒿梗	秦艽	鳖甲	酒芩
川石斛	桂枝炒白芍	忍冬藤	桑叶	穞豆衣
广皮	苓皮			

姚左　形寒酸痛,身热盗汗。起于三疟之后,定是阴虚邪留。

鳖甲	桂枝炒白芍	银柴胡	秦艽	苓皮
地骨皮	穞豆衣	浮小麦	川贝	杏仁
橘红	桑叶			

沈右　病起旧秋,白㾆之后。绵延辗转,已越十月。阴阳虚不肯复,气血虚不能充。心主血而藏神,肝藏血而主魂。血统一虚,神魂异舍。故寐难安,而汗易泄也。汗为心液,汗从阴化。汗愈泄,阴愈伤;阴益伤,阳益亢。风随阳动,火随阴泄。风火蒙窍,头为晕,耳为鸣;风阳扰络,经为掣,肉为瞤。闻声则惊恐,心悸而胆怯。左部心肝脉独见虚弦,右部肺脾脉颇形濡细。两部尺泽,左动右静。审其证,察其脉,病在情志,虚在阴阳。际此长夏,阳气升泄。治法从阳引阴,参入心肾,借宁神志。切勿善虑多疑,或可阴平阳秘。

别直参	茯神	炙草	生芪皮	首乌
小麦	桂枝炒白芍	龙骨	左牡蛎	枣仁
桑叶	滁菊			

5. 脱证

初方　病状脘嘈心悸,肢冷头汗。舌质厚腻而黄,口渴不喜多饮。左脉乍留乍散,右脉忽起忽伏。一团浊阴,阻碍清阳。中焦虚馁,木气来侮,清气不升,浊气不降。阴阳有离脱之象,症属危险万分。参附汤以挽无形之元阳,芪术法以拯无形之正气。参以旋覆代赭之救逆,加广皮半夏以利膈。

别直参	於术	旋覆花	黄芪	瓦楞子
半夏	黄土	桂枝	代赭石	制附片
广皮	白芍	甘草		

二方　体质湿痰用事,益以情志思虑,脾阳不足,固无疑义。月之上旬,跌仆惊恐。肝阳由此而动,动则犯胃;胃气由此而伤,伤则气滞。清阳不获上乘,浊阴无以下降。呕恶嘈杂,冒烦懊憹。头自汗,肢欲冷。脉象两关弦细,两尺甚软;舌质根底腻白,中央亦白。浊阴蒙痹其中,浮阳泄越于外。喘急厥脱,须宜防护。仿用姜附以搜有形之浊,参用参芪以固无形之浮阳。

别直参	姜半夏	川附子	枳壳	炙绵芪
炙甘草	淡干姜	广皮	竹茹	元参
瓦楞子	桂枝拌白芍			

三方　嘈食有虚实之分,汗泄有阴阳之别。嘈而能食,非是实也;汗从自出,是阳虚也。头晕面红,乃阴盛格阳之兆。烦冒心悸,饮邪停于膈上;厥冷肢麻,阳气不达四肢。一身之元阳,殊难支持;一团之浊阴,易致蒙扰。膈上必有浊痰,腑中还有宿垢。脉象起伏无常,舌质腻白不变。阴阳离决,预为防范。大旨益气扶阳,是为目前扼要。

川附子	生绵芪	广皮	炙甘草	米炒於术
姜半夏	元参	浮小麦	别直参	淡干姜
桂枝六分炒白芍				

四方　头为诸阳之会,阳浮于上,为自汗;胃为水谷之海,水停于中,为脘嘈。嘈而求食,中流乏砥柱之权;汗出欲冒,外卫无拥护之机。清阳不获振作,浊阴易致漫布。壅填胸中,遂致脘嘈。浊胜碍清,或有头晕;阴盛格阳,或有面红。胃中之浊气上逆,噫为频作;肠中之浊气下行,矢气频仍。脉不旺瞭,状似六阴,重按有,轻按无。舌质腻白,口觉淡味。汗多有亡阳之虑,回阳最为握要。俾阳气振作一分,则阴气退避一分。

炙黄芪	元参	姜半夏	浮小麦	川附子
枣仁	蒸於术	炙甘草	别直参	淡干姜
广皮	桂枝六分炒白芍			

五方 昨日诸恙若失,至夜寤寐艰难。卫阳气火,纷至沓来;烦冒自汗,层见叠出。旋即有形之痰,填于胸中;无形之气,走于经络。昨夜八句钟时,大便已得一次。惜乎解而不畅,垢滞留而不尽。胃中清肃未升,肠中浊气未降。噫嗳频作,矢气频仍。舌质白腻,渐见减少;脉象沉细,始终无变。可见脉如六阴,固无疑义。录方回阳救逆,斯为要着。

生炙绵芪	广皮	炙甘草	淡干姜	米炒於术
云茯苓	制香附	怀牛膝	石决明	姜半夏
桂枝	别直参	白芍		

六方 人身阴阳相辅而行,阴中有阳,阳中有阴。阳盛则阴虚,阴虚则阳亢。一胜一负,理势然也。素本阳虚,遂使阴盛。虚者真虚,盛者假盛。浊阴蒙蔽,不能傍达于四肢,四肢为之厥冷。阴不入阳,寤不安寐。稍涉寤寐,即有冲逆。烦冒汗泄,纷至沓来。脘嘈已减,大便已通。喜嗜糖,中焦无坐镇之权;大便溏,中焦失鼓舞之机。脉象尚无更变,舌色更无迁移。治法鼓舞清阳,务使疏化浊阴。清阳升,浊阴降,则胸中自可通畅。阳气如此浮越,不得不加固潜。

炒於术	左牡蛎	广皮	附子	姜半夏
茯神	炙甘草	炙绵芪	干姜	桂枝
白芍	龙骨	别直参		

七方 中焦为冲繁之道,又为清浊之区。脘嘈求食,气逆少寐,皆中虚之象。中焦如此虚弱,焉能升清降浊。烦冒发热,非真热也;形寒发冷,非真冷也。良由汗出过多,卫阳不和,不获拥护。益以情志过操,冲阳易致浮动。头晕肢软,阳明不能束骨而流利机关;口淡舌腻,胃虚无以升清而降浊气。脉属六阴,重按无力。舍鼓舞真阳,无良法可想。

别直参	桂枝	左牡蛎	淡附片	於术
白芍	甘草	茯神	川郁金	龙齿
淡干姜	炙绵芪	青花桂		

八方 旧病肝气冲逆,已有多年;新病胃虚嘈杂,迄今半月。现下嘈杂渐减,冲逆增剧于前。甚于暮夜,缓于日昼。种种变幻情状,是皆由此发生。膺胸脘满,面红头汗。肢节腰背酸软,掌心肌肤心冷。阴寒甚于内,阳气虚于外。遂使阴阳乖戾,并非阴阳离决。汗愈多,阳愈虚;冲愈逆,气愈升。脉象沉细,舌质腻白。补气升阳,一定成法;敛肝镇逆,万不可少。

别直参	桂枝	白芍	龙齿	青花桂
枸杞子	於术	炙芪	淡干姜	川附子
炙甘草	牡蛎	茯神		

九方 人身阳气,为日之光;人身阴气,为月之精。《内经》篇曰"天有日月,人有阴阳",此其义也。服参术等,日经有数两,姜附亦成两许。阳气竟未能恢

复,真气亦未能振作。真阳之气衰,浊阴之气盛。有时窒塞不转,则气逆上,而烦冒汗泄。舌质腻白,口觉淡味。左脉沉细,右脉更细。正属六阴,固无疑义。用真武汤合建中法。

别直参	於术	茯神	姜半夏	川附子
炙甘草	桂枝	白芍	炙黄芪	青花桂
淡干姜	广皮	饴糖		

十方　百病多从嘈中出,诸嘈皆从饮中来。浊阴一日不去,清阳一日不复。四肢冷,是清阳式微之明征;口味淡,是浊阴盘踞之端倪。然浊阴为寒邪故淡。有冷气嘈杂,无片刻之宁。瘩瘰无一时之安,"胃不和则瘩不安",《内经》篇之明训也。脉象早暮不变,舌色始终不更。温中焦之清阳,化中焦之浊阴。舍此之外,别无良策。

别直参	姜半夏	川朴	附子片	炙甘草
佩兰叶	茯苓	白芍	青花桂	淡吴萸
淡干姜	广皮			

十一方　烦出于心,嘈出于胃。心烦少,胃嘈多。有时心悸,属饮邪停于膈上;有时脘闷,属饮邪蓄于胸中。遂使瘩瘰无片刻之宁,懊恼无一时之息。头汗淋漓,由此而来;四肢厥冷,从此而现。脉愈按愈细,舌无更无变。嘈如许之甚,气如许之逆。一身元阳,何堪支持,喘急离脱,难保无虞。大补元阳以救逆,并益正气以固脱。

别直参	附子	干姜	炙甘草	白芍
青花桂	茯苓	绵芪	广皮	姜半夏
於术	饴糖			

十二方　脾为仓廪之官,胃为水谷之海。脾失其职,则运化易窒;胃失其市,则通降易滞。积湿积水,化痰化饮。痰饮停于膈上,为心悸;痰饮蓄于胸中,为脘嘈。嘈杂甚,便有气闷;气闷甚,便有嘈杂。异出同源,固不待言。痰饮为阴寒之浊邪,非温通阳气不为功。自当大补大温,借以化痰化饮。脉象若沉若微,正合宜补宜温。怡守常孤,希图奏绩。

别直参	元参	姜半夏	黑干姜	川附子
於术	炙甘草	霞天曲	广皮	绵芪
青花桂六分	饴糖			

十三方　气升降靡定,嘈作辍无常。上升之气,多从肝出;中脘之嘈,多从胃出。肝多升,则胃不得降;胃少降,则肝易多升。痰饮之邪,盘踞其中。乘气而转移,随气而起伏。有时胸中空洞如谷,固是中虚;有时胸中壅塞如堵,显然气滞。汗多肢冷,食少脉细。见症多是阳气虚馁,非大补大温,恐难奏其功。

| 别直参 | 淡干姜 | 茯苓 | 广皮 | 川附子 |

姜半夏　　　白芍　　　於术　　　绵芪　　　南枣

青花桂　　　炙甘草　　饴糖

十四方　气逆懊恢，甚而嘈杂。由来已久，中气必虚，肝木来侮，早有朕兆；四肢厥冷，汗出颇多，阳气外耗，已见端倪。昨夜稍涉情忆之郁，肝气风阳勃然而动。蒙于窍，似厥似闭；走于络，为掣抽唇红，稍有歪斜。舌质颇形胖大，脉象濡弦而滑。法当熄风涤痰。

川附片　　　炙绵芪　　陈胆星　　　冬术　　　白芍

防风　　　　丝瓜络　　米仁　　　　炙甘草　　茯苓

冬桑叶　　　桂枝　　　远志

肺为五脏之华盖，而主一身之气化。肺气阻则诸气皆阻，《经》谓"诸气膹郁，皆属于肺"；肺喘则诸气皆喘，《经》谓"诸痿喘呕，皆属于上"。现在鼻不煽动，面不渥丹。肺未绝，阳尚敛，或有一线之生机。热已汗多，防有暴脱之危殆。左右脉象，均见弦滑；满舌苔形，颇见滋泽。偏于温则助火，偏于寒则助饮。今即寒温并施，可无偏胜之害。

橘红络　　　杏仁　　　茯神　　　　陈胆星　　　桂枝炒白芍

川贝　　　　米仁　　　甘草　　　　北细辛　　　干姜拌五味

芦根　　　　冰糖煅石膏

前方专用清肃润燥，昨方参用通阳搜饮。气仍不降，痰仍不利。遂致倚不得卧，甚而胸不得畅。大便频下不更，小溲赤而且浊。舌形仍无更变，脉象尤无转移。种种变幻症象，不外肺气膹郁，为日已多，肺气已伤。牵及肾气，势所不免。肺气不降，肾气不纳。喘急暴脱，不得不顾。虑其喘，不得不纳其气；虑其脱，不得不固其阳。今拟数味，仍照原意，加入纳气固阳，务使阳敛气降。

茯神　　　　牛膝　　　橘红络　　　牡蛎　　　　青铅

桂枝　　　　白芍　　　半夏　　　　甘草　　　　磁石

干姜拌五味　吉林参　　熟地一两代水

病具劳损，神思恍惚。精营内夺，阳气外越。头汗淋漓，四肢厥冷。脉象沉细而弦，舌质糙白而燥。际此泄气阳越，津液如何克当？

牡蛎　　　　稽豆衣　　茯神　　　　冬瓜子　　　淮小麦

川贝　　　　叭杏仁　　甘草　　　　绵芪　　　　冬桑叶

苡仁　　　　龙齿

头汗如雨，气逆如喘，阳欲外脱；舌质灰燥，口渴喜饮，阴欲内固。手厥如冰，脉沉细若伏。照此形状，危在旦夕。勉拟回阳救逆，颇有鞭长莫及。

吉林参　　　於术　　　升麻　　　　桂枝　　　　麦冬

广皮　　　　元参　　　炙甘草　　　白芍　　　　半夏

牡蛎　　　　红枣　　　生姜

足三阴虚,脉络枯涩。寒湿乘机流注股阴,发现肿毒。中焦湿痰盘踞,气机遂失通降。上有呃忒,下有便闭。新增咳呛,甚而呕恶。舌质松黄,脉象沉弦。呃而有汗,阳虚外耗;呃而不食,阴气内伤。治法鼓动中焦,务使疏化湿痰;参用镇肝降逆,仿以旋覆代赭。

旋覆花	代赭石	怀牛膝	广皮	桂枝
白芍	姜半夏	刀豆子	炙甘草	绵芪
茯神	别直参	柿蒂蒂		

嗜酒中虚,湿邪易聚。湿胜多痰,痰多阻气。运磨为之失司,饮食为之易停。更衣溏泄,足筋拘挛。旋即呃忒连声,迄今已有五日。气化窒郁,渐上从热。口为干渴,舌为干燥。中脘一团,自觉满闷。显然胃气失降,致令肝气上逆。多逆废食,中无砥柱,木气易冲。四肢乍冷乍热,神识或昏或清。皆浊邪之蒙清,非热邪之入营。脉大无神,舌见燥白。清浊交混,津液无资。不独阴涸为病,抑且阳脱为虑。中焦如许之窒,呃忒如许之甚,实难补阴救阳。姑拟鼓舞中焦,借以扬激阴浊;参用镇摄肝气,务使降逆止呃。

炙甘草	东白芍	法半夏	刀豆子	茯神
枳壳	淡干姜	旋覆花	广皮	川连
至宝丹	竹茹			

邹　南浔　阴阳不通,营卫阻隔。四肢厥冷,脉象沉伏。舌苔白腻,干燥无泽。阴涸阳脱,已达极点。设或汗泄烦躁,便是棘手无策。救阴不易,通阳亦难。勉拟数味,以和营卫。

西洋参	麦冬	云母石	威灵仙	桂枝炒白芍
云茯苓神	蜀漆	仙半夏	橘络	炒黑甘草
紫石英	煨姜			

二覆诊　外感伏邪,同时而起。甫有半月,病益增剧。寒则通宵,热则片刻,是疟中之牡疟也。寒热之作,无论似疟而非,阴阳必然乖戾。营卫阻隔,所以脉象不获起动。舌苔满腻,边起屑白。或润或燥,乍渴乍饮。胃不进,已有七日。大便迸下,色见垢黑。脘宇满闷,时见呕恶。中焦浊邪逗留,遂使清气窒郁。津液气机,不得宣布。木火乘浊气,壅而上逆。治法先宜两调气营,参入廓清脾胃浊邪。

桂枝炒白芍	西洋参	霞天曲	茯苓	川雅连
云母石	炒黑甘草	佩兰叶	广皮	威灵仙
仙半夏	煨姜			

三覆诊　昨夜冷热,如有如无。迨至二句钟时,阳气陡然上越。五志之火,亦随阳而上腾;氤氲之痰,又乘火而上逆。语言为之错乱,神气为之烦躁。顷诊脉象,弦细无神。浮取似觉鼓动,沉取尚有模糊。舌质转形灰燥,饮食仍不

思纳。胸次自觉督闷,腹笥常有鸣响。一团湿火浊痰,蒙闭阳明清气。伤津伤液,在所不免;阴涸阳脱,不可不虑。治法甘凉生津存液,参用苦寒清湿潜火。

西洋参	云茯苓	瓜蒌皮	京元参	竹二青
大豆卷	霍石斛	大白芍	佩兰叶	川雅连
橘红	糯稻根须			

四覆诊　湿处热中,热居湿外,氤氲气分,炽耗营分。鼻紫痰血,显系阳明血热;唇燥齿干,无非阳明液耗。舌质灰黑而腻,燥中尚有湿也;大便欲下不得,腑中尚有滞也。昨夜寒热虽不萌动,营卫之气定有造偏。脉象似毛似绵,重按无神。补津救液,定为第一要务;清气凉血,又为必不可少。

犀角尖	金银花	粉丹皮	生苡仁	霍石斛
炙橘红	黑山栀	京元参	净连翘	人中黄
瓜蒌仁	白茅根	糯稻根须(煎汤代水)		

五覆诊　病之源自伏湿氤氲,其变幻与伤寒无二。仲景伤寒先分六经,河间温热须究三焦。火为温邪化热,谓之湿温。温邪蔓延三焦,充斥营卫。外不得汗,内不得下。蒸腾之热,灼津伤液。多烦少寐,无痰多咳。鼻柱紫黑,痰色紫红。舌质灰腻,唇齿干燥。左脉细小,右脉虚大。温邪注重存津为第一,阳亢宜介潜为要务。

真西黄	金汁	羚羊角	石决明	元参
上犀尖	青黛染茯神	银花	连翘	霍石斛
瓜蒌仁	丹皮	白茅根		

六覆诊　温邪日有廓清,神气日见清爽。饮食渐进糜粥,寤寐亦得安宁。鼻柱仍形带黑,痰色亦形红紫。舌质灰色已退,尚剩糜点;大便仍未得下,腹笥尚鸣。左脉细小无力,右脉虚大无神。狂澜虽倒,余波未平。胃津炽耗,阴液灼伤。肺胃清降失司,浊痰留恋难删。治法甘凉咸寒,借此保津存液。

香犀尖	西洋参	粉丹皮	元参	连翘
觅麦冬	广橘皮	银花	霍石斛	瓜蒌皮
茯神	白茅根	金汁		

七覆诊　否虽去而真元大伤,泰虽来而余邪未净。久热耗阴,阴亏生火;火炽耗气,气虚生燥。舌黑勃然而退,转形点腐如屑。并不干燥,又不喜饮。宿垢已下,腑有通降之机;纳食不多,胃无砥柱之权。左脉柔而静,右脉虚无神。邪退正虚,于此可见。盛者责之,虚者责之。调治之法,不外乎此。

玄精石	元参心	丹皮	霍石斛	川贝母
云苓	大麦冬	桔梗	远志肉	橘红
丹参	淡甘草	糯稻根须(煎汤代水)		

八覆诊　危局甫转,佳境未进。上焦阳毒,尚有蒸腾;中焦湿痰,亦未廓清。

咽喉哽痛,或起或平;舌质腐白,乍隐乍现。左脉依然柔细,右脉仍形虚大。前夜神烦少寐,昨宵神静安眠。大便得下,脘饥思食。真阴已被热耗,真气亦被邪劫。俾纳食旺,则阴气日有恢复。育阴养液,以熄余焰。

| 西洋参 | 金银花 | 建兰叶 | 元参 | 川贝母 |
| 大麦冬 | 云茯神 | 人中黄 | 丹皮 | 霍石斛 |

糯稻根须(煎汤代水)

张振宜母　痢疾最险,莫如噤口痢。痢久则伤阴,下多亦亡阴;热久则耗阳,汗多亦亡阳。纳食如废,生机无恃。昨日设用荆防发表,顷晨陡然肢冷汗泄。阳离阴脱,已达极点。左脉时起时伏,右脉乍聚乍散。舌质光绛无泽,咽喉糜白皆退。棘手之候丛生,旦夕可危;宜防阴阳已离,草木无效。既蒙缪爱,敢不竭诚。救阴存液以参麦,敛阳保津以龙牡。

| 吉林参 | 炙橘红 | 青龙骨 | 稽豆衣 | 朱茯神 |

北五味

覆诊　阴阳俱脱,殆在朝暮。回阳救逆,以邀天佑。

| 吉林参 | 川桂枝 | 制淡川附 | 炙甘草 |

诊得左右脉象,各五十至,如控弦,如贯索,上中甚锐。是脉枝叶未碍,根本先拨者。根本者,肝肾也。肾为水脏,肝有火寄,真阳居于其中,在易坎中之阳为真阳,即此义也。真阳既以肾为窟宅,而潜伏于水中,凝然与真阴相恋,是以足供百年之用。惟见梦遗频泄,肾精有所夺也;时有自盗两汗,心阳亦有所夺也。于是真阳之面目始露。夫阳者,亲上者也,露则鼻端有汗、目中有彩、面部有光,飞扬泄越,孰从把握之哉?所以寐中神魂飘荡,未有安宁者也。诸症发于去冬,剧于今春。盖无以为冬水收藏之本,无以为春木发生之基。以生长化收藏之运,一有不称其职,为难治矣。今奉藏者少,奉生者亦少,为难治无疑矣。现在尚有希冀者,全赖胃谷增旺,要知人之精阴,以谷为生,而气血之生者,亦赖水谷之精微也。头目眩掉,阳动化风之象也;络脉难伸,血不养经之征也。更衣维艰,少腹奔豚。皆由精不化气,血不濡肠所致。病久不独阴阳脏腑受损,而奇经八脉,亦有关系。但治分新久,药宜引用。新病者,阴阳相乖,补偏救弊,宜用其偏;久病者,阴阳渐入,养正扶元,宜用其平。汗多亡阳,阳药参用阴药,从阴以引其阳;精多脱阴,阴药参用阳药,从阳以引其阴。引而又引,俾阴阳相挽无所脱,水火相济无所离。《经》云"阴平阳秘,精神乃治",此之谓也。

淡苁蓉	龙骨	白芍	川贝母	甘杞子
左牡蛎	熟地	滁菊	坎版	麦门冬
茯神	桑叶

6. 三消

沈应仙　三月　少阴肾亏，厥阴肝旺。亏者水，旺者火。膀胱水津浑浊，小溲频多如膏。绵延九月，已成下消。

扁金斛	川柏	知母	麦冬	白莲须
法半夏	广皮	茯神	桑叶	生谷芽
淡甘草	竹茹			

陆左　胃气通于口，口臭属胃热；龈为胃之络，龈烂亦胃热。口渴索饮，脘嘈求食。小溲形如白沫，渐成三消之症。左脉弦大，右脉濡细。壮肾水，消胃火。

熟地	石膏	麦冬	川柏	知母
白芍	茯苓	银花	牛膝	淡甘草
竹叶	丹皮			

陆左　二月　口甜属脾热，龈烂属胃火。口渴引饮，热在上焦无疑；脘嘈求食，热在中焦显著；小溲频多，热在下焦可知。照此形状，已成三消。脉象左大，舌质薄腻。滋五脏之阴，泻三焦之火。形肉未削，尚可转救。

大熟地	牛膝	熟石膏	知母	麦冬
生白芍	大生地	木瓜	丹皮	银花
淡竹叶	大麦			

沈右　四十岁　津液为火销烁，渐成三消大症。形瘦善食，口渴喜饮。溲浊频多，舌根脱苔。腹笥似觉痞满，脉象兼见弦濡。仿用知柏八味丸，借以壮水制火。

知母	黄柏	生地	山药	萸肉
丹皮	泽泻	元参	茯苓	麦冬
天冬	石斛			

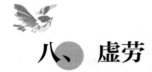

八、 虚劳

　　肺津上耗而金枯,肾液下竭而水涸。虚火上炎为喉糜,清气下陷为便泻。时或腹痛,其中似有积滞;痰带秽气,胃中尚有余热。病久者,必究寝食,所谓"得谷则昌,失谷则亡"。今纳谷仍未加增,生气从何而振,真阴从何而复? 岂不危哉! 脉象左部柔静,右关独见缓大。舌光如剥而不润泽。有形之阴液既竭,施无情之草木,焉克有济?

别直参	於术	茯神	炒黑甘草	橘红
天冬	麦冬	西洋参	川贝	元参
南枣	元精石			

　　质本阴虚木旺,咯血根起一载。热灼津液,液聚生痰。热迫营分,月事早期。脉象弦数,两关更甚。当培肝肾下元,以调奇经八脉。

柴胡炒白芍	茺蔚子	丹皮	山栀	当归
薄荷叶	橘红	川贝	丹参	月季花
牛膝	桑叶			

　　肝肾阴虚,累及冲任。月事衰少,带下颇多。脉象弦紧滑数,脘嘈头痛。阳胜风动,显见一斑。当用养营阴之不足,潜浮阳之有余。参入培益下元,以通摄冲任法。

丹皮	黑山栀	炒白芍	归身	茺蔚子
海螵蛸	盐水炒牛膝	盐水炒甘杞子		炒滁菊
软柴胡	炒芡实	桑叶		

　　热久营虚,汗从阳泄。内火上炎刑金,咳逆因之欠已。脉象左寸数大。形瘦肉脱,已成损怯。录方潜阳毓阴,养金顺气。

吉林须	於术	仙半夏	橘红	炙甘草
川贝	黛蛤散	盐水炒牛膝	毛燕根	炒白芍
分冲熟地露	抱木茯神			

　　督阳虚,背脊作痛;脾阳虚,湿胜生痰。肾阴虚,气不归壑;肺阴虚,清肃失权。诸虚毕集,而病益深。脉象弦滑,当用温养。

| 东洋参 | 冬术 | 茯苓 | 炙草 | 粉沙参 |

| 橘红 | 姜夏 | 川贝 | 白石英 | 牛膝 |
| 姜竹茹 | 枇杷叶 | | | |

咳经四年，损久不复。怀麟七月，伤而半产。真元不能固摄，阴液随气外泄。自汗溱溱，有所来也。日昼阳升于上，气从阳腾，故喘急甚剧；傍晚阳潜于下，气从阳陷，故足跗浮肿。眠不着左，乃肝肺升降失司；便溏纳减，是金土相生失机。津液内涸，咽喉燥痛。脉象均欠敛聚，形容大肉消瘦。时当酷暑，以助阳泄。离脱之势，唯防在即。法当镇摄培元，务使二气相纽。

霍石斛	麦冬	川贝	怀牛膝	左牡蛎
龙骨	茯神	绵芪皮	别直参	丹参
橘红	生磁石			

久病咳呛，已成损怯。春分吐血以来，形容逐渐消瘦，动辄气逆声嘶。脉象虚细而数，二气似欠维续。急当镇固下元。

别直参	於术	茯神	怀牛膝	川贝母
白芍	牡蛎	石硫黄	灵磁石	橘红
龙骨	南枣			

呼吸之气，虽属于肺胃，而根实在于丹田。肺虚及肾，下元欠固，丹田气怯。所以言语过多，呼吸气似欠续。留饮根深，一时终难尽彻；脉症俱虚，温养缓图为宜。

旋覆花	代赭石	苁蓉	牛膝	巴戟天
别直参	於术	云苓	炙甘草	姜半夏
橘红	潼蒺藜			

朱左　脉来芤大，状似戴阳。九月初旬，忽然咯血。色紫有块，定系瘀血。吐血之后，阴分大伤。久则不复，以及于阳。男子脉大为劳，仿用建中宗旨。本重标轻，故当治本。

党参	绵芪	冬术	杭白芍	叭杏仁
牛膝	女贞子	川贝	广皮	云茯苓
甘草	南枣			

方云章　咳起一载，延及今春。肺络为咳所伤，痰中已见血点。有时胸膺作痛，有时咽喉干燥。年未弱冠，咳逾一年。形瘦脉数，痰多舌白。如不趁早调治，势必迫入损门。

旋覆花	川贝	淡甘草	瓦楞子	苡仁
枇杷叶	款冬	百部	叭杏仁	橘红络
竹茹	榧子肉			

章桂馥　二十八岁　久虚不复，已成劳损。左脉弦数，右脉小数。舌中绛，舌边白。肌肤甲错，身有冷热。饮食不多，寤寐亦少。病中情志多郁，生色更

为不易。

川石斛	川贝	仙半夏	秫米	云茯神
丹参	牡蛎	坎版	远志	黑豆衣
橘红	枣仁			

张左　损在营卫,为寒为热;损在肺胃,为咳为嗽。日暮多寐少寐,旦夕多痰少食。水谷精微,不获化气。气血留蓄中焦,徒以变化痰浊。左脉细弦,右脉细数。仿仲景"元气大伤,先建其中"法。

防风炒绵芪	生冬术	炙甘草	川贝	茯苓神
橘红	麦冬	旋覆花	鳖甲	龟版
牡蛎	叭杏仁			

沈左　阴亏阳弱,木叩金鸣。冷热无常,咳呛时作。水谷之精微,不化精而化痰饮。痰饮阻于络,络血不归经。痰中带血,起于旧年,发于今春。动则自汗,静则盗汗。自汗多,有阳越之虞;盗汗多,有阴耗之虑。阳津从外而伤,阴津从内而耗。舌质为之光剥,口唇为之干燥。左脉弦芤而大,右脉弦滑而数。诸症猬集,诸虚毕露。春升发泄,何堪维持?从阴则碍阳,从阳则害阴。欲求阴阳两顾,必先着重潜育。参入壮水制火,令金脏得清化之权;复以养金柔木,使土宫无戕贼之害。

牡蛎	白芍	炙甘草	川贝	毛燕根
麦冬	茅根	女贞子	桑叶	云茯神
西洋参	吉林参	黑栀衣		

又　改方　预拟育阴潜阳,参入补津救液。

大生地	桑叶	阿胶	牡蛎	淡秋石
枇杷叶	甘草	白芍	川贝	云神
麦冬	西洋参	吉林参		

许纯鹤　前年音嘶失扬,旧秋咳嗽无痰。当兹春阳发泄,驯至木火炽盛。消烁精华,形容羸瘦。火旺克金,肺失清肃之机;木盛侮土,脾乏生化之权。上有咳嗽,下有泄泻。阴液亦为火灼,口渴引饮。前见舌质光剥,今则舌质糜白。两手脉无神韵,三焦皆受戕伤。越人所谓难治者也。津液如许之干,虚火如许之旺。治宜育阴壮水,借以潜阳制火。

大生地	阿胶	生甘草	扁豆衣	云茯神
麦冬	西洋参	元参	贝母	桔梗
白芍	枇杷叶			

毛左　二十六岁　前年吐血无几,旧冬复萌盈碗。今春又吐,现在干咳。声嘶失扬,冷热盗汗。阳亢阴虚,金囚木旺。肢体震动,脉象芤数。法宜潜育,并须静养。

大生地	炙鳖甲	龟版	阿胶	生牡蛎
白芍	元参	麦冬	云茯神	象贝
茅根	冬虫夏草			

陆左　久虚不复，遂成损怯。损在营卫，为寒为热；损在肺胃，为咳为嗽。动则气逆，寐则多梦。正卧则精滑，侧卧则不遗。左脉细，右脉软；舌苔白，蒂丁红。损者益之，谨遵《内经》之训。

龟版	牡蛎	冬术	毛燕	甘草
莲肉	鳖甲	川贝	山药	扁豆
茯苓神	南枣			

陈左　溆浦　二十一岁　十二月十七日　男子脉大，总非所宜。《金匮》云"脉大为劳"。病自去春传染天痘，旋即梦遗痰红。病缠经久，阴分受伤。阴虚火旺，灼伤娇脏，咽喉干。转辗春风节届，尤宜防其见血。

生地	龟版	牡蛎	元参	麦冬
丹皮	旱莲草	女贞子	秋石	茅根
莲须	甘草			

又二方　痰血久不复见，遗泄迭次而至。咽喉仍有红点，脉象左部尤大。旧春天痘，伤及气阴。淹淹至今，未获恢复。肝肾龙雷之火上炎，刑及娇脏。防成劳损，治当潜育。

生地	鳖甲	龟版	牡蛎	丹皮
元参	川贝	橘红	茯神	莲须
滁菊	桑叶			

徐右　四十九岁　阴不恋阳，阳不摄阴。昼则形寒，夜则身热。

桂枝炒白芍	鳖甲	龟版	牡蛎	当归
首乌	姜半夏	茯神	橘红	滁菊
桑叶	甘草			

王右　阴虚木火叩金，咳呛已延一年。气滞冲任，经停已有五月。胸次痞满，腹筒阵痛。形瘦暮热，寐短烦冒。大便或溏或结，胃纳忽增忽减。脉象细数，舌苔薄白。干血劳瘵，已达极点。

赤参	香附	当归	白芍	海螵蛸
小茴香	川贝	橘红	瓦楞子	茯苓
佛手花	玉蝴蝶	桑叶		

何　三十七岁　体质水亏木旺，旧冬天气亢燥。肾水益亏，肝火益动。上刑于肺，为咳逆气急；下侮于脾，为湿聚成痰。现在不独脾湿生痰，抑且肾水上泛为痰。痰带咸味，是其征也。胃钝懒纳，寐中汗泄。形瘦脉细，已成劳损。

| 干姜捣五味 | 制半夏 | 牡蛎 | 龙骨 | 冬虫夏草 |

川贝　　　　牛膝　　　　橘红　　　　磁石　　　　茯神

南枣　　　　谷芽

张定甫如夫人　体质素亏，木火素旺。凌于金，为咳嗽；侮于土，为便溏。春夏复加积劳，阳气由此炽盛。阳亢化火，循经入络。先有喉痛，继有龈肿。愈不多日，咳呛增剧。绵延转辗，已越一月。木火愈升愈旺，肺金愈咳愈虚。升太过，降不及。络道壅阻不宣，右肋自觉窒滞。眠仅着左，殊难倚右。肝不藏血，随气上逆。痰中见血，已有两次。气不帅血，冲任无资。汛事停期，已有五月。谷食少进，形容瘦怯。上下之损，渐及乎中。左脉细弦而数，右脉滑数而弦。舌薄黄，尖带红。营分定有郁热，气分必有湿痰。秋分司令，燥火行权。治法不可背谬，只有因时制宜。先当清肺之燥，参用潜肝之火。以肝主升，肺主降，肝得潜而无上逆之弊，肺得润而有下降之机。方呈政服。

青黛拌蛤壳　冰糖煅石膏　叭杏　　　川贝　　　　橘红

白芍　　　　柴胡炒当归　牛膝　　　桑叶　　　　粉甘草

丝瓜络　　　枇杷叶

又二方　咳为气逆，嗽为有痰。咳乃肺之燥，嗽乃脾之湿。痰黄痰绿，湿郁已从火化；气逆气急，金气已从燥化。肺降不及，肝升有余。络道为痹，络血为腾。芒种节前，曾吐纯血；秋分节交，又咳点血。眠能着左，胀满在右。月事愆期，形容憔悴。左脉弦细而数，右脉弦数而滑。唇口干燥，舌质黄腻。壮水制火，令金脏得清化之权；清金柔木，使土宫无戕贼之害。

粉沙参　　　橘红　　　　川贝　　　柴胡炒当归　青蛤散

牛膝　　　　冰糖煅石膏　丹皮　　　白芍　　　　生苡仁

炙甘草　　　枇杷叶

又三方　气有余，便是火。火上炎刑于金，金虚不能制木。肝气为之多升，肺气为之少降。左右道路窒塞，上下呼吸阻碍。有声为咳，有痰为嗽。眠仅着左，不能倚右。气病应血，月事愆期。上损及中，纳食减少。左脉弦细，右脉软滑。形体憔悴，舌质厚腻。寒露节届，法宜润燥。

西洋参　　　橘红络　　　冬虫夏草　丹皮　　　　茯神苓

黛蛤散　　　川贝　　　　牛膝　　　冰糖煅石膏　叭杏仁

枇杷叶　　　谷芽

又四方　肝肾之气多升，肺胃之气少降。眠能倚左，痞满在右。升降交阻，络道为痹。有时气逆作咳，有时痰多作嗽。咳为肺燥，嗽为脾湿。燥非外来之燥，湿是内起之湿。久咳久嗽，损及三焦。气血生化日少，形容疲弱日甚。月事愆期，关系冲任。左脉柔细而弦，右脉软滑而大。清气润燥，以安肺金；滋阴潜火，以柔肝木。

西洋参　　　冬虫夏草　　海螵蛸　　石膏　　　　旋覆花

| 牛膝 | 橘红络 | 青蛤散 | 白芍 | 叭杏仁 |
| 川贝 | 石决明 | | | |

梅义古夫人　病缠既久,气血两亏。始也阴虚不能恋其阳,继也阳虚不能生其阴。阳入于阴则多寐,阳不入阴则少寐。阴阳既形不足,循环必有逆乱。有时阳气少降,有时阴火多升。子时后不复安寐,甚而达旦;脘宇中自觉嘈杂,剧时呕泛。左右为阴阳之道路,升降为肝肺之所司。阴阳虚,升降乱。气机自为窒滞,少腹致有攻动。脘宇乍胀乍消,胁肋时掣时痛。少火生气,壮火食气。真水不足以制火,少火胥变为壮火。火主销烁,津液被耗。睡醒口觉干燥,满苔舌质淡绛。中央起纹,根底薄白。左三部脉虚弦而大,沉按尚觉敛抑;右三部脉沉软而小,重取并不涣散。《经》曰:"阴平阳秘,精神乃治。"拟方育阴潜阳,借宁神志。参入益气之虚以生血,少佐平气之逆以和降。

蛤粉炒生地	秋石捣熟地	辰茯神	生白芍	苍龙齿
米炒潞党参	煅牡蛎	柏子仁	枣仁	青黛拌麦冬
生绵芪	炙甘草			

又二方　阴与阳为相辅,气与血为相佐。阴虚则阳无以附,气虚则血无以生。久痛不痉,久虚不复。阴阳两亏,气血并虚。左右道路,升降气机,既有窒碍,犹有逆乱。子后不寐,火升嘈杂。左脉大,右脉小;舌光绛,中起纹。壮水之主,以制阳亢;益气之虚,以溉营源。

阿胶	麦冬	吉林参须	茯神	枣仁
生地	炙甘草	杞子	丹参	白芍
滁菊	牛膝			

毛站斋　痰饮多年,泄泻两旬。今夏喘急耗气,至秋未获恢复。气虚则阴无以生,阴虚则阳无以化。阴虚于里,气越于外。四肢浮肿,或消或长;满腹鸣响,乍作乍辍。更衣每日五六次,饮食每日两三匙。入少出多,何堪支持?脉涣散而无神韵,舌干燥而不润泽。喉有痰声,语有蹇涩。症势危险,已达极点。草木微功,焉能有济?

| 吉林参须 | 川贝 | 牡蛎 | 扁豆衣 | 白芍 |
| 茯苓神 | 诃子 | 麦冬 | 炙草 | 橘红 |

熟地汤煎药

林丛门　头为诸阳之会,阳亢则汗泄于头面;肢为诸阳之本,阳虚则寒甚于手指。平时心肾不交,遂使有梦遗精;现在营卫有偏,因此寒热盗汗。左脉弦数而欠敛,右脉细软而乏力。舌质净白,一派虚象。法当育阴潜阳,参入固表养营。

| 熟地 | 萸肉 | 山药 | 丹皮 | 茯苓神 |
| 泽泻 | 桂枝炒白芍 | 龙骨 | 牡蛎 | 黄芪 |

清炙草　　　浮小麦

张有记夫人　六月咳嗽,八月产育。咳久必伤上焦,产后必伤下元。肺失司清肃,肾失司摄纳。木火挟痰,蒙扰清肃。有时汗多则咳少,有时咳多则汗少。脉细无力,舌苔白腻。治当固表以益肺,参入养里以滋肾。

桂枝　　　　白芍　　　　芪皮　　　　龙骨　　　　牡蛎
冬虫草　　　川贝　　　　半夏曲　　　橘络　　　　牛膝
清炙草　　　小麦

又二方　咳嗽起于六月,生育在于八月。元气受伤,肺肾亦伤。有时痰黄而浓,是脾湿所酿;有时痰白而薄,是肾水所泛。前经汗泄颇多,表卫已失固护;现在咳呛胁痛,络气亦失流通。舌白带腻,脉细而滑。固表益肺以治咳,养里摄肾以止汗。

桂枝炒白芍　绵芪皮　　　海浮石　　　橘红　　　　川贝
杏仁　　　　牛膝　　　　龙骨　　　　牡蛎　　　　炙甘草
浮小麦　　　冬虫草

张　阴虚则木火愈旺,气虚则湿痰愈胜。胃不思食,脘泛而闷。精神疲倦,肢体酸楚。昼日好睡,暮夜少眠。咳呛气逆,肠痹便滞。舌质薄黄,脉象弦滑。法当化湿痰,参入通气络。

桂枝　　　　白芍　　　　冬术　　　　枳壳　　　　生苡仁
冬瓜子　　　蒌仁　　　　桑枝　　　　茯苓　　　　橘络
姜半夏　　　竹茹

周信甫　习武伤气伤络,遂使形寒形热。已经一月,骨节酸痛。舌质灰白,脉象弦细。阴分素亏,虑其成劳。其间尚有湿痰,治法先宜清泄。

前胡　　　　杏仁　　　　象贝　　　　橘红　　　　蒌皮
苏子　　　　冬瓜子　　　茯苓　　　　米仁　　　　桑叶
枇杷叶　　　淡甘草

王平章夫人　平旦则咳呛,已越十余年。咳伤阳络,痰中见血。发于曩昔,见于节令。膺脘觉冷,胸宇觉痛。肺病及胃,咳而呕恶;肺虚及肾,左腰酸痛。每交节令,血液干燥,不能荣泽,两手发燥。少腹觉痛,或左或右。月事准期,带下时多。关系在奇经,所以不获复孕。肝阴素虚,肝气偏旺。舌质边糙,中央苔黄。左脉弦细,右脉弦滑。法当廓清湿痰,借以两调肝脾。俟至深冬阳藏,再图滋养补益。

半夏曲　　　瓦楞子　　　茯苓　　　　牛膝　　　　海浮石
川贝　　　　苡仁　　　　橘红　　　　杏仁　　　　竹茹
枇杷叶　　　冬瓜子

桂宝林　旧年先咳嗽,后痰血;今庚有咳嗽,无痰红。一由风火灼其金,一由嗜酒伤其肺。阳升于上,耳窍为聋;火炎于上,咽喉为痛。体质瘦弱,易致成劳。脉象寸数,法当润金。

青蛤散	沙参	川贝	橘红络	玉竹
牛膝	杏仁	白前	桑叶	枇杷叶
淡甘草	茅根			

廖明商　昨夜阳升,不得安寐;今日液燥,口中觉干。一由君相之火旺,一由湿痰之留滞。阴虚体质,痰火用事。舌质淡绛,脉象弦细。法当潜阳火,借以涤痰热。

石决明	滁菊拌桑叶	山栀	川连	天竺黄
夜交藤	丹皮	橘红	竹茹	茯苓神
枣仁	远志			

程宽如　阴分素亏,湿痰素盛。三次惊恐,致伤肝肾。肝不藏魂,肾不藏志。心不自主,肝有冲逆。上犯阳明,为嗳气;下犯太阴,为矢气。气郁化火,火性炎上。口为之燥,舌为之干。苔见薄黄,中有剥痕。脉象弦细,重按滑数。腑气失其下降,大便不获通行。从前口甜为脾湿,现在口咸为肾虚。法当清泄肝胆,参用清肃痰热。俾使宁心涤痰,庶免发癫成厥。

石决明	陈胆星	柏子仁	蒌仁	石菖蒲
天竺黄	白金丸	杏仁	橘红络	茯神
竹茹	合欢皮			

姚锡福　旧年六月咳呛,迨至九月吐血。旋即咳呛日盛,遂使形体日瘦。脉象寸口濡数,舌苔满布净白。倏有气急,乍发寒热。病已成损,难图治疗。姑以润肺,参入滋肾。

粉沙参	橘红	川贝	青蛤散	杏仁
苡仁	甘草	茯神	牛膝	冬瓜子
竹茹	枇杷叶			

屠振发　病缠已经两年,脾肾已见受伤。间有梦遗,又有淋浊。面白少华,腹觉胀满。脉象弦细,舌质薄白。法当和养,延防成痿。

熟地	龟版	牡蛎	丹参	茅术
川朴	山药	萸肉	泽泻	丹皮
青皮	茯苓			

严子舟　旧年情志抑郁,今庚肝气升动。头晕耳鸣,目窍流泪。足软乏力,步履少劲。年已七十有一,体属上实下虚。脉象弦细,舌质净白。当补下元,以固肝肾。

| 熟地 | 萸肉 | 山药 | 杞子 | 苁蓉 |
| 姜半夏 | 丹皮 | 泽泻 | 牛膝 | 滁菊 |

橘红　　　　茯苓

何梅卿　吸烟耗其肾,久咳伤其肺。肺肾金水俱亏,龙相二火并炽。咽喉起红筋,舌质布白糜。纳食似废,形容渐瘦。津液失其上承,肺金愈失润养。脉象细数,法当甘凉。

沙参　　　　叭杏　　　　川贝　　　　玉竹　　　　元参
白前　　　　蛤壳　　　　橘红　　　　桑叶　　　　丹皮
枇杷叶　　　牛膝

周子卿　旧时发现三疟,今春复见失血。疟将断去,血仅一次。邪火尚未清澈,舌质为之燥黄。脉象弦数而滑,年未弱冠防劳。

银柴胡　　　川石斛　　　山栀　　　　丹皮　　　　鳖甲
知母　　　　秦艽　　　　青蒿梗　　　滁菊　　　　桑叶
橘络　　　　茅根

薛　骨小肉脆,定非松柏之姿;脉数经停,已现虚劳之候。先天既弱而水亏,壮火复炽而金燥。岁气一周,一损岂容再损;秋风乍荐,已伤难免重伤。证具如前,药惟补北。非敢说梦,聊以解嘲。

生地　　　　沙参　　　　金石斛　　　生鳖甲　　　麦冬
地骨皮 ①

姚颂安女　年十八　病缠辗转,屈指裘葛三更;气血俱损,八脉无以依丽。月事不至,已近一载;大便不实,亦非伊始。血愈虚,则肝木愈失条达;气愈虚,则脾土益失健运。大腹少腹,或痛或胀;手面足面,或浮或肿。七日来又加咳呛,甚而妨碍寤寐;三日间更有瘕气,剧时壅填脘腹。肠鸣如雷,胃纳如废。乍有形寒,乍有形热。左脉极形沉细,右脉殊觉柔软。诸虚杂出,百病丛生。危险形状,近在眉睫。施草木焉能补救,拟数味以图塞责。

干姜捣五味　旋覆花　　　代赭石　　　吉林参　　　奎白芍
橘红络　　　饭蒸熟於术　青蛤散　　　川贝母　　　冬虫草
冬瓜子皮　　白茯神

乌镇　皇甫雄英　去夏嗜酒,致伤阳络。陡然失血,盈碗盈盆。后来调养失宜,遂致积虚成损。损其中,则健运失司;损其下,则收纳失职。于是水泛为痰,痰多气逆。气耗于上,阴伤于下。阳不入阴,则不寐;阴不恋阳,则盗汗。此面红潮热、脘闷之所由来也。左脉坚弦不敛,右脉细弦歇止。咽喉燥痛,非真火;泛吐清水,是假寒。卧不着左,肺伤也;便不坚实,脾伤也。阴阳俱亏,上下交损,处方不易,用药极难。姑拟参术益气以调中,参用杞蓉毓阴以固下。

炒於术　　　淡苁蓉　　　怀牛膝　　　左牡蛎　　　川贝母

───────────

① 后药原缺。

法半夏　　　甘杞子　　　别直参　　　　白茯苓　　　　青龙齿

奎白芍　　　广橘红

二诊　上年烦冒面红，真阳有上越之象；深夜咳呛气逆，真气无下纳之权。近因食滞，致使便泄。脾胃衰败，精神狼狈。去夏失血，今春气喘。上冒下厥，升降逆乱，皆阴阳造偏故也。龙相之火升腾，咽喉之间梗痛。寤不入寐，阳不入阴可知；寐有惊跳，阴不恋阳可疑。脉象至数，颇不明晰；舌质糙白，殊欠滋润。阴阳气血俱亏，精神魂魄无依。草木之功微，未能生效力。录方固摄阴阳，以敛神气；参用滋养肺肾，以调呼吸。

大熟地　　　冬虫草　　　制萸肉　　　炙龟版　　　别直参

川贝母　　　青龙齿　　　怀山药　　　左牡蛎　　　奎白芍

甘杞子　　　南枣仁

邱问庵　肺为贮痰之器，痰多则肺实；肾为纳气之源，气升则肾虚。虚者真虚，实者假实。肺居上焦属阳，上焦失宣，则阳津随气外越，故多汗；肾位下焦属阴，下焦失纳，则阴液随气内耗，故多喘。多汗多喘，真阳惟恐竭蹶；少眠少食，真阴犹虑涸绝。扶阳则害阴，益阴则损阳。调治之法，殊为牵制。顷诊六脉弦细无神，时常四肢厥冷不暖。人身赖阳气维持，图治先系阳为要务。涤痰纳气，尤不可废。录方还祈穀宜先生酌政。

青龙骨　　　炙橘红　　　绵黄芪　　　左牡蛎　　　怀牛膝

半夏曲　　　炙甘草　　　海浮石　　　桂枝炒白芍　云茯苓

川贝母　　　蛤蚧尾

又二方　平时饮多而痰少，现在痰多而饮少。饮为阳衰阴盛，非真阴之有余；痰为阳盛阴衰，非真阳之有余。痰味非咸，定非水泛之为痰；痰见浓绿，却是湿胜之为痰。气逆而不喘，非肾气也；气升而多咳，是肺气也。有时脘闷，有时懊憹。显然湿痰蟠聚其中，遂使升降失司常度。动辄有汗，此肺气之过泄；四肢畏寒，乃脾阳失鼓舞。脉象弦细而无韵，舌质黄腻而不燥。益气煦阳，为治痰之本；潜火和阴，是治痰之标。录方于下，即请穀宜先生酌政。

吉林参须　　附子炒苡仁　戈制半夏　　橘红　　　　炙甘草

青礞石　　　怀牛膝　　　旋覆花　　　桂枝炒白芍　茯苓

海浮石　　　竹二青

浙督朱介人　肺位最高，为病极易。肺为呼吸之囊籥，又为音声之门户。呼吸气逆，是为肺郁；音声重浊，亦为肺郁。有时咽喉介介作痒，有时漱口漾漾欲吐。一由肺火之冲升，一由胃火之逆升。肺降不及，肝升有余。络中之血，随气上溢。夏令见红，秋际复萌。左部脉浮弦，右部脉滑数。浮弦主乎风热，滑数主乎痰火。舌质中央，稍见剥痕；咽喉两旁，略见红筋。上焦似乎有外因之火，先宜清肃；上焦尚有内因之火，后当潜育。录方于下，务请政服。

青黛拌蛤壳	西藏橄榄	川贝	橘红	元参
米仁	粉沙参	光杏仁	桑叶	竹茹
苇茎	枇杷叶			

又第二方　肺家空松,名为黄钟,空则鸣,塞则嘶;肺既膹郁,气失宣化,降不及,升有余。时或咳逆,时或嗽痰。咽中有时觉燥,喉中有时觉痒。热度高于午后,低于夜半;脉弦见于左手,滑于右部。中央舌质淡光,舌边略有灰腻。气有余,便是火,欲求气之清降,务使潜火;火有余,便是咳,欲求咳之稀缓,亦宜潜火。仿苇茎汤以泄肺中伏热,参桑菊饮以清肝中郁火。津液似少敷布,稍加濡养之品。

苇茎	桑叶	菊花	米仁	橘红
西洋参	川贝	青黛拌蛤壳	杏仁	元参
竹茹	西藏橄榄			

又第三方　咳为气逆,嗽为有痰。内伤外感之因甚多,总不离乎肺脏为患。咳非伊始,固非外感;嗽如薄涎,却是内伤。热度高于薄暮,咳嗽剧于侵晨。呼吸有时欠利,咽喉有时觉痛。呼出主肺,吸入主肾,呼窒而吸如常,肺不降而肾尚可摄纳;左咽属胃,右喉属肺,喉痛而咽如常,肺虽伤而尚无大碍。左寸脉弦细而数,右寸脉弦滑而大。细弦数是阴中之虚火,滑弦大是气分之痰热。舌中淡光,舌根薄黄。治法育阴以潜火,参用肃气以涤痰。

西洋参	川贝	叭杏仁	蛤壳	元参
橘红	冬虫夏草	苡仁	桑叶	芦根
竹茹	枇杷叶			

又四方　昨夜咳嗽,似甚于前。间或呕恶,妨碍寤寐。或气逆而痰滞,或痰出而气顺。痰出薄涎,状似饮邪。稍有头痛,非外感之风寒;微有喉痛,是内因之虚火。音出不扬,咽入有哽。肺之部分,独受熏灼。肺受脏腑上朝清气,体禀清肃,性主乎降,又为娇脏,不受邪侵。左部脉象,仍见细弦而数;右部脉象,依然坚弦而滑。舌中淡光,舌根薄白。法当滋水源之弱,借安下元之虚;参用潜火之炽炎,以清上焦之肺气。

旋覆花	西洋参	云茯苓	元参	桑叶
竹茹	冬虫夏草	川贝	橘红	蛤壳
枇杷叶	芦根			

又五方　呼吸不利,属于肺肾;音声不扬,亦属肺肾。要知人身气机,合乎天地自然。一有偏胜,便有错乱。勉强坐功运行,未始不伤真气。气与火,全是一源,气与痰相辅而行。气升则火升,气行则痰行。有时动而咳逆,有时气升则嗽痰。喉中哽痛,时有时无;偏头胀痛,时作时辍。多咳多嗽,何一非阳气激烈;呕痰带血,岂不耗伤津液源头。舌中仍见淡光,舌根犹见薄黄。左部脉

略形尬大,右部仍形滑数。治咳必先顺气,气顺则咳自宁;理虚必先养津,津布则阴自复。

旋覆花	西洋参	丹皮	元参	茅根
桑叶	牛膝	川贝	冬虫夏草	秋石
橘红	枇杷叶			

又六方　昼分阳气用事,饮邪不为蟠踞,咳为之缓;夜分阴气用事,饮邪乘机勃发,咳为之剧。或言语过多,则气逆;或步履稍多,亦气急。呼出之气,心肺主之;吸入之气,肝肾主之。呼吸之中,又主脾胃,盖脾胃位乎中,为呼吸之总持。痰饮之生,源在脾胃。所进必在乎中焦,遂使窒塞呼吸。音声不扬,肺之伤也;吞咽不利,肺之抑也。左脉尬势减,右脉尬势大。口觉燥而不渴,舌苔白而不黄。顺气以搜饮,育阴以潜火。

旋覆花	半夏曲	牛膝	橘红	秋石
丹皮	川贝	桑叶	冬虫夏草	元参
枇杷叶	茯苓			

又七方　嗌哽喉痛,多在于夜;咳逆嗽痰,亦在于夜。音声失扬,咳声重浊。口虽干燥,而不甚渴。呼出之气,胸中无甚窒碍;吸入之气,腹上自觉束缚。痰如清水,定是饮邪;嗽时欲呕,亦是饮邪。总其病之源,察其咳之因。一伤于风寒刑其肺,一伤于疫痘劳其形。日进月步,驯至阴虚阳亢;津不输布,遂使酿痰酿饮。左脉关部乍弦乍数,右寸脉象时大时滑。治法顺肺气,以肃痰饮;参用滋肺阴,以生津液。

旋覆花	秋石	川贝	橘红	元参
冬虫草	白石英	牛膝	半夏曲	西洋参
茯苓	枇杷叶			

又八方　无痰则咳不作,无咳则气不逆。咳之作,气之升,皆由有形之痰,妨碍无形之气。痰聚胃口,或先咳而后咳;痰透肺膈,或先咳而后呕。痰化稀涎,固是津液凝结;津不散布,确是气失清肃。阴中之火,亦有升腾。咽为之哽,喉为之痛。下元虚,则在下之精华,暗输于上;本不实,则在上之清阳,悉被痰扰。脉象候必百至,左见弦数,右见滑数。顺气则痰不滞,育阴则火自灭。

西洋参	牛膝	橘红	秋石	白石英
半夏曲	旋覆	元参	川贝	银杏
枇杷叶				

又九方　一阴一阳相结,《内经》谓之"喉痹"。一阴者,手少阴之君火;一阳者,手少阳之相火。二经之脉,并络于喉。咽之干,喉之肿,即君火之升炽;吞之哽,咽之痛,即喉痹之形状。娇脏之气,既被火灼;胃腑之津,又被火劫。肺既被灼,则气不能清肃,或多咳逆;胃既被灼,则津不能敷布,或多嗽痰。气

少下纳,反多上逆。仰呼俯吸,咸见窒碍。左寸关脉,略形芤数;右寸关脉,略形滑大。滋少阴肾水之不足,清太阴肺火之有余。药取清轻,不与重浊,务使浊痰不致树帜。

西洋参	空沙参	元参	川贝	冬虫草
淡甘草	丹皮	橘红	牛膝	旋覆花
秋石	枇杷叶		

又十方　肺属金而主气,其变动为咳,所以咳属乎肺。肺为肾之母,肝为肾之子。肺病及肾,肾病及肝。肾有龙火内寄,肝有相火内寓。肝脉循喉咙,入颃颡;肾脉循咽喉,抵舌本。肝肾二脉俱病,龙相二火俱升。咽喉肿而起糜,吞咽哽而且痛。稍有鼻红,亦是阴火上扰。清道微有气逆,又属阴火上迫娇脏。左部虚弦而数,右三部脉滑弦而大。舌中微黄,舌根薄白。肺肾全顾,龙相并潜。

西洋参	元参	桑叶	牛膝	空沙参
麦冬	川贝	石膏	旋覆花	橘红
枇杷叶	淡甘草		

又十一方　咳呛声嘎,固是肺病;咽哽喉痛,亦是肺病。五行之中,火能烁金。肺属金,金生水。肺病经久,势必及肾。水不涵木,木无所制。肾中之龙火易升,肝中之相火易腾。此为肺金受伤之源,而为损症之萌芽也。现恃谷味上输于肺,则肺气或可清肃,而咳呛亦可无增。然水谷之清气,固能上供,润养肺金;但水谷之浊气,留于中焦,从阳化痰。加以虚火上烁,蒸津液,又复酿痰。脉来如昨,舌见如前。滋肾中之水,潜肺中之火。仿用西昌喻氏清燥救肺旨义。

西洋参	麦冬	川贝	石膏	叭杏仁
旋覆花	桔梗	牛膝	橘红	阿胶
淡甘草	枇杷叶		

十二方　咳从气而作,嗽从痰而来。咳气自肺出,嗽痰自脾出。白昼所唾之痰,白多黄少,是津液之凝聚。际此葭管灰飞,坎中之气侵升,龙相二火随之。气升则刑于肺金,清肃失其所司。灼于咽喉,则音声欠利。肝胆风阳有时升炽,左边太阳自觉筋掣。肝肾真气常欠摄纳,痰中气味时或带咸。六部脉象,弦滑而数。惟左尺部分,独见搏指。壮水制火,令金脏得清化之权;柔肝养金,使土宫无戕贼之害。

野百合	石膏	款冬	麦冬	川贝
淡甘草	旋覆花	西洋参	阿胶	橘红
牛膝	空沙参		

十三方　《内经》病机篇云"五脏六腑皆能令人作咳,非独肺之为患",不过假途于肺。有时咳而兼呕恶,此肺咳而兼胃咳也;有时咳由气逆,此肺咳而兼肾咳也。饮食入胃,游溢精气。气之清者,化气化血,输于肺,灌于脾;气之

浊者,化痰化饮,贮于上,蓄于中。妨害升降之气,窒碍左右之道。肝肾龙相之阴火,乘冬阳不藏而升,过膈冲咽,为肿为痛。左三部脉略形柔静,右三部脉略形仍现数动。潜龙相之火,以保金脏;调升降之气,以安土宫。聊佐轻扬之品,以开音声之户。

鳖甲	龟版	牡蛎	秋石捣西洋参	橘红
百合	旋覆花	毛燕	空沙参	川贝
麦冬	淡甘草			

又十四方　咳与嗽大相悬殊,痰与饮亦相迥异。咳从燥火所出,嗽从湿痰而来,此燥湿之不同也。每日咳不过一二声,每日嗽竟有十余口。燥湿相权,燥轻湿重。厚痰之多,在于昼;薄痰之多,在于暮。阴阳相比,阳亢阴亏。声音仍见重浊,咽喉犹觉哽痛。肝肾中龙相之火,难保无蒸腾上炎之虞。纳食愈多,消化愈难。胃中不免积滞,陈腐嗳酸之气,所由来也。舌中光红不减,舌根薄白不增。左部脉尚静,右部脉仍动。法用育阴以潜阳,参入推陈以致新。

秋石捣西洋参		麦冬	牛膝	牡蛎
淡甘草	霞天曲	川贝	橘红	毛燕
元参	百合	茯神		

又十五方　前日尺部脉象独大,可知龙相之火动搏;前夜寤寐不得安宁,定是精神失于交媾。昨宵寤寐虽宁,精窍亦见疏泄。顷诊尺脉搏动,按之右部仍滑。上焦气逆,并不加剧;中焦湿痰,似不减少。虚火仍有上炎,咽喉哽痛,在所不免;阴火犹有下烁,精动神驰,难保无虞。饮食多进,消运欠灵。中焦有壅遏之势,升降有窒碍之象。陈腐虽不酿痰,积滞皆已酸化。清肺胃之气机,以化浊痰;潜肝肾之阴火,以安精窍。希图缓功,毋事速效。

秋石捣西洋参		毛燕	牡蛎	橘红
麦冬	川贝	百合	茯神	霞天曲
空沙参	淡甘草	莲须		

又十六方　咳呛声嘎之症,无不本于火。火盛则生痰,痰盛则气逆。然火有阴阳不同,而痰有虚实之异。久嗽之阴亏,其火必从阴中而来;多痰之阴亏,其痰必从虚中而出。阴火者,肝肾龙相之火也;虚痰者,肺肾津液之痰也。冬间温暖,肾阳不藏,震雷之司,乘机用权。时令之龙雷未动,身中之龙雷先动。盖龙雷之性必阴云四合,然后遂其升腾之势。或天清日朗,则龙雷退藏,庶无痰火汹涌之势。肺管之上即喉咙,肾经之脉绕舌本,所以虚痰乔寓其间。时或咳而欲呕,时或痰为厚黄。此胃中积滞之痰无疑,与虚中津液之痰有别。左右脉象,多见动搏;中外舌苔,皆见薄白。治龙雷之火以潜藏,治津液之痰以收摄。消胃中之食痰,借以鼓动其气机。

| 秋石捣西洋参 | | 牡蛎 | 百合 | 海石 |

牛膝	霞天曲	麦冬	橘红	川贝
茯苓神	毛燕	鸡朓		

又十七方　前两日食后呕吐,于是停药,希其胃气不致戕伤。近两日不吐,略见胃气已经转和。昨夜无端多嗽多痰,径至夜半方宁方寐。胃不和,则卧不安;阴不恋,则阳不藏。胃不和,有形之浊痰留蓄中脘;阳不藏,无形之气火盘旋膈上。脘中乃胃所升降之区,膈上是肺所呼吸之处。升不顺,为气乱;呼吸不利,为气逆。咳呛呕恶,何堪铿止?声嘎音嘶,焉能嘹亮?左关尺脉象搏指,右寸关滑而兼数。治法仍宜清养肺胃,勿以遽投重浊滋补肝肾。收摄龙雷,须借介类;鼓动胃气,参入霞曲。

西洋参	百合	橘红	麦冬	牡蛎
川贝	牛膝	毛燕	竹茹	霞天曲
茯苓神	凤凰衣			

又十八方　百病多从痰病而起,诸咳皆由肺咳而来。痰是五谷所化,咳非一脏所作。肺居上象天,清气居多,司吸呼,能主一身气化,设或邪侵,呼吸不利,气化不行则咳易作;脾居中象地,浊气居多,司运磨,而至六腑灌输,若有食滞,运磨失职,灌输失度则痰易生。痰气相结,非独肺气不易下行,而胃气亦难下行;痰火相搏,不独娇脏受其戕伤,而咽喉亦受戕伤。咳随气而来,痰随火而生。治咳必先顺气,治痰必先降火。顺气可安娇脏,潜火可保肺金。左三部脉,搏指而弦,阴虚火旺之征象;右三部脉,滑数而弦,气逆痰多之兆。

西洋参	牡蛎	牛膝	川贝	霞天曲
橘红	麦冬	元参	百合	毛燕
茯苓神	凤凰衣			

又十九方　咳之由,不越乎肺;痰之源,不离乎脾。人身呼吸之气,全赖肺肾收摄有权,则呼之于根,吸之于蒂,庶无气逆而生痰。肺肾收摄失司,呼吸易于窒碍,或为咳逆;脾胃鼓动失司,升降易于阻遏,或为嗽痰。痰挟火上扰,为喉痛;痰挟气下挠,为腹痛。左脉弦而搏动,右脉弦而紧滑。调肺肾呼吸之气,俾呼吸调,不为气逆而生咳;和脾胃升降之气,使升降和,而不为气滞而生痰。

西洋参	白芍	贡沉香	毛燕	川贝
霞天曲	麦冬	牛膝	牡蛎	茯苓神
百合	橘红			

又二十方　肺病者,善为咳呛;肾病者,善为精滑。肺主呼气,而司清肃;肾主吸气,而司收摄。肺气少降,而清肃失司;肾气多升,而收摄无权。肺为肾之母,肝为肾之子。肺金少于生肾水,肾水少于生肝木。肾中之龙火,由此而起;肝中之相火,由此而腾。火上炎则肺愈加不安,水下亏则肾益加不摄。有时多咳,妨碍寤寐;有时多嗽,则碍咽喉。左三部脉搏指而动,右三部脉滑数而大。

痰火宜用清降,阴虚则当滋补。俾痰不树帜,使阴不致虚。

青黛拌蛤壳	空沙参	淡甘草	橘红	秋石
阿胶	茯苓神	百合	川贝	半夏曲
竹茹	人参			

又廿一方　脾为生痰之源,肺为贮痰之器。中焦脾不散精,则浊气聚而为痰;上焦肺不清肃,则郁气窒而为咳。肺气窒而云雾不降,脾气窒而沟渠不通。脾胃多升,咳呛呕吐,遂致上逆。左脉虚弦而数,右脉滑弦而大。冬令春初之交,清上填下为宜。无如浊痰上盛,滋腻不免胶滞。姑用清肃上焦,浊痰俾得退化,再进滋腻,以填下焦。

旋覆花	川贝	橘红	霞天曲	法半夏
茯苓	叭杏	竹茹	枇杷叶	海石
人参	瓦楞子			

又廿二方　两星期来,咳呛如有增剧;九至十时,咳呛又加呕逆。昨宵更多咳呛,寤寐因之妨害。连朝如许之咳呛,音声难许无虞。半由天气之严寒,外感不免;半由时令之春初,内伤易发。咳呛愈剧,肺气愈伤。清降之气,未能清肃下行;黏韧之痰,遂致蕴蓄上焦。呼吸喉间有音,咳呛痰滞不爽。背中时寒时热,喉中忽燥忽润。左脉寸关数大,右脉寸关数滑。治下焦根本以缓图,治上焦痰火宜清肃。肺气以下行为顺,方拟通降为主。

旋覆花	牛膝	青蛤散	秋石	川贝
半夏曲	石英	叭杏	茯苓	橘红
知母	枇杷叶			

又二十三方　痰之为病,变幻百出;咳之为病,迁移不一。痰贮肺则气不清肃,痰蓄胃则气不清降。咳由肺出,则咳而气逆;咳由肾出,则咳而呕逆。每日九时至十一时,咳呛增剧,妨碍寤寐。痰浊频升,窒碍音声。久咳伤肺,多痰伤阴。气阴皆耗,营卫俱虚。不独风寒入侵,抑且木火上升。遗泄不已,将有一旬;痰红不见,已有数旬。左手寸关,仍见数大;右手寸关,依然数滑。中央舌苔,剥而薄白;根底舌苔,仍形如前。立方以清肃肺胃之气,用药以轻清浮扬之品。

粉沙参	川贝	半夏曲	青蛤散	旋覆花
淡甘草	牛膝	橘红	石英	茯苓
竹茹	枇杷叶			

又廿四方　气之清者,上注于肺;气之浊者,下走于肠。上升之清,下降之浊,全赖中脘为之通用。中脘之区,脾胃所居。饮食入胃,游溢精气。中气足则水谷之精气化清,中气虚则水谷之精气化浊。浊聚生痰,痰聚阻气。痰贮于胃,则胃之气不降,胃气不降,则呕恶;气逆于肺,肺之气不降,则咳嗽。气郁生

火,喉中时或哽痛;痰郁化火,嗳中时有酸气。一旬以前,复见遗泄。六部之脉现滑数,滑为痰,数为热。痰为有形之物,热为无形之气。消有形之痰,务在鼓动运磨;泄无形之热,端在清肃气机。

粉沙参	川贝	半夏曲	旋覆花	瓦楞子
牛膝	茯苓	海石	冬虫夏草	橘红
竹茹	枇杷叶			

沈右　五十一岁　气虚多湿多痰,血虚生风生火。身掉肢酸,心悸胆怯。五外之年,延虑偏枯。

当归	白芍	牛膝	木瓜	橘络
丝瓜络	丹参	茯神	枣仁	白蒺藜
滁菊	杞子			

严右　气血两亏,肝肾并虚。先进煎剂,后服膏方。

熟地	归身	白芍	龟版	鹿角霜
牛膝	党参	茯苓	绵芪	黄肉
宣木瓜	杜仲			

又　膏方　补脾胃,借以振气血;益肝肾,堪以壮筋骨。

生地	龟版	杞子	党参	木瓜
川断	熟地	狗脊	甘草	黄肉
忍冬藤	归身	首乌	绵芪	冬术
鹿角胶	虎骨胶	驴皮胶		

卞左　肾虚不能藏其精,脾虚不能化其湿。湿胜则濡泻,精虚则自泄。虚阳上浮,为头汗;经掣欠和,脾为上升,为肢末清,时冷欠暖。脉象六部,均得柔静。病久气营两亏,脾肾两伤。治当清养气营,温益中阳,聊佐辛香之品,以搜留蓄之饮。

缩砂仁	苦桔梗	生绵芪	川草薢	云茯苓
怀牛膝	熟於术	法半夏	广木香	扁豆衣
炙橘红	大南枣			

韩　骨小肉脆,先天固属有亏;腹痛纳减,后天有所不足。肾为先天之本,脾为后天之本。先天者,阴也;后天者,阳也。阴虚则热自生,阳虚则湿自胜。火性炎上,灼伤于肺,清肃失令,咳而无痰;湿流于下,阻遏于脾,健运失机,更衣溏薄。膀胱气化失利,小溲为之短赤;阳明通降失司,脘腹为之作胀。前经三疟,起于今春。睡有盗汗,喉有燥痛,乃阴虚阳浮之兆也。脉象弦细而数,舌质中绛带光。阴中热炽,断然无疑。诸虚毕露,恢复极难。时届湿令,未便遽用滋补;调治法程,先当介类潜阳。参用培益脾阳,以资运纳;清养肺阴,以溉清肃。希冀缓图,难奏速效。

炙鳖甲	炙橘红	淡甘草	绵芪皮	象贝母
西洋参	熟於术	白燕根	稽豆衣	北沙参
奎白芍	西洋参			

张左　二月　脉约候五十至，并无息止见端。轻按若细，重按若滑。体丰阳虚，躯伟湿胜。益以思虑越度，致耗心脾营阴。嗳有酸气，甚而冲逆于上。其间必有痰饮，妨碍胃气降令。据云溲有蛋白质，亦是中有所不足。"中气不足，溲为之变"，此《内经》篇之明训也。益中气以搜湿痰，理中气以调升降。

潞党参	姜夏	广皮	远志	枣仁
茯苓	霞天曲	炙草	砂壳	芽谷
冬术	竹茹			

许左　旧冬先见形瘦，今春复加身热。延绵已越一月，身热又加形寒。营虚生热，卫虚生寒。营卫二气，昼夜循环不息；营卫两虚，日暮寒热不已。汗生于阴而出于阳，阴阳俱不固密，自汗时有泄越。木火上炎于金，清肃遂为失司。或有喉痒作咳，或有动辄气逆。大便乍燥乍湿，小便忽短忽长。大腹常有攻动，甚而嗳气矢气。舌质薄白，蒂丁起筋。左脉细弦而数，右脉小滑且数。细为阴虚，数为阳亢。阴阳久偏，防成劳损。滋阴妨碍脾胃，势难骤进；潜阳务使退热，理所必须。参用壮水涵木，使中土无戕贼之害；复以潜火清金，俾上焦得清化之权。

牡蛎	鳖甲	龟版	炙甘草	元参
川贝	生苡仁	怀牛膝	扁豆衣	桑叶
炒白芍	鲜芦根			

顾左　二月　阴亏于下，阳亢于上。心肾不交，多梦多汗。

生地	牡蛎	鳖甲	龟版	远志
稽豆衣	云神	滁菊	元参	丹皮
骨皮	桑叶			

苏州　沈左　年逾弱冠，质素清癯，本非松柏贞固之恣。益以下焦为病，久浊久淋；中焦为病，少运少纳。下之根本先受其拨也。要知根本一拨，则枝叶未有不凋者也。夫五脏之根本，脾也肾也；而五脏之枝叶，心也肺也。脾不足无以化，精微为浊痰；肾不足焉以纳，真气为吸短。肺不足焉以严肃，清气为咳逆；心不足焉以镇摄，神志为飘渺。肾为肝母，肺为脾子。肾病则肝木失滋养之权，脾病则肺金失相生之机。木能克土，金能制木。金虚不能肃木，木气势必横逆。土受木侮，下为溏泄；金被火刑，上为咳呛。动则自汗，静则盗汗。脉象左右沉弦而微；舌质滑白尚未干燥。夫人之扼要，阴阳气血者也；而人之至宝，精神魂魄者也。阴从下泄，阳从汗泄。气不生血，形色夭然不泽；精不御神，寐中蠕然而动。阴阳交离，气血交脱。精神不守，魂魄不安。则奄奄而困厄，

岂不岌岌危哉？治分新久，药贵引用。新病阴阳相乖，补偏救弊，宜用其偏；久病阴阳渐损，补正扶元，宜用其平。阳脱于外，宜阳药中参阴药，从阴以引其阳；阴脱于内，宜阴药中参阳药，从阳以引其阴。使阴阳复返其宅，而凝然与真气同恋。《经》云："阴平阳秘，精神乃治。"正谓此也。脾不健运，故理脾尤为亟亟。盖脾气者，人身健运之阳，如天之有日也。脾旺则如烈日当空，片云纤翳，能掩之乎？其次再用治肺，肺为气之帅，肺气清则严肃下行。气下行，则痰之借为坚城固垒者，不攻自破也。吸纳之气，艰归于根，不得不增用收摄肾气之品，以资归纳。酌录数味，还希明政。

吉林参	於术	诃子	茯苓	蛤蚧
龙齿	附子炒熟地	川贝	牡蛎	橘红
肉果	伏龙肝			

第二方　顷诊左部脉象细弦，细为脏阴不足，弦为肝阳有余；按得右部脉形小数，小为气虚，数为营热。但数不过甚，非实热可知。上有咳呛，下乃溏泄。胃纳索然，形色削瘦。是上下交损，而及于中焦。动定有汗，此阴阳两伤也；呼吸气逆，此出纳少权也；寤寐欠安，此精神失守也。调治纲领，只得不揭其形状，以力图补救之法。未知当否，请政。

吉林参	於术	橘红	怀山药	扁豆
白芍	川贝母	牡蛎	茯神	绵芪皮
诃子	糯稻根			

第三方　金土失生，咳逆泄泻；水火失交，口渴恍惚。阴阳两伤，自盗汗泄；气血两耗，形瘦色夺。左脉关部细弦，右脉寸部小数，两尺均形柔弱。就脉而论，一派虚象，正合仲训"男子脉大为劳，极虚亦为劳"。总之虚久不复为损，损久不复为劳。损及三焦，劳及阴阳，昔贤皆谓不治之症。抑且奉藏者少，奉生者亦少，则阴阳从何维持，势必至竭蹶之虞。今订之方，专培其脾。惟治脾者，有一举而兼备三善：一者脾气旺，如天青日朗，而龙相潜伏；一者脾气旺，则游溢精气，而上供于肺；一者脾气旺，而水谷精微，以复生其不竭之血也。固敛阴阳，收纳肾气，亦须瞻顾。方呈政服。

吉林参	龙齿	牡蛎	冬虫夏草	川贝
橘红	诃子肉	怀山药	於术	生芪皮
坎炁	白扁豆			

第四方　火不足，无以温养脾土；土不足，无以资生肺金。脾土无鼓舞之权，少食多泻；肺金无清肃之机，少咳多痰。久痢久泻，必伤肾气。肾气不纳，固摄失司。上见咳逆，下为瘕泄。脉象细弦而弱，舌质中黄边花。脏腑日损，阴阳日离。草木难效，生机绝望。欲求苟延残喘，惟有益火生土。以资补救，而拯困厄。

肉果	胡桃肉炒补骨脂		川贝	诃子
五味子	罂粟壳	赤石脂	橘红	山药
扁豆	吉林参	於术		

第五方　昨夜大便次数较少,而小溲甚多;咳呛气逆虽平,而寤寐欠安。脉象仍形如昨,舌质依然点花。中脘似觉欠舒,下体足跗浮肿。种种见症,其损者不独专在脏腑,而精神魂魄亦受影响。所进一日水谷之精华,不足以供一日之运用。阴阳日耗,生机渐殆。病何愈哉? 治当峻补。

罂粟壳	诃子	肉果	胡桃肉炒补骨脂
五味子	橘红	麦冬	山药
川贝	吉林参	蒸於术	牡蛎

第六方　阴虚及阳,上损及中。阴阳即气血也,上中即脾肺也。久咳久嗽,非肺之一家受损;久痢久泻,又非脾之一脏受伤。《经》云:"五脏六腑,皆令人咳。"损及肾脏,亦能作泻,其泻于五更者,已可想见。清气下陷,为跗肿;浊阴上乘,为舌腐。昨夜更衣少,纳食增,无足恃也。脉来细弱,两尺更乏神韵。仍拟诃子粟壳以养脏止泻,参用四神以益火生土。借此鼓舞中焦,以冀增谷,或可苟延。

诃子	罂粟壳	肉果	橘红	川贝
牡蛎	赤石脂	吉林参	冬虫夏草	鹿角霜
五味子				

第七方　更衣溏薄较缓,小溲清长频频。脾气虽稍健运,肾家仍无固摄。盗汗未已,咳呛犹作。中脘舒适,纳食尚钝。舌中光剥,边起腐花。脉象沉细,两尺更弱。病久元虚,阴伤液耗。清阳从下而陷,浊阴从上而逆。目下所恃者,尚无寒热交争,阴阳或有一线之抱负焉。仍拟前法而引伸之,亦坚壁清野之义也。

诃子肉	罂粟壳	黄肉	白芍	牡蛎
川贝	五味子	橘红	冬虫夏草	赤石脂
蒸於术	鹿角霜	吉林参		

第八方　喉痰唧唧之声较平,肠中漉漉之鸣未息。二便次数渐少,两足跗肿尚甚。若论痰溲二端,似有转机之象。无如病久正虚,实有不堪设想。今脉依然沉细,舌质犹见花白。《经》云:"盛者责之,虚者责之;劳者温之,损者益之。"调治之法,不出此旨范围。但区区之草木,恐未必有挽回造化之术。

鹿角霜	龟版	诃子	罂粟壳	於术
黄肉	川贝	赤石脂	五味子	牡蛎
冬虫夏草	兔耳草	吉林参		

第九方　肾为先天之根,脾为后天之本。肾虚则根怯,脾虚则本薄。吸

纳之气，无以归壑；游溢之精，不获敷布。留蓄中焦，悉变痰浊。痰升气逆，其势可畏。肺金久失清肃之权，津液尤失灌溉之机。若见喘息汗泄，便有脱绝之虞。脉象弦沉而弱，舌质花剥不泽。根本日竭，生机日殆。施草木功，焉能补救。设有愈之之方者，其仙乎！

兔耳草	燕窝	橘红	诃子	吉林参
茯神	川贝	麦冬	海石	於术
冬虫草	牡蛎			

肾虚于下，脾虚于中。肾虚则膀胱津液从下而漏，小溲为之频多；脾虚则水谷精华无以上供，舌质为之剥燥。两手脉象，均见虚弦。治当甘养，以资补救。上有痰饮，下有疝气。姑且不论，乃从缓治。

西洋参	北沙参	枇杷叶	白芍	麦门冬
鲜生地	五味子	水炙甘草	橘红	天门冬
左牡蛎	川贝母			

膏方　补真阴以资养先天，益宗气以培植后天。俟诸冬令，煎汤熬膏，以作调治之计，以奉春生之本。

熟地	归身	白芍	党参	薯蓣
麦冬	甘草	天冬	黄柏	知母
元参	泽泻	萸肉	橘络	牡蛎
绵芪	坎版	丹皮	杞子	滁菊
鳖甲	茯苓	生地	白燕汁	川贝

以驴皮胶、冰糖收膏

大病转机之后，气血不克恢复。气虚则脾为之湿，有时便溏；血虚则脏为之燥，有时便结。节交冬至，复添寒热。此阴阳有所造偏，而营卫不为和谐也。于是营争则寒，卫争则热。阳气外疏，汗泄来也；阴液内耗，口渴作矣。左脉沉细，右部濡大。兹当调阴阳之偏，和营卫之逆。仍参养肝肾之精液，益脾胃之气血。

生熟绵芪	桂枝炒白芍	归身	牡蛎	坎版
甘杞子	银柴胡	甘草	鳖甲	於术
麦门冬	姜	枣		

脾胃虽为表里，燥湿大相悬殊。脾恶湿，胃恶燥。脾为湿土，投燥则碍胃；胃为燥土，投湿则碍脾。诸多窒碍，用药牵掣。大便溏，此脾湿也；咽喉燥，此胃燥也。脾湿胃燥，互相并结。上溢于口，为舌糜，为稠痰。胃不加纳，瘠不恬寐。脉沉细，两关弦。正虚形夺，难保无虞。治法脾胃两相顾盼。

| 西洋参 | 於术 | 橘红 | 茯苓 | 仙半夏 |
| 玫瑰露炒竹茹 | 扁豆 | 川贝 | 谷芽 | |

净米仁　　　砂仁壳　　　白芍

病起产后，迄今四载。似已由下焦之损而延及中焦。脾胃之弱，肝肾之虚。木土相侮，脘为之痛，痛甚则吐；脾肾少固，便为之泻，泻剧五鼓。督背酸楚，腰痛带下。脉象细弦，舌质薄白。法当温养脾肾，参用通补督脉。以冀缓图，难期速效。

巴戟天　　　鹿角霜　　　吴萸　　　　扁豆　　　　菟丝子

补骨脂　　　於术　　　　杜仲　　　　杞子　　　　姜半夏

霞天曲　　　广皮

大便结，咽喉干，此脾燥而兼胃燥也。脾燥不能输其津，胃燥不能充其液，于是舌光而少泽。真阴不充，亢阳不潜，致令入暮身热。胃纳式微，痞寐不安。脉来沉按，均形细数。阴中尚有留热，气分犹有燥痰。形瘦力疲，真元大伤。履霜而知坚冰，何敢无虞？治当调养胃阴，以利关窍，而保其液。

西洋参　　　麦冬　　　　白芍　　　　杏仁　　　　扁石斛

茯神　　　　川贝　　　　贝母　　　　谷芽　　　　夜交藤

橘红　　　　玫瑰露炒竹茹

欧阳　肾虚脾弱，木旺金燥。气运失度，得食膹胀。前进益脾肾、泄肝木一法，投之似见小效。但病缠已久，真元难免亏耗。治从前意加损。

吉林参须　　木香　　　　云茯苓　　　补骨脂　　　车前子

陈香橼皮　　小茴香炒赤芍　　　　　　於术　　　　陈广皮

冬瓜子　　　霞天曲　　　怀牛膝

屠　肺为气母，脾乃营源。痞从肺出，痢从脾伤。肺主皮毛，脾主肌肉。脾肺俱病，肌表失固，外感易于凑袭。平日情志不乐，肝气竭郁。脉象两关细弦，治当双调气营。

甘枸杞　　　真滁菊　　　左牡蛎　　　青龙齿　　　大白芍

炙橘红　　　绵芪皮　　　穞豆衣　　　云茯苓　　　淡甘草

全当归　　　冬桑叶

卢左　十九岁　先天不足，后天又亏。年将弱冠，犹未身发。或疟或血，此长彼消。上损已及中焦，咳呛兼有呕恶。盗汗淋漓，夜不安寐。脉象细数无神，舌质薄白而润。两补气血，是为正当。

炙绵芪　　　贝母　　　　浮小麦　　　桑叶　　　　炙甘草

穞豆衣　　　牡蛎　　　　党参　　　　白杏仁　　　半夏曲

橘红　　　　茯苓

顾左　六十岁　有年气血本衰，病后气血更弱。头面多汗，腰痛膝酸，步履少力。

党参　　　　牡蛎　　　　甘草　　　　桂枝炒白芍　冬术

龙齿　　　　　黄芪　　　　　茯苓　　　　　夏曲　　　　　磁石
冬瓜皮

吴仰欧夫人　　熏蒸之木火刑于肺,为咳呛;无形之肝气刑于胃,为呕逆。形寒形热,腹痛腹鸣。脾家不为鼓舞,更衣已见溏薄。舌根白腻如糜,脉象沉弱如绵。久病阴阳俱亏,气血俱伤;目前木火同仇,金水失生。用药颇难,殊为棘手。壮水制火,俾金脏得清化之权;养金柔木,使土宫无戕贼之害。

北沙参　　　　半夏曲　　　　广橘红　　　　青龙骨　　　　筧麦冬
𠮷杏仁　　　　生白芍　　　　白茯神　　　　川贝母　　　　左牡蛎
炒谷芽　　　　枇杷叶

二诊　旧年病缠,致伤阴分;今春花样,变出不少。阴液愈耗,阳津愈伤。金被火刑,咳呛痰韧;土受木侮,脘闷便溏。纳食如废,寤寐尤难。咽喉自觉窄小,舌质满苔腐白。脉弱如绵,按之不鼓。溃败至此,生色不易。治法益土生金,参用滋水涵木。

北沙参　　　　半夏曲　　　　左牡蛎　　　　川贝母　　　　白茯神
於白术　　　　青龙骨　　　　广橘红　　　　金沸草　　　　生白芍
枇杷叶　　　　炒谷芽

三诊　春风前之病情有减无增,春分后之病情有增无减。中乏砥柱,木气来侮。多呕多吐,多痛多下。满口起菌,咽喉有腐。脉无神韵,按不应指。肢不浮肿,颧不烦红。阳未外越,阴尚内夺。舍此竟无把握,殊难望有生色。

北沙参　　　　左牡蛎　　　　川贝母　　　　南大枣　　　　大生地
生白芍　　　　酸枣仁　　　　炙甘草　　　　筧麦冬　　　　广橘红
云茯神　　　　谷芽

黄少甫夫人　　久虚不复,谓之损怯。损于营为身热,损于卫为形寒;损于肺为咳呛,损于肾为咽痛。胃纳日少,痰沫日多。肝肺俱伤,痰味辛酸。月事愆期,血海告竭。脉来弦细,舌质薄腻。凡病胃气为本,治法先养于胃。参以调营卫,和肝脾,借以缓咳,而杜寒热。

北沙参　　　　筧麦冬　　　　怀牛膝　　　　谷芽　　　　　冬虫夏草
川贝母　　　　炙龟版　　　　左牡蛎　　　　生白芍　　　　广橘红
白茯神　　　　炙鳖甲

王景星　　痰出于脾,咳起于肺。多年不痊,上损过中。已见食少便溏,动定皆有汗泄。脉象弦细而数,舌质满苔腻白。烦劳心肾过动,治法坎离两济。

紫丹参　　　　白芍　　　　　炙龟版　　　　川贝母　　　　炙鳖甲
橘红　　　　　粉丹皮　　　　净骨皮　　　　左牡蛎　　　　枇杷叶
冬桑叶　　　　淡甘草

顾左　　腹为脾部,痛乃肝强。小腹之中又有膜胀,少腹之旁又见鸣响。咳呛时作时辍,大便乍溏乍实。日中身热,夜半少寐。脉息弦细,舌质光绛。少阴不足而水亏,厥阴有余而木旺。病受日久,阴阳造偏。三春万物发陈,形容如此憔悴。损者朕兆,已达目的。滋水涵木,借以宣通经络。

北沙参	茯神	牡蛎	广橘红	制首乌
杞子	鳖甲	丝瓜络	生白芍	苁蓉
於术	紫丹参			

孙少山　咳呛作辍无常,音声鸣窒不一。一年来气阴俱耗,交阳令阳气升泄。清气下陷,为足肿,为便溏;浊气上腾,为脘满,为腹胀。脉左寸数大,右关滑数。舌中光剥,根色薄白。体肥阳虚,嗜酒中虚。现在脾胃同病,治法从土着想。

饭蒸於术	冬瓜皮	筧麦冬	橘红	干姜捣五味
姜半夏	冬虫夏草	叭杏仁	生熟扁豆	薏苡仁
白茯苓	枇杷叶			

王尚坡夫人　外感伏动劳嗽,痰黏状如胶漆。有年下虚,尤虑喘急汗脱。脉滑大,舌干大。肺气膹郁,痰浊凝结。呆补必滞,当急标治。

旋覆花	海浮石	杏仁	川贝	半夏曲
生竹茹	瓦楞子	橘红	云苓	瓜蒌皮
吉林参须	枇杷叶			

二诊　前经痰血,现在痰黏。肺火脾湿,互相蒸灼。不食不寐,已有多日。浮阳上亢,真气外泄。日晡之时,稍有潮热。虽无大汗,喘脱宜防。左脉浮大,右脉滑数。补虚泻实,双方兼施。

旋覆花	海浮石	瓦楞子	吉林参须	川贝母
云茯苓	叭杏仁	赖氏橘红	生薏仁	淡竹沥
活芦根				

三诊　肺不降气,痰浊胶黏;肝不潜藏,侮及中土。气机失其流通,脘宇只觉饱闷。左脉弦数而大,右脉软滑而大。六部重按,均见柔软。舌质白腻,口渴喜饮。阴阳渐失枢纽,喘脱须宜防护。潜阳以和阴,养金以柔木。

炙鳖甲	左牡蛎	怀牛膝	川贝母	炙龟版
旋覆花	西洋参	赖氏红	叭杏仁	毛燕屑
淡秋石	糯稻根须	枇杷露二斤代水煎药作二次用		

四诊　阴虚不能恋阳,金虚不能制火。阳不入阴则少寐,木反叩金则多呛。阴虚营热自炽,金虚气分自燥。废谷多日,傍晚冒热。六部脉象,均见垂露。惟左关部略有弦数,而右关部似觉涣散。阳亢防津脱于外,阴虚防液涸于内。拟方育阴潜阳,参以存津养液。

西洋参	毛燕	扁石斛	琼玉膏	旋覆花

牛膝　　　　龙骨　　　　左牡蛎　　　白茯神　　　橘红

糯稻根须　　　枇杷叶露二斤代水煎药

五诊　左脉仍垂露，右脉无神韵。咳愈紧愈少，痰愈聚愈多。舌燥不能伸缩，阴液内涸之兆；身热不能安寐，阳津外脱之虑。治法不过补偏救弊，似难希冀挽回造化。

西洋参　　　怀牛膝　　　暹毛燕　　　化橘红　　　川贝母

京元参　　　左牡蛎　　　化龙骨　　　览麦冬　　　云茯神

冬虫夏草　　　枇杷叶露

六诊　舌不润泽，阴液已见内耗；汗未发泄，阳津尚未外脱。不食多日，胃有浊痰；不寐多日，肝有伏火。左脉关部独见搏指，右部仍见涣散无神。喘脱一层，难保无虑。清燥救肺，以冀弋获。

西洋参　　　天花粉　　　辰砂麦冬　　　炒知母　　　元参心

真甘菊　　　京川贝　　　青黛拌蛤壳　　　冬桑叶　　　粉沙参

暹毛燕　　　新会红　　　霍山石斛煎汤代水

七诊　舌质尚不润泽，津液终难来复；脉象稍觉敛聚，阳气或可维持。但久病不纳谷，断难遽许万全。中脘饱闷，呆补非宜。下元空虚，舍补奚适。治法注重，润肺养胃。

霍石斛　　　北沙参　　　冬桑叶　　　糯稻根须　　　毛燕屑

川贝母　　　辰砂拌麦冬　　赖氏橘红　　　佛兰参　　　滁菊花

京元参　　　肥知母　　　枇杷叶露代水煎药

吴　诸痿喘呕，皆属于上；诸气膹郁，皆属于肺。上焦气机为痰所蒙，清肃降令为之失司。上脘满闷，吞咽维艰。咳呛气逆，痰滞欠爽。平日痔血过度，遂使血分早耗。血虚则热自生，气郁则火自灼。津液消烁，无以上承。舌为干燥，口为渴饮。苔腻起垢，糜点蔓延。左脉虚软而数，右脉虚滑而数。湿痰蟠踞，滋腻难投；气火升炽，湿痰艰用。半月眠食俱废，治法注重胃土，使得谷则昌，胃津灌溉，得资清肃，自可宣化也。

霍石斛　　　西洋参　　　茯神　　　叭杏仁　　　旋覆花

瓦楞子　　　柿霜　　　京川贝　　　化橘红　　　枇杷叶

糯稻根须

张春承夫人　向有多病，正气先虚。现在患病，已有二日。气阴皆耗，脾肺俱虚。上有咳呛，下有便溏。脉见细数，舌无苔液。拟养津存液，参益土生金。

北沙参　　　橘红　　　白扁豆　　　玉蝴蝶　　　川贝母

茯苓　　　佛手花　　　广木香　　　生於术　　　白芍

绽谷芽　　　绿萼梅

吴一先　六年以上，先红后痞；三年以后，先血后咳。当年血不吐，今年咳大作。从前嗜酒,肺已大伤;现在气急,肾阴亦亏。上有喉痒,下有肛痛。脉象均见弦细,损怯已达极点。时迫秋风节令,法当清燥救肺。

冬桑叶	生苡仁	筧麦冬	淡甘草	枇杷叶
煅石膏	元参心	川贝母	菟丝子	怀牛膝
生蛤壳	活水芦根			

孙右　首产之后,本有虚,不肯复旧,冬复产,诸症随之而出。气滞腹胀,经少带多。火升喉痛,舌干口渴。晨起咳呛,夜发身热。脉象细数,阴虚防脱。治法须宜育阴潜阳,滋腻填补从速。

玉桔梗	桑叶	牛膝	生蛤壳	广橘红
淡甘草	石决明	佛手柑	姜半夏	白芍
川贝母	冬子			

楼左　咳嗽昼缓夜急,身体早热暮凉。气滞腹胀,阴虚防劳。

桑叶	地骨皮	淡甘草	苡仁	广皮
百部	枇杷叶	旋覆花	云苓	川贝
山栀	扁豆衣			

杜左　肝肾阴亏,肺胃火旺。上焦为实,下焦为虚。咳呛失音,已越一载。甚则见红,现于孟夏。现在腹鸣,又加气急。左寸部脉,独见虚数。平日嗜酒,中焦湿胜。治法当先清肃中上。

粉沙参	橘红	川贝	白石英	青蛤散
大生地	桔梗	牛膝	玄参心	淡秋石
淡甘草	冬虫夏草			

吴使臣　吐血之根,已及三载;旧年复萌,曾见两次。现在又复见端,咳嗽自冬徂春。咽喉干燥,音嘶声嘎。面红火升,食少便溏。舌质燥白,脉细而数。久虚不复,已成损怯。治法益土生金,是为目前扼要。

熟冬术	白芍	冬虫夏草	新会红	左牡蛎
叭杏仁	元参心	川贝母	白茯苓	山药
建莲肉	绽谷芽			

二诊　吐血由来三载,咳呛剧于旧冬。咽痛喉痹,音嘶声哑。腹箓鸣而不静,大便溏而不实。形容瘦怯,纳食减少。脉象细弦而数,舌质糙白而燥。损怯至此,是为末传。

吉林参须	叭杏仁	淡甘草	广橘红	冬虫夏草
川贝母	左牡蛎	怀山药	饭蒸於术	元参心
白茯神	奎白芍			

陆左　咳呛根起旧冬,失血现于今春。形瘦身热,喉痛失音。阴虚气火上凌,逐渐迫入损途。

粉沙参	嫩白前	冬虫夏草	粉丹皮	枇杷叶
冬桑叶	生蛤壳	淡甘草	化橘红	川贝母
笕麦冬	元参心			

唐左　无日不作咳,逢节必吐血。木火刑金,酒湿伤气。脾不健运,多食膜胀;肾不固摄,多咳气逆。脉象细软,当先治肺。

旋覆花	醴肠草	叭杏仁	扁豆衣	功劳叶
川贝母	云茯苓	莱菔子	橘红	枇杷叶
怀山药	冬瓜皮			

陈右　屡见咯血咳逆,频频咽干寒热。宿有腹痛,延防成损。

野百合	粉丹皮	广橘红	淡甘草	冬桑叶
川贝母	净紫菀	枇杷叶	京元参	白茅根
款冬花	怀牛膝			

丁右　咳嗽有根,带下三年。今夏咳呛,甚而吐血。

大生地	川贝	橘络	香橼皮	叭杏仁
牛膝	白前	淡甘草	生蛤壳	丹皮
桂枝	丝瓜络			

向有失血,阴虚可知。今春频发,腹痛便溏。至夏又见咳嗽痰血。脉数潮热,形瘦咽干。肺不相生,药石恐难获效。

桔梗	淡草	白莲子	枇杷叶	川贝母
叭杏仁	苡仁	冬瓜子	青蛤散	炒扁豆
远志	酸枣仁			

张鸣声　肺肾阴水不足,喉痒咳呛痰红。形寒身热,脉细而数。脾土已受戕伤,大便为之溏薄。病具劳损,秋令难保。

炙鳖甲	玄参	叭杏仁	扁豆衣	淡甘草
牛膝	女贞子	旱莲草	左牡蛎	川贝
广橘红	大枣肉			

水亏木旺,阴虚阳动。化风上乘清窍,头响耳鸣;化火上扰龈络,齿痛牙痈。左脉尺细,右脉尺弱。夙有失血,阳络空松。育阴潜阳,壮水制火。

紫丹参	白芍	牛膝	元参	滁菊
芝麻	石决明	杞子	丹皮	女贞子
桑叶	磁石			

肝虚营热,经行速而带多;脾虚气寒,运行迟而胀多。病入八脉,不获孕育。脉象左弦右紧,舌质外白根腻。两调肝脾,并和气营。

| 归身 | 丹参 | 茺蔚子 | 海螵蛸 | 牛膝 |
| 软柴胡 | 香附 | 川芎 | 九香虫 | 绵杜仲 |

莲须　　　　　月季花

脉象鼓动，已觉有力；舌质淡绛，仍形无苔。思食而加餐，更衣尚溏薄。真阴真阳，日有恢复之机；肾水命门，亦有交济之妙。益火生土，万不可少；育阴扶阳，尤为要务。

芪皮　　　　　左牡蛎　　　　补骨脂　　　　於术　　　　　潼蒺藜
龙骨　　　　　杜仲　　　　　五味子　　　　枸杞子　　　　白芍
菟丝子　　　　红枣

气不充足，血不宣华。月事不以时下，带脉不固；肝脾失司和协，腹笥觉胀。面部浮肿，四肢亦肿。腰脊痛楚，脉见弦细。两调肝脾，以和气营。

归身　　　　　柴胡炒白芍　　广橘皮　　　　砂壳　　　　　枳壳
茺蔚子　　　　香附　　　　　大腹皮　　　　香橼皮　　　　杜仲
冬瓜皮

经行迟，带下多。气血从此亏耗，诸恙为之纷至。一身肉跳，周身骨痛。腰脊亦疼，少腹觉胀。肝阳上升，为头晕耳鸣；肝气上逆，为脘满纳钝。脉息细，录方和补。

紫丹参　　　　丹皮　　　　　九香虫　　　　香谷芽　　　　广皮
海螵蛸　　　　茺蔚子　　　　茯神　　　　　玉蝴蝶　　　　绵杜仲
白芍　　　　　佛手花

久虚不复，谓之损怯。上损过脾，下损过胃。治上害下，治下害上，越人所谓"难治之症"。舌见糜白，脉见弦细。咽喉时觉梗塞，咳嗽多痰；更衣时常溏泻，纳食少进。霜降节届，须宜防微。益土生金，希图挽治。

霍石斛　　　　川贝　　　　　橘红　　　　　扁豆　　　　　元参
谷芽　　　　　淡甘草　　　　白芍　　　　　山药　　　　　茯神
麦冬　　　　　莲肉

九、内伤杂病

久泻不离脾肾两亏，嘈杂不越乎脾胃阳虚。视其面形黄色，舌质白黄。就此而论，非独脾胃阳分有亏，抑且中焦湿浊羁留。盖脾胃一虚则腠理易疏，外感乘虚凑袭。昨日复有背心酸楚，旋即形寒，继而麻木。身热逾时，得汗方解。脉象柔缓而弦，两尺略见藏静。根本虽乏，真阳尚有敛聚。刻下惟所虑者，疟疾复踵，真元似难支持。然有之所发，谅无大害。治当用玉屏风散以扶卫而逐邪，仍参升阳益气汤，以扶后天生生。

别直参	於术	茯苓	姜半夏	广皮
木香	升麻	软柴胡	防芪	桂枝炒白芍
佩兰	姜	枣		

大病乍瘥，气营未复。坎离未交，脾胃尚亏。浊痰内生，晡后口渴引饮。此际为阳明司候，乃脾气亏乏，不能为胃行其津液者也。昔时溲有茎中作痛，是肾虚无以资养膀胱，则膀胱气化失司，不通则痛也。浊痰升，随木炁而上泛，丹溪所谓"上升之气，多从肝出"；肛坠降，随清气而下注，昔贤所谓"下降之气，皆从阳陷"。心阳亏，则阴液不能内藏，随阳外泄而自汗；肾阴亏，则真元亦不内固，随阳外越而盗汗。肝肾营血枯耗，涵养失司，则大肠为之燥，大便为之艰；脾胃气阳残伤，健运失职，则饮食之精微不能奉气生营，徒以炼浊酿痰。痰浓有秽，痰薄无气。痰之浓者为火所灼，火性炎上，故有秽气；痰之薄者为水所聚，水性润下，故无秽气。顷脉左三部柔而带数，右三部软而带滑。柔软均属不足，滑数皆是有余。不足者，阴阳之未恢复；有余者，浊痰之尚留滞。人之气机阴阳，全赖脾胃为主。调治仍从脾胃为首务，余脏为佐使。

生芪	桂枝炒白芍	於术	姜半夏	炙草
橘红	归身	怀牛膝	牡蛎	龙骨
茯苓	别直参	南枣		

弱冠之年，早有梦遗。起于五载，乍发乍止。阳明湿火上熏，面部发现瘰瘰。痒不可禁，甚而血液涓涓。右脉数大。兹当清阳明，滋阴液之法。

| 生地 | 丹皮 | 黑山栀 | 滁菊 | 白芷 |
| 银花 | 夏枯草 | 白鲜皮 | 荆芥 | 甘草 |

绿豆衣　　　　泽泻

清癯之体,固属多火。平日更有肺热,肺热则鼻塞,鼻塞则生瘜,以鼻为肺之窍也。肾水素所不足,肝木自失涵养。三春木旺用事,木火勃然冲逆。肺金受其所刑,渐致金鸣作咳。咳久则金愈形受虚,上损及中,中虚积饮,饮邪随气上乘。是以入夏以来,咳而略带痰涎。肝木过旺,不独上凌肺金,亦且下侮脾土。脾行四肢,而主肌肉。脾受戕害,所以足跗浮肿。肝肾同居下焦,水亏木旺,气火失调达,致令少腹胀满。肾为胃关,肾虚关窒,故胀势渐至中腹,胃纳亦见减少。坎离少交,肝阳煽惑,遂使阳不入阴,心不宁神,肝不藏魂。乃艰寐跳跃,呓语盗汗,有所来也。肺朝百脉,咳则肺气动,故周行经络掣痛。现当酷暑蒸迫,体虚最易受邪。暑为清邪,必先伤气,气伤则津液无所敷布,液伤则厥阳妄动化火,所以舌绛喉燥。顷诊脉象左部寸关数大,右手气口虚数,二尺均无神韵。病缠日久,真元恐难支持。目下虚中挟实,主治甚为牵制。当与甘凉濡养,介类潜阳。药取轻清者用之,庶无偏胜之弊。

吉林须	橘红	生坎版	茯苓	西洋参
川贝	生鳖甲	盐水煅决明	去心箆麦冬	盐水炒牛膝
益元散	桑叶	霍石斛		

肝肾真阴不足,津液益欠灌溉。机关欠利,足膝似风似痹。由来已久,防有鹤膝风之患也。阴虚则生热,热灼则伤络,所以咯血屡发。八脉失固,气卫不和。少腹时痛,带下频频。阴既亏弱,阳易上僭。烦热心悸,由有来也。脉来左右弦细,按之尚无数躁。可见内伤之候,原非外感之象。参证论脉,一派虚征。届及五月,湿土司令,断难遽用峻补,姑与甘平之剂,以和气阴,较为妥当。

酒炒归身	炒白芍	盐水炒怀牛膝	丹皮
酒炒丹参	茯苓	旱莲草	炒女贞子
炙草	橘络	盐水炒潼蒺藜	丝瓜络

素体肝肾两亏,真阴不足。去年产后,加以大病,因营卫更受其损。损久不复,延及气分。向有左胁下痞满,近来足酸掣痛。步履甚艰,腰疼脊凸。总由病久入络,血不养筋。肝木过旺,脾土受制。中焦气窒,脘泛纳钝,大便时溏。脉象缓涩,左部带弦。治当养血以舒筋,和木以安土。

别直参	於术	广皮	桂枝炒白芍	姜半夏
炒当归	盐水炒甘杞子		煅牡蛎	红花拌丝瓜络
盐水炒牛膝	酒炒宣木瓜	盐水炒杜仲		

大病瘥后,真元更耗;湿痰偏多,脾肾亦亏。肺主出气,肾主纳气。肺肾同病,出纳少权。胃纳式微,生气何振?浮阳上越,时有冒热。脉象细弦,舌中淡光。当用潜阳以纳气,养肺以顺气。

吉林须	麦冬	叭杏仁	橘红	冬瓜子皮
於术	茯苓	白芍	怀牛膝	牡蛎
芽谷	枇杷叶			

外感风寒,一经从汗而解;内伤饮食,逐渐阻气酿痰。与素蓄之留饮,均壅遏于气机。肺为一身气化,肺气窒则周行经络自欠流利,故骨节皆痛;胃为通降之腑,胃气窒则六腑通化均失常度,故脘满便秘。肺胃气分既痹,津液从何敷布。遂使津不上承为口燥,液不下行则为肠燥。肺主生津,肠主生液。肺与大肠表里,肺有痰火壅滞,燥势自生,津液自耗。前经频吐,胃阴亦未始不伤也。左脉弦数,右手滑大。统而按之,均有歇止。舌质燥白,两边点绛。痰为阴腻之物,未便遽用滋阴。目下只先治标,专以清肃肺胃为要旨,而津液亦须兼顾。但高年患此,难许万全。

旋覆花	川贝	橘红	杏仁	西洋参
苏子	莱菔子	广郁金	风化硝	瓜蒌子
白芥子拌丝瓜络		梨子		

少年积劳,老年积郁。劳则伤气,郁则伤肝。气竭肝伤,五志之火易动,心肝之阳易升。阳升火炽,津枯液耗。火灼于肺,上见咳逆;火烁于肠,下为淋闭。心与小肠表里,心火下注,营血失守,所以淋中带血;肾与膀胱表里,肾阴下亏,气化失固,遂使遗溺欠禁。心肾失媾,水火失交。阳不入阴,寐不安寐。素嗜烧酒,木火内燃,于是左脉偏大。当用安心神,滋养肾阴,参入潜肝之火,清肺之气。

西洋参	川贝	丹皮	牛膝	车前子
草梢	西珀	丹参	淡竹叶	茯神
坎版	萆薢			

项拳璋夫人　血分多热,为汛早,为汛紫;气分有滞,为腹胀,为腹痛。瘕聚攻触,或左或右。此无形之气阻,非有形之积滞。血不养经,气入于络。络脉抽掣,伸屈不利。先偏于右手,继及于左手。面滞舌黄,湿胜无疑;食少便溏,脾虚可知。脉弦头晕,风胜使然;性躁形瘦,肝旺显著。益气补血,借资灌溉;通经活络,以利机关。

吉林参须	忍冬	炒当归	白芍	丝瓜络
钩藤	桑枝叶	冬术	丹参	橘络
木瓜	丝吐头			

陆童　童年阳亢阴亏,风火乘入于络。目窍掣动,牵及口角。育阴潜阳,熄风清火。

| 生地 | 山药 | 桑叶 | 黑芝麻 | 牡蛎 |
| 丹皮 | 杞子 | 龟版 | 滁菊 | 鳖甲 |

白蒺藜　　　茯苓

厉左　五十七岁　血虚生风,气滞化火。风火流入络脉,肢节发现肿块。有时酸痛,少寐盗汗。晨起少泄,胃钝少纳。脉象弦滑,舌质黄腻。熄络中无形之风,化体中有质之痰。

制首乌　　　忍冬藤　　　荆芥　　　秦艽　　　钩钩
橘络　　　　丹皮　　　　丝瓜络　　桑枝叶　　云茯神
茅根　　　　芽谷

安徽督军　倪嗣冲　醇酒厚味之热,蕴蓄肺胃;郁怒横决之火,熏蒸肝胆。火盛则生痰,痰盛则生风。昔年足部痿软,风淫脉络之征也;旧冬头部眩晕,痰蒙空窍之征也。今秋偶挟时感,交冬适逢气暖。阴无以恋,阳无以潜。神志为逆乱,言语为错误。阴既不足,则君相之火易动;阳既有余,则龙雷之火易升。火性轻清,能升能降。升则扰动心阳,降则灼烁肾阴。心主神明,心有火则言语酬答不能周旋;肾司二便,肾有火则水液浑浊不能分清。迭经西针,伤其肌肉。尻次溃而成孔,肉色黑而成圈。左脉三部,颇不藏蛰;右脉三部,殊欠敛聚。舌质滋润,苔见薄白。外感内伤交集,一伤岂不再伤;补泻温凉杂投,一误难免再误。病之本,在于心肝肾;病之标,在于胆胃腑。本有虚也损也,标有痰也火也。治病必求其本,况本多而标少,当治本而不治其标。心阴不得不养,肾阳不得不潜。心为离火,肾为坎水。俾离火下降,坎水上承,则阴平阳秘,精神乃治。未卜以为然否,还希高明斧政。

团团生地　　酥炙龟版　　净远志　　粉丹皮　　炒枣仁
濂珠粉　　　血紫丹参　　朱茯神　　天竺黄　　生磁石
淡甘草　　　真金箔

二诊　病有千变万化,早暮固是不同;脉分三部九候,旦夕理亦各殊。脉来偏大偏滑,病主属痰属火。火为痰之源,痰为火之本。火与气同源,痰随气而行。无形之火,熏蒸于心脾;有质之痰,氤氲于胆胃。火以木为体,木以水为母,相火动则君火亦动,君火动则龙火更动;胆以泄为用,胃以通为顺,胆气逆则胃气更逆,胃气逆则通降更逆。心与小肠为表里,心火旺则小肠亦热;肾与膀胱为表里,肾火旺则膀胱亦热。胆为六腑之枢,胆不泄则诸腑皆滞;胃为六腑之长,胃不降则诸腑皆窒。大便少行,小溲频数。欲解顿滞作痛,抑且混浊不清。平时郁怒恐怖,内伤情志;病中沐浴当风,外泄阳气。情志过郁,则变为火;阳气过动,则变为风。风火交迫,神魂浮越。或有言语错乱,或有瘈瘲维艰。种种所见病状,多是阴虚阳亢。治法益水源之弱,以滋阴而交神志;参用熄火焰之炽,以潜阳而利窍络。

大生地　　　灵磁石　　　天竺黄　　远志肉　　西琥珀
陈胆星　　　荷叶梗　　　朱茯神　　石菖蒲　　粉丹皮

濂珠粉　　　童木通　　　真金箔　　　麦柴草

三诊　心藏神，在志为喜；肾藏精，在志为恐。或有喜笑，心虚而神伤也；或有恐怖，肾虚而精亏也。三焦者，决渎之官，水道出焉；膀胱者，州都之官，津液藏焉。三焦有火，则水道不利；膀胱有火，则津液不流。小溲顿滞，甚而作痛。溲色浑浊，兼有渣滓。左脉三部均大，关部尤甚；右脉三部均滑，寸脉兼涩。语言错乱，寤寐维艰。皆由心肾不交，遂使精神不宁。君相之火，翕然而起；肝胆之火，翕然而动。从中还有痰，痰症为怪病。所以见证，变态无常。治法养心宁神，以安神志；参用潜火涤痰，以利窍络。

大生地　　　炙龟版　　　甘草梢　　　白金丸　　　远志肉

天竺黄　　　石菖蒲　　　辰茯神　　　赤茯苓　　　青龙齿

粉丹皮　　　生磁石　　　通天草　　　荷叶梗

四诊　冬令脉宜藏，反见为不藏，是为太过而致不及。太过者，火也；不及者，水也。水本生木，亏则木无所养；水本制火，亏则火无所济。火灼于有形之精华，变为痰；火烁于无形之阳气，变为风。昨日大便，通过两次，腑气无窒阻之形；昨宵小溲，仍见混浊，水道有壅滞之状。解而不爽，溲有渣滓。一由经络之痰，乘气下趋；一由坎宫之精，随气下泄。痰为有形，精为有质。互相阻碍窍络，遂使不通则痛。神不宁，语言为之错；魂不藏，寤寐为之艰。治法育阴潜阳，以清心宁神；参用涤痰熄风，以柔肝利窍。但病在精神魂魄之间，而药多草根树皮之品，欲生效力，诚恐非易。

大生地　　　生磁石　　　橘红络　　　竹沥　　　　茯神

青龙齿　　　甘草梢　　　炙龟版　　　陈胆星　　　石菖蒲

远志　　　　泽泻　　　　粉丹皮　　　荷叶梗

五诊　昨夜更少安寐，今朝脉反平静。舌中薄腻，舌边淡紫。前日大便通而不畅，昨日大便通而甚多。小溲仍形频数，而色亦见浑浊。心肾不交，固不待言；痰火内扰，亦无疑义。心藏神，肾藏志，心火动，神明易乱，肾火动，精宫易泄；肝藏魂，脾藏意，肝火动，魂为不藏，脾火动，意为不宁。五志错乱，岂能安寐。病在无形之情志者居多，而在有形之痰火者居少。用药如捕风捉影，焉克奏效；治法以交济心肾，是为扼要。至有形之痰，不得不涤；而无质之火，不得不潜。方与石先生同议，再乞高明者斧政。

猪血炒丹参　真西珀　　　粉丹皮　　　甘草梢　　　玳瑁

盐水炒枣仁　甘草浸远志　青龙齿　　　天竺黄　　　云茯神

胆星　　　　生熟地露

六诊　昨夜寐寤较多，烦躁反形尤甚。大便一日不行，小溲尚见频数。或有浑浊，或有渣滓。左三部脉洪大，右三部脉滑大。诸躁狂越，皆属于火。火以木为体，木以水为母。先天一气，由是通明。故知离中偶画生阴，心火常有下达;坎中奇画生阳,肾水常欲上承。是心肾一交也。设或心肾失交,遂为阴阳造偏。心属阳,肾属阴,心肾既不交,阴阳既不和,精神为恍惚,语言为错乱。尝考方书,情志为病,无有不主于痰。痰为有形之物,易致蒙扰清灵之窍。调治之法,不外原拟。若不养阴,则阳无以潜;若不壮水,则火无以制。若不化痰,则神无以清;若不镇逆,则气无以定。

紫丹参	云茯神	远志肉	西琥珀	陈胆星
甘草梢	鲜竹沥	粉丹皮	净枣仁	玳瑁
青龙齿	广橘红			

七诊　诊得左三部脉,仍见洪大;按得右三部脉,稍见平静。舌质中央腻黄,并不见燥;昨日寝寐稍多,至夜犹多。烦躁狂越,亦不复作;错言妄笑,亦觉不作。多乐而忘忧,多喜而忘怒。其火在于膻中,膻中代火行事。《内经》云:"膻中者,臣使之官,喜乐出焉。"膻中为手厥阴,一手一足,互相同气。心为离火,肾为坎水。心下交,肾上济,是为水火相交,庶无神志恍惚。心阳过动,无以下降;肾阴过虚,失于上承。遂使神志混淆,致有语言错乱。君火浮,相火动。精为不藏,离出于络。遂为败浊,窒碍气化。大便为之滞痛,小溲为之混浊。清心以安神,滋肾以宁志。参用涤痰,务使通窍。

紫丹参	白茯神	广橘红	远志肉	甘草梢
陈胆星	青龙齿	粉丹皮	竹二青	西琥珀
净枣仁	甜桔梗			

庞蓉桢夫人　阳动于外,火扰其中。外动则多汗,中扰则求食。木焱由胃冲肺,脘嘈而兼咳嗽。懊恢呕恶,烦冤脘胀。阴阳逆乱,寤则少寐;升降错综,静则多麻。脉象滑弦而大,治法柔木潜阳。

川石斛	广橘红	左金丸	仙半夏	白杏仁
冬桑叶	石决明	奎白芍	陈枳壳	竹二青
云茯神	川贝母			

张心壶　外感风寒,触动肝胆之阳火;内伤饮食,援引脾胃之湿痰。风性清轻,伤表则汗易泄;痰为重浊,阻里则便易滞。汗既屡泄,表中固无风邪之逗遛;便仅一下,里中尚有食滞之留恋。面红、巅痛,阳盛于上之现状;痰咸、喉燥,阴虚于下之见端。左脉弦而不数,尺部柔细;右脉弦而带滑,尺部软大。舌根薄白,舌尖淡绛。腭起红筋,口觉干燥。表津为汗所耗,里液为火所伤。上焦未尽之痰热蟠聚,下焦有余之垢浊壅遏。图治未便遽用滋补,潜阳泄风以固表卫之津,润阴涤痰以治里营之液。方呈请政。

真滁菊	瓜蒌子	石决明	云茯神	冬桑叶
秋石	筧麦冬	粉丹皮	西洋参	川贝
怀牛膝	枇杷叶			

孙筱庄媛　前躯胸肋高突,名谓龟胸;后躯背脊高突,名谓龟背。有时痛掣,有时酸楚。咳呛气逆,如哮如喘。目红鼻血,乍有乍无。脉象小弦而数,舌质净白带绛。脏腑之外,又入任督。壮水制火以潜阳,养金柔木以滋阴。

西洋参	冬虫草	白芍	炙龟版	牡蛎
粉丹皮	炙鳖甲	女贞子	橘红	杞子
川贝	丝瓜络			

曹佩卿　右手自觉麻木,血虚风胜之朕兆;咳呛而兼痰多,气虚喘急之基础。脾不健旺,水谷精华,化痰浊多,生气血少。力倦肢软,在所不免。治法益中焦之阳,以搜湿痰;参入纳下焦之气,以平冲逆。

炙绵芪	西潞党	炙甘草	云苓	甘杞子
冬术	姜半夏	怀牛膝	川贝母	叭杏仁
桑枝	橘红			

康锦云　酒有热气,茶有饮邪。嗜酒多,肝家定有郁热;嗜茶多,胃中必有留饮。火旺于下,循经入络,茎器或烂或痛,小溲乍通乍闭;饮聚于上,阻气伤阳,四肢时寒时暖,呃忒忽作忽辍。大便逾旬始通,纳食累日不进。脉象紧而大,舌质剥而白。男子年越六秩,肾元先受其衰。见症半虚半实,治法始从两顾。

生绵芪	桂枝炒白芍	新会皮	刀豆子	姜半夏
吉林参须	甘草梢	枳壳炒冬术	瓜蒌皮	咸苁蓉
怀牛膝				

长兴　董子文(三月廿七日)　吐血根起六年,屡发屡止;咳呛由来五载,时作时休。少年不足于阴,有余于阳;失血愈耗其阴,愈亢其阳。阴虚生热,理所当然;阳亢生火,亦是常情。近来稍积饮食,陈腐亦能化热,与液相搏,亦能化痰。热乃熏蒸之气,善于消烁津液;痰为重浊之邪,易于窒碍升降。脘宇自觉满闷,纳食因之如废;腹笥时或鸣响,更衣由此秘结。前经盗汗,现在更多。精神狼狈,昏然如寐。谵语喃喃,手足掉掉。痰黏如丝,舌绛如火。咽喉觉痒,口渴思饮。左脉弦细而紧,右脉弦细而数。阴有内涸之势,阳有外越之象。虚损至此,岂不危险！失血咳嗽,固可从缓而图;身热阳动,是为目前之急。治法咸寒育阴以驱热,介类潜阳以熄风,俾得阳平阴秘,庶几精宁神安。

元参	秋石	川贝	牡蛎	橘红
炙龟版	牛膝	龙齿	茯苓	鳖甲
丹皮	糯稻根			

又二方　热从虚出,薄暮为剧;汗从睡出,黎明特甚。纳食累日如废,神倦终夜欲寐。有限之真阴,愈延愈耗;无形之亢阳,益炎益升。阴虚生火,消烁津液;阳动化风,走窜经络。手足时或振振欲掉,舌中已见光剥无苔。左肋自觉板滞,大腹又见鸣响。喉痒口渴,气逆痰韧。左脉沉弦而细,右脉柔软而大。

春令万物发陈,阴阳维续为艰。五日以内,两次寒热。设或旧态复作,难免阳脱阴随。脘宇窒塞不舒,其中必有积滞。虚中挟实,实中兼虚,调治为难,不言可喻。为亟亟于补虚,窒升碍降;倘战战于泻实,妨害其元。不如仍蹈前辙,潜育为平妥也。

西洋参	龟版	牡蛎	鳖甲	丝瓜络
新会红	旋覆花	龙齿	茯神	芽谷
川贝母	冬桑叶	浮麦汤煎药		

又三方　夺血者无汗,夺汗者无血。旧冬阳不潜藏,有血而无盗汗;今春阳气升泄,有汗而无失血。血与汗,异出而同源也。前经盗汗溱溱,现在自汗涓涓。潮热之作,剧于薄暮;盗汗之多,甚于曙光。水亏不能涵木,金虚不能制木。左升为之太过,右降为之不及。胁有胀满,非有形之滞;腹有鸣响,是无形之气。气余是火,火即是气,气火相搏,销津铄液;阴不恋阳,阳不生阴,阴阳相离,精驰神动。左手脉小弦而紧,右手脉细弦而数。真阴一日不复,亢阳一日不敛。欲求潜阳,务在滋阴。录方即请吉士有道法政。

绵芪皮	龟版	牡蛎	川贝	茯神
白芍	淡甘草	穞豆衣	鳖甲	龙齿
橘络红	吉林参八分、淡秋石四分同煎另服		浮麦汤煎药	

程翔宝　病缠元虚,营卫不足。营虚生热,卫虚生寒。热非真热,寒是假寒。胃津肾液,亦有戕耗;大小二肠,尤形枯燥。大便艰涩,小溲有浊。左胁痞满,中脘痛楚。肌肤甲错,形肉消瘦。左脉弦细,右脉虚数。舌质薄白,不嗜饮。血枯于下,气越于上。浮阳随气,逆乘清窍。头为之响,耳为之鸣。当用王道缓功,咸润下潜为宜。

真滁菊	甘杞子	左牡蛎	淡苁蓉	生龟版
金铃子	炙鳖甲	大白芍	小青皮	怀牛膝
夜交藤	丝瓜络			

新市　高左　耄耋之年,营卫应虚。风寒乘表虚而侵,饮食乘里虚而停。肺家素有伏热,时常吐血;胃家夙有湿痰,时常咳嗽。半月以来,津液顿耗,舌质光剥,舌边花白;四五日来,痰气凝聚,肺脏不宣,胃腑不通。左右脉象,颇乏神韵。卫气营阴,俱形不足。乍有面红汗泄,乍有形寒肢冷。见证凭脉,虚多实少。大便不通利,下脘定有宿垢;咯痰不易出,上焦显然膹郁。上下既云不通,中脘遂为痞塞。形似真实,实则真虚。拙拟鼓舞中焦,借利关窍。所谓"九窍不和,多属胃病"。

生绵芪	防风	乳於术	清水炙甘草	桂枝炒白芍
瓜蒌皮	咸苁蓉	白蜜	盐水炒牛膝	覔麦冬
叭杏仁	橘红	川贝		

李　言语错乱,无非神志失宁;弃衣狂越,不外阴阳颠倒。寤寐不安,已有四日;更衣不通,已有三日。脉象左右搏指而滑。参核脉证,系是湿痰挟肝阳扰乱中正,遂使君相之火升腾于上。体质丰肥,真阳不足,一经汗泄,最虑阳越。目前急治其标,先以潜阳安神。俾得一分安睡,则得一分神识。

青礞石	生大黄	石决明	明玳瑁	淡甘草
后服龙胆泻肝丸		陈胆星	风化硝	炙橘红
白金丸	贡西珀			

蔡南轩　病出多歧,难具缕述。面无华泽,目胞浮肿;脉无神韵,舌质糙腻。察其脉,审其症,不独阴分亏,抑且气分虚。所纳之食,自觉不能直下而趋;所饮之汤,自觉不从咽管而渗。大便通涩无常,小溲多少不匀。式微之元阳,忽聚忽散;有限之真阴,忽消忽长。绵延辗转,已阅七旬。无大汗见端,无脱绝朕兆。推测原因,病在于腑,设或损坏在脏,岂无危险发现?不过病久,未始不伤其阴;不独此也,奇经亦有所累。上下升降为室,左右道路为阻。奇经有名而无形,见症如捕风捉影。现在调治之法,须宜通补腑阳。而情志多疑虑,非草木所能疗。

咸苁蓉	姜半夏	怀牛膝	青龙齿	川石斛
别直参	柏子仁	白茯神	远志肉	左牡蛎
瓜蒌仁	广橘红			

又　不食不知饥,多食不知饱。饮食不能直达,更衣不能通行。目胞浮肿,肢寒手麻。胁背一带,似有痰气;咽喉一带,似有窒碍。病缠三月,气血戕伤。左脉细软如丝,右脉沉弱如绵。口觉润泽,舌无华色。见证复杂,治法颇幻。暂与激其浊,借以扬其清。用调其升,即可和其降。

绵芪	桂枝炒白芍	葜皮	当归	咸苁蓉
桑枝	於术	姜夏	苓神	橘红
炒芽谷	别直参			

又　脾与胃升降失司,肠与胃传导失度。久病脾虚气弱,久卧气滞运钝。口觉淡味,喜嗜甘甜,是脾虚之一征也;目胞浮肿,腹筒胀满,是脾虚之二征也;胸中郁塞,脐上疼痛,是气滞之一征也;两手麻木,两足冷热,是气滞之二征也。头鸣耳响,显然虚象;背寒腰痛,亦是虚象。面仍无华,脉尤无神。清阳之气日虚,浊阴之气日盛。中焦升降愈室,下焦传导愈阻。脏病宜藏,腑病宜通,脏腑俱病,用药最难。仍拟扬清激浊,参用调升和降。

乳蒸野於术	砂仁壳	白茯神	姜半夏	别直参
淡附片	桂枝炒白芍	咸苁蓉	炒芽谷	冬瓜皮
大腹皮	新会皮			

病后阴之虚,阳之亏,理之常也。际此冬至一阳萌动,浮阳乘机升越,汗从

睡中而泄。舌质微糙而白,气中似有湿也,此湿也,是水谷之湿也,非外淫之湿也;脉象稍带虚数,阴中尚有热也,此热也,是营虚之热也,非有余之热也。胃纳虽不加增,中宫已觉舒畅。脾胃升降,定有生机。形容尚见柔弱,身体并不烦热。肝肾精液,渐有恢复。冬至阳升阴极,气血似难流通。生长之机,固非易易。治当滋养根本,以助气血之源。

生绵芪	归身	桂枝炒白芍	牡蛎	稽豆衣
茯神	麦门冬	甘草	枸杞子	坎版
浮小麦	青龙骨			

张左　鼻衄之后,不耐烦劳。时常头晕,舌质中剥。脉象细软,皆是阴亏。

炒当归	绵芪	白芍	麦冬	丹参
茯神	杞子	滁菊	白蒺藜	黑芝麻
牛膝	广皮			

年少阴不足,阳有余,理之常也。上焦有外受之燥风,口为之渴;中焦有内蕴之湿邪,腿为之肿。脉象右关濡弦,寸部带数。当用清上以润燥,参入调中以渗湿。

西洋参	丹皮	茯苓	扁豆	冬瓜子
焦山栀	知母	连翘壳	橘红	川通草
桑叶	水芋①			

迭进两调肝脾,以和气阴之法,诸恙似觉俱减。惟病杂多歧,一时均难尽平。顷脉细弦而数,舌质薄白而润。治当再从原意,略行加减数味。

白归身	柴胡炒白芍	茺蔚子	香附	川芎
怀牛膝	枳壳炒冬术	绵杜仲	桑叶	茯苓
广皮	粉丹皮			

阴分素亏,先天亦薄。痰咸色黑,此肾气失藏蛰之司也;齿痛舌白,此胃火有蒸腾之势也。脉象柔软无力,肾胃相关主治。

冬虫夏草	牛膝	元参	麦冬	炙甘草
川石斛	坎版	桑叶	橘红	粉丹皮
肥知母	淡秋石			

肾气挟浊上逆,口腻痰带咸味。气不通利,中脘为胀。素有失血遗泄,肝肾阴亏可知。脉象沉细。一经镇逆,似见小效,方从原法加减。

磁石	咸苁蓉	橘络	牛膝	白芍
仙半夏	杜仲	杞子	菊花	茯神
郁金	香橼皮			

---

① 水芋:泽泻。

蛔乃积滞所化,多吐胃阴已伤。舌绛燥,脉弦数。当用润养其胃,毋任攻击食滞。

西洋参	白芍	甘草	谷芽	川楝子
乌药	广郁金	乌梅	钩钩	茯神
广皮	桑叶			

尾骶骨高突,已有二年,此肾虚也;右股溃脓淋漓,左股坚而未破,此贴骨风毒之兆也。前经呕恶,旋即纳废,已有数旬,乃胃竭也。两脉沉细,火升烦热。肝木偏旺,胃无砥柱。何所恃而无恐?

西洋参	霍斛	麦冬	甘草	怀牛膝
茯神	宣木瓜	牡蛎	仙夏	谷芽
丝吐头	橘红			

魂为肝之所藏,肝藏血,血去后肝失镇静,魂失归藏。有时神识昏迷,状若神灵所作。痰多气急,脉来滑疾。虚中兼挟温邪,治当涤痰泄肝。

羚羊角	西珀	泽兰	紫丹参	石决明
天竺黄	胆星	橘红	青龙齿	竹沥
茯神	桑叶			

郭　壮水以制火,潜阳以育阴。参入清金之品。

西洋参	沙参	贝母	燕屑	鳖甲
杏仁	牡蛎	西潞党	笕麦冬	生地
石斛	莲须	丹皮	石决明	滁菊
三角胡麻				

邵　肝肾阴虚,肠胃气痹。脉象沉涩,仍宗通络。

云茯苓	小青皮	福泽泻	粉丹皮	大白芍
丝瓜络	全当归	橘红络	怀牛膝	真滁菊
车前子	荔枝核			

吴　脾虚生湿,胃热艰血。脉象小数,当以和解清胃。

潞党参	净连翘	青蒿子	地骨皮	炙鳖甲
鲜芦根	胡黄连	净银花	柴胡	云茯神
竹卷心	粉丹皮			

潘　因痢致产,因产致虚。延绵转辗,迄今百日。脘满拒饮,食而难咽,肠气痹阻,更衣不下。神倦熟寐,寐则易醒。语言轻,形容憔悴。左脉沉细柔弱,右部弦细散涩。舌质黄腻,唇干少津。未病之先,先有丧明肝郁;已病之后,系是痢行。由脾伤肾,由肾伤心。肾虚则液少,为便艰;心虚则血耗,为心悸动。上脘不行,下脘不通。中宫式微,精华蕴结为热,热结为痰。痰聚胃口,则气机为之窒痹;热蒸阳明,则津液不获上承。纳谷废,中流砥柱无权,则浊痰愈聚愈

多。以液耗下元,灌溉失涵,肝火则愈郁愈升。肝动必犯胃,痰多必阻气。痰
气相搏,留恋中脘,气焉有不窒塞者哉?肝为将军,主乎上逆;胃为阳土,主乎
下降。昔贤所谓"上升之气,多从肝出;九窍不和,多属胃病"。按腑以通为补,
而肝以柔则和。无如五脏俱伤,六腑皆病。用药之道,甚为掣肘。兹当通补互施,
痰气并宣。务使脏得补则安,腑得通而和。有形之痰凝,无形之气结,借此宣利,
以冀通爽。

薤白头	炙橘红	人参	带实枳壳	川贝母
朱茯神	瓜蒌仁	法半夏	麻仁	梨汁
人乳	淡苁蓉	广郁金		

王　先天不足,后天失培。内热易生,外感易侵。腹笥䐜胀,微咳无痰。
大便乍溏乍实,舌白脉象细数。治法健脾消胀,参用清肺除痰。

北沙参	杜苏子	鸡内金	大白芍	冬瓜皮
云茯苓	怀山药	广橘红	大腹皮	川贝母
蟾皮	榧子肉			

刘　三焦不通,四海闭塞。腹笥䐜胀,延及腰部。胀久入络,络脉抽痛。
膀胱气化失司,小溲短少;太阴统血失权,大便带血。气机日少灵动,生化日渐
少健。所进水谷,盘聚中焦。化气血者少,化痰浊者多。卫气行于夜,卫气虚
则日间形躯恶寒,足心更冷。营阴虚则夜间身体发热,掌心更热。舌光少苔,
脉象细而弦。久病真虚,久胀假实。攻其腹,愈乏生机;利其水,愈竭泉源。补
虚则助实,祛实则增虚。此所以调治为难之斑也。

当归	桂枝炒白芍	贡沉香	青皮	冬瓜子
云茯苓	杜仲	怀牛膝	香橼皮	砂仁
车前子	粉萆薢			

谢　汛色带紫,连下颇多。形寒形热,舌绛舌痛。右耳漏血,耳圈肿痛。
寸关脉细,尺部脉弱。患起产后,下元虚损。肝肾无以滋,八脉无以依,于是症
象丛杂。治法培养下元,以益肝肾,而补奇经。

白滁菊	大白芍	紫丹参	茺蔚子	大生地
笕麦冬	全当归	枸杞子	左牡蛎	莲须
粉丹皮	冬桑叶			

彭　少腹作胀,身体疲倦。气分有湿,湿胜而为䐜胀;阴虚而热,热胜而为
疲倦。肝木有余,脾土不及。左升右降,失其常度。脉象沉细,舌质淡白。当
调肝脾,以和气营。

沉香曲	云茯苓	甜冬术	冬瓜皮	砂仁壳
川杜仲	小茴香	全当归	香谷芽	小青皮
大白芍	广陈皮			

吕　积食积寒,伤脾伤胃。始患吐泻,同时并作。顷脉左关弦细,右脉弦滑。舌质根底灰黄,外面红燥。饮食少进,寤寐少安。脘痛欠畅,噫嗳欠爽。脾胃湿痰气郁,渐从火化。于是更衣三日不通,唇燥少津。治法调升降之气机,清余蕴之湿痰。

川石斛	生谷芽	云茯神	大腹皮	江枳壳
竹二青	仙半夏	杜藿梗	代代花	鲜芦根
瓜蒌皮	广橘红			

王　本病之湿痰,上贮于肺,妨碍升降,或呛或喘,甚于平旦;标病之湿火,下注于足,阻碍气血,或红或白,艰于步履。肢末乍冷乍热,胃纳或增或减。外卫之阳,不获拥护;内蕴之湿,不能宣化。以致脾胃升降失调,表里流行失畅。脉象沉细,重按似微似弱;舌质淡白,并不口燥口渴。清肃上焦以治肺,温煦中焦以治脾。

北沙参	广橘红	牛膝	防风	云茯苓
炒白术	川贝母	粉丹皮	绵芪	谷芽
半夏曲	枇杷叶			

黄　肝本藏魂,心本藏神。肝阳有余,则魂不能藏;心营不足,则神不得藏。神浮魂荡,多梦少寐。腹有动气,时觉欠适。有形之血衰,无形之气阻。于是升降欠调,动定无常。脉象弦细带数,舌质薄白而净。更衣欠畅,胃纳欠增。前次经汛,色紫而多。营分有热,已可概见。当养心肾,佐潜肝胆。务使阴平阳秘,精神乃治。

紫丹参	左牡蛎	云茯苓	夜交藤	粉丹皮
佛手	生龙齿	大白芍	远志肉	酸枣仁
甘杞子	桑叶			

濮　脉细舌光,是为内伤。营虚生热,卫虚生寒。

防风炒绵芪	左牡蛎	大白芍	丹参	谷芽
茯神	生西洋参	粉甘草	生鳖甲	冬术
陈皮	桑叶			

苏　冷热已除,脘嘈亦愈。纳渐增,寐渐宁。第其舌绛,又有剥痕。顷得脉象,仍形弦细。无形之阳气渐获足藏,有形之血液未获充足。于是十二经脉,失其涵养,周行经络,为之抽掣而痛。甘凉生津以涵肺,肺充足,则治节自行矣;咸寒生津以滋肾,肾得恢复,则机关自利。

大生地	大白芍	粉丹皮	滁菊	酸枣仁
橘红络	陈阿胶	西洋参	云茯神	麦冬
丝瓜络	枸杞子			

金　滋水柔火,以安柔脏,柔即金也;养金平木,以安阴脏,阴即脾也。肺与膀胱通气化热,治肺即通膀胱之气;肝与胃相克,治肝即可枢脾胃之机轴。

叭杏仁	坎炁	西洋参	甘草梢	冬瓜皮
茅根	枇杷叶	瓦楞子	橘红	旋覆花
筧麦冬	丝瓜络	川贝		

沈左　五十二岁　外症之后，旋即气急。筋挈足肿，气血两亏。

绵杜仲	牡蛎	炙绵芪	忍冬藤	宣木瓜
白芍	丝瓜络	新会皮	川断肉	当归
防风	牛膝			

叶左　三十六岁　脉滑属痰，胁胀属气。痰聚气机，不通则胀。

莱菔子	瓜蒌皮	橘红络	竹茹	瓦楞子
丝瓜络	枳壳	砂壳	白芥子	腹皮
茯苓	冬瓜子皮			

沈右　二十六岁　产育六年，未获复孕。经来腹痛，逾时瘕升。

冬瓜皮	海螵蛸	九香虫	茯神	柴胡炒白芍
丹参	香附	佛手	川郁金	丹皮
牛膝	八月札			

沈左　四十八岁　由泻转积，积行旬余。腰腹俱痛，翻数犹多。

江西术	楂肉	苡仁	扁豆	广木香
诃子	车前子	荷蒂	阳春砂	茯苓
骨脂	广皮			

王右　体素阴亏，症见丛杂。近加情志不乐，致伤脾肝气营。

玉蝴蝶	白芍	八月札	牡蛎	法半夏
谷芽	青皮	腹皮	制香附	昆布
丝瓜络	橘红			

陈左　湿旺之体质，木火之用事。夏令四肢麻木，冬令鼻窍流水。有梦而遗，无梦而滑。原由肝肾不足，遂使坎离失济。脉象左弦右细，治法先宜潜育。

大生地	茶花	石决明	茅根	扁石斛
女贞子	白芍	桑叶	焙丹皮	坎版
旱莲草	牡蛎			

又　膏方　肢麻甚于夏令，鼻水剧于冬令。有时梦遗，有时精滑。本病龙相火旺，标病湿痰偏胜。值此冬令，舍标求本。用拟膏方，以资调理。

牡蛎	坎版	大生地	萸肉	滁菊
茯苓	旱莲草	首乌	杞子	桑叶
山茶花	丹皮	丹参	莲须	扁石斛
女贞子	白芍	茅根	淡苁蓉	鳖甲

上药煎三次，取浓汁，以驴皮胶收膏。

沈左　真阴不能治浮阳,真水不能制虚火。形瘦善食,口渴喜饮。脾家又为木侮,腹笥遂为胀满。舌质光绛,脉象浮弦。济水火,育阴阳。

大生地	丹皮	泽泻	麦冬	上瑶桂
茯苓	黄柏	天冬	制萸肉	知母
白芍	山药			

狄　阴分不足,营分有热。肝肾内亏,脾胃内损。更衣欠畅,便余带血。龈肉胀痛,牙根动摇。两足脉象,柔舌而软;舌质满形,薄白少苔。年少精营未充,治法当补其虚。

大生地	大白芍	覓麦冬	粉甘草	冬桑叶
女贞子	陈阿胶	京元参	粉丹皮	大丹参
黑芝麻	柏子仁			

陈右　四十五岁　发热耳聋,汗多便溏。两手自动,神识昏糊。

焦山栀	钩钩	石斛	竹二青	鲜生地
连翘	郁金	决明	陈胆星	蝎尾
法夏	橘红			

董左　预拟方　养正气,清余邪。虚实两相顾盼,偏胜不致为害。

吉林参须	甘草	桑叶	茯神	冬瓜子
橘红	扁豆	绿豆	扁石斛	苡仁
杏仁	竹茹			

赵右　五十岁　饮停于中,噫嗳吞酸。寤寐欠宁,时有眩晕。

吴萸炒川连	桂枝炒白芍	佛手	竹茹	炒秫米
半夏	橘红	甘草	黑干姜	云苓
夜交藤	枳壳			

俞左　四十九岁　便溏四年,胸满五日。脾升胃降,已失常度。

制川朴	姜夏	木香	茯苓	枳壳拌炒白术
扁豆	砂仁	谷芽	采云曲	广皮
腹皮	冬瓜皮			

许左　二十二岁　形瘦便溏,脾肾阳虚。头晕咳呛,肝肺风热。

广木香	川贝	冬瓜子	茯苓	炒扁豆
杏仁	蒺藜	冬术	法半夏	前胡
桑叶	砂壳			

罗左　囊痈一年,夜不多寐。阳阴造偏,冷热头晕。

真滁菊	焦山栀	夜交藤	秫小米	冬桑叶
广皮	粉丹皮	姜半夏	茯神	石决明
酸枣仁	竹茹			

金左　二十四岁　肝强脾弱,气滞湿胜。水谷易停,腹筒易胀。

制川朴	谷芽	姜夏	泽泻	大腹皮
砂壳	广皮	芡实	釆云曲	茯苓
枳壳	竹茹			

王左　七十八岁　高年血少气衰,中焦运磨失职。得食作胀,夜寐不安。

咸苁蓉	炙甘草	刀豆	郁金	吴萸炒川连
广皮	川椒	白芍	咸半夏	云苓
乌梅	竹茹			

杨左　四十岁　积劳积湿,伤气伤脾。得食腹胀,面黄带浮。

泔茅术	云苓	冬瓜皮	谷芽	川朴
广皮	泽泻	砂壳	绵茵陈	大腹皮
枳壳	黑山栀			

潘左　二十五岁　脾胃为食致伤,消化遂失常度。得食作胀,甚而嗳酸。

制川朴	云曲	郁金	谷芽	淡吴萸
枳壳	广皮	砂壳	鸡肫皮	云苓
姜夏	大腹皮			

钦右　少腹之痛已减,经带之淋依然。八脉之亏,"阳维为病,苦寒热",此《难经》篇之言也。气分兼挟湿邪,清浊失调,升降失司,足腿为肿。舌质薄黄,脉象弦细。平补肝肾之阴,参化脾胃之湿。

淡苁蓉	金沸草	新绛	杜仲	川柏片
甘杞子	茯苓	忍冬藤	川草薢	紫丹参
知母	螵蛸			

冯　膀胱之气化,赖中焦之气旺;大肠之传导,赖胃气之通畅。胃气虚而窒,焉能下窍宣利。患起既久,已成关格。关则不得小便,格则食不得入。脉象濡爽,有年殊属难图。

淡苁蓉	甘枸杞	怀牛膝	小青皮	金沸草
仙半夏	瑶桂	川郁金	上川连	代赭石
淡吴萸	云茯苓			

病后劳复食复,亦多阴阳气伤。中无砥柱之权,下无藏聚之机。浊气上干,湿痰随之。呃忒频升,咳呛时作。四肢时觉厥冷,精神自觉荡漾。左右脉象,重按至骨,颇觉模糊不明。阴竭于下,阳越于上。汗脱两字,在所不免。急当温阳扶元,参入敛阴摄营。重药镇逆,理所必需;石药固阳,尤为扼要。

川附一钱炒别直参		丁香三分炒大白芍		代赭石
炙甘草	广皮	赤石脂	干姜三分捣五味子	
煅牡蛎	姜半夏	青龙齿	南枣	湖广术

肤脱如壳，气血有流行之义；思食欲餐，胃气有醒豁之机。小溲频行，此先天不足而阴亏；形体甚瘦，是后天有亏而气弱。左脉小数，右脉濡软。舌质淡光，四围薄白。鼻窍室塞，气虚而挟外感也；眦角流泪，阴虚而挟内风也。阴既虚，气又薄，不耐起坐，意中事也。养阴勿用滋腻，庶无室滞脾阳；益气勿与温燥，俾无妨碍肺阴。阴寒宜慎，可卜无身热之虑；饮食宜节，不致有腹痛之虑。

丹参	忍冬藤	吉林须	真滁菊	白芍
淡甘草	橘络	白桔梗	绿豆衣	桑叶
芪皮	鸡内金			

胎前疟发四度，阴阳由此偏胜；产后瘀崩一次，气血因兹消耗。胞衣腐烂，零星小落；瘀下黄水，绵延不竭。腹有鸣响，大便乍溏乍泄；肚有温痛，小溲时多时少。形体微寒微热，舌质或燥或润。苔见松白，根有芒刺。左脉沉小而弦，右脉滑大而数。冲任尚有未尽之瘀，脾胃又有遗余之湿。旧瘀一日不去，新血一日不复。余湿不获清澈，胃气不为鼓舞。去瘀以生新，逐邪以醒胃，是为目前要务；浮阳已上越，真阴已下竭，尤为第一注重。

生黄芪	於术	桂枝炒白芍	白茯苓	牡蛎
当归	枸杞子	丹参	海螵蛸	泽兰叶
牛膝	稻穗			

肺病之源发生，实由烟酒二伤。酒有热气，烟有燥气，不独伤肺伤肾，亦且灼津灼液。津燥则肺愈燥，液燥则肾愈燥。咽喉自觉梗塞，浊痰亦觉黏滞。胸膺或掣或痛，腹笥乍满乍胀。手指时麻，足部亦麻。大便欠实，后重痔血。寤寐虽宁，梦扰多惊。左目干燥，右目流泪。左脉弦，右脉如毛。清肺胃之气火，以安治节；滋肝肾之阴水，借资灌溉。

西洋参	凤凰衣	女贞子	白芍	橘红
天门冬	川贝母	真滁菊	巨胜子	桑叶
元参	丝瓜络			

肾阴下亏，不梦而遗；肝阳上亢，目有昏糊。咽喉时觉痰黏，脉象尺部虚大。治当柔静，以制阳动。

何首乌	滁菊	白芍	牡蛎	龟版
女贞子	仙半夏	莲须	芡实	橘红
茯苓	冬桑叶			

肺气失宣，鼻塞欠利。大便易滞，脾阳失运。四肢时冷，脉见柔软。宣肺利窍，调脾和阳。

| 桔梗 | 甘草 | 广皮 | 瓜蒌皮 | 桂枝炒白芍 |
| 杏仁 | 砂壳 | 桑叶 | 冬瓜子 | 丝瓜络 |

头痛咽痛，乃是风火；心悸少寐，显然营虚。四肢酸软，脉见弦细。内伤外

感,须宜兼顾。

丹参	西洋参	枣仁	丝瓜络	麦冬
白芍	丹皮	焦山栀	茯苓	宣木瓜
滁菊	桑叶			

肝肾两虚,气血互滞。腰胁坚硬如石,由来一月之久。日以益大,掣痛异常。大便溏泻,腹筒亦痛。月事愆期,舌质绛燥。脉象弦细,两足酸楚。气血愈凝愈结,内痈不得不防。当通气血,以宣腑络。

当归	川芎	炒延胡	蓬莪术	杜仲
丝瓜络	白芍	青皮	金铃子	京三棱
甲片	忍冬藤			

左脉大而不敛,舌质光剥少泽。两足浮肿,少腹膨胀。病起已久,症属内伤。有年下元先亏,肝肾涵养失司。气津阴液,亦渐虚损。若见土败便溏,即是束手无策。

北沙参	於术	麦冬	山药	金铃子
红枣	香谷芽	白芍	青皮	茯苓
何首乌	杞子			

头痛身酸,脘闷欲泛。大便三日始下,舌质绛剥而燥。左脉浮弦,右脉浮滑。表有风寒,里有食滞。化痰化火,预宜防微。

淡豆豉	薄荷	焦山栀	连翘	银花
冬桑叶	真滁菊	钩钩	广郁金	橘红
苡仁	丝瓜络			

暮有微热,是阴虚之本病;起于痞后,乃意中之常事。肝胆风火上越,曾经耳窍出脓;肝胃气火上升,屡屡牙龈作痛。形肉渐充,元气有恢复之象;二便如常,肠腑有流通之机。脉息小数,舌质净白。育阴潜阳以退热,熄肝清胃以止痛。

西洋参	元参	滁菊	石决明	苦丁茶
白芍	丹参	丹皮	山栀	香谷芽
桑叶	竹叶			

十、经络肢体病

1. 风湿痹证

风寒之气杂而为痹,两足酸痛。步履艰难,入夜浮肿。脉象左部弦大,当用宣利。

防风	绵芪	秦艽	汉防己	木瓜
当归	牛膝	忍冬藤	橘红络	赤芍
海桐皮	五加皮			

风为百病之长,善行而数变。故环跳痛,始起于左,继及于右。痛久经络骨节皆伤,是以身体转侧维艰。头为诸阳之会,阳升于上,致令头痛;大肠得血则润,血虚于下,遂使便艰。脉左弦细,右部柔软;舌质净白,口有甜味。口为脾之窍,甜乃脾之湿。《内经》所谓"脾疸"是也。综核脉症,系是营阴不足,营虚则生风也;脾胃气分有亏,气虚则生湿也。第其腰酸带下者,亦是肝肾损及八脉所致也。当用养肝肾之营,务使营液充足,则外风自熄。先贤所谓"治风先治血,血行风自灭"之义。但脾有湿留,还须宣利,庶免顾此失彼之虑。

杞菊	锁阳	咸苁蓉	牛膝	麻仁
当归	石决明	苓皮	丝瓜络	桑叶
丝吐头	红花			

吴丙人夫人　经来愆期,头觉发热。血分不足,气分有滞。风寒湿邪,流入经络,酿成痹症,发在手足。手偏于左,足偏于右,已将一年,左手已愈。右足膝骨,酸而作痛,伸屈为难,步履维艰。气血日形其虚,关节日形其阻。亏在肝肾,病在筋骨。左脉弦细,右脉濡细。补肝肾之血,宣筋骨之滞。气血通,筋骨利,则邪自行而病自去。

归身	桑寄生	左秦艽	鸡血藤	牛膝
木瓜	杜仲	川断	忍冬藤	丝瓜络
橘络	杞子			

陈希贤夫人　胎前受暑受湿,产后受风受寒。暑湿欲出,风寒抑之;风寒欲入,暑湿拒之。进退纷争,栗热浑浑。酿成类疟,又化白痦。痦叠出层见,疟

忽来忽往。汗出过多,血液自耗。血不养经,气入于络。经络失司流通,营卫失其和协。风寒湿邪,乘机入络,遂成痹痛,偏于左手。自肩至手,酸而且痛。妨碍伸缩,尤难举动。有时风独自流散,有时风挟湿,凝聚不移。忽有头痛,忽有胁痛。三焦气机,尤为痰阻,脘宇痞塞,甚而作痛;六腑输泻,失其常度,大便坚滞,小溲亦少。最关系者,纳食似废。津液源头,日见竭蹶。诊得六部脉象,俱无神韵。或见沉涩,或见弦细。舌质厚腻,苔布灰黄。产后气血,本已不足;病久阴阳,亦有亏损。虚中挟实,治法棘手。顾虚碍邪,顾邪碍虚。现在用药,未能缕治。急当通经络之滞,以搜流邪;参用宣阳明之气,以冀增纳。

炙桂枝	防己	天麻	橘络	茯苓神
伸筋草	白芍	瓜蒌仁	桑枝	蚕沙
竹茹	糯稻根须			

又二方　营气虚则不仁,卫气虚则不用。其间有风有寒,有湿有痰;遂使阻经阻络,阻气阻血。经络失宣,气血不通,酿成痛痹,偏在手足。左手自肩胛至曲池骨酸痛,屈而不伸;右足自外股及膝盖骨酸痛,伸而能屈。阴亏于下,阳升于上。面部颧骨,时或红赤。乍左甚,乍右剧。阳明胃腑,失司通降,大便八日,不获通下。左手脉浮弦而大,右手脉沉软而细。舌质糙燥,苔见淡黄。一由于产后耗气血,一由于痞后耗其液。脏腑失润泽,经络失灌溉。先贤所谓"纯虚之变,便是受邪之变"。虚在气血,邪在经络。治法养血活络,参用益气通经。气血俾足,经络俾通,何邪之留?何痛之有?

桂枝炒白芍	生绵芪	防风	归身	杜仲
牛膝	鸡血藤	忍冬藤	桑枝	橘络
蚕沙	鸭血拌丝瓜络			

又述三方　左肩及曲池尚痛,右足及膝盖更痛。举动妨碍,病在筋骨。产后气血两亏,络脉亦虚,遂使风邪乘袭,阻住流行。再方补养气血,借以通利筋骨。气血通,筋骨利,则风湿自去,而病势自减。

桂枝炒白芍	黄芪	防己	当归	桑寄生
木瓜	忍冬藤	桑枝	牡蛎	牛膝
蚕沙	鸭血拌丝瓜络			

又四方　左肩及曲池仍痛,右股及膝骨亦痛。经络亦有掣痛,甚而抽掣不休。产后气血亏损,遂使肝阳偏烁。当通经络,以搜湿痰。

桂枝炒白芍	当归	伸筋草	牛膝	生黄芪
牡蛎	桑枝	木瓜	忍冬藤	橘络
蚕沙	鸭血拌丝瓜络			

孔右　四十二岁　阴虚生火,阳虚生湿。湿火相搏,已成痿症。调治之策,颇费周章。

石决明	川石斛	滁菊	桑叶	丹皮
白芍	蒺藜	鳖甲	茯神	丹参
元参	夜交藤			

左手麻痹不仁,已有十年;喘急气机欠顺,经有十载。风淫末疾,痰饮阻气。原有阳气虚馁,兼以嗜酒伤中。脉象均见弦滑,治法熄风涤痰。

明天麻	白石英	纯钩钩	采云曲	姜半夏
桂枝	橘红	竹茹	丝瓜络	冬桑叶
怀牛膝	白杏仁			

每交夏令,必多疲倦。七月以前,曾见痰血;七月以后,足见浮肿。头痛形寒,舌质黄腻。左脉细,右脉濡。湿热伤及肌表,治当利宣湿邪。

川草薢	木防己	猪苓	茯苓皮	秦艽
小川连	桂枝	橘络	泽泻	米仁
车前子	生姜皮			

麻痹经久,气血有所不足;湿痰炽盛,营卫流行失司。见风头痛,形体畏寒。脉象转行流动,舌质中央微黄。疏补气血,宣化湿痰。

潞党参	冬术	广皮	炙甘草	防风
冬桑叶	生芪皮	半夏	滁菊	茯苓
老姜	桂枝拌白芍			

气血不及,风湿相搏。身发如蛇皮风,手指如鹅掌风。有癣有痒,无疼无痛。缓于春夏,徂于秋冬。其间犹有湿痰生虫,致令腹痛作辍无常。脉象细弦,法和气血。

当归身	赤芍药	忍冬藤	豨莶草	荆芥
野桑枝	生甘草	茯苓皮	生米仁	丹皮
丝瓜络	生绿豆			

五外之年,气血两亏。风寒湿三邪袭入经络,右手至肩畏寒畏冷。辗转三年,流行失司。麻痹两字,难保无虑。脉象濡细,舌苔腻黄。当调气以搜风湿。

生绵芪	防风	冬术	五加皮	冬桑叶
秦艽	丝瓜络	忍冬藤	归须	茯神
桂枝	纯钩钩			

宿有梦遗,心肾有所不足;近有痰多,脾胃有所留恋。痰多生风,风胜入络。左手如觉麻痹,足部自觉酸软。操劳之体,风阳易动。欲求不成躄痿,务宜潜心怡养。脉象弦滑,法当益气。

生绵芪	防风	冬术	丝瓜络	半夏曲
橘红	白芍	忍冬藤	桂枝	川草薢
火桑枝				

气血灌溉失资,经络流行失司。风湿乘机留滞,遂使四肢麻痹。麻而不木,木而且酸。目窍泪多,舌质糙黄。左脉浮弦,右脉濡细。时在湿令,未宜补养。

海桐皮	络石藤	橘络	茯苓	秦艽
桂枝	米仁	草薢	丝瓜络	忍冬藤
归须	野桑枝			

风为百病之长,善行数变。走窜经络,发现行痹。体质湿痰用事,亦能阻碍经络。头痛耳鸣,经掣络动。偏于右躯,右主乎气。脉象细弦而滑,舌质薄黄而腻。治风以通络脉,涤痰以利气机。

橘红	仙半夏	生米仁	白蒺藜	野桑枝
丝瓜络	纯钩钩	忍冬藤	明天麻	滁菊
冬瓜子	竹茹			

气血两亏,湿痰用事。湿能阻络,痰能阻气。气络失宣,麻痹不仁。发在四肢,剧则两手。时或腰痛耳鸣,显然肝肾不足。舌质薄腻,脉象缓滑。大补气血,以资灌溉。

炙绵芪	火桑枝	冬术	生甘草	甘枸杞
归身	半夏	潞党参	橘红络	忍冬藤
茯苓	桂枝拌白芍			

邪之凑受,其气必虚,四肢麻木,甚而拘急,是为本病;风淫末疾,湿流关节,骨骱酸楚,甚而腰痛,系是标病。脉浮涩,补疏为法。

炙绵芪	生米仁	炙甘草	防风	冬桑叶
生冬术	茯苓皮	生姜	滁菊	丝瓜络
忍冬藤	桂枝拌白芍			

血不养经,气入于络。风湿乘机流注,两手发现痛痹。经有三年,气血俱虚。血虚则内风易动,气虚则湿邪易受。风湿上蒙清空,头窍为之晕痛。归冬经水淋漓。脉象细弦,疏通气血。

炒白芍	当归身	白蒺藜	防风	丝瓜络
秦艽	忍冬藤	桂枝	黄芪	冬术
橘络	冬桑叶			

气血两虚,经络空疏。无形之风,乘虚相扰;有形之湿,乘机流注。经络不通,益加妨碍。环跳作痛,痛胜于前。阳亢于上,或有冒热;阴虚于下,或有厥冷。头面多汗,纳食艰运。更衣燥结,舌质薄黄。六部脉象,均形弦细。养血柔肝,以通经络;调气快脾,以资化运。

炙绵芪	忍冬藤	川杜仲	夜交藤	当归
丹参	川草薢	广皮	怀牛膝	茯苓
丝吐头	吉林人参	桂枝拌白芍		

体丰躯伟,阳虚气弱。湿胜生痰,痰胜生风。风性轻清,善以数变;痰性重浊,易致凝留。痰滞于络,手肢麻木;风乘于上,颈项晕强。脉象六阳,熄风涤痰。

黑芝麻	冬桑叶	明天麻	纯钩钩	怀牛膝
橘络	白蒺藜	茯苓	川贝	竹茹
滁菊	丝瓜络			

静则气滞,思则伤脾。脾家不足,原由气血无以旁达四肢。手掌发燥,肢节发麻。有时脘嘈,有时脘痛。一由中虚湿痰蟠留,一由胃虚肝木来侮。脉濡软,治法建中。

炙黄芪	当归	姜半夏	野桑枝	潞党参
云茯苓	甘草	煨姜	枳壳	白芍
广皮	红枣			

赵左　血虚易生内因之风热,气虚易受外感之风寒。先患抽掣在踝,现在牵及于手。有时疼痛冷热,脉象弦小而浮。当和营卫,以利经络。

防风炒绵芪	茯苓神	川石斛	白芍	龟版
丹皮	桑枝叶	米炒冬术	宣木瓜	知母
山栀	丝瓜络			

方绥之　八十大年,精神矍铄。踝阴麻木,起来多年;踝骨酸楚,现于今春。痛伤于形,膑有浮肿。照此形状,定是湿阻。伤于湿者,下先受之。由经络而伤肌肉,由肌肉而伤筋骨,观于步履维艰可证。肌肉经络,有附营卫。营卫流行,为之乖和;形体寒热,由是往来。脉偏洪大,舌见薄黄。风痹宜防,湿肿尤虞。益气血以和营卫,通经络以搜风湿。

吉林参须	炒木瓜	川桂枝	奎白芍	茯苓皮
忍冬藤	木防己	全当归	橘络	怀牛膝
炙甘草	丝瓜络			

莫左　手酸痛偏于右,足酸痛偏于左。气血不足,经络失司。治法先用清理,以冀气血流通。

炒当归	白芍	杜仲	牛膝	金狗脊
川断	木瓜	丹皮	忍冬藤	桑枝
丝瓜络	丝吐头			

汪左　风寒湿三气,流于脉络。环跳酸楚,下移于足。偏在于右,不耐久坐。脉濡细,舌腻白。治当祛风寒湿邪,借以利气血经络。

左秦艽	白茯苓	炒知母	酒炒木瓜	忍冬藤
怀牛膝	桂枝炒白芍	酒炒绵杜仲	生绵芪	川黄柏
炒川草薢	丝瓜络			

王夫人　体质魁肥,湿痰用事。胸中时或胀满,腹筲时或鸣响。风淫末疾,

左手麻木;湿伤肌肉,两手浮肿。脉象濡细而滑,法当熄风涤痰。

桂枝炒白芍	桑叶枝	白芥子	丝瓜络	茯苓皮
大腹皮	钩钩	枳壳	竹二青	八月札
杭甘菊				

冯左　洛舍　肝肾两亏,风湿外淫。肌肉自觉绉脱,肛门又觉下坠。平日身躯,常觉酸楚;现在小溲,又见红赤。左脉细弦,右脉细数。风主乎肝,湿主乎脾。治法两去风湿,借以双和肝脾。

防风	冬术	黄芪皮	当归	白芍
川草薢	忍冬藤	火桑枝	丝瓜络	广皮
带皮苓	豨莶草			

邓左　二月　腹中䐜胀,周身麻木。起来已有二年,入暮四肢酸痛。

当归须	秦艽	丝瓜络	木瓜	木防己
桑枝	枳壳	砂壳	姜夏	橘络
云苓	郁金			

杨左　三月　风湿流注,气血失司。经络肌肉蠕动,腰脊环跳酸痛。

桂枝炒白芍	忍冬	菊花	桑枝	木瓜
牛膝	狗脊	丝瓜络	川断	云苓
杜仲	木防己			

汪左　浊阻机关,腰酸力倦。脉象濡细,舌质薄白。当宣气分之湿,借以流利机关。

扁斛	秦艽	茯苓	白蒺藜	滁菊
桑叶	草薢	泽泻	杜仲	砂壳
法夏	橘红			

沈左　浊蒙清阳,头目为晕;湿流关节,肢体为酸。

川石斛	秦艽	白蒺藜	草薢	姜夏
广皮	桑叶	滁菊	忍冬	丝瓜络
白鲜皮	荷叶			

赵左　稍涉烦劳,便有体酸。气分有湿,滋补难用。

银胡	蒿子	丹皮	骨皮	川石斛
秦艽	草薢	云苓	忍冬	丝瓜络
姜夏	广皮			

杨左　三月　遍体浮肿,时发时愈。巅痛耳鸣,两腿麻木。

茯苓	桂枝	丝瓜络	桑叶	秦艽
橘络	滁菊	赤芍	当归	牛膝
丹皮	忍冬			

沈左　肝肾阴虚,耳为之鸣;脾胃湿胜,骱为之酸。气血被湿所阻,膝骨环跳皆酸。

滁菊	忍冬	牛膝	茯苓	杜仲
草薢	桑枝叶	蒺藜	秦艽	泽泻
丹皮	海桐皮			

杨右　风湿入络为痹,遍体骨骱酸楚。头晕身重,终日畏寒。

桂枝炒白芍	滁菊	石决明	钩钩	秦艽
忍冬	桑枝叶	木防己	蒺藜	煅石膏
木瓜	丝瓜络			

王右　环跳骨痛,连及膝湾。痛痹现状,属寒湿也。动辄更痛,转侧尤痛。脉象浮弦而紧,寒中兼有风邪。治法两驱风寒,借以宣通经络。

炒当归	忍冬藤	福橘络	伸筋草	羌活
鬼箭羽	木防己	绵杜仲	左秦艽	怀牛膝
防风	丝瓜络			

沈左　右手肘臂,酸痛异常,彻夜无定。左右之身躯,为阴阳之道路。左属阴,右属阳;阴即血,阳即气。故丹溪论半身不遂者,左属血虚,右属气虚。今痛偏在右手者,定系气分不足。但气能生血,气虚则血未尝不虚。气阴俱虚,涵养失司。络脉空虚,风湿凑袭。有时腰痛,有时带下。脉象细弦而数。治当益气之中,参以养血搜风。每日再服人参再造丸一颗,取其事半功倍之义。

生绵芪	青防风	桂枝炒白芍	杞子	钩钩
归须	丝瓜络	红花染丝吐头		秦艽
橘红	忍冬藤	嫩桑枝		

气不通行,血不流利。风湿乘机而滞,足为之肿,腿为之木。中虚脾少消运,饮食易积;下虚肾不收摄,小溲频多。脉象濡细,治当和补。

白归身	淡甘草	红花染丝瓜络		白芍
忍冬藤	西潞党	茯苓	牛膝	冬术
姜半夏	橘红	杜仲		

上官　肝脾肾三脏气营交亏,风寒湿三邪蟠聚中焦。气滞则腰胁均痛,气升则喘逆咳嗽。脉象六部偏大,重按尚带弦滑。年高源深,断难杜根。仿《金匮》内外饮例治。

干姜捣五味	菟丝子	巴戟天	牛膝	茯苓
咸苁蓉	桂枝炒白芍	忍冬藤	丝瓜络	当归
秦艽	白芥子			

东门　肝肾果所不足,阳明定有湿留。机关欠利,环跳作痛,步履艰难。有时肺气失降,咳痰犹然而作。六脉数大。高年患此,杜根非易。

橘红络	粉丹皮	忍冬藤	怀牛膝	生苡仁
丝瓜络	川象贝	叭杏仁	宣木瓜	川杜仲
金狗脊	淡甘草			

陆　肝脾肾三脏俱形不足,风寒湿三气合而为痹。清气下陷,两足为之浮肿;浊气上僭,中脘为之胀满。脉象濡滞,舌质白腻。其虚在阳,其湿独胜。若不温运调达,则脾湿焉能搜逐。

制茅术	制川朴	小青皮	云茯苓	木防己
川附炒泽泻	甜冬术	川椒目	川桂枝	姜衣
冬瓜子	猪苓			

戚　肝肾营虚,肝脾气滞。积习已久,延入奇经。阳维病,苦寒热;阴维病,苦心痛。气逆作咳,气聚作痛。癸期早来,先淡后紫。脉象左右关部弦紧,治当调理肝脾气营。

白归身	柴胡	牛膝	白蒺藜	橘红络
茺蔚子	香附	白芍	金沸草	川贝母

吴左　膏方　补肝营,借利筋络;益肾阴,而壮筋骨。

大熟地	枸杞子	党参	威灵仙	宣木瓜
白芍	绵芪	忍冬藤	怀牛膝	当归
首乌	狗脊	制玉竹	川断	菟丝子
锁阳	淡苁蓉	龙胆	杜仲	坎版

上药浓煎三次,去渣存质,加驴皮胶、虎骨胶溶化收膏,每用一匙开水化服。

富左　四十三岁　疼痛偏于左太阳,麻木甚于右手指。遍体酸楚,两膝痿软。外风内湿,走经入络。甫有二月,已成痹症。胆胃又为痰阻,入夜为之少寐。脉寸浮,法温通。

桂枝炒白芍	防己	秦艽	竹茹	仙半夏
秫米	滁菊	桑枝叶	川草薢	橘红
茯神				

五月念七日(上海中医药博物馆藏医案真迹,参见文前图片)　诊脉弦滑而虚,弦主肝旺,滑主有痰。就其舌质而论,根底仍形白腻,前半脱苔稍愈。肝本属木,木性喜刚,水无以上济于肝,势必作燥。头窍胀痛,目窍为糊,纷至沓来。加以风湿流入脉络,诸节为之作楚作酸。木邪侮肺为咳呛,湿火下注为溲赤。治法潜肝之阳,参以驱风渗湿。

奎白芍二钱	石决明(生,杵)一两	白杏仁三钱
左秦艽二钱	明天麻(炙)钱半	仙半夏钱半
丝瓜络三钱	粉丹皮钱半	炒竹茹二钱

炒滁菊钱半　　　　　　　云茯苓四钱　　　　　　自加桑芽五钱

2. 痿证

宁左　血虚生风，风淫于四末；气虚生湿，湿流于关节。四肢麻木不仁，两足痿软无力。多坐则膝骨重胀，多劳则窟寐艰难。脉象左右均见数大，舌质中央糙燥而白。调气以利湿，养血以熄风。

生黄芪	防风	冬术	云苓	杜仲
草薢	米仁	橘红络	半夏	川断
当归	忍冬藤			

沈左　七月　流毒不出，邪流于骨。酿成骨痿，牵及于筋。

鹿角霜	龟版	虎胫骨	牛膝	杜仲
锁阳	炒当归	白芍	忍冬藤	丝瓜络
黄柏	知母			

杨左　精不宁神，气入于络。魔睡梦遗，手冷指掣。多年痿症，实恐难瘳。

生绵芪	首乌	桂枝炒白芍	当归	龙骨
牡蛎	忍冬藤	桑枝	鸡血藤膏	橘红
法夏	茯神			

孔右　阴虚生火，阳亢化风。风火相搏，已成痿症。

石决明	滁菊	桑叶	丹皮	白芍
蒺藜	鳖甲	茯神	丹参	元参
夜交藤	川斛			

3. 腰痛

营阴不足，肝木失调。气滞成块，遇劳即发。近挟风寒，阻其络隧。遍体酸楚，形寒腰痛。口渴头疼，脘满呕恶。脉象小浮而弦，舌质薄白而腻。风在表而寒在里。当用辛解，兼佐苦温。

姜汁炒川连	姜夏	苏叶梗	枳壳	云曲
杏仁	丝瓜络	茯苓	秦艽	钩钩
冬桑叶	竹茹			

腰痛不耐久坐，虽是病尾光景，其中总属肾虚。肾为胃关，肾虚而窒，饮食易于积滞。一经积滞伤脾，大便似欠坚实。而遗余之留邪，仍从毛窍而出，是以痦随汗达，纠缠以来，真元不免受伤。脉象两关弦势尚见，余部柔软。兹当和运脾胃，略佐轻清余邪。

川石斛	连翘	银花	佩兰叶	仙半夏
茯苓	云曲	川郁金	枳壳炒冬术	橘红
谷芽	鲜佛手			

计左　右腰作痛,痛及肋旁。上有气短,下有便难。

麻仁	柏子仁	松子仁	瓜蒌仁	小槟榔
枳壳	归须	旋覆花	牛膝	丝瓜络
橘红络	郁金			

席　肾虚时有腰痛,阴虚常有暮热。肾阴既亏,则胃阳亦未必虚。致鼓舞失司,水谷易致聚湿。湿蒸成热,舌苔为之黄腻。滋补不免助湿,以甘平理胃,借此鼓舞运机。

巴戟天	潼蒺藜	法半夏	怀牛膝	扁石斛
砂仁壳	筧麦冬	广陈皮	云茯苓	泽泻
粉丹皮	绵杜仲			

十一、五官科病

1. 目窍病

　　肝家风火,脾家湿火,两阳蒸灼,上乘清位。目窍为瘴,目眶为肿。脉象细弦而数,两尺柔软无力。素体水亏肝旺,理宜滋补,但风湿之火炽盛,未便遽用培养。权宜熄风火,清湿热。

龙胆草	山栀	柴胡	生地	福泽泻
连翘	丹皮	滁菊	木贼草	扁石斛
荆芥	桑叶			

　　阴虚郁火上乘,两目为之起瘴。由来已久,时或羞明。此肾虚已及瞳子矣。时届暑亢,肺火失降。右脉浮大而刚,左部尚静。仍用潜阳,参入清火。

丹参	茯神	石决明	滁菊	杞子
蝉衣	粉丹皮	知母	菱皮	扁斛
怀牛膝	桑叶			

　　左　外风引动木火,食滞阻碍气机。始形寒,继脘闷。经有多日,寒去脘通。木火扰及清窍,左目窠皮浮肿。目珠红赤,羞涩不明。脉象弦数,蒂丁垂痛。泄木火,利清窍。

鲜生地	犀尖	丹皮	龙胆草	软胡
蝉衣	山栀	羚羊角	滁菊	桑叶
石决明	元参			

　　肝开窍于目,肾开窍于耳。肝性条达,肾主封藏。肝为肾子,肾为肝母。肝藏血,血虚则目无所见;肾藏精,精亏则耳无所闻。此目瞀耳聋之所由来也。肝为刚脏,善干他脏,土被木侮,则脾之输运失其常度。脾气行于腹,脾病则腹胀;脾脉行于足,脾病则足肿。肺为脾子,脾为肺母。母病则子气无以资生,遂使清肃失令,喉间似有腻痰。肝主经络,全赖血以濡之,则经络自无窒碍矣。今因肝血不充,络无所灌,经络欠利,由此来也。阳明主润宗筋,阳明者胃土也。胃气虚,不能主束筋骨而流利关节。所以然者,肝营胃气,皆有关系也。脉象左右两关均见弦势,尺部柔弱。舌质净白,亦见滋润。胃纳索然,更衣如常。

受病之源,一由先天真阴之有亏,一由后天真气之不足。坎水虚,不能涵甲木;坤土薄,无以供辛金。阴虚则火无所潜,上乘空窍,耳目病矣;气虚则湿无所泄,下滞气机,腹筒胀矣。春令升泄之候,地中湿浊上腾,滋腻填补,似非所宜。然不补,则营阴安能恢复? 姑用清养之品,俾无碍于气机,参入调益脾胃,务使后天生机日旺,则阴精自可充长矣。

当归	白芍	杞子	滁菊	仙半夏
广皮	党参	冬术	磁石	远志肉
茯神	桑叶			

周右　坎阳不足,脾土又亏;便溏不实,脉细无力。肝肾阴分亦亏,浮火上乘;傍晚目红而肿,髓骨作痛。温补三阴,以资灌溉。

东阳参	杜仲	白芍	地骨皮	丹皮
宣木瓜	鹿角霜	於术	肉果	淡川附
霞天曲	补骨脂	杞子		

又　膏方　益真阳以温脾土,补真阴以润肝木。

大熟地	於术	白芍	补骨脂	制萸肉
吴萸	杜仲	山药	东洋参	甘草
菟丝子	首乌	霞天曲	泽泻	黄芪
归身	巴戟天	茯苓	肉果	杞子
宣木瓜				

上药煎三次,取浓质,以鹿角胶、驴皮胶溶化,收膏。

李左　左脉弦,右脉滞;舌质润,苔色黄。肝肾阴分积虚,虚则生风生火;肝肾气分有亏,亏则生湿生痰。风无形,易蒙清窍,头痛偏左,目肿肢振;痰有形,易阻气机,脘闷呕恶,便下不畅。先消理,后滋补。

姜半夏	广皮	滁菊	桑叶	石决明
鸡肫皮	蒺藜	谷芽	明天麻	钩钩
茯苓	竹茹			

又　膏方　滋坎水以济离火,柔巽木而安坤土。

大熟地	苓神	杞子	山药	粉丹皮
滁菊	坎版	鳖甲	淡苁蓉	生地
首乌	泽泻	制萸肉	冬术	牛膝
牡蛎	奎白芍	潞党参	归身	桑叶

上药浓煎三次,入驴皮胶收膏。

2. 咽喉病

咽内时觉作痛,甚而牵及听宫;喉外筋掣欠和,似乎有形起核。左胁下瘕聚攻触,腹中气满不舒。心悸寐少,腰酸带多。左脉弦数,右部濡滞。舌布黄腻,尚不干燥。虚中兼有湿留,标本须宜两顾。

丹参	当归	川芎	茅术	云曲
山栀	香附	青皮	枳壳	吴萸炒川连
茯神	砂壳			

陈右　经事未至,腹筍先痛。气血之郁,可以显见。阴分素亏,阳气素亢。木火随阳升炽,金脏因而受伤。咽喉干燥,甚而齿痛。脉象寸口虚大,舌质中央干黄。当滋阴以潜火,参清气以利喉。

西洋参	元参	桔梗	甘草	石决明
丹皮	白芍	柿霜	滁菊	桑叶
枇杷叶	阿胶			

钟达三母　先劳力,继怒郁。兼挟风热,犯及肺胃。咽喉红紫,甚而燥痛。形体冷热,脘气满闷。脉象滑数,舌质灰黄。当利膈清咽,参宣气涤痰。

桔梗	甘草	川贝	杏仁	丹皮
元参	瓜蒌皮	橘红	郁金	仙半夏
米仁	西藏橄榄			

沈宝之母　水亏木旺,火炎金燥。咽干喉痛,蒂丁下垂。冷热头痛,便结食少。脉象细数,舌质黄腻。肺胃尚有湿痰,津液失其敷布。向有咳呛,法当潜降。

生地	知母	秋石	元参	麦冬
丹皮	川贝	橘红	滁菊	桑叶
西藏橄榄	甘草			

杨左　嗜酒致伤阳络,牵引龙相之火,变患淋浊下疳。误服肉桂辛热,引动君相之火。走膈过胃,循经入络。遂使蒂丁肿大,甚而介哽燥痛。左脉细数,右脉滑数。治法滋水源之弱,借以制相火之炽。

大生地	龟版	鳖甲	牡蛎	川石斛
丹皮	橘红	葛花	茯神苓	竹茹
甘草	西藏橄榄			

高右　产育颇多,致伤下元。现在又值妊娠,金虚不能敛阳。阳动化风,蒙扰清窍。耳为之痹,头为之痛。经有四旬之久,浮火不获潜藏。咽喉肿而且痛,目眶肿而出泪。脉象弦滑,舌质灰白。当滋其阴,以潜其阳。

西洋参	大生地	知母	川贝	滁菊
桑叶	子芩	元参	竹叶	白芍
枇杷叶	西藏橄榄			

陈谨之　咽喉红肿,蒂丁下垂。身有寒热,肢骱酸楚。一由烦劳伤阳,一由时疠传染。

羚羊角	生地	山栀	元参	丹皮
银花	连翘	滁菊	桑叶	竹叶
甘草	丝瓜络			

沃左　咳呛已有八日,咽痛亦有五朝。挟受外感之风,援引内蓄之痰。阻滞肺胃,窒塞络脉。脉象寸口浮数,喉中迭起红瘰。治法当先清泄,务使清肃上焦。

苦桔梗	淡甘草	川贝	光杏仁	元参
知母	丹皮	银花	梨皮	生竹茹
西藏橄榄	橘红			

严左　咽喉吞咽作梗,起自旧冬,延及今春。身热脉浮。

桔梗	甘草	秋石	元参	知母
天花粉	滁菊	桑叶	枇杷叶	橘红
川贝	白杏仁			

钟左　喉蛾有根,旧冬误食油腻;旋即复萌,绵延至今未已。

元参	桔梗	淡草	生地	龟版
牡蛎	川贝	丹皮	银花	橘络
海浮石	竹茹			

赵左　十九岁　咽喉间痒,膺脘亦痒。蒂丁下垂,水亏火旺。

左牡蛎	黄柏	元参	桔梗	炙鳖甲
丹皮	生地	秋石	坎版	淡草
苑肉	知母			

赵左　四十八岁　咽喉作哽,胸闷饱胀。火炎于上,痰阻于中。

淡秋石	橘红	川贝	丹皮	淡草
竹茹	瓦楞子	柿霜	蒌皮	桔梗
元参	橄榄			

3. 喉痹　失音

金水不相承揭,相火熏腾上焦。肺气为之窒痹,音声为之不亮。脉来细弱。法当清养,少佐泄上。

百药煎	川贝	粉沙参	丹皮	凤凰衣
橘红	空沙参	淡草	西洋参	蒌皮
刷毛枇杷叶	蝉衣			

壮年体素瘦怯,肝肾真阴有亏;平日情志不乐,肝胆郁火自生。上灼娇脏,金实不鸣。脉象左关弦数,右手虚大。咽燥喉痛,上损显呈,治颇棘手。

西洋参	麦冬	天冬	凤凰衣	淡秋石
桔梗	川贝	炙蝉衣	青黛拌蛤壳	淡草
元参	箬叶			

蒂丁属肾,水亏火旺,上炎刑金,清降失司,遂使蒂丁下垂。自夏徂冬,坠肿渐甚。逢节更剧,终属虚象。肺金日受戕伤,清肃日形窒塞。逐渐灼液酿痰,致令入暮作咳。延防喉痹,趁早调养。顷脉滑数而大,浮阳痰火有余。滋腻重填之药,未必有益于阴,窃恐转助痰火。拙见先拟清火涤痰,令上焦气火廓清,然后再用滋补,较为妥当。

粉沙参	丹皮	知母	元参	空沙参
淡草	牛膝	川贝	天花粉	橘红
西洋参	枇杷叶			

沈吉斋 《经》云:"胆胃不和,则夜少寐;木火凌金,则音嘶嘎。"两手之脉尚平,稍有数象。体本三阴不足,际此冬令燥气流行,宜以滋养之品,参入降胃清肺。

人参	茯神	紫菀	阿胶	象贝
百合	桑皮	杏仁	冬瓜子	竹茹

任左 二月 旧年四月,阳气升泄,木火刑金,发现咳呛;迨至九月,阳气收束,燥火烁金,变为失音。自秋徂春,咳呛气急。驯至形瘦食少,是欲迫入损门。脉象左数右大,舌质根剥中白。滋养肺肾之阴,借潜龙相之火。

大生地	元参	川贝	柿霜	炙草
牡蛎	秋石	生苡	芦根	白杏
冬虫	牛膝			

吴右 二月 身冷不热,咳呛咽干。喉痛音嘶,起来半月。

桔梗	淡草	知母	川贝	苏子
前胡	杏仁	橘红	桂枝	酒芩
芦根	苡仁			

双林郎 肺象空悬,名谓黄钟。水亏不能养木,木火上炎于金。金为火刑,渐致失音。治节失司,膺骨作痛。左脉滑数,右脉细数。舌中光,舌边黄。年垂七十,病起半年。转瞬夏令火旺,便有金燥成痿。

阿胶	旋覆	桑叶	石膏	甘草

丝瓜络	麦冬	枇杷叶	百合	青蛤
元参	桔梗			

徐右　前年产育之后多病,旧冬产育,旋即咳呛。绵延至今,复见失音。

冬虫草	元参	桔梗	淡草	苡仁
橘红	川贝	杏仁	扁豆衣	柿霜
枇杷叶	箬叶			

吴右　旧冬咳呛,今春产育。咽干失音,久虚防损。

生地	麦冬	天冬	桔梗	淡草
元参	丹皮	蛤壳	龟版	牛膝
桑叶	白芍			

宋舜石夫人　南浔　阴虚生火,血虚又能生热。火性炎上,喉痹八月。数发热,逼冲任。汛事每月超前,临期又有腹痛,关系奇经八脉。形瘦尖长,木火体质。治法似宜育阴清营。

西洋参	怀牛膝	苦桔梗	茺蔚子	粉丹皮
软柴胡	京元参	全当归	薄荷尖	淡甘草
大白芍	西藏橄榄			

湖州　费左　肺为黄钟,空则鸣,塞则不鸣。痰阻于络,气机为痹,音声为嘶。金燥木旺,咳呛头痛。右寸脉滑,当先清上。

川贝母	瓦楞子	甜桔梗	乌元参	枇杷叶
鲜橄榄	海浮石	广橘红	淡甘草	凤凰衣
净蝉衣	甜柿霜			

王左　前次喉烂,固是阴虚火燥;现在喉痹,亦是阴亏相火。肺为声音之门户,一经为火所刑,音为不鸣,声为之破。平时咳而不多,侵早咳而稍密。脉来滑数,舌质薄净。气分不肃,阴火不潜。治法清气之燥,以安金;参用滋阴之虚,以潜火。

野百合	元参	川贝	玉桔梗	淡草
淡秋石	青黛拌蛤壳	冬虫草	西藏橄榄	丹皮
大蝉衣	白杏仁	笕麦冬	枇杷叶	

沈子琴　肝脉走咽,肾脉循喉。肝火上盛,肾水下亏。发现喉痹,海底起瘰。吞咽尚利,红筋尤少。见风头胀,步履足酸。阴不上承,阳不下降,有时多梦,有时少寐;纳食不运,脘腹作胀,心有悸跃,耳有鸣响。大便燥则有血,更衣湿亦有血。里外舌质皆白,左右脉象俱滑。体质虚在阴分,湿痰阻在气分。育阴以退虚火,肃气以搜湿痰。

空沙参	淡甘草	元参	橘红	川贝
淡竹茹	淡秋石	怀牛膝	丹皮	茯神

生芽谷　　　西橄榄

梁　仲春发现喉痧,从此蒂丁下垂。近来咽喉两旁,又见红肿形状。有时干燥,有时作梗。肝脉走咽,肾脉循喉。肝肾之水不足,龙雷之火有余。如再迁延,防成喉痹。脉象统按弦细,治法咸寒潜育。

西洋参	淡秋石	知母	淡甘草	桔梗
元参	西橄榄	柿霜	丹皮	牛膝
龟版	牡蛎			

吴左　肺肾阴虚,龙相火旺。喉痹咳呛,根深难杜。

甜桔梗	元参心	淡草	橘红	川贝
白杏仁	筧麦冬	丹皮	牛膝	凤凰衣
箬叶	枇杷叶			

方左　左手脉细弦而数,右手脉滑弦而大。舌黄根白,咽痛喉痹。郁勃之火,熏蒸酿痰。蓄于膈上,贮于肺中。阳气被伤,阴气被耗。大肠失其滋润,大便不获通行。用甘凉入胃以生津,参咸寒入肾以存液。

猪肤	白蜜	糯米粉	西洋参	秋石
甘草	麦冬	咸苁蓉	怀牛膝	粉丹皮
川贝	凤凰衣			

张左　吸入洋油气味,陡然咽喉癣痒。旋即音声失扬,绵延已有两月。咽外壅肿坚硬,内管吞咽作梗。左脉数大,右脉数滑。见症多属肺热,治法先与清泄。

淡昆布	海藻	射干	箬叶	桑叶
枇杷叶	瓦楞子	海浮石	杏仁	元参
橘红络	川贝母			

朱左　四十三岁　肾不纳气,脾不化湿。喘急痰饮,由来三年。近日肺家,又为火燥。声嘶暗哑,咽燥喉痒。喉痹形状,已达目的。

灵磁石	橘红	凤凰衣	怀牛膝	叭杏仁
川贝母	赤苓	淡甘草	生薏仁	桔梗
元参	枇杷叶			

唐右　二十二岁　咳呛自冬而起,经汛自春而停。声嘶音哑,咽燥喉痛。虚火上烁,已成劳损。

淡秋石	牛膝	冬虫草	桔梗	川贝
元参	芦根	青蛤	杏仁	甘草
米仁	枇杷叶			

陈左　四十三岁　火炎则金伤,气实则失音。治节失司,肩背酸痛。

| 生石膏 | 知母 | 元参 | 桔梗 | 川贝母 |

淡草	丝瓜络	海石	煅蛤壳	苡仁
芦根	琼玉膏			

4. 鼻衄 鼻渊

情志不遂,气郁化火。灼伤阳络,鼻衄上溢。营分已虚,脉象左大。当先和营清热。

酒炒归身	炒白芍	川郁金	广皮	丹参
丹皮	佛手柑	盐水炒牛膝	潞党	煅牡蛎
炒女贞子	砂壳			

虞左　春令发泄,皮肤湿毒反见隐藏,此春旺于肝,湿土受制,故反退隐;冬令闭藏,皮肤湿毒反见露布,此冬旺于水,水受土制,故反见露。稍涉烦热,精动血溢。上有鼻衄,下有遗泄。每逢冬寒,必见咳呛,此营热之明征也。脉象细弦而数,治当清营宁络。

杭白芍	山茶花	川贝	山栀	丹皮
女贞子	旱莲草	橘络	牡蛎	竹茹
莲须	茅根			

欧左　鼻血大发,营分大伤。湿热外腾,寒热耳聋。舌灰燥不滋,脉右部滑大。衄后营伤防风动,热蒸气分防发痦。当清气营之热,务使津液保存。

鲜石斛	银花	连翘	滁菊	桑叶
丹皮	绵茵陈	山栀	蒿梗	茅根
生竹茹	橘红			

周左　阴亏生热,热迫阳络。鼻红带渊,脑受风也。

滁菊	桑叶	生地	鲜石斛	丹皮
山栀	辛夷	白蒺藜	茅根	元参
淡甘草				

春令发泄,阳随之升。盗汗从阳而出,鼻红从阳而升。缺盆仍有掣痛,脉象仍见芤大。肾水不足,肝木失资。木火上灼,金脏受伤。治法清肺胃之火,参用滋肝肾之阴。

大生地	煅石膏	女贞子	兔耳草	茅根
川贝	芦根	丹皮	旋覆花	丝瓜子络
元参	旱莲草			

徐右　二十七岁　血海多热,经水淋漓。阳络多火,鼻衄上出。厥阴偏旺,变症百出。

柴胡炒当归	丹参	奎白芍	山茶花	怀牛膝

丹皮　　　　佛手柑　　　　桑叶　　　　女贞子　　　　茯神

茺蔚子　　　海螵蛸

郭左　二十四岁　血行清道,鼻红已见三月;湿阻营卫,疟疾发现一旬。

姜半夏　　　黄柏　　　　生姜　　　　腹皮　　　　吴萸炒川连

酒芩　　　　丹皮　　　　茶花　　　　软柴胡　　　秦艽

橘红　　　　知母

平左　十六岁　阳络伤则鼻红,气机阻则痞硬。右腹满大,年轻非宜。

瓦楞子　　　茺蔚　　　　丹参　　　　鳖甲　　　　神曲

银胡　　　　茯苓　　　　海蜇　　　　楂炭　　　　川连

青皮　　　　银花

陈左　咳呛五年,气急三载。近加丧明嗔怒,肝气升炽化火。迫伤络脉,吐血复崩。兼即鼻血,亦是络热。左脉大,拟潜育。

大生地　　　怀牛膝　　　粉丹皮　　　石决明　　　山茶花

墨旱莲　　　女贞子　　　橘络　　　　川贝母　　　湖藕节

白茅根　　　锦纹黄

又诊　血从清道,由鼻而出;从浊道,由口而来。咳呛气急,辗转不停。丧明嗔怒,气郁不舒。左关脉大,法当潜降。

橘红络　　　叭杏仁　　　丹皮　　　　降香　　　　怀牛膝

茯苓　　　　白芍　　　　川贝　　　　青蛤散　　　藕节

茅根　　　　山茶

吴左　风寒入肺,酿成鼻渊。已经五年,殊难杜根。脾失健运之职,湿聚而酿浊痰。体本阴亏,风阳上乘。耳为之鸣,头为之胀。脉象寸浮,法当辛宣。

辛夷　　　　苍耳子　　　细辛　　　　苦丁茶　　　滁菊

桑叶　　　　姜半夏　　　橘红　　　　杏仁　　　　桔梗

甘草　　　　竹茹

厉右　二十岁　手少阴火旺,并足少阴水亏。肺有风热,鼻窍为之成渊;胃有湿火,蒂丁为之下垂。精为火动则梦遗,络为火燥则痰血。头目眩晕,颈背络痛。舌质黄,脉细弦。症复杂,治不易。

制萸肉　　　川贝　　　　茅根　　　　茯苓　　　　旱莲草

牡蛎　　　　女贞子　　　橘红　　　　功劳叶　　　丹皮

莲须　　　　生地

血行清道,从鼻而出者,名曰衄。衄之为患,不外乎火。血从火溢,血去阴伤。火升阳亢,面黄便结溲赤。左脉大,右脉亦大;营分热,气分亦热。两清气营,以和肝脾。

丹参　　　　泽泻　　　　丹皮　　　　川石斛　　　女贞子

茶叶　　　　茵陈　　　　桑叶　　　　茯苓　　　　山栀
石决明　　　茅根

5. 口舌病

吴左　邪退正伤,津液灌溉失司;气滞血燥,流行常度失职。大便欲下不
畅,甚而肛门里急。舌薄白,边微烂。左脉数,右脉滑。当养津液,兼治遗邪。

西洋参　　　知母　　　　火麻仁　　　银花　　　　连翘
鲜苗叶　　　佩兰叶　　　茯神　　　　白杏仁　　　蒌皮
橘红　　　　瓜子

陈左　阳明胃脉,挟口统唇。唇口浮肿,已越三月。消长无常,已有五次。
口有秽气,倦欲多睡。右关脉数,舌质腻白。用石膏法,以清胃热。

生石膏　　　知母　　　　淡草　　　　鲜竹叶　　　扁豆衣
鲜银花　　　粉丹皮　　　云苓　　　　生苡仁　　　川贝
橘皮　　　　姜夏

6. 牙病

赵左　三十九岁　少阴水亏,阳明火旺。牙根刺痛,胃纳减进。两寸脉大,
舌质黄腻。当清其上,以潜其火。

滁菊花　　　桑叶　　　　石膏　　　　知母　　　　山栀
连翘壳　　　黄芩　　　　元参　　　　竹茹　　　　茅根
淡甘草　　　银花

赵希南夫人　少阴肾水亏损,阳明胃火升炽。先蛀牙作痛,继牙根作肿。
现在牙龈如瘤如痛,颈项结块结核。肋胁掣痛,四肢麻木。肝乘于胃,为脘痛;
木乘于膈,为心悸。脉象寸数,治当清火。

生地　　　　冰糖煅石膏　元参　　　　银花　　　　知母
丹皮　　　　牛膝　　　　山栀　　　　茯神　　　　丝瓜络
竹叶　　　　昆布

吴祝卿　少阴水亏,厥阴木旺。风火循经入络,牙痛牵及头痛。络脉抽掣,
颊车酸胀。巅顶眩晕,腰脊酸软。脉象寸大尺小,录方熄风通络。

石决明　　　白蒺藜　　　天麻　　　　丹皮　　　　白芍
牛膝　　　　山栀　　　　天虫　　　　钩钩　　　　滁菊
桑叶　　　　丝瓜络

石右　牙痛头痛,偏在于右。脉象寸数,舌质薄白。少阴水亏,阳明火旺。

火性炎上,走入经络。

钩钩	连翘	山栀	天虫	滁菊
桑叶	竹叶	丹皮	元参	扁石斛
白芍	茯神			

陈右　少阴之水不足,阳明之火有余。兼挟外感风热,援引内因气火。循经入络,发现齿痛。披针之下,肉伤成痛。顷已自破,病势遂减。大便半旬不通,右脉三部数大。当清阳明之热,以消龈内之肿。

连翘	山栀	银花	鲜竹叶	丹皮
元参	知母	蒌皮	炒天虫	丝瓜络
真滁菊	桑叶			

吴右　骨槽风已溃脓,绵延者将一月。齿未落,烂蔓延。少阴肾水不足,阳明胃火有余。循经入络,阻气阻血。气血既有留滞,营卫亦难流畅。形寒形热,忽有忽无。脉象细数而弦,治法滋水清火。

大生地	白芍	龟版	银胡	蒿子
丹皮	煅石膏	知母	人中黄	鲜竹叶
银花	元参			

钱左　正月　水亏火旺,牙龈出血。经有半月,防成牙疳。

鲜生地	麦冬	丹皮	鲜竹叶	连翘
鲜银花	胡黄连	黄芩	山栀	熟石膏
知母	人中黄			

刘右　先发间疟,继发日疟。疟后身体发热,腹笥稍有胀满。前经牙疳,现在面浮。当清少阳之热,兼泄阳明之火。

胡黄连	黄芩	山栀	银胡	蒿子
丹皮	地骨皮	桑叶	银花	冬瓜皮
大腹	苓皮			

赵　牙龈或烂或血,痦寐乍多乍少。骨节酸楚,两胁胀满。

川石斛	银花	黄柏	丹皮	地骨皮
知母	银胡	蒿子	山栀	丝瓜络
金铃子	延胡			

右　齿为骨之余,龈为胃之络。水亏于下,火炎于上。龈络被灼,致成牙痛。日前龈肉痛势已退,肿势未消。哺乳一载,月事未至。脉象小弦,右部虚数。当用壮水以制上炎之火,参与毓阴以潜亢腾之阳。务使阳静火熄,则龈肉自可清静,而痛肿亦不致绵延矣。

| 鲜生地 | 丹皮 | 元参 | 牛膝 | 炒知母 |
| 银花 | 胡黄连 | 竹心 | 左牡蛎 | 白芍 |

连翘　　　　银柴胡

褚　肝肾营阴不足,阳化内风。牙痛牵及头额,剧则头晕欲卧。延久成中,趁早调治。

大生地	怀山药	怀牛膝	福泽泻	石决明
杞子	山萸肉	粉丹皮	法半夏	真滁菊
橘红	茯苓			

十二、外科病

1. 疮疡流注

胎疟似发不达,积乳阻气生痰。胎热挟伏邪,上攻清窍,发为疮疖。当先清泄,少佐涤痰。

连翘	黑山栀	银花	银胡	蒿子
茯苓皮	钩钩	前胡	酒芩	姜半夏
橘红	竹茹			

病久元虚,不耐烦劳。阴分亦亏,余热未清,颈项尚有疖毒。不便遽用滋补,当以清养营阴。

归身	丹参	赤白芍	丹皮	牛膝
滁菊	稽豆衣	银花	茯神	广皮
绿豆衣	桑叶			

徐孩 喉痧之后,风痰入络。酿成流注,发无定所。或有酸楚,或有疼痛。腹笥胀满,胃纳如废。脉象滑大,舌质燥绛。虑其力不胜任,治法通气通络,借以消痰消毒。

防己	石膏	忍冬藤	桑枝	川贝
瓦楞子	橘络	米仁	钩钩	竹茹
丝瓜络	甘草节			

李左 二十七岁 肝肾阴虚,风湿流注。两胯作痛,牵及环跳。

炒当归	白芍	咸苁蓉	川断肉	杜仲
潼蒺藜	牛膝	秦艽	宣木瓜	桑寄生
杞子	忍冬藤			

徐左 体质阴虚多火,兼挟传染梅毒。流入经络,肌肤发现红瘰;乘犯清窍,耳目皆不聪明。颈项起核,鼻端红赤。脉象弦细,舌质白腻。当滋肝肾之阴,兼清营分之毒。

| 龙胆草 | 大生地 | 丹皮 | 土茯苓 | 土贝母 |
| 忍冬 | 白芍 | 元参 | 生甘草 | 绿豆衣 |

丝瓜络　　　　石决明

李左　湿毒下注,发为流火;邪转少阳,酿成寒热。

知母	川连	柴胡	生地	忍冬
苓皮	黄柏	酒芩	青蒿	丹皮
苡仁	绿豆皮			

沈左　先起下疳,继而梅风。绵延一年有余,气血两受戕伤。经不得血,络不得气。流利为之失司,肢体为之酸楚。甚而四肢伸屈不灵,益以转侧不便。气分又为湿阻,脘宇遂使满闷。阴阳不交,寤寐不宁;营卫不和,身热不凉。左脉细弦,右脉小滑。舌绛燥,口干渴。交阴阳,和营卫,务使夜寐得宁;宣气络,通血脉,以冀经络通利。

归须	忍冬	川贝	川石斛	夜交藤
茯神	白芍	伸筋草	仙夏	秫米
枣仁	竹茹			

樊左　上焦不行,下脘不通。有质之饮留于中,无形之火蓄于内。升降流行,为之窒阻;津液敷布,为之失常。外症横痃,稠水渐少;内症目睫,盗汗仍多。脘宇有时窒塞,甚而嗳气不爽;腹笥时或鸣动,遂使矢气不畅。横痃发生一年多,肝肾阴津受耗;稠水由来已半载,肠胃气血被伤。阴亏则肝火自炽,血虚则肠间自燥。火升口渴喜饮,肠燥更衣艰涩。留饮在中,脘泛口淡;湿火在胃,口腻舌黄。耳时鸣,指时掣。内外兼病,虚实半参。元气为之戕贼,四肢为之困乏。左关脉细软,右关脉濡滑。虚在肝肾之阴精,实在脾胃之湿火。清与阴不相宜,补与湿更不当。法用五仁润肠,毋害其虚;参入二陈利膈,借泻其实。阳气通则积滞不为壅阻,大便自行;膈气利则饮邪不为蟠踞,脘闷自消。

麻仁	蒌仁	柏子仁	桃仁	松子仁
枳壳	川石斛	苓神	佩兰	广皮
仙夏	竹茹			

沈左　遗精遗毒,尚未入经入络。肩胛臑臂,时有作痛。项后酸痛,胸前亦痛。左脉细数,右脉滑数。舌中块红,舌根黄腻。当先清新感之风热,然后理旧恙之湿毒。

前胡	白杏仁	橘红	象贝	蒌皮
桑皮	苡仁	冬瓜仁	甘草	丝瓜络
忍冬	竹茹			

预拟固营卫,清遗毒。待外感清,便可接服。

| 生绵芪 | 防风 | 冬术 | 当归 | 绿豆衣 |
| 生苡仁 | 云苓 | 淡草 | 橘络 | 丝瓜络 |

桑枝　　　忍冬

张左　五月　先有着痹,继患下疳。着痹属湿胜,下疳属火胜。愈后湿火流连,乘气上扰清窍。烦冒头痛,偏于额角。右手关脉数大,先清阳明湿火。

煅石膏　　　淡草　　　苡仁　　　淡黄芩　　　土茯苓
银花　　　丹皮　　　绿豆衣　　　桑叶　　　车前子
菊花　　　泽泻

汤和尚　先起腿患外毒,愈后毒移右颈。皮色不变,坚硬成饼。属阴分大亏,浮游之火,与凝结之痰,相搏使然。治与通络软坚。

炒当归　　　香附　　　左牡蛎　　　昆布　　　土贝
丝瓜络　　　白芍　　　金铃子　　　海石　　　海藻
橘红络　　　竹茹

孙左　四月　当胸流注,一年未痊;咳呛痰血,两旬未已。

银花　　　淡草　　　川贝　　　白杏仁　　　苡仁
茅根　　　绿豆　　　丹皮　　　橘红　　　元参
瓦楞子　　　生茹

气血俱虚,经络交阻。经滞则痹,络滞则痛。痛甚于两胁肋,连及于两足腿。气滞血凝,酿成流注。病起数载,正元渐耗。脉象细弦,当补气营。

生芪皮　　　当归　　　土贝母　　　橘红络　　　丝瓜络
牛膝　　　昆布　　　没药　　　银花藤　　　熏陆香
海藻　　　枸杞

肝肾阴虚,湿火下注。左腿流疡,已经半载。春令阳气升泄,旧恙遗泄复萌。外毒之脓水,必从血化;内蓄之精液,是为至宝。心主血,血去则心耗;肾藏精,精去则肾伤。心居于南,为离火也;肾居于北,为坎水也。人之生死,关系于水火可知。水火全赖相济,庶乎阴平阳秘矣。近来稍涉外感,致伤营卫。营伤则发热,卫伤则畏寒。寒热交作,不独营卫之有亏,抑且阴阳之失固,遂使两汗频出不已。汗为心液,心则藏神。汗多则心阴无所恃,心虚则神阳无所敛。寐中怵惕,由斯来也。左部脉象柔软而细,右部脉形搏指而大。综核脉证,皆不越乎阴精之下夺,阳气之上亢。阴阳枢纽不固,虚脱不得不防。治法仍宜参麦养心,而生血敛液;龙牡益肾,以潜阳止汗。参用柔静之品,滋其阴;甘温之属,固其气。务使阴阳两密,精神乃安。

龙齿　　　牡蛎　　　绵芪　　　大参　　　丹参
茯神　　　穞豆衣　　　生地　　　浮小麦　　　麦冬
白芍　　　甘草　　　五味子

2. 瘰疬　痰核

浊痰流湿,酿成结核。阳升眩晕,气滞脘痛。脉象右滑,营虚气阻。当用调气,佐与养营,并宣痰以软坚。

土贝	海藻	牡蛎	昆布	青皮
香附	归身	白芍	柴胡	芡实
莲须	佛手			

湿痰聚于胃,上溢于喉。积久不散,流及经络。结成痰核,日以益大。肝脾有亏,冲任欠调。月事前后,参差不匀。脉象弦滑。当先宣利络痰,俟其痰消,然后再调肝脾。

昆布	海藻	海石	海蜇	土贝
橘红络	丝瓜络	蒌皮	茯苓	苡仁
牡蛎	地栗			

徐左　颈项结核,连串而生。形瘦咳呛,已入损门。

大熟地	萸肉	山药	粉沙参	白芍
百合	川贝	左牡蛎	牡丹皮	归身
茯苓	泽泻			

杨鸿燮　旧冬偶染风温,迄今痰未廓清。复加外风,援引内火。风为阳邪,火性炎上。咽喉肿胀,颈项结核。淹淹至今,已将两旬。肿胀偏左,左属乎肝。肝主风木,风火挟痰。妨碍吞咽,饮食如废,津液耗伤。脉象细数,舌质薄白。左咽之肿,或可易痊;颈项之疬,似难速瘳。

淡昆布	海藻	元参	瓦楞子	牡蛎
土贝母	丹皮	橘络	板蓝根	银花
竹茹	滁菊拌桑叶			

蔡为本　风温痧症之后,余邪逗留于肺。清窍为之蒙蔽,太阳两边作痛。颈项起核,偏于左畔。咳嗽有痰,甚于暮夜。脉滑数,苔薄白。治当清轻,以宣上焦。

滁菊花	霜桑叶	淡昆布	海藻	土贝母
元参	丹皮	银花	瓦楞子	杏仁
连翘	竹茹			

程小祖　先喉痛,继发痧。经有半月,痛止痧退。而肝胆之火,挟肺胃之痰,流入经络,酿成痰核。起于颈项,左小右大。脉象滑数,舌质光绛。形寒身热,治宜清泄。

| 羚羊角 | 生地 | 竹沥 | 丹皮 | 连翘 |

银花　　　　元参　　　　瓦楞子　　　　昆布　　　　海藻

橘红　　　　土贝母

李右　气血行于经络,经络主乎流通。气血久亏,经络失司。有形似核,偏在胯湾;有形红肿,偏在胯外。阴分下亏,阳气上冒。茹斋肠胃薄弱,有年阴阳虚馁。治法两补气血,借以流利经络。

炒当归　　　绵芪　　　　白芍　　　　木瓜　　　　杞子

川断　　　　牛膝　　　　杜仲　　　　丝瓜络　　　橘络

菊花　　　　忍冬

蔡左　气血阻滞,湿痰随之。左腿起核,已有匝月。近加冷热间作,时或咳呛无痰。一伤于风寒,一伤于酒醴。遂使肺气失司清降,营卫失司常度。脘宇满闷,脉象沉滑。当用调和营卫,参用清肃肺胃。

桂枝　　　　云苓　　　　忍冬　　　　丝瓜络　　　牛膝

生苡仁　　　前胡　　　　杏仁　　　　仙夏　　　　橘红

瓦楞子　　　竹茹

徐左　痰症之后,余邪未清。遍体发现瘰疬,左背红肿有脓。

连翘　　　　淡草　　　　赤芍　　　　地丁　　　　丹皮

黄芩　　　　山栀　　　　绿豆衣　　　苡仁　　　　银花

丝瓜络　　　苓皮

3. 乳核

张彝仲夫人　乳头属厥阴,乳房属阳明。左乳房起块,右乳头出水。经络掣痛,腹胀脘满。中焦积有饮邪,肝胃乘机相侮。左脉弦,用疏通。

制香附　　　川抚芎　　　土贝母　　　淡昆布　　　淡海藻

薄荷尖　　　软柴胡　　　茺蔚子　　　姜半夏　　　丝瓜络

小青皮　　　炒当归

莫右　七月　产育七十多日,气血虚不肯复。病缠半月有余,暑湿流而不化。阻隔营卫,形体畏寒。气血凝滞,乳房坚肿。阳升于上,耳为之鸣;血虚于下,便为之艰。脘宇气闷,胃纳减进。口觉淡味,舌见薄黄。内症之伏邪,不易廓清;外症之坚肿,尤难就消。通营卫,使邪不致留恋;宣气血,使肿不致成痈。

柴胡　　　　当归　　　　橘红　　　　全瓜蒌　　　桑叶

滁菊　　　　香附　　　　土贝　　　　海藻　　　　昆布

丝瓜络　　　忍冬

此症先由冷食积滞,以致发热神昏。医愈之后,觉乳管作痛,口不大渴。外反患寒甚,或足冷至膝,手指亦冷,牙车酸疼。师谓此乃卫气郁遏,热在营分,假寒在外,故用通络和营卫法。又言脉不畅,久必成痈。若脉数大易散,而为内症,久延恐成疹瘩。

又　七月　肝胃气滞,心脾营虚。乳房坚硬,耳窍鸣响。脉象弦细,舌质薄白。当软其坚,以消其核。乳肿稍消,肢末尚冷。师谓经络尚未流通也。

前方去桑、菊、贝、蒌,加石决明、橘络、青皮、蒌皮。

又　乳房坚肿渐消,耳窍脉象渐瘥。脾家湿未清澈,肝家气未条达。脉象弦细,舌质净白。养血柔肝以通络,调气快脾以化湿。

柴胡	炒黄芩	当归	白芍	香附
茯苓	青皮	川贝	昆布	海藻
忍冬	橘络			

乳头出血,由来两年。乳头属厥阴,厥阴主肝木。肝为心之源,心为肝之主。肝有相火,心有君火。君相火旺,血随沸腾。乘窍而出,出之过多。阴虚阳亢,经空络松。不独乳血愈出,抑且胸膺掣痛。近加外感,咳呛多痰。脉象滑大,标本同治。

牡蛎	丹皮	旱莲草	女贞子	茯神
丝瓜络	龙骨	橘红	冬桑叶	白芍
川贝	枇杷叶			

4. 疝气　睾囊

赵月亭　嗜酒之体,湿痰偏胜。往年曾患咳呛,睾丸素有大小;近来偏坠于右,少腹有形梗突。旧冬淋浊,今春未瘳。脉来弦紧,治先通络。

川楝子	延胡	大腹皮	青皮	小茴香
路路通	橘皮络	茯苓	姜半夏	瓦楞子
海金沙	丝瓜络			

金左　正月　睾丸偏大,自左至右。起于情志抑郁,从此致伤肝络。脉来弦涩,治当疏利。

当归	小茴香	川楝子	元胡	青皮
枳壳	丝瓜络	橘络	广郁金	软柴胡
路路通	淡昆布			

俞左　三十一岁　七疝皆属于肝,肝脉络于阴器。起于旧夏,剧于今春。

桂枝炒白芍	橘核	荔枝核	青皮	路路通
川楝子	延胡索	当归须	丝瓜络	小茴香
枳壳				

王左　肾虚而失司胃之关,水谷精微,聚而为湿。阻碍气机,酿成腹胀。

起经五年,剧于今庚。睾丸有大,偏于左畔。肝木横逆,逆乘于络。法当通利,以疏肝木。

左金丸	归须	小茴香	新绛	白芍
荔枝核	橘络	川楝子	青皮	丝瓜络
路路通				

王耀坤　湿邪流入气络,营卫失司流畅。上有腰酸,下有疝气。中脘亦有满闷,纳食因之减进。舌质黄腻带灰,脉象弦濡而滑。法当通络,兼搜湿邪。

上川连	川楝子	延胡索	青皮	荔枝核
桂枝	大腹皮	泽泻	黄芩	茯苓皮
晚蚕沙	竹茹			

又二方　平素畏寒,定是阳虚;舌苔灰腻,必是湿胜。兼挟肝气入络,左畔发生疝气。木邪又犯于胃,中脘时或作痛。脉象尺部弦紧,治当温通气络。

川朴	乌药	桂枝	青皮	枳壳
橘络	半夏	丝瓜络	郁金	茯苓
荔枝核	大腹皮			

李男　腹痛异常,询知睾丸肿大。

川连	金铃子	延胡	枳壳	青皮
橘核	瑶桂	乌药	路路通	白芍
荔枝核	小茴香			

裘左　六月　湿气下注,肾囊癣痒。根起少年,忽作忽轻。

知母	地肤子	粉丹皮	猪苓	生苡仁
丝瓜络	黄柏	荆芥(风伤胜湿)		泽泻
苓皮	砂壳	淡草		

金左　四月　体质气虚多湿,湿邪流注于络。睾丸偏大,根起多年。稍涉用心,睾丸更大。脉象弦细,法当通络。

党参	冬术	升麻	柴胡	金铃子
延胡	茯苓	丝瓜络	小茴香	荔枝核
青皮	当归须			

表气空疏,外感易袭;里气虚馁,湿痰易聚。血虚肝旺,气滞成瘕。肝脉络于阴器,故瘕疝起于少腹,沿及阴囊。二便欠利,脉来软滑。当养其血,以调其气。

橘核	青皮	小茴香炒当归		荔核
茯苓	大腹皮	姜夏	桂枝炒白芍	怀牛膝
枸杞子	淡苁蓉	鸭血拌丝瓜络		

关　肾水不足,肝木有余。气机横逆,下为瘕疝。入暮形寒,掌心发热。

舌光口燥,脉细而数。阴分尚有伏热,气分尚有湿痰。不可纯用滋腻,权以□。

西洋参　　　广橘红　　　川石斛　　　大白芍　　　粉丹皮
茯苓神　　　筧麦冬　　　川贝母　　　冬瓜子　　　香谷芽
地骨皮　　　竹二青

十三、妇产科病

1. 月经不调

产育致损下元,肝肾不足,冲任失司。月事不循常度,时或腹痛。气机遏滞,脾阳欠运。内湿易聚,湿胜则便溏。脉象沉涩,录方温运。

茅术	川朴	茺蔚子	盐水炒小茴香	木香
广皮	胡桃肉拌炒补骨脂		去油煨肉果	瑶桂炒白芍
炒芽谷	熟冬术	炒车前子		

虚中挟热,经汛早期。近复热迫冲海,以致似崩似漏。脉象来沉细,腰痛体酸。当用清热养营。

丹参	牛膝	杞子	白芍	螵蛸
香附	佛手	归身	杜仲	阳春砂
滁菊	桑叶			

血藏于肝,卫出于脾。血虚则生热,卫虚则生寒。奇经八脉隶属肝脾,营卫失调,冲任欠固。月事为之早期,腹笥为之作痛。心悸若疼,腰痛如折。脉象弦涩,两关带紧。仿《局方》逍遥法,两和肝脾气营。

小茴炒当归	柴胡炒白芍	青皮	茺蔚子	枳壳炒冬术
牛膝	川芎	制香附	砂仁	杜仲
茯苓	枣	姜		

加笄七载,未得孕育。询知月事欠调,其咎总在奇经。营卫违和,寒热乍作乍止;气血交虚,遍体或痛或麻。脉象弦涩,两尺更软。瘕聚上逆,冲任气也。当调气营,以和八脉。

鹿角霜	潼蒺藜	菟丝子	坎版	茺蔚子
香附	川芎	柴胡炒白芍	佛手柑	杜仲
丹参	归身			

冲任虚而挟寒,致令腹痛频作,月事迟期。肝脾营血不足,营虚易于生热。脉象左数右紧。营热而腑寒,治法有相悖,拟以两顾。

小茴香炒归身	青皮	金铃子	牛膝

瑶桂炒白芍	香附	佛手柑	川芎	软柴胡
延胡	茺蔚子	丹皮		

经汛早期，来时似崩。腰痛带下，齿痛烦冒。舌光且燥，脉弦而数。治以养肝肾之阴。

紫丹参	丹皮	归身	白芍	茺蔚子
滁菊	元参	麦冬	石决明	扁斛
牛膝	桑叶			

施　十六岁　腹痛彻上彻下，脘满似噎似嗳。巅顶头痛，牙龈痛肿。月信迟期，脉象弦紧。肝胃升多降少，肝脾通少滞多。

柴胡炒当归	小茴炒白芍	吴萸炒川连	广郁金	香附
采云曲	八月札	九香虫	滁菊	桑叶
青皮	半夏			

庞密微夫人　血分不足，气分有阻。气病应血，月事愆期。任脉不固，带下频多。少腹作胀，右腹作痛。鼻塞欠利，剧于早夕。稍涉烦劳，便有头痛。纳食之后，呕泛清水。两关脉象，弦细而紧；中央舌质，薄腻而白。两调肝脾，并和气血。

小茴炒当归	吴萸炒川连	柴胡炒白芍	玉蝴蝶	绿萼梅
法半夏	制香附	枳壳	茯苓	小青皮
川芎	丝瓜络			

又二方　表卫不固，外感易出易入；里气不宣，腹脘时胀时消。噫嗳频仍，咳呛常作。冲任失司，经迟期，带频多；肝肺失调，鼻窍塞，颠头胀。左关脉弦细，右寸部浮大。现宜治标清理，将来治本滋营。

生绵芪	防风	前胡	白杏仁	川贝
白前	竹茹	萎皮	半夏	橘红
桑叶	淡甘草			

方一琴夫人　脾营失溉，面黄少华。汛来早期，属营分偏热；月事淋漓，乃冲任失约。舌糙白，脉细数。奇经八脉，隶于肝肾。欲求八脉坚固，务在肝肾两益。

白归身	赤丹参	白芍	海螵蛸	丹皮
杜仲	菟丝子	茯苓	杞子	冬术
牡蛎	炙甘草			

李用甫夫人　四年以前，衄血大出；十日以来，忽然复萌。前次汛事，一月数次；现在汛事，停已三月。乍通有块，腰脊酸痛。脘腹作胀，得食更甚。尺脉柔软，气营两补。

柴胡炒当归	枳壳炒冬术	白芍	广皮	香附

| 大腹皮 | 丹皮 | 茅根 | 女贞子 | 茺蔚子 |
| 绵杜仲 | 旱莲草 | | | |

吴知事如夫人　阴虚阳亢,入暮颧红。气血少畅,八脉亏损。经汛前后,必有痛胀。中焦更有浊邪,时或脘泛呕吐。脉象弦而紧,舌质薄腻黄。治法疏通气血之滞,参用协和阴阳之偏。

归身	白芍	丹参	川芎	茺蔚子
杞子	龟版	青皮	龙骨	半夏
滁菊	牡蛎			

金右　气升于上,血虚亏下。肝胆之火乘于肺,肝胆之气扰于脾。头晕脘闷,咳多痰少。奇经失司通行,月事为之迟少。寸关脉象滑数,法当清肃肝肺。

石决明	蛤壳	丹皮	广皮	桑叶
佛手花	滁菊	枇杷叶	川贝	茺蔚子
竹茹	月季花			

汪味青夫人　病较退,气未复。肝肾犹不振作,八脉无以依丽。足酸无力,脉细无神。法当两补气血,借以双益脾肾。

当归	白芍	杜仲	菟丝子	党参
冬术	茯苓神	霞天曲	扁豆	芡实
莲须	芽谷			

汪云堂夫人　新病已愈,旧病复起。脾不运行,肝不条达。脉弦细,舌光绛。当养血液,兼通气络。

金铃子	当归	白芍	郁金	姜皮
青皮	杏仁	大腹皮	北沙参	冬瓜子
竹茹	路路通			

朱鹤皋如夫人　左脉弦滑,右脉弦紧。舌苔白腻,口觉干燥。弦滑者,有痰饮;弦紧者,有寒湿。痰饮即寒湿,寒湿即痰饮。蕴蓄中焦,蟠踞气分。阻肺金之降,使木火之升。或有痰血,或有呕吐。脘宇时痛,腹中时胀。月事参差,带下殊多。治法调冲任之血,和肝胃之气。

赤丹参	茯神	半夏	海螵蛸	白芍
广皮	延胡索	川郁金	茺蔚子	功劳叶
绿萼梅	竹二青			

梅志芳夫人　头痛起于产后,绵延已阅半载。或痛于右,或痛于左;或有脘泛,或有呕恶。经来先觉腹笥作胀,汛行经愆日期拖长。脉弦细,舌薄白。柔肝熄风,以利清窍;和营调气,以摄冲任。

| 当归 | 白芍 | 香附 | 茺蔚子 | 丹参 |
| 广皮 | 前胡 | 薄荷 | 蒺藜 | 决明 |

桑叶　　　　滁菊

庄驹于夫人　情志多郁,气血少畅。月事迟期,色紫有块。从前汛事未行之前,肝气常发;此番汛事已行之后,肝气更动。心悸头晕耳鸣。左脉弦,右脉细。调气以和血,柔肝以宁心。

前胡	白芍	当归	丹参	合欢花
玫瑰花	郁金	丹皮	茯苓	佛手花
远志	净枣仁			

胡允年夫人　胸次胀痛,腹筒满大。气有升,从肝出;口吐涎,由胃来。经迟期,带不少,冲任无以依丽。气失和,所以未尝孕育。脉象濡弦,舌质薄白。抑肝以治胀,快脾以治痛。

当归身	白芍	青皮	制香附	半夏
九香虫	丹参	金铃子	八月札	茯苓
桑叶拌滁菊	绿萼梅			

沈右　月事愆期,腰腹胀痛。肝脾不和,食少便溏。

制香附	川芎	佛手柑	冬术	青皮
大腹皮	川朴	杜仲	木香	采云曲
枳壳	冬瓜仁			

陈右　汛事迟滞,显然气分积寒。未来之先,即有腹胀。胀而且痛,胀而带垂。关系奇经八脉,于是不复孕育。肝气多郁,藏血失司;冲任无权,月事不准。脉象关尺弦涩,治法两调气血。

上瑶桂	制香附	小茴香	青皮	当归
软柴胡	金铃子	白芍	元胡索	茺蔚子
川芎	月季花			

吴群文夫人　脉象流滑,舌质红绛。月事愆期,脘宇懊忱。就其脉而论,状似怀孕。法和肝胃之气,以调升降之道。

苏梗	木蝴蝶	广皮	白芍	驴皮胶
杜仲	绿萼梅	麦冬	川石斛	川连
竹茹	枳壳			

吴右　汛递早,带殊多。原由产育致伤,已有七年。元气不复,八脉无丽,孕育为难。肝气失司条达,腹筒时或胀痛。左关脉弦,法当潜育。

软柴胡	当归	滁菊	牛膝	龟版
丹皮	丹参	茺蔚子	白芍	香附
牡蛎	桑叶			

周右　血气失调,冲任失司。忽而经汛超前,忽而月事延后。经止即有带下,经色淡而无华。于是不获孕育,脉来颇形弦涩。怀孕多郁,气血愈滞。法

用逍遥,两清气血。

蕲艾炒阿胶	杞子	龟版	白芍	丹参
鹿角霜	党参	软柴胡	茺蔚子	牛膝
当归	月季花			

万德清　经水淋漓,原由复杂。就其痛多而经少,定是气病应于血。气一日不通,瘀一日不尽。瘀不能去,痛不能止。悬拟调气和营,参用去瘀生新。

软柴胡	茺蔚子	丹参	白芍	金铃子
丹皮	当归	海螵蛸	香附	青皮
元胡	牛膝			

赵伯英夫人　情怀多郁,气血少畅。八脉无以依隶,经事为之参差。经前诸病百出,经后诸病若失。少腹作痛,胸脘觉闷。脉象弦涩,舌质黄腻。法当调肝,以和气血。

当归	柴胡	白芍	金铃子	粉沙参
杜仲	白芍	香附	月季花	茺蔚子
茯神	牛膝			

又二方　每至经前,诸病杂出。情志多郁,致伤肝脾。肝不藏血,脾不统血。八脉无以体恤,月事为之参差。脉象弦涩,舌苔腻黄。法当用逍遥,借以调肝脾。

当归	香附	大腹皮	金铃子	小茴香
赤丹参	延胡	砂壳	白芍	青皮
桂枝	枳壳			

又三方　经来诸病杂出,经后诸病略减。其原在乎肝脾,其由在于情郁。月事参差,带下频多。色黄必有湿,治法宜清泄。舌质腻黄,脉象弦涩。

当归	旱莲草	香附	月季花	黄柏
丹参	柴胡	茴香	茺蔚子	女贞子
米仁	白芍			

吴使任夫人　血虚多热,经汛超前;气滞积湿,带下频仍。痞满偏在左胁,胀满偏在大腹。夜不得寐,脉象弦细。湿痰阻于中,肝气入于络。法当逍遥,以和气血。

柴胡	元胡	香附	丹参	当归
夜交藤	枣仁	金铃子	白芍	青皮
茯神	郁金			

吴约庭如夫人　血气不获振作,月事不以时下。此番月信,已越一月。淋漓不已,带下不断。夙有胃痛,甚而肝厥。近加寒湿阻滞,遂使脘泛呕恶。脉象弦滑,法当条达。

| 当归 | 茺蔚子 | 丹参 | 九香虫 | 白芍 |

杜仲	香附	枳壳	姜半夏	月季花
青皮	牡蛎			

吴约庭媳　气血不调,肝脾不和。经汛素有愆期,此番已有四月。少腹作胀,剧在清早。舌质糙燥,脉象细数。营分多郁,碍难温通。

柴胡	香附	茺蔚子	九香虫	川芎
牛膝	白芍	当归	元胡	左金丸
川楝子	丹参			

言幼庵夫人　因针伤及八脉,经停三期始通;旋即脘泛恶心,绵延四旬有余。气不帅血,血不归经。心阴有亏,肝阴不足。头晕心跳,肢软手震。脉象弦细,法当通补。

归身	白芍	丹皮	茯神	丹参
绵芪	海螵蛸	新会皮	蒺藜	炮姜炭
茅根	血余炭			

闻六筌夫人　肝肾不足,心脾有亏。奇经八脉,咸失其职。经汛超前,来者甚少。腰酸耳鸣,形寒身冷。脉象细弦。法当滋养气血,借以调理奇经。

丹参	柴胡炒白芍	石决明	牡蛎	茺蔚子
台乌药	粉归身	怀牛膝	白蒺藜	香附
郁金	月季花			

叶子培夫人　此番汛来,仍有腹痛,且有腰酸,少腹作胀。气不帅血,血不和气。气血失调,遂使作痛。舌腻黄,其间必有湿;脉弦细,显然阴不足。当先和气血,参用化湿邪。

制川朴	金铃子	川芎	大腹皮	香附
延胡索	炒枳壳	茺蔚子	牛膝	月季花
丹参	佩兰叶			

许季明夫人　肝脾失和,统藏失调。月事愆期,来后淋漓。奇经八脉,亦失固护。湿火乘机下注,八脉愈形失职。遂使带下,其色颇黄。脉象濡细,舌质薄白。当和肝脾,兼调奇经。

丹参	菟丝子	粉草薢	杜仲	米仁
白莲须	海螵蛸	茯苓	白芍	砂壳
广皮	茺蔚子			

韩玉纪夫人　从来未曾生育,经停已有八月。气不帅血,血不通运。肝脾失于和协,腹笥时或觉胀。脉象弦细,舌质光绛。法用逍遥,以和气血。

炒当归	香附	川芎	白芍	丹参
茺蔚子	月季花	橘红	川贝	牛膝
米仁	菖蒲			

项雄虎夫人　血分不足，气分有滞。冲海失常度，月事失周下。舌质光绛，脉象细弦。法当和养气血，借以灌溉冲任。

归身	香附	川芎	柴胡炒白芍	丹参
茺蔚子	丹皮	青皮	牛膝	杜仲
海螵蛸	黄芩	茯神		

又　膏方　补养肝肾，灌溉冲任。和益心脾，借振气血。

熟地	归身	白芍	川芎	杞子
生地	茺蔚子	炒冬术	茯神	苁蓉
牛膝	杜仲	软柴胡	香附	绵芪
川断肉				

沈燮臣夫人　咳呛之根，已有五年。经前经后，小溲频数。未到之前，先有流红；已到之后，复有带下。肝气上犯阳明，时或空呕无物。脉象濡滑，舌质薄黄。当宣气机，以和脾胃。

左金丸	茯神	枳壳	半夏	玉蝴蝶
杏仁	奎白芍	冬瓜子	月季花	广皮
竹茹	谷芽			

韩瑞江夫人　经停八朝，已经疏通。昨日经出，色正无块。腹笥鸣响，更衣欠畅。脉象弦细，舌质光绛。治法养血和气，务使调和肝脾。

当归	白芍	川芎	杜仲	绿萼梅
玫瑰花	牛膝	丹参	大腹皮	海螵蛸
柴胡	青皮			

又二方　经停八月始转，色紫而有瘀块。更衣不畅，纳食不多。舌质光净，脉象弦细。肝肾阴分有亏，奇经冲任失司。法当补养营阴，借以固护冲任。

当归	杞子	丹参	杜仲	茺蔚子
川芎	香附	海螵蛸	白芍	牛膝
茯神	丹皮			

姚瑞甫夫人　月事超前，带下频多。不孕已有六年，其病多在八脉。肝气乘于脾，便泻在夜半。或作或辍，或痛或泻。夙有头痛，近加胃钝。舌质薄黄，脉象弦细。法当养肝脾，参入化湿邪。

川朴	枳壳	茯苓	砂仁	广皮
扁豆	菟丝子	木香	谷芽	杜仲
冬术	姜半夏			

盛燮初夫人　肝不藏血，脾不统血。信来每月两次，色先淡后紫。腰腹酸而且胀，少腹胀而且痛。稍有带下，淋漓不常。病起小产之后，已经十年有余。脉象弦细，舌质薄白。法当调脾肝之血，借以和升降之气。

丹参	香附	月季花	续断肉	丹皮
奎白芍	杜仲	九香虫	郁金	小茴香
延胡索	金铃子			

李右　任脉为病,带下瘕聚。带中漏卮,已越半年;瘕聚少腹,由来三月。气血交阻,汛来有块。脉细而数,舌光带绛。情志多郁,气郁化火。迫入血海,血为不宁,于是汛来多而为崩。两补气血,并固冲任。

黄柏	知母	瑶桂	海螵蛸	金铃子
橘核	白芍	生地	杞子	菟丝子
怀牛膝	吉林人参			

又二方　咳血已越多年,每发必在深秋。二月忽然停经,五月始得经通。通后复阻,阻中有块。血去过多,气无所附。游溢经络,直窜肌肉。发为浮肿,延及遍体。大腹胀满,少腹更剧。脉来濡弦,舌质淡白。凡胀必有实邪,法当就实治标。

贡沉香	香橼皮	青皮	大腹皮	茯苓皮
当归	白芍	金铃子	冬瓜皮	丝瓜络
牛膝	桑螵蛸			

江右　经带淋漓不止,多是肝肾不足。牵及奇经八脉,致使腰脊酸楚。脉象左部芤大,十年不获孕育。滋补肝肾,兼摄奇经。

蕲艾	阿胶	丹参	牡蛎	白芍
龟版	杞子	杜仲	川断	莲须
金樱子	芡实			

沈时山夫人　平素经多愆期,现在经停四月。便燥有血,肛门努责。此湿热交阻,致成内痔。稍涉外感,略有咳嗽。脉来弦滑,尺部流滑。此次经停,定是怀珠。

前胡	桑寄生	苏梗子	川贝	杏仁
橘红	蒌皮	酒芩	枳壳	冬瓜子
柏子仁	竹茹			

徐　血藏于肝,赖脾元以统之,冲任之气以摄之。肝脾两亏,伤及奇经。经事断续,甚则淋漓。左半身作痛,少腹坠胀。脉来尺弱,寸关沉洪。便溏食减,阴伤气亦不固。防其崩漏,急为调养肝脾,以固奇脉。

党参	白芍	炙甘草	香附	杜仲
黄芪	白术	川断	杏仁	红枣
菟丝饼	桂圆	归脾丸(每晨服二钱)		

汪　肝脾营血不足,筋无血养,肢节筋脉酸楚。天癸当止之年,经事一月两至。防有血崩之虞,拟归脾汤加减。

党参	白芍	茯神	远志	陈皮
艾绒	红枣	桑寄生	黄芪	白术
当归	枣仁	木香	炙甘草	桂圆

王　脉弦涩,肝脾不足,血虚气滞,经事少而不调。先期腹痛,中脘不舒,腰痛带下。损及奇经,血海虚寒。拟调肝脾,和中理气。

当归	香附	砂仁	乌药	白术
丹参	川断	茺蔚子	延胡	茯苓
生姜				

张　肝肾两亏,气血凝滞。居经半载,少腹瘕块。按之作痛,肝肾与胃。痰气交阻,左肋下梗硬。连及中脘,食入不舒。脉象弦细而数。阴分大伤,内热咳呛。卧病一月,防入损门。拟养营和畅肝脾,兼理气滞。

当归	制香附	冬瓜子	丹参	佩兰
茯苓	丹皮	五灵脂	白薇	川贝
郁金	沙参			

二诊　内热较退,厥阴肝气不平;脾受木侮,胸腹气撑作痛。阳明湿痰不化,食入呕吐头眩。脉虚弦右弱。拟养血柔肝,调脾和胃。

人参	当归	半夏	合欢皮	郁金
怀山药	桂圆	於术	白芍	陈皮
元精石	佩兰	炙甘草	红枣	

三诊　《经》以"阳维为病,苦寒热;阴维为病,苦心痛"。久病伤阴,气血不和,阴阳不相维护,胸腹气撑作痛。寒热间作,咳呛阵阵。痰多泛恶,苔黄而燥。汗出津津,汗为心液,肾主五液。阴液外泄,心气不宁。当营卫并调,以和肝胃。

人参	首乌	白芍	当归	陈皮
炙甘草	洋参	於术	白薇	法夏
乌梅	郁金			

姚　肝肾血亏,脾气不和。月事不调,腹痛腰酸带下,头眩乏力。当调养肝脾,以和气血。

| 党参 | 川断 | 乌药 | 川杜仲 | 红枣 |
| 白术 | 白芍 | 煨姜 | 菟丝饼 | |

张　肾司五内之精,肝藏诸经之血。为之血海,又当冲脉。带脉积于腰间,为诸脉之约束。肝肾不足,血海空虚。带脉不固,经事后期且少。带浊淋漓,奇经受伤。经事之来,必由阳明充旺,化生新血,借集诸路之血,汇集下行血海。拟调心脾,培肝肾,兼固奇经。

| 归身 | 党参 | 茯苓 | 苡仁 | 怀山药 |

红枣	於术	川断	白芍	芡实
乌贼骨				

顾　营血不足,脾胃之气不和。月事不调,胸腹不畅。腰酸夜热,谷食减少。当以养营和畅,而调肝脾。

当归	香附	砂仁	佩兰	谷芽
怀山药	丹参	川断	陈皮	丹皮
佛手	白蒺藜			

吴　脉象弦细,细为血少阴亏,弦为气滞,肝营亏而脾气不和。经事后期,脘腹不畅。当调气养营。

当归	川芎	乌药	黑料豆	生姜
红花炒白芍	川断	香附	青皮	茺蔚子
红枣				

吴　心主血,脾统之,肝藏之,注于冲脉,则经至。恙由产后失调,居经两载,食后作胀。清晨干恶,心荡火升。脉象沉细而濡。心脾受亏,不能化生新血;木郁于中,脾阳不能旷达。以致四肢不和,微恶寒而发热。胃为冲之本,脾为营之源。只宜调心养脾,兼和胃气。俾谷食健进,则诸恙悉除矣。

参须	法夏	陈皮	佩兰	枳壳
合欢皮	谷芽	於术	当归	茯神
丹参	煨姜	怀山药		

陆　经临腹痛,寒滞血凝。法当温通调经。

益母草	丹参	当归	元胡	乌药
制香附	红花	桃仁	泽兰	砂糖

郑　肝为藏血之经,脾为生血之脏。月事之来,借诸路之血,汇集血海而下。脉象涩数,肝肾两亏。冲任之气不旺,筋脉失血营养。居经三月,肢体作痛,神疲嗜卧。拟调养肝脾,以培气血。

党参	归身	川断	怀山药	陈皮
料豆衣	红枣	於术	白芍	炒杜仲
制狗脊	佩兰	夜交藤		

凌　体虚肝气偏胜,子时肢冷而麻。气逆胸闷,脉弦数。根蒂已深,且先调肝和胃入手。

旋覆花	枸橘李	橘叶络	新会皮	谷芽
路路通	黄郁金	沉香曲	炒枳壳	八月札
佛手				

严　寒热往来,咳呛纳呆。经事四月不来,缠绵迄今。气血两伤,虚火内见。肺胃失和,损象已露。治之非易,勉方即希明政。

炒银柴胡	黄郁金	川象贝母	扁豆衣	谷芽
糯稻根	金沸草	云茯神	水炙款冬	怀山药
橘络				

张　女子以肝为先天,先天本虚,情怀悒郁,则五志之阳化火。上熏于肺,以致咳呛无痰,固非实火可比。但久郁必气结血涸,经候涩少愆期,颇虑成肝血劳怯。亟当培肝肾之阴,以治本;清肺胃气热,以理标。腻补之剂,碍其胃气,非法也。

南沙参	合欢皮	海蛤壳	怀山药	叭杏仁
川贝母(去心)		瓜蒌皮	云茯神	冬瓜子
紫丹参	炙远志肉	茺蔚子		

奚　孀居多年,情怀抑郁。五志化火,上刑于金。血液暗耗,致咳呛气逆。子丑更甚,难于平卧。子丑乃肝胆旺时,木火炎威无制。脉象左弦细,右濡数。幸胃纳有味,大便不溏。中土尚有生化之机,经事愈少,理固宜然。亟宜养阴血,以清肝火;培中土,而生肺金。更宜怡情悦性,不致延成损怯乃吉。

蛤粉炒阿胶	合欢皮	叭杏仁	云神	桑叶
冬瓜子	川贝母	南花粉	北秫米	怀山药
蒌皮	生石决明			

杭州　沈惺叔如夫人(二月念五日)　人身之气血,全赖乎水谷。水谷旺则血气亦旺,水谷衰则血气亦衰。所以生血之源,脾胃后天为本。奇经八脉,隶属于下。下焦者,肝肾也。肝为藏血,肾为藏精。精与血皆资生于水谷,肾与胃为相生之攸关。脾胃亏则肝肾亦亏,肝肾虚则八脉无丽。诸症由此,纷至沓来。汛事迟期,带下颇多。络胀、腹胀、脘痛、腰痛。有时心悸,有时头晕。脉象弦细,舌质腻白。调脾胃之不足,借振气血;益肝肾之有亏,以涵奇经。俾气血旺则奇经易固,奇经固则孕育易获。

紫丹参	红花染丝瓜络		芡实	云茯神
制香附	白莲须	橘络	茺蔚子	柴胡
白芍	炒於术	绵杜仲	炒当归	

沈惺叔如夫人　汛期前属热,汛期后属寒。前少而后多者,属寒而非属热也。衰少者,属气血之不足;腰痛者,属肝肾之有亏。左脉弦细,右脉濡细。录方两调气血,参用双补肝肾。至平时腹痛者,半由血虚之肝旺,半由气虚之脾湿。务使气血一调,则腹痛自减矣。

小茴炒当归	海螵蛸	制香附	川楝子	官桂
炒白芍	川芎	茺蔚子	枳壳炒冬术	菟丝子
广皮	绵杜仲	月季花		

复方　五月廿三号　月事不调,带下频多。无非肝脾营虚,累及奇经八脉。

前方两调肝脾,参入双固冲任,信水准期两次,现在越期已有两日。带下黄色较减,淋漓之势亦已较少。络胀、腹胀均除,脘痛、腹痛俱止。心悸头晕又见退些,惟嫌脘宇时觉嘈杂。脉象左关尺部仍见弦细,按得右关尺部尤形濡细。舌质中间薄白而腻,根底起刺,亦有微白。种种现状,皆由下元不足,冲任二脉遂失涵养之司。月事焉克时下,带下岂能骤止?欲求月汛准期,务在调养肝脾;欲求带下减少,端在固摄冲任。

柴胡炒当归	橘络	怀牛膝	芡实	茺蔚子
丹皮	川抚芎	莲须	松子肉	白芍
制香附	红花染丝瓜络			

又接方　预拟逍遥法,以调养气血;参用二仙丹,借固冲任。

柴胡炒白芍	炒芡实	茺蔚子	绵杜仲	丹参
粉丹皮	炒当归	白莲须	金樱子	玉蝴蝶
橘络	月季花			

叶晋叔(香球)夫人　咳呛经停,同时发现。绵延转辗,已将一年。饮食日少,痰浊日多。气血由此亏损,形容为之消瘦。干血痨瘵,已可概见。肝脾有相侮之势,脘或痛,腹或胀;金土无相生之机,咳时作,气时逆。头有晕,耳有鸣。左脉弦大,右脉弦细。损自下而至中上,痰蓄脾而贮于肺。三焦俱见受损,延为难治之症。壮水制火,令金脏得清化之权;养金柔木,使土宫无戕贼之害。

海螵蛸	叭哒杏仁	左牡蛎	炙橘红	怀牛膝
奎白芍	怀山药	紫石英	半夏曲	云茯苓
北沙参	玉蝴蝶			

王右　血虚气滞,肝强脾弱。三焦作胀,已越半年。胀或上或下,或宽或急;痛时左时右,时作时辍。冲任之脉,隶属于肝,肝旺则冲任失司,故带下频多;营血之源,生化在脾,脾虚则营血失充,故汛水衰少。左脉弦,右脉紧。营虚则热易生,气滞则湿易聚。本属不足,标属有余。当调肝脾,以和气血。

小茴炒当归	延胡	贡沉香	枳壳	金铃子
制香附	炒白芍	青皮	香橼皮	橘络
茺蔚子	丝瓜络			

管右　十九岁　信来迟滞,腹自胀痛。此系寒湿留滞,阻碍气血流行。傍晚头痛形寒,胃钝懒纳;脉象左手濡细,苔薄舌光。当调气血,以和肝脾。

当归	小茴香	香附	白芍	砂壳
枳壳	大腹皮	川芎	乌药	云曲
谷芽	玫瑰花			

蒋右　冷热起于旧秋,淹淹至今未已。经停半年,腹胀且大。

当归	柴胡	香附	白芍	大腹皮

香橼皮	川郁金	苓皮	青皮	金铃子
茺蔚子	瑶桂			

右　气火上炎,血液下亏。月事久停,咳呛新剧。夜发身热,现于旧冬;舌质光剥,见于今春。寸脉虚数,尺脉柔细。录方潜上之火,参用滋下之血。

丹参	白芍	丹皮	秋石	元参
茯神	海螵蛸	牛膝	鳖甲	青蛤
川贝	枇杷叶			

沈桂生夫人　咳呛无痰,非脾湿,为肺燥;腹痛气逆,是肝气,非胃寒。晡有面红目糊,定是阴虚阳亢;经停一年不转,显然血虚气滞。脉象细弦而数,舌质薄黄而腻。轻清养肺阴而滋肾水,介类潜肝阳而泄肺火。

毛燕	元参心	川贝母	旋覆花	怀牛膝
紫丹参	叭杏仁	橘红	冬桑叶	枇杷叶
牡蛎	白芍			

倪右　经停九月,咳呛半年。冷热形瘦,食少心悸。干血劳损,已达极点。

海螵蛸	橘红	冬虫草	白术	莲子
甘草	牡蛎	川贝	茯苓	白芍
芪皮	南枣			

肝不藏血,脾不统血。奇经失丽,月事欠调。中焦湿胜多痰,上焦气逆作咳。前月曾见痰血,四肢似觉厥冷。脉象寸数尺弱,治当清中兼补。

紫丹参	橘红	牛膝	黛蛤粉	茺蔚子
川贝	紫菀	粉沙参	粉丹皮	桑叶
杏仁	枇杷叶			

右　膏方　舌剥脉静,经早痰多。阴在内,阳为之守;血属阴,气为之帅。经早者,营虚而兼气虚也;痰多者,脾弱而兼湿胜也。舌剥乃液之亏也,脉静是阴之虚也。拟方煎汤熬膏,以为治本之策。

归身	白芍	川芎	生地	熟地
祁术	丹参	党参	杞子	茺蔚子
苁蓉	炙甘草	海螵蛸	绵芪	麦冬
川贝	山药	丹皮	杜仲	茯苓
远志	枣仁	橘红	牡蛎	龙眼肉
潼蒺藜	以龟版、鹿角胶、驴皮胶煎,冰糖收膏。			

病起于夏,延及于冬。水不涵肝,木乘于脾。上见呕恶,下乃便溏。血耗营枯,月事愆期。阳升风动,头目眩晕。脾主肌肉,脾伤则形体尪羸;肝主经络,肝伤则百脉掣痛。胃纳如废,生机何恃?值此冬藏,阳不肯潜。转瞬春令,何以克当?两脉细弦而沉,录方抑木和中。惟金被火刑,亦宜兼顾。

桑叶	旋覆花	代赭石	川贝	橘红
姜夏	谷芽	真珠母	左牡蛎	茯苓
白芍	代代花			

朱　脘嘈脘痛,背掣背痛。咽喉或肿,咳嗽或起忽平。月汛迟期,先有黄水,后有紫块,终有带下。种种见象,病入奇经。脉象弦细,舌质薄白。温养三阴,滋补八脉。

鹿角霜	炮姜	广陈皮	生绵芪	云茯苓
京川贝	生龟版	五味	大白芍	甜冬术
防风	茺蔚子			

邹　血不藏肝,气不充络。脘腹胀满,噫嗳纳减。患起产后,八脉受伤。月事不至,带下频多。

白归身	柴胡炒白芍	青皮	大腹皮	茺蔚子
香谷芽	紫丹参	延胡索	江枳壳	冬瓜皮
法半夏	制香附			

陈右　阴虚生热,气滞作胀。脘腹又为痞满,咳呛时有上逆。汛参乱,法逍遥。

茺蔚子	瓦楞子	青皮	白芍	柴胡
当归	九香虫	郁金	腹皮	枳壳
香附	丹参	川贝		

陈右　二十岁　逢节吐血,已有半年,汛停一月有余。先起悲怒,后因惊恐。

紫丹参	石决明	白芍	女贞子	旋覆花
橘红	云苓	贝母	粉丹皮	佛手柑
牛膝	茅根			

朱右　三十岁　血虚营热,气郁生火。月汛延期,净后身热。

制香附	牛膝	柴胡	薄荷叶	焦山栀
丹参	川芎	归身	鲜石斛	丹皮
白芍	月季花			

钱右　二十三岁　浮肿半年,经停四月。气血两阻,寒湿两胜。

柴胡炒归身	砂壳	茺蔚子	川芎	桂枝炒白芍
广皮	腹皮	香橼皮	枳壳炒冬术	香附
苓皮	泽泻			

祝右　气血俱亏,肝肾并伤。不独汛来衰少,抑且诸症杂出。

杜仲	牡蛎	奎白芍	玫瑰花	绵芪
丹参	稽豆衣	螵蛸	首乌	归身

龙骨　　　　茯神

曹右　满腹作胀,愈而复发。气病应血,月事愆期。

吴萸炒川连　小茴香　　　郁金　　　　砂壳　　　　桂枝炒白芍

腹皮　　　枳壳　　　　茺蔚子　　　冬瓜皮　　　青皮

茯苓　　　路路通

盛右　四十五岁　肝肾阴虚,冲任失司。经汛超前,带下殊多。中间痰饮盘踞,咳呛作辍无常。

杜仲　　　云茯苓　　　川贝　　　　蒺藜　　　　竹茹

叭杏仁　　丹参　　　　半夏曲　　　石英　　　　芡实

莲须　　　橘红

姜右　三十一岁　经来衰少,五年不育。血虚气滞,累及冲任。

当归　　　柴胡　　　　白芍　　　　茺蔚子　　　川贝

橘红　　　丹参　　　　杏仁　　　　海螵蛸　　　香附

丹皮　　　玫瑰

自服逍遥散,汛仅行两次。现在愆期,已有旬余。心悸肉颤,头晕耳鸣。脉象弦细,舌质燥白。肝肾营虚,肝脾气滞。潜阳育阴,调气益血。

西洋参　　当归　　　　茺蔚子　　　丹参　　　　石决明

冬桑叶　　何首乌　　　甘菊　　　　枸杞子　　　茯神

怀牛膝　　月季花

经停三月,忽患崩漏。先见散血,后见块血。少腹掣痛,引及左胁。有形之瘀未净,无形之气已伤。发寒发热,脘满咳呛;少食少寐,舌黄脉数。肺胃浊痰,留而不化。治当气营两顾,勿与滋腻培补。

当归　　　川芎　　　　炮姜　　　　川贝母　　　橘红

荆芥　　　川连　　　　延胡　　　　茯苓　　　　益母草

牛膝　　　冬桑叶

八脉素失调畅,月事不以时下。旧冬崩漏,今春小育。血愈虚,气愈弱。形寒身热,腰酸腹痛。四肢酸软,周体抽掣。头晕耳鸣,带下频多。左脉大,右脉小。当用养血调气,参用柔肝固肾。

海螵蛸　　枸杞　　　　白芍　　　　归身　　　　牡蛎

金樱子　　绵杜仲　　　莲须　　　　芡实　　　　丹参

首乌　　　制香附

2. 崩漏

肝脾肾三脏阴亏,奇经八脉交虚。下焦固摄失权,腹痛漏红带下。左脉关部弦涩,右部虚大。当用滋填三阴足经,参入固纳下元,以充冲任。

炒茜草根	盐水炒甘杞	盐水炒大生地		酒炒归身
海螵蛸	丹皮	炒净枣仁	炒白芍	线鱼胶
酒炒丹参	盐水炒怀牛膝	炙坎版		

任右　旧年曾经崩漏,今春又见复萌。崩后经停,已越两期。

丹参	白芍	杜仲	海螵蛸	玫瑰花
橘核	吴萸炒川连	茯苓	香附	砂仁壳
枳壳	川芎			

沈右　脾失统血,经停大崩。气入于络,心惕肉瞤。

归身	杜仲	海螵蛸	广皮	桂枝
砂仁壳	东洋参	冬术	姜半夏	茯苓
冬瓜皮	广木香			

费　血分有热,经来似崩。阳气升炽,头晕耳鸣。

当归	白芍	丹参	海螵蛸	血余炭
黑山栀	茺蔚子	丹皮	芝麻	滁菊
桑叶	川芎			

赵右　少腹如有瘕聚,疼痛甚而难忍。带下殊多,汛来有块。大便坚滞不畅,小溲频数作痛。一由水邪之塞,一由崩漏之虚。

小茴香	香附	当归	青皮	甘草梢
茺蔚子	川芎	川楝子	莲须	延胡
海螵蛸	白芍			

刘右　情怀郁结化火,信来崩漏有块。喉痒欲咳,脘痛懊憹。咽喉干燥,口苦淡腻。脉象关部弦细,治法解郁潜火。

丹参	合欢花	茺蔚子	元参心	川贝
滁菊	海螵蛸	云神	牡蛎	橘红
牛膝	丝瓜络			

秦幼庭夫人　平素多湿,抑且气血两亏;素见汛早,现在来时崩漏。色黑成块,腰脊酸楚。肝气乘犯于胃,脘腹时觉胀闷。脉象濡滑,舌质腻黄。法当和气血,兼搜湿痰。

茅术	柴胡炒白芍	香附	月季花	当归
云茯苓	川芎	采云曲	山栀	大腹皮
茵陈	陈枳实			

沈　肝为藏血之脏,脾为统血之经。肝脾两伤,藏统失职。崩漏腰酸带下,头眩心悸。入暮作烧,左胁肋作痛。脉弱细而弦,防有血脱之虞。拟养心脾,以固奇脉。

党参	杜仲	枣仁	炙甘草	川断
砂仁	红枣	归身	冬术	熟地
香附	茯神	白芍	桂圆	

费右　四月　二月血崩，阴从下耗；烦冒汗泄，阳从上越。

绵芪	炙草	龙骨	牡蛎	苓神
丹参	枣仁	小麦	川连	白芍
佛手花	桑叶			

戴右　经事淋漓，已越一年。肝肾俱亏，连及八脉。阴虚则阳无以潜，血虚则气无以附。阳浮于上，或有头痛；气滞于中，或有脘满。时常夜不恬寐，时或胃不多食。尺脉芤，法固摄。

阿胶珠	蕲艾炭	大生地	白归身	白芍
棕榈炭	海螵蛸	甘杞子	杜仲	丹参
丹皮	左牡蛎			

陈右　四十六岁　始而带下，继而血漏。失血肠燥，大便为艰。

仙夏	麻仁	丹参	白芍	牛膝
广皮	木蝴蝶	枳壳	海松子	苁蓉
柏子仁	杞子			

计右　三十八岁　去秋崩漏，旋即停止。近十日来，血块迭下。头痛腰酸，寐寤艰难。

小茴香炒当归		桃肉	丹参	杜仲
吴萸炒川连	杞子	川芎	乌药	官桂炒白芍
东洋参	茯神	广皮		

3. 癥瘕

肝气凝聚成瘕，攻动作痛。痛久入络，故遍身经络掣痛。经事衰少，胃纳式微。脉象沉弦而紧。患起产后，裘葛已有九更。当用缓功。

当归	川芎	金铃子	延胡	青皮
橘络	制香附	牛膝	杞子	丹参
红花染丝瓜络		桂枝炒白芍		

八脉隶属肝肾阳明，素体肝肾阴亏，病久胃纳索然。则八脉无所依丽，而气血亦欠和附。月事不循常度，病久入络。络气凝聚则痛，痛升有形攻触，痛缓绝然无迹。可见无形之气伤，结成有形之瘕聚。脉象左紧右涩，显然肝强脾弱。近来更加便泄，脾失运行之机。当拟培植脾土，以资运纳。

米炒东洋参	於术	炒山药	木香	杵阳春砂

炒芽谷　　　　剪川楝子　　　酒炒延胡　　　佛手柑　　　　归身
炒白芍　　　　盐水炒菟丝子

汪味青夫人　有形之癥,着而不移;无形之瘕,动而不定。遂使气不帅血,血不归经。时或吐血,时或满闷。病原在肝,症见丛杂。脉象弦涩,法当疏降。

东白芍　　　　三七　　　　降香　　　　牛膝　　　　桃仁
枳壳　　　　　橘络　　　　腹皮　　　　佛手　　　　郁金
姜半夏　　　　青皮

又二方　血凝成癥,气滞成瘕。血不归经,时常吐血;气入于络,遍体觉酸。脉象弦细,舌质中剥。两通气血,以宣经络。

东白芍　　　　川芎　　　　降香　　　　牛膝　　　　三七
桃仁　　　　　大腹皮　　　香橼皮　　　枳壳　　　　川郁金
橘络　　　　　丝瓜络　　　青皮

沈右　有形之瘕,起于少腹。过胁则痛,达腰则瘥。气入于络,流行失职,于是不通则痛。阴分素亏,阳气易泄。寤寐多汗,是其明证。右脉关部,独见弦大。治法宜用宣腑通络。

旋覆梗　　　　当归　　　　延胡　　　　川楝子　　　麻仁
猩绛　　　　　桃仁　　　　青皮　　　　橘络　　　　丝瓜络
黑豆衣　　　　小麦

李南山夫人　气不帅血,汛水黑而有块;血不濡气,腹中动而起瘕。左胁下痞满,起于疟后,邪流入气络。遂使阻碍气血,血聚为癥。癥者,着而不移;瘕者,动而不定。血分素虚,无以涵木;木气横逆,易犯脾土。消化之气滞,水谷之精凝。化湿化痰,在所难免。舌苔薄白,脉象弦紧。调气血之滞,解肝脾之郁。兼搜湿痰,以和升降。

软柴胡　　　　当归　　　　桂枝炒白芍　川楝子　　　延胡索
茺蔚子　　　　香附　　　　瓦楞子　　　杜仲　　　　橘络
青皮　　　　　半夏

陈晓亭夫人　血分虚而生热,气分滞而成瘕。热迫冲任,信事为之超前;瘕聚腑络,脘腹为之攻动。上扰为脘闷,下注为腹胀。发现于半夜之时,显然肝肾两亏。水不能涵木,木旺而致瘕聚。随喜怒而消长,因劳逸而转移。脉象细弦,舌质腻黄。养血以清营热,调气以消瘕聚。

当归　　　　　柴胡　　　　郁金　　　　青皮　　　　白芍
佛手　　　　　丹参　　　　紫石英　　　川楝子　　　牛膝
茺蔚子　　　　牡蛎

沈左　前经便溏,现在头痛。脐腹之左,形如鸡子。剧于夜,瘥于昼。此为瘕聚,无非气滞。脾不健运,湿盛生痰。脉弦细,苔薄黄。治当疏肝利气,参入运脾化湿。

川朴	川楝子	延胡	青皮	橘核
枳壳	白蒺藜	半夏	木香	黄芩
茯苓	桑叶			

陆凤冈夫人　经来腹胀，少腹更胀。胀而作痛，痛而瘕聚。病起九年，未尝孕育。病源在于肝脾，久而牵及八脉。头晕耳鸣，脉细舌白。多痛多胀，入经入络。法当调肝脾，借以和奇经。

柴胡炒白芍	当归	丹参	延胡	官桂
香附	茺蔚子	川芎	丹皮	茴香
九香虫	八月札			

右　腹左瘕右癥，攻动而欲吐。脉细弦，舌光绛。当润肝脾，以和气血。

当归	白芍	香附	丹参	玉蝴蝶
郁金	九香虫	八月札	丝瓜络	橘络
青皮	玫瑰	竹茹		

姜　夏六月，曾经失血；三年来，哺乳未断。营阴血液渐耗，月事不至六十日。积劳多郁，肝脾气痹失司。脘痛腹胀，瘕聚攻触。脉象细弦，还防成胀。当用疏肝扶脾。

小茴香炒当归		延胡索	大腹皮	路路通
制香附	阳春砂仁	冬瓜皮	川芎	江枳壳
金铃子				

左胁痞满，着而不移；大腹瘕聚，动而无常。面乏华色，舌质淡光。脉见弦细，血虚气痹。两调肝脾以和气。

柴胡炒白芍	当归	制香附	延胡	金铃子
丝瓜络	麸炒枳壳	青皮	茺蔚子	砂壳
川郁金	鸡内金			

水亏木旺，喉痛牙痛。营热气滞，信早信少；瘕聚攻冲，或痛或厥。脉象关尺弦紧，病在肝脾冲任，养血调气，抑木快土。

柴胡炒白芍	丹皮	茺蔚子	木蝴蝶	川芎
九香虫	麸炒枳壳	当归	佛手柑	绿萼梅
丹参	玫瑰花			

4. 胎前

丧明抑郁，情志不乐。屡患肝厥胃痛，近因经停有孕，气机由兹欠顺。血为气配，气升血溢。所以气不顺则血易升。脉象弦滑数疾，当以顺气和营。

老苏梗	子芩	枳壳	杜仲	钩钩
旱莲草	女贞子	归身	橘络	川贝母
桑叶	茅根			

脘满呕恶,胃不思纳,眩晕力疲。此恶阻之兆,最属淹缠。兹拟和胃抑木,佐与宣化余湿。

广藿梗	佩兰叶	广皮	苏梗	吴萸炒川连
采云曲	枳壳	酒芩	鲜佛手	白豆蔻
谷芽	桑叶			

脘泛呕吐,中满纳废。阳明虽有湿遏,其中似属恶阻。一经月事愆期,是明征也。脉象左右弦滑,舌质腻白口淡。当用辛芳醒中,毋碍下焦冲任。

藿梗	广皮	苏梗	吴萸炒川连	豆蔻
枳壳	佩兰	云曲	谷芽	鲜佛手
钩钩	生姜			

陈右　旧年以前,屡经半产,显然八脉不固。现在复孕,腹筋时觉下垂,甚而小溲频数,定是气虚下陷。半产两字,难保无虞。股间作痛,脉象弦滑。当用补中益气,务使气升胎安。

炙升麻	菟丝饼	蕲艾	杜仲	白芍
归身	绵芪	甘草	党参	冬术
广皮	芦根			

袁得之夫人　怀孕咳呛,病曰子嗽。一由木火之灼肺,一由风邪之烁金。咳引胁痛,痰如白沫。右脉滑大而实,左脉滑大而软。血燥之体,肝气愈旺,旺则乘脾,腹筋为痛。法当顺气安胎,参用清肺平肝。

苏梗子	枳壳	酒芩	枇杷叶	川贝
橘红	白前	竹茹	蛤壳	桔梗
甘草	光杏仁			

汪咏霓夫人　湿痰留蓄于胃,胃气消化失司。水谷易停,呕泛易作。脉象流滑,舌苔薄绛。怀珠之体,治宜和降。

广皮	茯神	砂壳	木蝴蝶	绿萼梅
白芍	姜皮	代代花	佛手花	姜竹茹
枳壳	谷芽			

俞任之夫人　孕已九月,腹筋急痛,痛状如分娩。脉象左部滑实,体质气血俱虚。治法两补气血,俾气血充足,则分娩自易。

绵芪	党参	当归	白芍	川芎
大腹皮	广皮	杜仲	菟丝子	牛膝
冬葵子	生姜			

刘　妊娠呕吐不止，发热咳呛。先咯血，而后便血。血止下痢，积垢阴伤胃损。无血养胎，胎元受损。势难两全，症势极重。姑拟养血和胃，佐以化浊。

参须	怀山药	麦冬	白芍	炙甘草
陈仓米	於术	半夏曲	石斛	茯苓
陈皮	甘蔗皮			

周　妊已五月，脾元不统。感邪作泻，泻久不痊。脾胃之阴久伤，虚阳外越，以致发热渴饮。舌光无苔，肚腹隐痛。急宜扶脾养胃，以清虚热。速效乃吉，否则恐有堕胎之变。

| 於术 | 穭豆衣 | 石斛 | 苡仁 | 煨葛根 |
| 参须 | 怀山药 | 谷芽 | 茯苓 | 炙甘草 |

怀珠四月，营液内亏。肝肾之阴，吸供其胎，而不足自濡其络。腰酸肢楚，头晕乏力。拟以潜涵下焦之阴，借杜热久致痿。

金石斛	炒知母	茯苓神	阿胶珠	川断
穭豆衣	丝瓜络	清豆卷	炒白芍	白归身
桑寄生	竹茹	制女贞子		

沈知事夫人　气血以养元，无以灌溉脉络，身痛络掣，固不待言。便血过多，血分愈耗。肝少血而不能条达，脾少血而不能输运。气阻为脘胀，气滞为腹痛。旧年下血，起于产育，八脉必有关系；今年下血，适值怀孕，八脉亦有影响。左脉弦细而滑，右脉数大而滑。用保产无忧法，亦可以摄气血。

生炙绵芪	菟丝子	广木香	川贝母	佛手柑
新会皮	绵杜仲	野於术	蕲艾叶	奎白芍
别直参	阳春砂			

甲寅　大塘兜　陆悌云夫人（首方，闰五月三十日）　孕已四月，病起八日。时在夏日酷暑，所受之邪，无非暑热伤气，暑必挟湿。暑为天之阳气，湿为地之阴气。阳邪从上而受，阴邪从下而受，二气相抟，上下无间。上焦气伤而化痦，下焦气阻而不便。痦少疹多，便闭溲短。暑湿之邪无由出路，头为之痛，耳为之聋。夜不安寐，胃不思食。前日无汗，体若燔炭；现在有汗，身如燎原。口渴喜饮，舌质燥白。左脉滑数，右脉濡滞。叶香岩先生论白痦一症，多是暑湿氤氲气分。治法宜从气分着想，仿《千金》苇茎汤，加羚羊清肺以解肌，参石斛清胃以泄热。

羚羊角	丝瓜络	生子芩	白杏仁	净连翘
白滁菊	鲜石斛	黑山栀	薄荷叶	生米仁
金银花	鲜芦根			

又二方（六月初一日）　产育未逾一年，复孕已越四月。血虚营热，一定无疑。迩来吸受暑邪湿热，由肺犯胃，阻气入营。蒸腾于外，为痦为疹；氤氲于内，

为烦为闷。耳有蝉鸣,头有胀痛。昨夜稍得安寐,今早尤能安睡。汗泄溱溱肌腠,热势渐渐和缓。病起已有九日,便闭已过一旬。口淡无味,舌白少苔。左脉流利如珠,右脉窒塞如滞。红疹多于白痦,气热胜于营热。治法似宜甘淡轻清,借以宣泄肺胃气分。

羚羊角	金银花	佩兰叶	鲜石斛	白杏仁
丝瓜络	净连翘	青蒿子	生子芩	生苡仁
鲜芦根	瓜蒌皮			

又三方(初二日) 昨夜一点钟,身体复热;迨至三点钟,始得开凉。热剧无汗,热缓有汗。脘闷气逆,口渴喜饮。大便未病先闭,屈指已有旬余;小溲亦见通利,少腹时或作痛。胸腹、手臂,发现痱痦,时觉瘙痒,甚而作痛。舌质薄腻,口味淡腻。左脉滑动而大,右脉塞滞而小。暑湿热邪,皆伤气分,蔓延三焦,阻塞六腑。最关系者,孕已四月,设或腹痛迁延,便有带病小产。治法当清气分之邪,所谓治病则胎自安。

羚羊角	连翘	生子芩	瓜蒌仁	杏仁
鲜石斛	淡竹叶	金银花	桔梗	丝瓜络
佩兰叶	知母	鲜芦根		

又四方(初三日) 暑为熏蒸之气,湿乃氤氲之邪。所伤气分,必在肺胃。气分为病,无形无质;暑湿为患,忽凉忽热。昨夜已见身凉、有汗,顷晨倏尔身热、无汗。胸脘满闷,足骭酸楚。越昨少腹似痛而胀,目前痛胀似有若无。大便过旬不下,自觉后重欲圊;小溲每日一行,所行亦不过利。三焦窒滞,决渎失司。最可虑者,孕已四月,用药诸多窒碍,见症变幻不一。左脉流滑,固为孕之正脉;右脉窒滞,确是气之臃郁。清气、清热,是为扼要。天气炎热,身体燔炭,设或一旦增剧,便是束手无策。至于疹点或多或少,亦是热邪忽潮忽平。现在邪在气分居多,治法不外清气范围。

熟石膏	知母	银花	连翘	鲜石斛
生子芩	芦根	羚羊角	薄荷	杏仁
荷梗	黑山栀	丝瓜络		

又五方(初四日) 暑湿之邪,如烟如雾;气分之阻,无形无质。大便十多日不更衣,小溲每周度一通行。下流既窒,上流必塞。督闷脘满,在所不免;烦冤嗳气,亦所当然。胸膺红疹较少,手臂丹痱密多。昨夜寤寐能安,今晨热尚燎原。汗出颇少,转侧殊多。病起十有二日,并非表邪过郁。阴虚怀孕之体,津液难保无伤。脉滑,孕之正脉;脉滞,气之抑塞。凉膈散泻膈上无形之热,羚羊角潜肝中未动之风。

| 熟石膏 | 净连翘 | 肥知母 | 薄荷 | 生子芩 |
| 风化硝 | 鲜荷梗 | 羚羊角 | 黑山栀 | 广郁金 |

银花　　　　鲜石斛

又六方(初五日)　暑湿热邪,本无形质,所伤在气,固无疑义。怀孕四五月之躯,发热十三日之久。未始不伤于阴分,难保无耗于津液。舌转灰燥,是为确据。脘满嗳气,口渴引饮,气分尚有蒸腾之火;潮热暮剧,殊多汗泄,营分亦有燎原之势。手臂红痱较少,头面丹疹尚多。大便十多日不下,小溲每昼夜一行。三焦窒阻,六腑闭塞。一团气火,无从出路。热病以津液为材料,治法以甘凉为注重。可恃者,神气清爽;所怕者,热势剧烈。左脉尚滑大,与病不悖。

鲜生地	黑山栀	银花	净连翘	鲜石斛
白茅根	菖蒲	西洋参	广郁金	知母
瓜蒌仁	蜜石膏	竹卷心	荷梗	

又七方(初六日)　胸膺红疹,如有若无;头面丹点,倏多忽少。两臂亦有红点,并不密布形状。潮热昼缓夜剧,口渴随热随起。昨日热缓,神倦欲睡;至夜热甚,身多转侧。热甚、热缓,皆少汗泄。脘宇有时懊憹,有时呕泛;口中或觉淡腻,或觉甜腻。大便十多日不临圊,小溲每昼夜一通行。腑气一日不通,潮热一日不平。患起十四日之久,津液必两受其伤。气分蒸腾之热,无形无质;营分燎原之火,忽焰忽灭。左脉搏指而滑,右脉弦细而数。舌中灰腻,舌尖白净。甘凉清气以生津,咸寒滋阴以润液。

西洋参	蜜石膏	知母	银花	鲜斛
生子芩	荷梗	瓜蒌子	广郁金	连翘
元参	竹卷心	鲜生地	藿香	青蒿露煎药

又八方(初七日)　发热有十五日之久,大便有十八日之闭。潮热或起暮夜,或起日昼;烦闷随热剧而长,随热缓而消。热甚转侧多动,热减神倦好睡。手臂红痱稀少,头面丹疹密多。胸腹又见水晶白㾦,口味自觉淡而兼甜。脉不更动,仍形左大右小;舌不迁变,依然外白里腻。怀吉四五月之久,纳食十余日不进。气津阴液已耗,气火营热尚炽。种种见端,状似瘅疟。瘅疟之原委,阳亢而阴亏。治瘅疟之法程,喻嘉言为最妙。当仿其旨,甘凉濡胃。

西洋参	肥知母	青蒿子	鲜生地	鲜石斛
元参心	蜜石膏	金银花	淡甘草	生子芩
瓜蒌皮	竹卷心	苗叶		

又九方(初八日)　孕已四五月之多,病起十六日之久。疹㾦风波已平,肌肤自觉瘙痒;瘅疟潮热未定,身体仍形发热。或剧于上午八句钟,或甚于下午四点钟。每剧烦冤懊憹,转侧多动;逾时神清气爽,安静欲睡。舌质前半苔不多,后半苔亦少;脉象左三部滑大,右三部滑数。大便十九日不下,小溲每周度一行。下流虽有窒滞,腹笥并不胀满。急遽攻涤,必妨阴液,昔贤所谓"下不嫌迟"。不过腑气不通,潮热急难就轻。治法仍宜甘凉咸寒,借以清降而保津液。

鲜生地	西洋参	京元参	淡甘草	金银花
淡子芩	蜜石膏	蜂房	青蒿梗	肥知母
苗叶	风化硝			

又十方　午诊脉象,左脉滑大,右脉滑数;顷诊脉息,左手稍缓,右亦不急。舌质前半仍形少苔,后半亦不多苔。潮热之势,忽轻忽重;烦闷懊侬,随热随起。转侧多动,亦随热而至;气急口渴,又随热而来。热势发现,时刻无定。日久阳亢阴虚,热久津伤液耗。疑是瘅疟,似不悖谬。大肠、小肠,均被热阻。大便十九日不通,小溲每周度一行。脘宇或有呕吐,或有甜气,皆热腾之征,亦气升之兆。治法重于甘凉,不免腻于膈间。若不重于甘凉,则津液难以维持,况正值虚多邪少,舍甘凉别无良策。参用咸寒沉降,以润腑润燥;稍加流动气机,以助传导之职。

西洋参	蜜石膏	蜜枳壳	天花粉	枇杷叶
大豆卷捣生地		风化硝	元参心	净银花
净连翘	苗叶	橘红	炒知母	霍斛汤煎药

又预拟续进方　预拟甘凉寒咸,借以保津润液,如得更衣者用之,如不更衣者停之。

西洋参	麦冬	肥知母	采云曲	生子芩
苗叶	青蒿子	滁菊	金银花	绿豆衣
广橘红	霍石斛汤代水煎药			

又十一方(十七日)　身热日渐见退,疹瘟亦已尽回。周身之癣痒,似不可禁。胃思食而加餐,寤安静而多寐。五月之身孕并无动静,二旬之便闭未觉临圊。左脉滑大,并无刚躁之势;右脉虚小,颇有柔软之形。舌质不红、不紫、不燥、不湿,口味或甜、或腻、或苦、或干。阴分为迁延而戕伤,气分有余邪而未尽。腑气窒滞,碍难滋养,尚宜甘凉,廓清胃腑。按九窍不和,多属胃病也。

绿豆衣	黑豆衣	瓜蒌仁	柏子仁	白杏仁
生子芩	苗叶	省头草	西洋参	元参心
冬瓜仁	连翘仁	净银花		

又十二方(二十日)　前日大便已通,所下尚嫌不多。肠中留蓄之垢,未必廓然一清。下流既少通降,上流必有窒滞。气分淹留之邪,尚难速化;营分郁伏之热,未易遽清。所恃者胃纳渐增,津液自为来复,于是五月身孕,相安无事。潮热尚未尽退,盗汗颇多。左脉流滑而大,右脉柔软而数。舌质或光或白,口味时甜时腻。治法仍守前意,无须更易法程。

西洋参	绿豆衣	黑豆衣	生子芩	扁石斛
滁菊	苗叶	佩兰叶	瓜蒌子	忍冬藤
连翘	炒知母	桑叶		

又十三方(二十三日)　前日便下不多,昨日复下亦少。二十多日之积垢,尚不足以尽其余。腑道失通降之司,腹笥有痛胀之状。六腑以胃为长,胃气以通为顺。胃气窒则腑气亦窒,腑气降则胃气亦降。胃少通,腑少降。得食之后,脘宇为胀。气分淹留之邪,亦难骤然廓清。潮热退,掌心尚见焦灼;自汗少,盗汗反为殊多。口甜腻,舌少苔。左脉大,右脉软。孕耽五月,病缠一月。治法通阳明之腑,借此化气分之热。

西洋参	瓜蒌仁	佩兰叶	生子芩	采云曲
扁石斛	绿豆衣	黑豆衣	川雅连	净银花
新会皮	苗叶			

又十四方(二十四日)　大便连下三次,所下仍形不畅,腑中定有未尽之垢;身体复热三日,掌心更觉烦灼,气分尚有淹留之邪。口中时甜、时淡、时腻,脘宇乍通、乍窒、乍胀。头觉晕眩,舌中淡光。自汗不少,盗汗更多。左脉弦大而数,右脉滑大而数。病势迁延一月,熊罴系于五月。身热如此纠缠,余邪如此缱绻。半由阴分之亏,半由阳气之亢。余烬未尽,夙垢未下。急难遽用滋养,又难过用清凉,不若仍用苦寒坚阴、甘凉清气为平稳也。

西洋参	金银花	佩兰叶	生子芩	炙枳壳
炒知母	吴萸炒川连	净连翘	黑山栀	焙滁菊
扁石斛	青蒿露代水煎药			

又十五方(二十五日)　自汗颇多,气分蒸腾之余邪未尽化也;盗汗更多,阴分淹留之余热未廓清也。自汗多则气分愈伤,盗汗多则阴分愈亏。亏则易于生热,热则肝阳易升。嗳气、头胀,乃肝病之确据;发热、口渴,是阴虚之现象。夙垢未去,新垢又来。一两次之更衣,不足以尽其余邪。口有甜味,舌有薄白。左脉弦滑,右脉柔软。仍宜两清气阴,略佐辛芳,借化湿浊。

西洋参	熟石膏	知母	佩兰叶	吴萸炒川连
茯神	扁石斛	生子芩	炙枳壳	鲜佛手
冬桑叶	银花	青蒿露煎药		

又十六方(二十六日)　掌心热,足心亦热;自汗多,盗汗亦多。中宫自觉窒滞,纳食为之不加。寤寐尚称安宁,口味又觉淡腻。舌质薄白,里多外少;脉象依然,左大右小。肺胃蒸腾之热,不易速化;肠腑留蓄之垢,又难遽清。昨夜两手麻木,头窍又觉晕胀。耳有鸣响,目无昏花。阳明之络为热灼而致虚,厥阴之风由液少而致动。阴阳两受其伤,营卫两不相洽。为寒为热,不得不防。治法辛甘化风,参用酸甘化阴。气分尚有留邪,仍用石膏、石斛以泄蒸腾之焰;阴分犹有伏热,尚宜黄连、黄芩以清遗余之烬。

| 桂枝炒白芍 | 淡甘草 | 生子芩 | 生石膏 | 川石斛 |
| 明天麻 | 吴萸炒川连 | 炒枳壳 | 西洋参 | 白滁菊 |

佩兰叶　　　桑叶枝　　　青蒿露煎药

又十七方（二十七日）　桂与芍为辛甘化风,芍同草为甘酸化阴。络中之风,得辛甘略形休息;身中之阴,得酸甘略形敛抑。于是昨日身热较退,迨至深夜亦不复热。手臂酸麻又不觉重,头目晕胀尚觉如故。气分蒸腾之焰,未能扑灭;阴分蕴蓄之热,又难廓清。自盗两汗,依然不少;肛门里急,仍不临圊。脉象左大右小,舌质里腻外白。治法仍祖前意,略行变通数味。

桂枝炒白芍　　佩兰叶　　　生子芩　　　熟石膏　　　朱茯神
扁石斛　　　吴萸炒川连　淡甘草　　　西洋参　　　金银花
炙枳壳　　　桑枝叶　　　青蒿露煎药

又十八方（二十八日）　表邪已解,里气已通。尚有氤氲之热,运出毛孔;遂使汗泄漐漐,动静皆多。病延三十日之多,怀吉亦有四五个月。一身津液已为邪伤,一团余热未获消灭。于是而补虚,则热不能化;于是而清热,则阴不能任。虚热纠缠,一至于此。左脉虚软而大,右脉沉软而滑。舌质朝见薄腻,暮见淡光;口味时或淡腻,时或干燥。治法半补其虚,参用半清其热。

西洋参　　　奎白芍　　　地骨皮　　　笕麦冬　　　佩兰叶
扁石斛　　　青蒿子　　　银柴胡　　　生子芩　　　京元参
忍冬藤　　　朱茯神

又十九方（二十九日）　手心热,足心亦热;自汗多,盗汗亦多。久热则阴亏于内,多汗则阳越于外。阳不入阴,寤不恬寐。病后意中之事,尚不足以为虑。舌质外见淡光,里见薄腻;脉象左部数大,右部滑数。手臂时或酸楚,头窍时或胀满。三十多日之病缠,津液岂有不耗;四五个月之怀孕,营阴安能充足。气分蒸蒸之热,运出于毛孔;营分炎炎之火,逼入于肝胆。一半补虚,一半清邪,使正气不为清而致虚,则邪气不为补而树帜。

西洋参　　　笕麦冬　　　肥知母　　　净枣仁　　　扁石斛
忍冬藤　　　淡甘草　　　云茯神　　　奎白芍　　　焙滁菊
生子芩　　　元参心　　　青蒿露煎药

又二十方（七月初一日）　手心属手少阴经,足心属足少阴经。四肢又为诸阳之本,热势剧于两心、四肢。盖热久阴分之亏,其原由阳气之亢。病机迁延三十余日,怀孕亦有五个多月。阴分虚者益虚,阳气亢者益亢。气分余波之热,时消时长;营分未尽之火,忽焰忽熄。舌质中央淡光无苔,脉象重按柔软数大。滋少阴之液,以潜浮阳;濡阳明之津,以泄余热。

紫丹参　　　肥知母　　　西洋参　　　笕麦冬　　　扁石斛
生子芩　　　茅根　　　　奎白芍　　　淡甘草　　　京元参
朱茯神　　　忍冬藤　　　青蒿露煎药

又二十一方（初二日）　疹从营出,痦从气化。见回已过半月,余邪尚有淹留。内则蔓延气腑,外则布散血络。满面发现瘰垒,手臂又见痱瘰。胸膺一带,亦有显现。发热剧于手足两心,酸楚觉于左右两腕。动多自汗,静多盗汗。脘不知饥,头有晕胀。迤逦三十多日,怀孕五个余月。熏蒸之热氤氲于内,浮炎之火迫现于外。耗伤气津,消烁阴液。舌质中光少苔,脉象左大右数。两清气营,借养阴液。

西洋参	人中黄	茯神	滁菊花	生子芩
奎白芍	忍冬藤	紫丹参	茅根	觅麦冬
丝瓜络	扁石斛	青蒿露煎药		

又二十二方(初三日)　热起于足之涌泉,延及于手之劳宫,有汗则衰,无汗则盛。纳食之后,脘宇自觉满胀;热甚之际,头窍又觉晕胀。动则自汗较少,静则盗汗尚多。汗出沾衣,身发痱瘰。痱者,小节也;瘰者,微瘰也。痒若虫行,痛如针刺。半由气分未化之余邪,半由血络无形之风热。左脉虚弦而大,右脉沉数而滑。口渴朝剧,舌质淡光。清气分之余热,泄血络之风热。

生首乌	觅麦冬	扁石斛	西洋参	黑荆芥
生子芩	绽谷芽	甘中黄	真滁菊	炒白芍
忍冬藤	白茅根	青蒿露代水煎药		

又二十三方　手足心热,固属阴亏;头目眩晕,无非阳亢。阴既虚,阳既亢,营分虚热易生,气分余邪愈留。汗出见湿,乃生痱瘰。有时癣痒,有时疼痛。得食脘觉满胀,入夜寐少恬寐。手臂时或酸楚,身体时或罩热。左脉虚弦而大,右脉沉数而滑。口渴剧于上午,舌光现于中央。治法养胃中之津,借以潜身中之热。

生首乌	石决明	真滁菊	甘中黄	西洋参
觅麦冬	云茯神	扁石斛	生子芩	绽谷芽
荷叶梗	忍冬藤	青蒿露代水煎药		

又预拟接方　有孕久病,血液无有不伤;有汗多热,阳津未始不耗。气液已由迁延而不复,余邪势必淹留而未清。诸病变出,由此来也。手足心热独高,头臂之瘰极多。时痒时痛,纯红无白,无非热在阳明血络;舌光少苔,淡而无绛,不外虚在阳明气津。胎前宜凉,病后宜清。预拟凉血清气,以备善后调理。

西洋参	麦冬	白芍	绿豆衣	扁石斛
生子芩	吉林参须	真滁菊	橘络	茯神
茅根	淡甘草	大生地露代水煎药		

又二十四方　病象否去泰来,正气实少虚多。半由热久之阴亏,半由怀孕之血虚。病有七十日,孕有四五月。虚者益虚,损者益损。虚者易于生热,损则亦易生热。实热必在气,虚热必在血。血燥生风,风动犯巅。太阳头胀,牵及眉棱,耳鸣连及高项。食则多汗,寐亦多汗。口觉苦味,舌觉干燥。中苔薄白,

根底起刺。左脉动而大,右脉数而弦。胎附于肝而系于脾,治法注重肝脾气营,如寄生之托于苞桑,茑萝之施于松柏也。

饭蒸於术	牡蛎	杜仲	扁石斛	白茅根
茯神	忍冬藤	吉林参须	白芍	归身
女贞子	生子芩	滁菊	甘草	

秦　阴分不足,虚则生热。娇脏被刑,清肃失司。咳而少痰,饮食少进。脉滑经停,已属怀吉。素患失血,逢节便发。阳气亢,时有头晕。当清营分之热,兼泄气分之火。

川石斛	川贝母	筧麦冬	酒炒子芩	香谷芽
枇杷叶	大白芍	福橘红	朱茯神	佛手柑
肥知母	川杜仲			

范右　怀孕之体,不耐烦热。热伤胎元,腰腹作痛。孕已九个足月,犹虑带病分娩。形冷热,脘满闷。眩晕自汗,脉滑舌薄。当治其病,毋害其胎。

西洋参	云苓	广皮	钩钩	稽豆衣
佩兰	滁菊	杜仲	冬桑叶	佛手
黄芩	竹茹			

孕体八月不固,带下频多;夏令澡水纳凉,清阳被遏。脾胃水谷之湿,乘机逗留中焦。外胜肌肉,发现瘰癧。腹痛便泻,一日数行。胃纳如常,形体渐瘦。脉来左大右小,舌质滋白无燥。治当健脾宣湿,参用固肾护胎。

冬术	木香	杜仲	广皮	春砂
忍冬藤	芡实	莲须	米仁	白芍
淡草	茯苓皮			

5. 产后

胎前食积中焦,陈腐酿痰;产后瘀阻下焦,气郁化热。中宫格塞,上脘满闷。气上撞胸,痰绕咽喉。似厥非厥,状若闷绝。脉象弦滑,舌中黄腻。急当宣陈腐以利气机,通上焦以肃降令。先治其标之计,是为权宜之策。

淡豆豉	黑山栀	橘红	仙夏	广郁金
枳壳	云曲	豆蔻	瓜蒌皮	杏仁
桔梗	荷梗			

产后营阴下亏,阳火上炽,是以头痛腰疼,心悸艰寐。血少灌溉,遍体酸楚;气失流利,脘腹满闷。而胎前所受之暑湿热,熏蒸分肉之间,遂令发为瘰疬,胃纳甚钝。脉象左右,弦细少神。虚中兼有邪留,未便遽投滋补。法当标本两顾,庶无偏胜之弊。

当归	丹参	辰神	黑荆芥	连翘
滁菊	丹皮	夏枯草	丝瓜络	橘红
桑叶	鲜苗叶			

沈右　九月产育，少腹胀满。冷热头痛，纳食不多。起于三疟。

柴胡炒当归	枳壳	青皮	元胡	佛手干
香附	白芍	茯苓	大腹皮	金铃子
砂壳	丝瓜络			

吴　产后百脉空虚，瘀浊未尽。致发肠痈，咳难完固。寒郁作痛，脉象虚细。势成损症，暂拟逍遥散加味。

| 柴胡 | 白芍 | 延胡 | 炙甘草 | 红枣 |
| 归身 | 白术 | 乌药 | 薄荷 | 生姜 |

徐　正产后，营血固亏，而脾土又弱。湿浊留滞肠胃之间，腹痛便溏，后重不爽。头眩心悸，谷食颇减，夜分作烧。久泻伤脾，脾阳不能化生新血。急为扶土，调中泻心，精神乃复。

党参	怀山药	枣仁	炙甘草	苡仁
红枣	白术	小茴香	炒杜仲	乌梅
茯神	煨姜			

沈　正产后，肝肾血亏，虚而生热。脾之生化不旺，手足心热，谷食不香，头眩腰酸乏力。当养心脾，调肝肾。

归身	参须	怀山药	中生地	陈皮
藕节	白芍	川断	黑山栀	女贞子
谷芽	红枣			

陈秉钧夫人　产育已将三月，营卫尚未恢复。风湿之邪，乘虚而入。一身之气皆阻，周行骨节皆痛。形寒形热，头痛头胀。脘满气逆，咳呛有痰。脉象寸口浮数，治用轻清宣表。

山栀	姜皮	橘红	象贝	钩钩
竹茹	羚羊	前胡	薄荷	白杏
桑叶	枇杷叶			

沈达夫夫人　胎前伏邪，产后郁冒。营卫差乱，乃暴产之本病；表里交阻，是郁冒之标病。形寒发热，头痛攻跳。中脘尚有积滞，气失和降，脘满呕恶；下焦又有瘀露，气失和通，腹痛便泻。咳呛时作，胃纳几废。脉象芤滑而大，治当调营和卫。

全当归	嫩钩钩	炙橘红	荆芥穗	川芎
粉丹皮	益母草	山楂炭	白芥子	采云曲
桑叶	丝瓜络			

覆诊　胎前之伏邪,乘产后郁冒而发;营卫之差乱,致冷热时觉往来。中脘积滞酿痰,下焦积瘀化湿。热气逆上,呕恶便下黑色。梦寐恍惚,目睫盗汗。咳呛痰紧欠爽,胃纳所进不多。脉象浮滑,治当清表通里。

川雅连	炙橘红	采云曲	益母草	粉丹皮
丝瓜络	抱木神	广郁金	炒荆芥	净连翘
冬桑叶	陈胆星			

王右　产后血虚风胜,上扰清空头痛。

滁菊	桑叶	钩钩	天麻	石决明
白蒺藜	当归	甘杞子	丹皮	黑芝麻
牛膝	白芍			

右　五六年前,肝厥脘痛。肾水营液,由此消耗。今秋产育,迄今百日。下元之虚,未获充复。肝肾液燥,由斯来也。脉象弦细而沉,治当滋养肝肾。

川石斛	丹皮	丹参	怀牛膝	麦门冬
滁菊花	茯神	白芍	白蒺藜	银柴胡
青蒿子	桑叶			

吕右　四十一岁　产将三月,汛红颇多。入暮焦热,胃减身倦。三春咳呛,尚未杜根。

杏仁	麦冬	橘红	驴胶	生地
白芍	贝母	枇杷叶	丹皮	螺蛸
元参	骨皮			

陈右　三十三岁　咳呛失音,胎前延及产后;腹痛便溏,往年宿根发现。病缠四月,形瘦冷热。脉虚舌薄,延防蓐损。

凤凰衣	桔梗	淡草	枇杷叶	北沙参
牛膝	贝母	茯苓	饭蒸於术	橘红
玄参	牡蛎			

平右　三十九岁　产后腠理空虚,寒邪易于侵袭。形寒头晕,脘痛腹痛。

东洋参	龙骨	姜夏	佛手	牡蛎
首乌	谷芽	广皮	杞子	沙参
白芍	木蝴蝶			

周右　二十七岁　左咽稍痛,黎明便溏。起由产后,将成蓐劳。

北沙参	冬瓜子	丹参	麦冬	牡蛎
丹皮	白芍	银柴胡	炙甘草	地骨皮
螺蛸	川斛			

徐右　三十五岁　旧夏产育伤元,继而咳呛水泻。冷热食废,蓐劳难图。

| 别直参 | 於术 | 谷芽 | 杏仁 | 清炙甘草 |

麦冬	肉果	贝母	怀山药	橘红
茯苓	白芍			

暴产骤加郁怒,营伤而复气伤。阳不入阴,寐不成寐。腹笥时胀,大便时溏;督背掣痛,腰脊亦痛。脉象弦细,舌质薄白。养心之营,潜肝之阳。

丹参	白芍	九香虫	丝瓜络	归身
茯神	杜仲	忍冬藤	酸枣仁	玫瑰花
夜交藤	滁菊			

哺乳之体,血虚肝旺。四肢酸软,周行痛楚。脘满气逆,脉见弦细。养血柔肝,调气和胃。

杜仲	怀牛膝	佛手	川郁金	广皮
宣木瓜	当归	海螵蛸	丹参	绿萼梅
柴胡炒白芍	丝瓜络			

难产气血错乱,恶露鲜行;腹笥自觉胀满,甚而拒按。膀胱气化窒阻,溲便三日不通。少腹亦形胀痛,脉象均见弦细。痛为不通,拒按属实。两调气血,并通水道。

五灵脂	生蒲黄	车前子	当归	炮姜
益母草	赤茯苓	怀牛膝	福泽泻	猪苓
官桂	蟋蟀			

产本气血两亏,益以衃下如崩。气血更形亏耗,心跳肉颤纷来。产逾匝月,崩有两旬。气虽复而未足,血虽充而尚亏。肝木遂失调达,木郁生火;脾土又失健运,土郁生湿。不食脘嘈,得食脘胀。面黄浮肿,舌白少华。脉弦细,治当补养。

首乌	枸杞子	於术	茯神	丹皮
佛手	归身	生黄芪	白芍	广皮
丹参	桑叶			

6. 带下

产后气营交虚,八脉失固。带下频多,少腹作痛。五心烦热,脉来细弦而数。法当两调气营。而舌质带腻,其中似有湿留,还佐辛香宣运。

茅术	川朴	青皮	归身	白芍
香附	牛膝	杞子	砂壳	茯苓
川斛	杜仲			

浦远峰夫人 经汛淋漓,带下殊多。面浮肢肿,脉濡舌白。究病之源,必由郁怒。

桂枝炒白芍	紫丹参	川附炒泽泻	杜仲	海螵蛸
粉丹皮	冬术	茯苓皮	白莲须	佛手柑
桑叶	芝麻			

杨右　经汛淋漓,带下漏注。脾虚更为湿阻,腹筍大小无常。脉象弦滑,舌质薄白。见症错杂不一,治宜抑肝快脾。

丹参	柴胡炒白芍	杜仲	萆薢	广皮
陈香橼皮	冬术	广木香	云曲	莲须
冬瓜皮	益智仁			

蒋渠清夫人　左髀酸痛,右手麻木。血少生风,流散于络。湿火上乘三焦,下注淋漓带下。风阳随虚火上焰,头窍胀痛。脉象细弦,舌质净白。熄风阳,清湿火。借利空窍,而安带脉。

滁菊	桑叶	白芍	沙苑子	莲须
梧桐花	黄柏	茯苓	丹皮	丝瓜络
萆薢	炒知母			

钱致安夫人　产育已将两旬,奇经脉络空虚。腹痛剧于侵晨,淋带白胜于赤。脾阳失运,四肢浮肿。脘气不通,中焦满闷。左脉濡细,舌质薄白。当调肝脾之气,以和奇经之脉。

冬术	茯苓	杜仲	云曲	广皮
白莲须	香附	砂仁	乌贼	金铃子
半夏	玫瑰花			

陈右　十九岁　阳明络热,寐中抽掣;下焦湿胜,带下殊多。

丹参	萆薢	乌药	姜半夏	秫米
茯神	莲须	杜仲	广皮	夜交藤
丹皮	白芍			

李森甫夫人　脘痞腹胀,经淋带多。脉象弦细,舌质薄黄。阳明不阖,冲任不固。患起小产,已越一年。气血戕伤,诸症杂出。阖阳明之气,固冲任之血。

党参	白芍	丹参	远志	枣仁
绵杜仲	当归	川芎	茯苓神	海螵蛸
牡蛎	茺蔚子			

又二方　得食脘胀,不食脘嘈。起于小产惊恐,遂使内伤肝肾。奇经八脉,附于脾肾。肝肾既云不足,八脉固摄失司。汛淋带多,脉弦烦冒。法当平补肝肾,借以灌溉八脉。

丹参	炙甘草	茯苓神	杜仲	牡蛎
远志肉	莲须	玫瑰花	海螵蛸	当归
白芍	枣仁			

陈 肝脾营虚,牵及八脉。月事迟期,带下频多。

炒当归	白芍	川芎	海螵蛸	白莲须
月季花	制香附	官桂	柴胡	枳壳
绵杜仲	姜半夏			

钦右 二十四岁 先有白带,继而赤带。益以经水淋漓,甚而色紫成块。少腹抽痛,牵及经络。形寒头痛,脘泛食少。脉象弦芤,舌质腻白。病在奇经八脉,兼挟寒湿阻遏。治法益气血之虚,参入通气血之滞。

紫丹参	海螵蛸	陈阿胶	法半夏	怀牛膝
茺蔚子	橘络	丹皮	紫石英	猩绛
白芍	萆薢	甘草		

又二方 肝肾阴虚,冲任失固。自白带而转赤色,由经漏而至成块。血既失其所养,气遂乘于脉络。少腹掣痛,面目浮肿。冷热头痛,耳鸣盗汗。脉象弦芤而滑,舌质薄腻而白。脾胃为湿所困,治法缓投滋补。

旋覆花	新绛	归须	萆薢	丹参
丹皮	杜仲	白蒺藜	螵蛸	茯苓皮
炒白芍	枳壳炒白术			

张右 月事愆期,带下频多。左腹攻动如块,遂使酸楚作痛。脘胀妨碍饮食,心痛牵及胁肋。头晕耳鸣,心悸少寐。更衣不实,嗜荤更甚。脉濡细而弦,舌糙黄而燥。气血交亏,木土同病。仿逍遥散,以调肝脾。

於术	归身	白芍	木香	茺蔚子
软柴胡	升麻	金樱子	牡蛎	芡实
广皮	海螵蛸			

张右 鼻渊三年,根深蒂固。血虚生热,动及血海,信事超前;气虚生湿,下注冲任,带下殊多。腰间酸楚,耳窍鸣响。脉象弦细,舌质薄白。肝肾阴亏,治法当用两顾。

| 川芎 | 当归 | 生地 | 白芍 | 杜仲 |
| 丹参 | 丹皮 | 龟版 | 甘杞子 | 菟丝子 |

阿胶艾绒三分炒珠

曲小姐 肝阴不足,热由内生;脾阳有亏,湿自内聚。热入血分,酿成白淋;湿胜化痰,发现连厥。舌根薄腻而白,脉象弦数而滑。养肝阴以泄风热,和肝胃以涤湿痰。

生地	木通	草梢	竹叶	茯苓
冬瓜子	石决明	竹茹	苡仁	瓦楞子
仙半夏	橘红			

汪 肝肾素亏,腰酸带多而内热。夏秋以来,脾受湿侵。胸腹作胀,食入

不舒。头晕胀痛,白带腥秽。先拟养营和中,兼以利湿。

| 当归 | 茯苓 | 枳壳 | 椿根皮 | 蒺藜 |
| 苡仁 | 砂仁 | 建曲 | 广皮 | 菊花 |

王　肝肾两亏,挟有肝气,头眩腰酸。脘中作痛,带下频频。当养肝脾,以固奇经。

| 当归 | 白术 | 丹参 | 芡实 | 白茯苓 |
| 白芍 | 川断 | 乌贼 | 红枣 | 潼沙苑 |

王　肝肾两亏,亏及奇经。半产两次,白带频频,心神恍惚。当培肝肾,以固奇经。

党参	怀山药	杜仲	茯苓	炙生地
牡蛎	归身	菟丝子	白芍	芡实
海螵蛸				

某右　脉弱无神,舌光无泽。气血耗则身体作痛,津液少则口中觉燥。八脉失固,带下多也。

西洋参	杞子	真滁菊	牡蛎	佛手花
木蝴蝶	金樱子	白芍	云茯苓	桑叶
净枣仁	夜交藤			

吴右　水亏木旺,火焰金伤。有时咳呛,有时痰红。脉数大,汛愆期。带下殊多,小溲频数。皆由下元不固,治法总宜滋养。

生地	白芍	丹参	丹皮	牡蛎
莲须	桑叶	淡草	茺蔚子	牛膝
橘红	川贝			

肝失疏达,胃失输运。气滞作痛,得食更甚。肝肾真阴,素欠振足;奇经冲任,因之失固。每到冬令,便是带下。纳少力疲,舌静脉细。治当两调肝胃,以冀气舒,则痛自止。

八月札	九香虫	香附	仙半夏	小青皮
川郁金	白归身	白芍	炒谷芽	砂仁壳
杜仲	佛手柑			

吴右　六十三岁　肝肾不足,湿火乘虚下注;气血俱伤,带下赤白并见。

砂仁捣熟地	萸肉	丹皮	冬术	海螵蛸
茯苓	杜仲	山药	制首乌	莲须
草薢	白芍			

十四、 儿科杂病

饮食不为肌肤，是为疳积之患。八龄体元甚薄，阴常不足，阳常有余。阴虚阳亢，营卫失调，时或形寒内热。近值脾胃司令，湿浊内炽，则气机更欠调达，故腹满益加增剧。脉象濡细。当先培运中土，以调营卫。仿东垣法。

潞党参	於术	茯苓	银柴胡	升麻
酒炒青皮	神曲	焙五谷虫	姜夏	川朴
桂枝炒白芍	炒冬瓜皮			

时生三月，痘见两朝。乃时感引动先天之毒也。无如船小载重，慎弗藐视。

羚羊角	天虫	蝉衣	蝎尾	大力子
桔梗	生草	丝瓜络	炒当归	红花
连翘	芦根			

童体后天不足，恐难胜其时令之热。故拟清暑益气，以作夏令调治之计。

绵芪	冬术	党参	柴胡	升麻
广皮	茯苓	云曲	茅术	泽泻
芽谷	老姜			

钱少峰媛（首方） 冬温春发，已见表下。气津由表而内伤，阴液由里而内耗。阴虚生热，热甚食气。形瘦肤燥，面红舌白。匝月来胃纳式微，生气更薄，诸恙愈出。脉大而数，左右皆然，大为阳亢，数为阴虚。九岁幼质，照此形状，童怯两字，不得不防。滋真阴不足以存液，潜虚阳有余以固津。俾得脉静身凉，或可转圜就范。

吉林参须	青蒿子	制首乌	白芍	金钗石斛
净骨皮	炙鳖甲	炒谷芽	银柴胡	血丹参
茯神	冬桑叶			

复方 发痦发疿，多汗多下。阳津阴液，均受戕伤。病起月余，未获恢复。形瘦肤燥，暮热盗汗。舌白尖红，脉大而数。近来天气，寒暄不匀。稍有咳呛，谅是外感。育阴潜阳，以退虚热。九岁幼质，迁延防痨。

西洋参	左牡蛎	丹参	净骨皮	银柴胡
丹皮	橘红	炙鳖甲	青蒿子	白芍
川贝母	枇杷叶			

三改方　据云诸恙较减，惟热未尽，而面现红点。总有阳亢阴亏，浮火乘机上炎。改方仍用甘缓介潜。

西洋参	炙鳖甲	青蒿子	银花	淡甘草
丹参	石决明	左牡蛎	真滁菊	丹皮
绿豆衣	桑叶			

徐荣甫郎　先天不足，后天失培。积湿化虫，酿疳成痨。脾不鼓动，四肢自觉寒冷；胀及少腹，肝木亦有横逆。稍有咳呛，脉不数大。现幸大便尚未溏薄，趁早调治，或可转机。

五谷虫	胡黄连	云茯苓	鸡肫皮	青皮
金铃子	白芜荑	神曲	干蟾皮	冬瓜皮
大腹皮	榧子肉			

张童　二月　腹痛甚而有形，腹痛瘥而无形。脉象弦紧，痛在中脘，显然脾病。源由水谷之湿，遂使湿胜生虫。及早调治，免成五疳。

瑶桂	金铃子	延胡	苏梗	川朴
茯苓	阳春砂	姜夏	乌药	青皮
白芍	使君子			

金童　二月　少腹抽痛，不食面黄。

当归	小茴香	延胡	金铃子	枳壳
青皮	忍冬	丝瓜络	橘络	白芍
乌药	路路通			

钱童　三月　腹大已久，咳呛伊始。七岁童体，已成疳劳。

金铃子	桔梗	瓦楞子	青皮	榧子
杏仁	延胡	甘草	百部	大腹
鸡肫	竹茹			

王童　表虚易受外感，阴虚易生内热。稍有咳呛，防成疳劳。

银胡	青蒿	鳖甲	杏仁	橘红
前胡	苡仁	地骨皮	桑皮	川石斛
秦艽	竹茹			

杨童　气血不足，灌溉失司。经络流利窒碍，左右道路阻痹。旧年痛在左胁，今年痛及左肋。自汗盗汗，潮热掌热。脉象细数，防成童劳。

旋覆花	新绛	归须	橘络	丝瓜络
金铃子	延胡	牡蛎	鳖甲	龟版
川贝	小麦			

钱童　脊高渐及于背，环跳痛及于膝。病在于骨，骨主乎肾。经络酸楚，筋骨痛掣。大便乍溏乍结，身体时凉时热。六脉沉大，两补肝肾。

熟地	丹皮	泽泻	萸肉	茯苓
首乌	当归	於术	党参	龟版
杞子	鹿角霜			

阴虚火旺,饮食不为肌肤;脾虚气弱,腹笥为之满胀。乍寒乍热,法当清养。后天素薄,延防成疳。

西洋参	五谷虫	冬瓜子	升麻	白芍
鸡内金	使君子	青蒿子	青皮	冬术
银柴胡	川石斛			

张童　膏方　年当舞勺,后天素薄。遍体瘰瘰瘙痒,遇暖即发。齿痛龈肿,春秋便萌。脉象细数,舌质片白。治当峻补,以资生长。

绵芪	防风	豨莶草	荆芥	当归
党参	熟地	萸肉	茯苓	粉丹皮
泽泻	山药	杞子	甘菊	元参
制首乌	川斛	赤白芍	菉豆衣	甘草
驴皮胶	冰糖收膏			

郑　热久伤阴,延防慢惊。小溲频数,口渴引饮。脉纹紫。欲求热退阴复,务在介潜甘缓。温肝扶阳,均非所宜。

熟地露	南沙参	淡天冬	大白芍	朱茯神
鲜莲子	淡甘草	扁豆衣	炙鳖甲	笕麦冬
石决明	冬桑叶			

许童　咳稍缓,血仍吐。面浮足肿,冷热腹胀。八岁童子,已成童痨。

川贝	谷芽	冬瓜子皮	枇杷叶	杏仁
茯苓	百部	款冬	紫菀	山药
於术				

童体本属阴亏,益以热久阴伤。阴虚则热愈炽,热炽则阴愈虚。面有肿气,舌质带灰。患此疟后,邪在肝胆。潜阳退热,泄肝安神。

丹参	胡黄连	银柴胡	地骨皮	青蒿
冬瓜子皮	丹皮	淡鳖甲	川石斛	白茯神
钩钩	冬桑叶			

先天不足,后天有亏。是平日之本病也。现在病起匝月,病剧半月。肺胃气火有余,咳嗽口燥;脾肾阴水亏虚,腹胀便泻。脉象虚数,舌质糙燥。种种皆属童怯见证。益土生金,壮水柔木。

於术	扁豆	橘红	北沙参	叭杏仁
麦冬	桔梗	淡草	白芍	川贝母
枇杷叶	红枣			

附　录

1.《金子久轶事一则》(发表于 1922 年《医学杂志》第 10 期,作者费泽尧)

金子久先生,浙湖名医也。每临证,细审详查,从无苟简,以故垂危之症,恒多回春。有陈某者,亦知医。陈某之兄,患病甚剧,投药罔效,陈某束手。其嫂欲延先生诊治,陈某阴念余治已穷,子久尚有何法,姑从之。翌晨先生至,见病者卧床奄奄待毙,细诊其脉,并索前方遍视,谓陈嫂曰:"汝夫病势深重,余亦无他治法。即立方,亦与汝叔相同,无能为也。"陈嫂再三恳求泣下,先生无奈曰:"病势已属危殆,坚欲求余设法,能否挽回,则不可知。姑取试之,不效莫怪。"命购元明粉八两,浓煎热服,服后蒙首而睡,如有汗出,可望生机。陈某以病体虚弱如此,岂堪投此猛剂,思不从,商之嫂氏,决谓照办,死亦无悔。乃煎进,服后约三时许,病者苏而大汗,黏臭异常,遂至中堂报告。先生曰:"汗黏且臭,浊气已达,可无虞矣。"斯时病者神清,乞粥欲饮。陈某不解所以,请叩其故。先生告曰:"令兄之症,系忧虑而起,感有浊邪,郁而不达,充塞玄府,故终日昏寐不苏,神志模糊,一若少阴虚症然。苟非此法,不能奏功。但元气大伤,应宜调摄善后之治,兄可为也。"作别登舟,叔嫂咸感佩。

泽尧按:先生初不立方,非真无法,为顾全陈某耳。至后发挥病理,用药立方,极臻奇妙,是大有研究价值。

2.《王镜泉先生读金子久轶事一则书后》(发表于 1923 年《医学杂志》第 15 期通讯门)

诸家本草,玄明粉从无发汗之说。而金竟以下品易为汗品,特著奇功者,此非行险侥幸,盖其胆识洵超出寻常万万也。金谓:"病由忧虑而起,感有浊邪,郁而不达,充塞玄府,故终日昏迷,神志模糊。"考玄府者,皮肤间汗出之孔也。以其细微幽玄不可见也。《素问·水热穴论》所谓"玄府"者,汗孔也。良由肺主皮毛,脾主肌肉。肺脾之气机,被浊邪蒙蔽,故无汗而奄奄待毙。用一味玄明粉,辛散以开腠理,辛润以致津液,而气机顿开,奏效如神。盖玄明粉之性质,辛甘冷无毒。辛入肺,甘入脾,不与大黄同用,所以能化泻为表也。以病理学研究之,此症因重用玄明粉而挽回,固不得误用麻黄之辛热。以药物学拟议之,此症既单用玄明粉而流通,亦无妨代用浮萍之辛寒。鄙见如斯,录供研究。

3.《中医杂志汇选》载金子久脉诊（发表于 1924 年第□期临证笔记,作者王一仁）

余诊病以脉合症,但辨寻常浮沉迟数大小虚实之理,颇有切脉而知其病者,如沉弦腹痛,浮数寒热是,此外脉中玄妙之理,实所未解。曾闻金子久生时为前浙督杨善德诊病,断其不治。同时有一西医翻译,请其诊脉,人甚壮健,初无病也,金亦断其将死,后果回沪病作,一星期死。又诊居停家婢三人,断其一明年死,至时果然。又诊一病不能逾立夏,皆如其言。其脉理可谓玄妙,惜难传出,此王君仲奇为余言之。金为沪名医,其医案有载本杂志,说理清利,拟药亦工稳。犹忆金前年病阴黄疸,自恃年力未衰,以为阳黄,日服茵陈蒿汤,渐至沉重。请丁师诊,为用金液丹、扁鹊玉壶丹、干姜附子等味,时已不及,卒以此死。传闻金死之日,尚为人治愈一危症,可谓工于谋人者矣。

4.《名医轶事:金子久》（发表于《卫生报》1928 年第 17 期,作者张志良）

王店张姓女病血蛊,医用通经破血舒郁之剂,如棱、莪、官桂、枳、朴、左金、逍遥等药,俱不效,乃请金诊治。即择前方之稍峻利者,加制甲片三钱,经即得通,诸恙渐愈。盖经停日久,脉道凝涩,普通破血通经之剂,不能蠕动经络,而流血下行,故无效。甲片具穿山之能,无经不入,无络不透,一服而通,固其宜也。

5.《简明诊脉法》载金子久脉诊［陈存仁编《国民医药须知》（一名《万病自疗全书》）,1931 年 10 月上海张氏医室印行,作者朱振声］

中医于有病之脉,述之颇详。然今医之能此者,已如凤毛麟角。近代医生中,余所最钦佩者当推金子久先生。兹忆一事,颇奇,当为读者告之。某日,有女来诊（金子久处）,年约二十余,面目清秀,一望而知为聪慧者。先生诊其脉,亦不语。顷之,女询曰:"余究属何病,前服各医之药均无效,先生能识之乎？"金曰:"此病之源,汝自知之,何询为？"女曰:"余因不知而问之,先生实言何妨？"金曰:"病源甚远,得之处女时攻胎所伤。"女闻之,赧然而退。其脉理之深,于此可见。

后　记

　　余甫大学毕业,旋即投身杏林,于临床之外,对中医文献研究情有独钟。诊余之暇,泛览医文,常搜罗抄录经典要籍、名家医案等资料,稍作整茸。家传藏有线装书、石印本若干,得见《精校大麻金子久医案全书》,黄卷故物,莫知其详。偶聆长辈为余述金子久先生若干传说事迹,饶有兴味,景仰之心油然而生。

　　金子久为晚清民国年间一代名医,学力深邃,遐迩闻名,"慕名而负笈从学者,前后达一百七八十人"。金子久弟子陈祝三言:"当时临诊医案,命门人等抄录简册,日积月累,高可等身,初拟发刊,以应诊鲜暇,不果行。"其医案不计其数,屡经传抄,在金子久身故后曾有少量刊印出版,而年久坠绪,故纸凋零,学界难睹其医案之丰貌。

　　十余年前,有幸得识王荣祖先生,襄助董理其师王和伯遗存之医案。王和伯为金子久之高足,衣钵相承,蜚声浙北。余叹服其精妙之医案写作,医理文理俱佳,俪辞纷繁,尤为一绝。《王和伯医案精选》已然付梓,余遂不揣浅陋,有心整理金子久之医案,集为一编,以利传布。

　　经余稽考,王和伯临证疏方,诊籍必书写底稿,日常授徒方式,一如乃师。即如王和伯一般上午坐诊,下午出诊。坐诊医案写本以时间为序,病人复诊有前案可稽;内容较为精练,多由弟子笔录,药名因不同弟子习惯而稍异,或删繁就简为一字(如记"地黄"为"地"),剂量从略,亦夹一二条亲自书写者。出诊医案则较为繁复,文辞典雅,工于对仗。金子久弟子刘哲明在写给裘吉生的信中谈到:"抄本金子久先生医案两种,一系出诊,一系门诊。出诊一种,脉案甚长,且俱用对偶句,固医案中之别开生面者,惟所抄之字,异常潦草,且有十七帖书法甚多……至于门诊一种,简洁明净,字句少而意思富,且字迹甚清晰。"据其所言,可知"出诊一种"即为《和缓遗风》,"门诊一种"即为《金氏门诊方案》。

　　《褚氏遗书·辩书》问曰:"居今之世,为古之工,亦有道乎?"曰:"师友良医,因言而识变;观省旧典,假筌以求鱼。博涉知病,多诊识脉,屡用达药,则何愧于古人!"余深以为然。甄选名家医案,可为中医临床之借镜。金子久学问渊深,对温病时症治疗有独到之处,而杂病内症调治尤为得力。医案中复诊多次者屡见,故病种分类尚无尽善之策。诚如乌镇张艺城弟子吴江凌树人所言:"惟编辑医案,其分门别类,最难清楚。盖一病中每月兼证错见,如疟痢交作、痨蛊两兼之类。"学者自当善辨而学,幸毋以病名为囿。

《金子久医案类编》一书暂告段落,原非全帙,仅得小成。本书问世之际欣逢我院成立七十周年,也是金子久逝世一百周年纪念。编纂过程中,仰仗编写组的通力协作和海宁市中医院上下的大力支持,感谢各位前辈同道友朋亲属的勉励相助。特别要鸣谢浙江中医名师陈学奇先生、人民卫生出版社副编审崔长存先生、武康金彝叔哲嗣金德全先生、王和伯弟子王荣祖先生、杜兰如弟子娄关炎先生、海宁市中医院原院长钱菁先生、大麻文史研究者郁震宏先生和范红杰先生、上海中医药博物馆王丽丽女士、上海市中医文献馆胡颖翀先生等,他们对此书的出版关怀备至,令我感佩良多!

"千淘万漉虽辛苦,吹尽狂沙始到金。"因编著者水平有限,肯定还存在许多疏漏不足之处,敬希同道批评指正。

朱冰于 2020 年立冬节

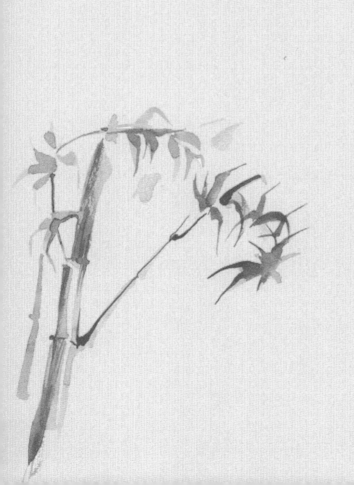